现代临床常见疾病护理规范

主编　崔文娟　卢　林　高卫卫　张雨苗

刘玉梅　孙菲菲　张　静　杜莉莉

中国海洋大学出版社

·青岛·

图书在版编目（CIP）数据

现代临床常见疾病护理规范 / 崔文娟等主编. —青岛：中国海洋大学出版社，2023.5

ISBN 978-7-5670-3485-3

Ⅰ．①现… Ⅱ．①崔… Ⅲ．①护理学－技术规范 Ⅳ.①R47-65

中国国家版本馆CIP数据核字（2023）第071801号

出版发行	中国海洋大学出版社
社　　址	青岛市香港东路23号　　　　　　　邮政编码　266071
出 版 人	刘文菁
网　　址	http://pub.ouc.edu.cn
电子信箱	369839221@qq.com
订购电话	0532-82032573（传真）
策划编辑	韩玉堂
责任编辑	韩玉堂　　　　　　　　　　　　　　电　　话　0532-85902349
印　　制	日照报业印刷有限公司
版　　次	2023年6月第1版
印　　次	2023年6月第1次印刷
成品尺寸	185 mm×260 mm
印　　张	31.5
字　　数	800千
印　　数	1～1000
定　　价	238.00元

发现印装质量问题，请致电0633-8221365，由印刷厂负责调换。

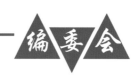

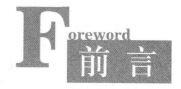

前言

当今基础医学和临床医学发展日新月异,促进了护理学科的不断拓展和延伸,护理学新理论、新技术也不断涌现并广泛应用于临床。同时,随着社会经济的发展和人民生活水平的提高,人们对健康定义的认识不断加深,对护理服务水平提出了更高的要求。这就需要护理工作者不断更新知识结构,提高解决实际问题的能力和临床服务水平,以更好地提高患者生存质量,维护人类身体健康。鉴于此,我们特邀请经验丰富的护理工作者,在参考国内外最新文献资料的基础上,结合临床工作实际,编写了《现代临床常见疾病护理规范》一书。

本书首先简要介绍了生命体征监测护理,然后重点介绍了心内科、呼吸内科、神经内科、肿瘤内科等科室常见疾病的病因病机、临床表现、辅助检查、诊断、治疗、护理措施、护理评估等内容。本书由富有临床实践经验的护理工作者执笔,既注重基本理论和知识的阐述,又重视护理工作者必备护理技能的描述,同时参考了国内外最新的护理学资料,紧密结合当前临床护理技术的发展,符合临床护理工作的需要。本书内容充实、文笔流畅、资料新颖,是一本全面且实用的护理学专业书籍,可作为临床护士和实习护士必备的工具书。

由于编者较多,写作方式和文笔风格不一,加上水平有限,书中难免存在不足之处,望广大读者提出宝贵的建议,使本书内容更加完善,在此深表感谢。

《现代临床常见疾病护理规范》编委会
2023 年 2 月

C ontents
目 录

第一章　生命体征监测护理

第一节　血压测量

一、目的

(1)判断血压有无异常。

(2)动态监测血压变化,间接了解循环系统的功能状态。

(3)协助诊断,为预防、治疗、康复和护理提供依据。

二、评估

(一)评估患者

(1)两人核对医嘱。

(2)核对患者床号、姓名、病历号和腕带(请患者自己说出床号和姓名)。

(3)评估患者的病情、治疗情况、心理和意识状态、合作程度、基础血压值。

(4)向患者解释操作目的、方法,注意事项和指导患者配合。

(5)评估影响血压测量值的因素,患者 30 min 内有无剧烈运动、沐浴、情绪波动等,有上述活动时需休息 20~30 min 再测量。患者肢体有无偏瘫、功能障碍,测量部位皮肤有无外伤。

(二)评估环境

安静整洁,宽敞明亮。

三、操作前准备

(一)人员准备

仪表整洁,符合要求。洗手,戴口罩。

(二)物品准备

治疗车上层放置血压计、记录本、快速手消毒剂。以上物品应符合要求,均在有效期内。治疗车下层放置医疗废物桶、生活垃圾桶。

1

四、操作程序

(1)携用物推车至患者床旁,核对床号、姓名、病历号和腕带(请患者自己说出床号和姓名)。

(2)协助患者取卧位或坐位,打开血压计开关,保持血压计零点与被测肢体肱动脉和心脏处于同一水平位置,卧位时平腋中线,坐位时平第四肋。

(3)协助患者暴露被测量肢体,偏瘫、肢体外伤、手术患者测血压应选健侧肢体,以免影响所测血压的准确性,手掌向上,肘臂伸直,将袖带平整地缠绕于上臂中部,袖带下缘距肘窝 $2\sim3$ cm,袖带松紧以能放入一指为宜。

(4)将听诊器胸件放在肱动脉搏动最明显处,一手固定听诊器,另一手握加压气球关气阀门,匀速向袖带内充气至肱动脉搏动音消失后再升高 $2.7\sim4.0$ kPa(20～30 mmHg)。

(5)缓慢放气,速度以水银柱下降约 0.532 kPa(4 mmHg)/s 为宜,注意水银柱刻度和肱动脉声音变化。

(6)当听诊器中出现第一声搏动音,此时水银柱所指刻度即为收缩压;搏动音突然变弱或消失,水银柱所指的刻度即为舒张压(如血压未听清或所测数值异常需要重复测量时,应先将袖带内气体驱尽,待水银柱降到零点,稍停片刻,再重新测量)。

(7)测量完毕,取下袖带,整理好患者衣袖和床单位,协助患者取舒适卧位。告知患者数值,根据血压情况告知注意事项。

(8)放松血压计气门活塞,排尽袖带内气体,整理好放入盒内。将血压计向右倾斜45°,使水银柱内的水银全部回流到水银槽内,关闭水银槽开关,盖好盒盖,将血压计和听诊器置于治疗车下层。

(9)快速手消毒剂消毒双手,记录血压数值。

(10)推车回治疗室,按要求整理用物,用含有效氯 500 mg/L 消毒液浸泡的小毛巾擦拭听诊器、血压计。

(11)洗手,脱口罩。书写护理记录单。

五、注意事项

(1)保持测量者视线与水银柱弯月面同一水平。视线低于水银柱弯月面读数偏高,反之,读数偏低。

(2)长期观察血压的患者,做到"四定":定时间、定部位、定体位、定血压计。

(3)按照要求选择合适袖带(成人、儿童)。若患者衣袖过紧或过多时,应脱掉衣服,以免影响测量结果。

(刘玉梅)

第二节　体　温　测　量

一、目的

(1)判断体温有无异常。

(2)动态监测体温变化,分析热型和伴随症状。

(3)协助诊断,为预防、治疗、康复和护理提供诊断依据。

二、评估

(一)评估患者

(1)两人核对医嘱。

(2)核对患者床号、姓名、病历号和腕带(请患者自己说出床号和姓名)。

(3)评估患者的病情、治疗情况、心理和意识状态、合作程度。

(4)向患者解释操作目的、方法,注意事项和指导患者配合。

(5)评估影响体温测量准确性的因素,如患者有无进食、冷热饮、冷热敷、沐浴、灌肠等。

(6)评估测温部位情况如腋下有无破损、伤口、有无出汗等情况(询问患者有无干毛巾)。

(二)评估环境

安静整洁,宽敞明亮。

三、操作前准备

(一)人员准备

仪表整洁,符合要求。洗手,戴口罩。

(二)物品准备

治疗车上层放置体温计、记录本、快速手消毒剂。以上物品应符合要求,均在有效期内。治疗车下层放置医疗废物桶、生活垃圾桶。根据患者情况准备干毛巾或纸巾。

四、操作程序

(1)携用物推车至患者床旁,核对床号、姓名、病历号和腕带(请患者自己说出床号和姓名)。

(2)体温测量。

口温:将口表水银端斜放于舌下窝,闭口勿咬,用鼻呼吸,3 min后取出,读取测量数值,将数值告知患者。

腋温:①帮助患者解开衣扣,取干净的纸巾(毛巾)擦干腋下汗液,纸巾用后弃于生活垃圾桶。取出体温计再次检查其水银柱在35 ℃以下,将体温计水银端放于腋窝正中紧贴皮肤,指导患者屈臂过胸,夹紧。②告知患者测量体温需要10 min,嘱患者卧床休息。③测量体温10 min后,推车至患者床旁,取出体温计,读取测量数值,将数值告知患者。将体温计浸泡在75%乙醇盒(罐)内30 min。

(3)肛温。①体位:侧卧、俯卧、屈膝仰卧位,暴露测温部位。②润滑肛表水银端,将肛温计轻轻插入肛门3~4 cm,3 min后取出。用卫生纸擦净患者肛门处、用消毒纱布擦拭体温计。读取数值并告知患者。

(4)协助患者穿好衣裤,取舒适体位,整理床单位。

(5)快速手消毒剂消毒双手,记录数值。

(6)推车回治疗室,体温计收回后,根据不同的测量方法按要求进行消毒处理。

(7)洗手,书写护理记录单。

五、注意事项

(1)体温计是否完好,水银柱在 35 ℃以下。

(2)婴幼儿、意识不清或不合作的患者测体温时,应设专人守护。

(3)如有影响体温因素存在时,应当推迟 30 min 测量。

(4)发现体温和病情不符时,应当复测体温。

(5)极度消瘦,腋下有创伤、手术、炎症,腋下出汗较多者不宜测腋温。

(6)当患者使用口表时,如不慎咬碎体温计,应当立即清除口腔内玻璃碎屑,再口服蛋清或者牛奶延缓汞的吸收。若病情允许,进食富含纤维食物以促进汞的排泄。

(陈丹丹)

第三节 脉 搏 测 量

一、目的

(1)测量患者的脉搏有无异常情况。

(2)监测脉搏变化,间接了解心脏情况。

(3)协助诊断,为预防、治疗、康复、护理提供依据。

二、评估

(一)评估患者

(1)两人核对医嘱。

(2)核对患者床号、姓名、病历号和腕带(请患者自己说出床号和姓名)。

(3)评估患者的病情、治疗情况、心理和意识状态、合作程度。

(4)向患者解释操作目的、方法,注意事项和指导患者配合。

(5)评估影响脉搏测量的因素,患者测量脉搏前有剧烈运动、紧张、恐惧、哭闹等。

(二)评估环境

安静整洁,宽敞明亮。

三、操作前准备

(一)人员准备

仪表整洁,符合要求。洗手、戴口罩。

(二)物品准备

治疗车上层放置表(有秒针)、记录本、快速手消毒剂,以上物品应符合要求,均在有效期内。治疗车下层放置医疗废物桶、生活垃圾桶。

四、操作程序

(1)携用物推车至患者床旁,核对床号、姓名、病历号和腕带(请患者自己说出床号和姓名)。

（2）护士协助患者采取舒适体位，手臂放松置于床上，以示指、中指、环指指端按压桡动脉，力度适中，以能清楚测得桡动脉搏动为宜，正常脉搏测量 30 s，乘以 2。脉搏异常患者测量 1 min。

（3）测量完毕，告知患者数值。根据脉搏情况告知注意事项。

（4）快速手消毒剂消毒双手，记录脉搏、呼吸数值。

（5）推车回治疗室，按要求整理用物。

（6）洗手，书写护理记录单。

五、注意事项

（1）如患者有紧张、剧烈运动、哭闹等需稳定 15～30 min 后测量。

（2）脉搏短绌的患者，应由 2 名护士同时测量。一名护士测脉率，另一名护士听心率，计时应 1 min。

（游云芳）

第四节 呼 吸 测 量

一、目的

（1）判断呼吸有无异常。

（2）监测呼吸变化，了解患者呼吸功能。

（3）协助诊断，为预防、治疗、康复、护理提供依据。

二、评估

（一）评估患者

（1）两人核对医嘱。

（2）核对患者床号、姓名、病历号和腕带（请患者自己说出床号和姓名）。

（3）评估患者的病情、治疗情况、心理和意识状态、合作程度。

（4）评估影响测量呼吸因素，测量前如有无剧烈活动、情绪激动等。

（二）评估环境

安静整洁，宽敞明亮。

三、操作前准备

（一）人员准备

仪表整洁，符合要求。洗手，戴口罩。

（二）物品准备

治疗车上层放置表（有秒针）、记录本、快速手消毒剂。以上物品应符合要求，均在有效期内。治疗车下层放置医疗废物桶、生活垃圾桶。

四、操作程序

(1)携用物推车至患者床旁,核对床号、姓名、病历号和腕带(请患者自己说出床号和姓名)。

(2)护士协助患者采取舒适体位,手臂放松置于床上,以示指、中指、环指指端按压桡动脉,力度适中,以能清楚测得桡动脉搏动为宜,眼睛观察患者胸部或腹部起伏,一起一伏为一次呼吸,测量时间 30 s,异常者测 1 min。

(3)测量完毕,告知患者数值。根据呼吸情况告知注意事项。

(4)快速手消毒剂消毒双手,记录呼吸数值。

(5)推车回治疗室,按要求整理用物。

(6)洗手,书写护理记录单。

五、注意事项

(1)如患者有紧张、剧烈运动、哭闹等情形,需稳定 20～30 min 再测量。

(2)测量呼吸前不必解释,在测量过程中不使患者察觉,以免紧张,影响测量的准确性。

(3)危重患者呼吸微弱,可用少许棉花置于患者鼻孔前,观察棉花被吹动的次数,计时应 1 min。

(游云芳)

第二章　心内科护理

第一节　原发性高血压

原发性高血压是以血压升高为主要临床表现但原因不明的综合征,通常简称为高血压。高血压是导致充血性心力衰竭、卒中、冠心病、肾衰竭、夹层动脉瘤的发病率和病死率升高的主要危险性因素之一,严重影响人们的健康和生活质量,是最常见的疾病,防治高血压非常必要。

一、血压分类和定义

目前,我国采用国际上统一的血压分类和标准,将 18 岁以上成人的血压按不同水平分类(表 2-1),高血压定义为收缩压≥18.7 kPa(140 mmHg)和/或舒张压≥12.0 kPa(90 mmHg),根据血压升高水平,又进一步将高血压分为 1、2、3 级。

表 2-1　血压的定义和分类(WHO/ISH,1999 年)

类别	收缩压(mmHg)[①]		舒张压(mmHg)
理想血压	<120	和	<80
正常血压	<130	和	<85
正常高值	130~139	或	85~89
高血压			
1 级(轻度)	140~159	或	90~99
亚组:临界高血压	140~149	或	90~94
2 级(中毒)	160~179	或	100~109
3 级(重度)	≥180	或	≥110
单纯收缩期高血压	≥140	和	<90
亚组:临界收缩期高血压	140~149	和	<90

注:当患者的收缩压和舒张压分属不同分类时,应当用较高的分类。

[①] 临床上仍习惯用毫米汞柱(mmHg)来表示血压单位,1 kPa=7.5 mmHg,1 mmHg≈0.133 kPa。全书同。

二、病因

(一)遗传

高血压具有明显的家族性,父母均为高血压者其子女患高血压的概率明显高于父母均无高血压者的概率。约有 60% 的高血压患者可询问到有高血压家族史。

(二)饮食

膳食中钠盐摄入量与人群血压水平和高血压病患病率呈正相关。摄盐越多,血压水平和患病率越高,钾摄入量与血压呈负相关,限制钠补充钾可使高血压患者血压降低。钾的降压作用可能是通过促进排钠而减少细胞外液容量。有研究表明,膳食中钙不足可使血压升高。大量研究显示高蛋白质摄入、饮食中饱和脂肪酸或饱和脂肪酸/不饱和脂肪酸比值较高、饮酒量过多都属于升压因素。

(三)精神

城市脑力劳动者高血压患病率超过体力劳动者,从事精神紧张度高的职业者发生高血压的可能性较大,长期生活在噪声环境中听力敏感性减退者患高血压也较多。高血压患者经休息后往往症状和血压可获得一定改善。

(四)肥胖

超重或肥胖是血压升高的重要危险因素。一般采用体质量指数(BMI),即体质量(kg)/身高(m)^2(以 20～24 为正常范围)。血压与 BMI 呈显著正相关。肥胖的类型与高血压发生关系密切,向心性肥胖者容易发生高血压,表现为腰围往往大于臀围。

(五)其他

服避孕药妇女容易出现血压升高。一般在终止服用避孕药后 3～6 个月血压常恢复正常。阻塞性睡眠呼吸暂停综合征(OSAS)是指睡眠期间反复发作性呼吸暂停。OSAS 常伴有重度打鼾,患此病的患者常有高血压。

三、发病机制

原发性高血压的发病机制至今还没有一个完整统一的认识。目前认为高血压的发病机制集中在以下几个方面。

(一)交感神经系统活性亢进

已知反复的精神刺激与过度紧张可以引起高血压。长期处于应激状态如从事驾驶员、飞行员、等职业者高血压患病率明显增高。当大脑皮质兴奋与抑制过程失调时,交感神经和副交感神经之间的平衡失调,交感神经兴奋性增加,其末梢释放去甲肾上腺素、肾上腺素、多巴胺、血管升压素等儿茶酚胺类物质增多,从而引起阻力小动脉收缩增强使血压升高。

(二)肾素-血管紧张素-醛固酮系统(RAAS)激活经典的 RAAS

肾小球旁细胞分泌的肾素,激活从肝脏产生的血管紧张素原转化为血管紧张素Ⅰ,然后再经肺循环中的血管紧张素转换酶(ACE)的作用转化为血管紧张素Ⅱ。血管紧张素Ⅱ作用于血管紧张素Ⅱ受体,有以下作用:①直接使小动脉平滑肌收缩,外周阻力增加;②刺激肾上腺皮质球状带,使醛固酮分泌增加,致使肾小管远端集合管的钠重吸收加强,导致水、钠潴留;③交感神经冲动发放增加使去甲肾上腺素分泌增加。以上作用均可使血压升高。近年来发现血管壁、心脏、脑、肾脏及肾上腺中也有 RAAS 的各种组成成分。局部 RAAS 各成分对心脏、血管平滑肌的作用,可能在高血压发生和发展中有更大影响,占有十分重要的地位。

(三)其他

细胞膜离子转运异常可使血管收缩反应性增强和平滑肌细胞增生与肥大,血管阻力增高;肾脏潴留过量摄入的钠盐,使体液容量增大,机体为避免心排血量增高使组织过度灌注,全身阻力小动脉收缩增强,导致外周血管阻力增高;胰岛素抵抗所致的高胰岛素血症可使电解质代谢发生障碍,还使血管对体内升压物质反应性增强,血液中儿茶酚胺水平增加,血管张力增高,从而使血压升高。

四、病理生理和病理解剖

高血压病的早期表现为全身细小动脉的间歇性痉挛,仅有主动脉壁轻度增厚,全身细小动脉和脏器无明显的器质性改变,患者多无明显症状。如病变持续,可导致许多脏器受累,最重要的是心、脑、肾组织的病变。

(一)心脏

心脏主要表现为左心室肥厚和扩大,病变晚期可导致心力衰竭。这种由高血压引起的心脏病称为高血压性心脏病。长期高血压还可引起冠状动脉粥样硬化。

(二)脑

由于脑细小动脉的长期硬化和痉挛,使动脉壁缺血、缺氧而通透性增高,容易形成微小动脉瘤,当血压突然升高时,微小动脉瘤破裂,从而发生脑出血。高血压可促使脑动脉发生粥样硬化,导致脑血栓形成。

(三)肾脏

细小动脉硬化引起的缺血使肾小球缺血、变性、坏死,继而纤维化及玻璃样变,并累及相应的肾小管,使之萎缩、消失,间质出现纤维化。因残存的肾单位越来越少,最终导致肾衰竭。

五、临床表现

(一)症状

大多数患者早期症状不明显,常见症状有头痛、头晕、耳鸣、眼花、乏力、心悸,还有的表现为失眠、健忘、注意力不集中、情绪易波动或发怒等。经常在体检或其他疾病就医检查时发现血压升高。血压升高常与情绪激动、精神紧张、体力活动有关,休息或去除诱因血压可下降。

(二)体征

血压受昼夜、气候、情绪、环境等因素影响波动较大。一般清晨起床活动后血压迅速升高,夜间血压较低;冬季血压较高,夏季血压较低;情绪不稳定时血压高;在医院或诊所血压明显增高,在家或医院外的环境中血压低。体检时可听到主动脉瓣区第二心音亢进、收缩期杂音,长期高血压时有心尖冲动明显增强,搏动范围扩大以及心尖冲动左移体征,提示左心室增大。

(三)恶性或急进性高血压

表现为患者发病急骤,舒张压多持续在 17.3～18.7 kPa(130～140 mmHg)或更高。常有头痛、视力模糊或失明,视网膜可发生出血、渗出及视盘水肿,肾脏损害突出,持续蛋白尿、血尿及管型尿,病情进展迅速,如不及时治疗,易出现严重的脑、心、肾损害,发生脑血管意外、心力衰竭和尿毒症,最后多因尿毒症而死亡,但也可死于脑血管意外或心力衰竭。

六、并发症

(一)高血压危象

在情绪激动、精神紧张、过度劳累、寒冷等诱因作用下,小动脉发生强烈痉挛,血压突然急剧升高,收缩压可达 34.7 kPa(260 mmHg)、舒张压可达 16.0 kPa(120 mmHg)以上,影响重要脏器血液供应而出现危急症状。在高血压的早、中、晚期均可发生。患者出现头痛、恶心、呕吐、烦躁、心悸、出汗、视力模糊等征象,伴有椎-基底动脉、视网膜动脉、冠状动脉等累及的缺血表现。

(二)高血压脑病

高血压脑病发生在重症高血压患者,是指血压突然或短期内明显升高,由于过高的血压干扰了脑血管的自身调节机制,脑组织血流灌注过多造成脑水肿。出现中枢神经功能障碍征象。临床表现为弥漫性严重头痛、呕吐、烦躁、意识模糊、精神错乱、局灶性或全身抽搐,甚至昏迷。

(三)主动脉夹层

主动脉夹层是指主动脉腔内的血液通过内膜的破口进入主动脉壁中层而形成的血肿,夹层分离突然发生时多数患者突感胸部疼痛,向胸前及背部放射,随夹层涉及范围而可以延至腹部、下肢及颈部。疼痛剧烈难以忍受,起病后即达高峰,呈刀割或撕裂样。突发剧烈的胸痛常误诊为急性心肌梗死。高血压是导致本病的重要因素。患者因剧痛而有休克外貌,常焦虑不安、大汗淋漓、面色苍白、心率加速,从而使血压增高。

(四)其他

其他并发症可并发急性左心衰竭、急性冠脉综合征、脑出血、脑血栓形成、腔隙性脑梗死、慢性肾衰竭等。

七、辅助检查

(一)测量血压

定期测量血压是早期诊断高血压和评估严重程度的主要方法,采用经验证合格的水银柱或电子血压计,测量安静休息坐位时上臂肱动脉处血压,必要时还应测量平卧位和站立位血压。但须在未服用降压药物情况下的不同时间测量 3 次血压,才能确诊。对偶有血压超出正常值者,需定期重复测量后确诊。通常是在医疗单位或家中随机测血压的方式不能可靠地反映血压的波动和在休息、日常活动状态下的情况。近年来,24 h 动态血压监测已逐渐应用于临床及高血压的防治工作上。一般监测的时间为 24 h,测压时间间隔为 15~30 min,可较为客观和敏感地反映患者的实际血压水平,可了解血压的昼夜变化节律性和变异性,估计靶器官损害与预后,比随机测血压更为准确。动态血压监测的参考标准正常值为:24 h 低于 17.3/10.7 kPa(130/80 mmHg),白天低于 18.0/11.3 kPa(135/85 mmHg),夜间低于 16.7/10.0 kPa(125/75 mmHg)。正常血压波动夜间2~3 时处于血压最低,清晨迅速上升,上午 6~10 时和下午 4~8 时出现两个高峰,尔后缓慢下降。高血压患者的动态血压曲线也类似,但波动幅度较正常血压时大。

(二)体格检查

除常规检查外还有身高,体质量,双上肢血压,颈动脉及上下肢动脉搏动情况,以及颈、腹部血管有无杂音,腹主动脉搏动,肾增大,眼底等的情况。

(三)尿液检查

通过肉眼观察尿的颜色、透明度、有无血尿;测比重、pH、糖和蛋白含量,并作镜下检验。尿比重降低(<1.010)提示肾小管浓缩功能障碍。正常尿液 pH 为 5～7,原发性醛固酮增多症尿呈酸性。

(四)血生化检查

空腹血糖、血钾、肌酐、尿素氮、尿酸、胆固醇、甘油三酯、低密度脂蛋白、高密度脂蛋白等。

(五)超声心动图

超声心动图能更为可靠地诊断左心室肥厚,测定计算所得的左心室重量指数(LVMI),是一项反映左心室肥厚及其程度的较为准确的指标,与病理解剖的相关性和符合率好。超声心动图还可评价高血压患者的心功能,包括左心室射血分数、收缩功能、舒张功能。

(六)眼底检查

眼底检查可见血管迂曲,颜色苍白,反光增强,动脉变细,视网膜渗出、出血、视盘水肿等。眼底改变可反映高血压的严重程度,分为 4 级:Ⅰ级,动脉出现轻度硬化、狭窄、痉挛、变细;Ⅱ级,视网膜动脉中度硬化、狭窄,出现动脉交叉压迫,静脉阻塞;Ⅲ级,动脉中度以上狭窄伴局部收缩,视网膜有棉絮状渗出、出血和水肿;Ⅳ级,出血或渗出物伴视盘水肿。高血压眼底改变与病情的严重程度和预后密切相关。

(七)胸透或胸片、心电图

胸透或胸片、心电图对诊断高血压及评估预后都有帮助。

八、治疗

(一)目的

治疗目的是通过降压治疗使高血压患者的血压达标,以期最大限度地降低心脑血管发病和死亡的总危险。

(二)降压目标值

一般高血压人群降压目标值<18.7/12.0 kPa(140/90 mmHg);高血压高危患者(糖尿病及肾病)降压目标值<17.3/10.7 kPa(130/80 mmHg);老年收缩期性高血压的降压目标值:收缩压18.7～20.0 kPa(140～150 mmHg),舒张压<12.0 kPa(90 mmHg)但不低于 8.7～9.3 kPa(65～70 mmHg),舒张压降得过低可能抵消收缩压下降得到的好处。

(三)非药物治疗

非药物治疗主要是改善生活方式。改善生活方式对降低血压和心脑血管危险的作用已得到广泛认可,所有患者都应采用,这些措施包括以下几点。

1.戒烟

吸烟所致的危害是使高血压并发症如心肌梗死、脑卒中和猝死的危险性显著增加,加重脂质代谢紊乱,降低胰岛素敏感性,降低内皮细胞依赖性血管扩张效应,并降低或抵消降压治疗的疗效。戒烟对心脑血管的良好益处,任何年龄组均可显示。

2.减轻体质量

超重 10%以上的高血压患者体质量减少 5 kg,血压便有明显降低,体质量减轻亦可增加降压药物疗效,对改善糖尿病、胰岛素抵抗、高脂血症和左心室肥厚等均有益。

3.减少过多的乙醇摄入

戒酒和减少饮酒可使血压显著降低,适量饮酒仍有明显加压反应者应戒酒。

4.适当运动

适当运动有利于改善胰岛素抵抗和减轻体质量,提高心血管调节能力,稳定血压水平。较好的运动方式是低或中等强度的运动,可根据年龄及身体状况选择,中老年高血压患者可选择步行、慢跑、上楼梯、骑车等,一般每周 3～5 次,每次 30～60 min。运动强度可采用心率监测法,运动时心率不应超过最大心率(180 或 170 次/分钟)的 60%～85%。

5.减少钠盐的摄入量,补充钙和钾盐

膳食中约大部分钠盐来自烹调用盐和各种腌制品,所以应减少烹调用盐及腌制品的食用,每人每天食盐量摄入应少于 2.4 g(相当于氯化钠 6 g)。通过食用含钾丰富的水果(如香蕉、橘子)和蔬菜(如油菜、香菇、大枣等),增加钾的摄入。喝牛奶补充钙的摄入。

6.多食含维生素丰富的食物

多吃水果和蔬菜,减少食物中饱和脂肪酸的含量和脂肪总量。

7.减轻精神压力,保持心理平衡

长期精神压力和情绪忧郁是降压治疗效果欠佳的重要原因,亦可导致高血压。应对患者作耐心的劝导和心理疏导,鼓励其参加社交活动、户外活动等。

(四)降压药物治疗对象

高血压 2 级或以上患者[≥21.3/13.3 kPa(160/100 mmHg)];高血压合并糖尿病、心、脑、肾靶器官损害患者;血压持续升高 6 个月以上,改善生活方式后血压仍未获得有效控制者。从心血管危险分层的角度,高危和极高危患者应立即开始使用降压药物强化治疗。中危和低危患者则先继续监测血压和其他危险因素,之后再根据血压状况决定是否开始药物治疗。

(五)降压药物治疗

1.降压药物分类

现有的降压药种类很多,目前常用降压药物可归纳为以下几大类(表 2-2):利尿剂、β 受体阻滞剂、钙通道阻滞剂、血管紧张素转换酶抑制剂和血管紧张素Ⅱ受体阻滞剂、α 受体阻滞剂。

表 2-2 常用降压药物名称、剂量及用法

药物种类	药名	剂量(mg)	用法(次/天)
利尿剂	氢氯噻嗪	12.5～25	1～3
	呋塞米	20	1～2
	螺内酯	20	1～3
β 受体阻滞剂	美托洛尔	12.5～50	2
	阿替洛尔	12.5～25	1～2
钙通道阻滞剂	硝苯地平控释片	30	1
	地尔硫䓬缓释片	90～180	1
血管紧张素转换酶抑制剂	卡托普利	25～50	2～3
	依那普利	5～10	1～2
血管紧张素Ⅱ受体阻滞剂	缬沙坦	80～160	1
	伊贝沙坦	150	1
α 受体阻滞剂	哌唑嗪	0.5～3	2～3
	特拉唑嗪	1～8	1

2.联合用药

临床实际使用降压药时,由于患者心血管危险因素状况、并发症、靶器官损害、降压疗效、药物费用以及不良反应等,都可能影响降压药的具体选择。任何药物在长期治疗中均难以完全避免其不良反应,联合用药可使不同的药物互相取长补短,有可能减轻或抵消某些不良反应。联合用药可减少单一药物剂量,提高患者的耐受性和依从性。现在认为,2 级高血压[≥21.3/13.3 kPa (160/100 mmHg)]患者在开始时就可以采用两种降压药物联合治疗,有利于血压在相对较短的时间内达到目标值。比较合理的两种降压药联合治疗方案是利尿药与 β 受体阻滞剂;利尿药与 ACEI 或血管紧张素受体拮抗剂(ARB);二氢吡啶类钙拮抗剂与 β 受体阻滞剂;钙拮抗剂与 ACEI 或 ARB,α 阻滞剂和 β 阻滞剂。必要时也可用其他组合,包括中枢作用药如 α₂ 受体激动剂、咪哒唑啉受体调节剂,以及 ACEI 与 ARB;国内研制了多种复方制剂,如复方降压片、降压 0 号等,以当时常用的利舍平、双肼屈嗪、氢氯噻嗪为主要成分,因其有一定降压效果,服药方便且价格低廉而广泛使用。

（六）高血压急症的治疗

高血压急症是指短时期内血压重度升高,收缩压＞26.7 kPa(200 mmHg)和/或舒张压＞17.3 kPa(130 mmHg),伴有重要器官组织如大动脉、心脏、脑、肾脏、眼底的严重功能障碍或不可逆性损害。需要做紧急处理。

1.迅速降压

(1)硝普钠:同时直接扩张动脉和静脉,降低前、后负荷。开始时以 50 mg/500 mL 浓度每分钟 10～25 μg 速率静脉滴注,即刻发挥降压作用。使用硝普钠必须密切观察血压,避光静脉滴注,根据血压水平仔细调节滴注速度,硝普钠可用于各种高血压急症。一般使用不超过 7 d,长期或大剂量使用应注意可能发生氰化物中毒。

(2)硝酸甘油:选择性扩张冠状动脉与大动脉和扩张静脉。开始时以 5～10 μg/min 速度静脉点滴,然后根据血压情况增加滴注速度至 20～50 μg/min。降压起效快,停药后作用消失亦快。硝酸甘油主要用于急性冠脉综合征或急性心力衰竭时的高血压急症。不良反应有头痛、心动过速、面部潮红等。

(3)地尔硫䓬:非二氢吡啶类钙通道阻滞剂,降压同时具有控制快速性室上性心律失常和改善冠状动脉血流量作用。配制成(50～60) mg/500 mL 浓度,以每小时 5～15 mg 速度静脉点滴,根据血压变化调整静脉输液速度。地尔硫䓬主要用于急性冠脉综合征、高血压危象。不良作用有面部潮红、头痛等。

(4)酚妥拉明:配制成(10～30) mg/500 mL 浓度缓慢静脉滴注,主要用于嗜铬细胞瘤高血压危象。

(5)其他药物:对血压显著增高,但症状不严重者,可舌下含用硝苯地平 10 mg,或口服卡托普利 12.5～25.0 mg,哌唑嗪 1～2 mg 等。降压不宜过快过低。血压控制后,需口服降压药物,或继续注射降压药物以维持疗效。

2.制止抽搐

可用地西泮 10～20 mg 静脉注射,苯巴比妥 0.1～0.2 g 肌内注射。亦可予 25% 硫酸镁溶液 10 mL 深部肌内注射,或以 5% 葡萄糖溶液 20 mL 稀释后缓慢静脉注射。

3.脱水、排钠、降低颅内压

(1)呋塞米 20～40 mg 或依他尼酸钠 25～50 mg,加入 50% 葡萄糖溶液 20～40 mL 中,静脉

注射。

（2）20％甘露醇或25％山梨醇静脉快速滴注，半小时内滴完。

4.其他并发症的治疗

对主动脉夹层分离，应采取积极的降压治疗，诊断确定后，宜施行外科手术治疗。

九、护理

（一）一般护理

1.休息

早期高血压患者可参加工作，但不要过度疲劳，坚持适当的锻炼，如骑自行车、跑步、做体操及打太极拳等。要有充足的睡眠，保持心情舒畅，避免精神紧张和情绪激动，消除恐惧、焦虑、悲观等不良情绪。晚期血压持续增高，伴有心、肾、脑病时应卧床休息。关心体贴患者，使其精神愉快，鼓励患者树立战胜疾病的信心。

2.饮食

饮食方面应给低盐、低脂肪、低热量饮食，以减轻体质量。因为摄入总热量太大超过消耗量，多余的热量转化为脂肪，身体就会发胖，体质量增加，提高血液循环的要求，必定提高血压。鼓励患者多食水果、蔬菜、戒烟、控制饮酒、咖啡、浓茶等刺激性饮料。少吃胆固醇含量多的食物，对服用排钾利尿剂的患者应注意补充含钾高的食物如蘑菇、香蕉、橘子等。肥胖者应限制热能摄入，控制体质量在理想范围之内。

3.病房环境

病房环境应整洁、安静、舒适、安全。

（二）对症护理及病情观察护理

1.剧烈头痛

当出现剧烈头痛伴恶心、呕吐，常系血压突然升高、高血压脑病，应立即让患者卧床休息，并测量血压及脉搏、心率、心律，积极协助医师采取降压措施。

2.呼吸困难、发绀

呼吸困难、发绀是高血压引起的左心衰竭所致，应立即给予舒适的半卧位，及时给予氧气吸入。按医嘱应用洋地黄治疗。

3.心悸

严密观察脉搏、心率、心律变化并做记录。安静休息，严禁下床，并安慰患者消除紧张情绪。

4.水肿

晚期高血压伴心肾衰竭时可出现水肿。护理中注意严格记录出入量，限制钠盐和水分摄入。严格卧床休息，注意皮肤护理，严防压疮发生。

5.昏迷、瘫痪

晚期高血压引起脑血管意外所导致。应注意安全护理，防止患者坠床、窒息、肢体烫伤等。

6.病情观察护理

对血压持续增高的患者，应每天测量血压2～3次，并做好记录，必要时测立、坐、卧位血压，掌握血压变化规律。如血压波动过大，要警惕脑出血的发生。如在血压急剧增高的同时，出现头痛、视物模糊、恶心、呕吐、抽搐等症状，应考虑高血压脑病的发生。如出现端坐呼吸、喘憋、发绀、咳粉红色泡沫痰等，应考虑急性左心衰竭的发生。出现上述各种表现时均应立即送医院进行紧急救治。另外,在变换体位时也应动作缓慢,以免发生意外。有些降压药可引起水、钠潴留。因此,需每天测体质量,准确记录出入量,观察水肿情况,注意保持出入量的平衡。

(三)用药观察与护理

1.用药原则

终身用药,缓慢降压,从小剂量开始逐步增加剂量,即使血压降至理想水平后,也应服用维持量,老年患者服药期间改变体位要缓慢,以免发生意外,合理联合用药。

2.药物不良反应观察

使用噻嗪类和襻利尿剂时应注意血钾、血钠的变化;用 β 受体阻滞剂应注意其抑制心肌收缩力、心动过缓、房室传导时间延长、支气管痉挛、低血糖、血脂升高的不良反应;钙通道阻滞剂硝苯地平的不良反应有头痛、面红、下肢水肿、心动过速;血管紧张素转换酶抑制剂可有头晕、乏力、咳嗽、肾功能损害等不良反应。

(四)心理护理

患者多表现有易激动、焦虑及抑郁等心理特点,而精神紧张、情绪激动、不良刺激等因素均与高血压密切相关。因此,对待患者应耐心、亲切、和蔼、周到。根据患者特点,有针对性地进行心理疏导。同时,让患者了解控制血压的重要性,帮助患者训练自我控制的能力,参与自身治疗护理方案的制定和实施,指导患者坚持长期的饮食、药物、运动治疗,将血压控制在接近正常的水平,以减少对靶器官的进一步损害,定期复查。

十、出院指导

(一)饮食调节指导

强调高血压患者要以低盐、低脂肪、低热量、低胆固醇饮食为宜;少吃或不吃含饱和脂肪的动物脂肪,多食含维生素的食物,多摄入富含钾、钙的食物,食盐量应控制在 3~5 g/d,严重高血压病患者的食盐量控制在 1~2 g/d。饮食要定量、均衡、不暴饮暴食;同时适当地减轻体质量,有利于降压。戒烟和控制酒量。

(二)休息和锻炼指导

高血压患者的休息和活动应根据患者的体质、病情适当调节,病重体弱者,应以休息为主。随着病情好转,血压稳定,每天适当从事一些工作、学习、劳动将有益身心健康;还可以增加一些适宜的体能锻炼,如散步、慢跑、打太极拳、体操等有氧活动。患者应在运动前了解自己的身体状况,以此来决定自己的运动种类、强度、频度和持续时间。注意规律生活,保证充足的休息和睡眠,对于睡眠差、易醒、早醒者,可在睡前饮热牛奶 200 mL,或用 40 ℃~50 ℃温水泡足 30 min,或选择自己喜爱的放松精神情绪的音乐协助入睡。总之,要注意劳逸结合,养成良好的生活习惯。

(三)心理健康指导

高血压病的发病机制是除躯体因素外,心理因素占主导地位,强烈的焦虑、紧张、愤怒以及压抑常为高血压病的诱发因素,因此教会患者自我调节和自我控制能力是关键。护士要鼓励患者保持豁达、开朗愉快的心境和稳定的情绪,培养广泛的爱好和兴趣。同时指导家属为患者创造良好的生活氛围,避免引起患者情绪紧张、激动和悲哀等不良刺激。

(四)血压监测指导

建议患者自行购买血压计,随时监测血压。指导患者和家属正确测量血压的方法,监测血压、做好记录,复诊时对医师加减药物剂量会有很好的参考依据。

(五)用药指导

由于高血压是一种慢性病,需要长期的、终身的服药治疗,而这种治疗要患者自己或家属配合进行,所以患者及其家属要了解服用的药物种类及用药剂量、用药方法、药物的不良反应、服用药物的最佳时间,以便发挥药物的最佳效果和减少不良反应。出现不良反应,要及时报告主诊医师,以便调整药物及采取必要的处理措施。切不可血压降下来就停药,血压上升又服药,血压反复波动,对健康极为不利。由于这类患者大多是年纪较大,容易遗忘服药,可建议患者在家中醒目之处做标记,以起到提示作用。对血压显著增高多年的患者,血压不宜下降过快,因为患者往往不能适应,并可导致心、脑、肾血液的供应不足而引起脑血管意外,如使用可引起明显直立性低血压药物时,应向患者说明平卧起立或坐位起立时,动作要缓慢,以免血压突然下降,出现晕厥而发生意外。

(六)按时就医

服完药出现血压升高或过低;血压波动大;出现眼花、头晕、恶心呕吐、视物不清、偏瘫、失语、意识障碍、呼吸困难、肢体乏力等情况时立即到医院就医。如病情危重,可求助120急救中心。

(朱秀玲)

第二节 继发性高血压

继发性高血压是指继发于其他疾病或原因的高血压,也称为症状性高血压,只占人群高血压的 5%~10%。血压升高仅是这些疾病的一个临床表现。继发性高血压的临床表现、并发症和后果与原发性高血压相似。继发性高血压的原发病可以治愈,而原发病治愈之后高血压症状也随之消失,而延误诊治又可产生各种严重并发症,故需及时早期诊断,早期治疗继发性高血压是非常重要的。继发性高血压的主要病因有以下几点。

(1)肾脏病变:如急慢性肾小球肾炎、慢性肾盂肾炎、肾动脉狭窄、糖尿病性肾炎、先天遗传性肾病、红斑狼疮、多囊肾及肾积水等。

(2)大血管病变:如肾动脉粥样硬化、肾动脉痉挛、肾动脉先天性异常、动脉瘤等大血管畸形(先天性主动脉缩窄)、多发性大动脉炎等。

(3)妊娠高血压综合征疾病:多发生于妊娠晚期,严重时要终止妊娠。

(4)内分泌性病变:如嗜铬细胞瘤、原发性醛固酮增多症、皮质醇增多症等。

(5)脑部疾病:如脑瘤、脑部创伤、颅内压升高等。

(6)药源性因素:如长期口服避孕药、器官移植长期应用激素等。

下面叙述常见的继发性高血压。

一、肾实质性高血压

(一)病理生理

发生高血压主要和肾脏病变导致钠水排泄障碍、产生高血容量状态及肾脏病变可能促使肾性升压物质分泌增加有关。

（二）临床表现

1.急性肾小球肾炎

急性肾小球肾炎多见于青少年,有急性起病及链球菌感染史,有发热、血尿、水肿史。

2.慢性肾小球肾炎

慢性肾小球肾炎与原发性高血压伴肾功能损害者区别不明显,但有反复水肿史、贫血、血浆蛋白低、蛋白尿出现早而血压升高相对轻,眼底病变不明显。

3.糖尿病肾病

无论是胰岛素依赖性型糖尿病还是非胰岛素依赖性型糖尿病,均可发生肾损害而有高血压,肾小球硬化。肾小球毛细血管增厚为主要的病理改变。早期肾功能正常,仅有微量清蛋白尿,血压也可能正常,伴随病情发展,出现明显蛋白尿及肾功能不全而诱发血压升高。

4.慢性肾盂肾炎

患者既往有急性尿感染病史,出现尿急、尿痛、尿频症状,尿常规可见白细胞,尿细菌培养阳性,一般肾盂肾炎不引起血压升高,当肾功能损害程度重时,可以出现高血压症状,肾衰竭。

（三）治疗

同原发性高血压及相关疾病治疗。

二、肾动脉狭窄性高血压

（一）病理生理

发生高血压主要是肾动脉主干及分支狭窄,造成肾实质缺血,以及肾素-血管紧张素-醛固酮系统、激肽释放酶-激肽-前列腺素系统的升压、降压作用失衡,即可出现高血压症状。在我国由于肾动脉狭窄引起的高血压病患者中,大动脉炎占70%,纤维肌性发育不良占20%、动脉粥样硬化仅占5%。可为单侧或双侧性。

（二）临床表现

患者多为中青年女性,多无高血压家族史;高血压的病程短、进展快,多呈恶性高血压表现;一般降压治疗反应差,本病多有舒张压中、重度升高,腹部及腰部可闻及血管性杂音,眼底呈缺血性改变。大剂量断层静脉肾盂造影,放射性核素肾图有助于诊断,肾动脉造影可明确诊断。

（三）治疗

治疗手段包括手术、经皮肾动脉成形术和药物治疗。手术治疗包括血流重建术、肾移植术、肾切除术。经皮穿刺肾动脉成形术是治疗肾动脉狭窄的主要方法,其成功率达80%～90%;创伤小,疗效好,为首选治疗方法。使用降压药物时,选药原则同原发性高血压。但对一般降压药物反应不佳。ACEI有降压效果,但可能使肾小球滤过率进一步降低,使肾功能不全恶化。钙通道阻滞剂有降压作用,并不明显影响肾功能。

三、嗜铬细胞瘤

（一）病理生理

嗜铬细胞瘤是肾上腺髓质或交感神经节等内皮组织嗜铬细胞的肿瘤的通称。最早发现的肿瘤在肾上腺,后来在交感神经元组织中也发现了具有相同生物特性的肿瘤。肾上腺部位的嗜铬细胞瘤产生肾上腺素和去甲肾上腺素,二者通过兴奋细胞膜的肾上腺素能 α 和 β 受体而发生效能,从而引起血压升高以及其他心血管和代谢改变。

(二)临床表现

血压波动明显,阵发性血压增高伴心动过速、头痛、出汗、面色苍白等症状,严重时可有心律失常、心绞痛、急性心力衰竭、脑卒中等。发作时间一般为数分钟至数小时,多为诱发因素引起,如体位改变、情绪波动、触摸肿瘤部位等。对一般降压药物无效,或高血压伴血糖升高,代谢亢进等表现者应疑及本病。在血压增高期测定血与尿中儿茶酚胺及其代谢产物香草基杏仁酸(VMA)测定有助于诊断,酚苄明试验(10 mg,每天 3 次),3 d 内血压降至正常,对诊断有价值。B 超、CT、MRT 检查可发现并确定肿瘤的部位及形态,大多数嗜铬细胞瘤为良性,可做手术切除、效果好,约 10% 嗜铬细胞瘤为恶性,肿瘤切除后可有多处转移灶。

(三)治疗

手术治疗为首选的治疗方法。只有临床上确诊为恶性嗜铬细胞瘤已转移,或患者不能耐受手术时,才行内科治疗。

四、原发性醛固酮增多症

(一)病理生理

肾上腺皮质增生或肿瘤分泌过多醛固酮所致。过量分泌的醛固酮通过其水、钠潴留效应导致高血压。水、钠潴留使细胞外液容量明显增加,故心排血量增多引起血压升高。最初,高血压是容量依赖性的,血压升高与钾丢失同时存在。随着病程延长,长期细胞内钠浓度升高和细胞内低钾直接导致血管平滑肌收缩,使外周血管阻力升高,逐渐出现阻力性高血压。

(二)临床表现

临床上以长期高血压伴顽固的低钾血症为特征,可有肌无力、周期性瘫痪、烦渴、多尿、室性期前收缩及其他室性心律失常,心电图可有明显 U 波、Q-T 间期延长等表现。血压多为轻、中度增高。实验室检查有低钾血症、高钠血症、代谢性碱中毒,血浆肾素活性降低,尿醛固酮排泄增多等。螺内酯试验阳性,具有诊断价值。

(三)治疗

大多数原发性醛固酮增多症是由单一肾上腺皮质腺瘤所致,手术切除是最好的治疗方法,术前应控制血压,纠正低钾。药物治疗,尤其适用于肾上腺皮质增生引起的特发性醛固酮增多症,可作肾上腺大部切除术,但效果差、一般需用药物治疗。常用药物有螺内酯、钙通道阻滞剂、糖皮质激素等。

五、皮质醇增多症

(一)病理生理

肾上腺皮质肿瘤或增生分泌糖皮质激素过多所致,又称为库欣综合征,为促肾上腺皮质激素(ACTH)过多或肾上腺病变所致。此外,长期大量应用糖皮质激素治疗某种病可引起医源性类库欣综合征;患者本身垂体肾上腺皮质受到抑制、功能减退,一旦停药或遭受应激,可发生肾上腺功能低下。

(二)临床表现

除高血压外,尚有向心性肥胖、满月脸、多毛、皮肤细薄而有紫纹、血糖增高等特征性表现。实验室检查 24 h 尿中 17-羟皮质类固醇或 17-酮皮质类固醇增多、地塞米松抑制试验及促肾上腺皮质激素兴奋试验阳性有助于诊断。颅内蝶鞍 X 线检查,肾上腺 CT 放射性碘化胆固醇肾上腺

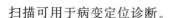

扫描可用于病变定位诊断。

（三）治疗

皮质醇增多症病因复杂，治疗方法也各不相同。已知的病因有垂体性库欣病、肾上腺瘤、肾上腺癌、不依赖于 ACTH 双侧肾上腺增生、异位 ACTH 综合征等。治疗方法涉及手术、放射治疗及药物治疗。

六、主动脉缩窄

（一）病理生理

多数为先天性血管畸形，少数为多发性大动脉炎所引起高血压。

（二）临床表现

上肢血压增高，而下肢血压不高或降低，呈上肢血压高于下肢的反常现象，腹主动脉、股动脉及其他下肢动脉搏动减弱或不能触及，右肩胛骨间区、腋部可有侧支循环动脉的搏动和杂音或腹部听诊有血管杂音。检查胸部 X 线摄影可显示左心室扩大迹象，主动脉造影可明确诊断。

（三）治疗

对缓解期慢性期患者考虑外科手术治疗，急性期的可应用甲氨蝶呤和糖皮质激素，要密切监测血压。另外，抗血栓应用阿司匹林对症治疗，应用扩血管及降压药。

七、妊娠高血压疾病

妊娠高血压疾病（旧称妊高征），平均发病率为 9.2%，是造成母婴围生期发病和死亡的重要原因之一。

（一）病理生理

妊娠高血压疾病基本病变为全身小动脉痉挛，导致全身脏器血流不畅，微循环供血不足，组织缺血缺氧，血管痉挛和血压升高导致血管内皮功能紊乱和损害，前列腺素合成减少，血栓素产生增多。结果血小板和纤维蛋白原等物质通过损伤处沉积在血管内皮下，进一步使管腔狭窄，加重组织缺血、缺氧，又刺激血管收缩，使周围循环阻力增大，血压进一步升高。

（二）临床表现

妊娠高血压疾病常于妊娠 20 周后开始发病，以血压升高、蛋白尿及水肿为特征。表现为体质量增加过多，每周增加＞0.5 kg，经休息水肿不消退，后出现高血压。病情继续发展出现先兆子痫、子痫。重度妊娠高血压疾病血管病变明显，可导致重要脏器损害，出现严重并发症。妊娠高血压疾病时血细胞比容＜35%，血小板计数＜100×10^9/L（10 万/mm³），呈进行性下降，白/球比例倒置；重度妊娠高血压疾病可出现溶血。妊娠高血压疾病主要应与慢性高血压或肾脏病合并妊娠相鉴别。

（三）治疗

1.一般治疗

注意休息，轻症无需住院，中、重度患者应入院治疗。保证足够睡眠及思想放松。休息、睡眠时取左侧卧位，少食盐及刺激性食物，戒酒。保证能量供应及足够蛋白质；对于中、重度患者每 4 h 测 1 次血压，密切注意血压变化。

2.药物治疗

轻度患者适当服用镇静药物,如地西泮、苯巴比妥等,以保证休息。一般不用降压药物和解痉药。中度患者,硫酸镁是首选解痉药,硫酸镁血浓度治疗量为 2～3 mmol/L,＞3.5 mmol/L 时膝腱反射消失,＞7.5 mmol/L 时可出现心跳呼吸停止。由于硫酸镁的中毒量和治疗量很接近,因此使用时应严防中毒。妊娠高血压疾病当血压＞22.0/15.1 kPa(165/113 mmHg)时,可能引起孕产妇脑血管意外、视网膜剥脱、胎盘灌流减少和胎盘早剥等。因此降压治疗是重要措施之一。应避免血压下降过快、过低而影响胎盘灌流导致胎儿缺血缺氧。对重度妊娠高血压疾病的心力衰竭伴水肿,可疑早期急性肾衰竭、子痫和脑水肿者,可应用快速利尿剂和 20％甘露醇脱水降颅内压。

3.扩容治疗

重度妊娠高血压疾病时因小动脉痉挛导致血容量相对不足,因此扩容应在解痉治疗的基础上进行。

八、护理措施及出院指导

参阅原发性高血压有关护理部分。

（朱秀玲）

第三节　心脏瓣膜病

心脏瓣膜病是由于炎症、缺血性坏死、退行性改变、黏液样变性、先天性畸形、创伤等原因引起单个或多个瓣膜的功能和/或结构异常,导致瓣膜口狭窄和/或关闭不全。瓣膜关闭不全和瓣膜口狭窄可单独发生,也可合并存在。风湿性心脏病患者中二尖瓣最常受累,其次是主动脉瓣。而老年退行性瓣膜病以主动脉瓣膜病变最为常见。患者多表现为呼吸困难、咳嗽、口唇发绀、气促、反复发作的肺部感染及心房纤颤等症状。目前治疗心脏瓣膜病多以内科方式初步治疗。当内科保守治疗无法纠正血流动力学时,应进一步采取介入或外科手术干预治疗。

一、一般护理

(1)执行一般内科护理常规。

(2)卧位与休息:①在心功能代偿期,可进行日常工作,避免劳累、剧烈活动。作息规律,保证充足的睡眠,保持良好的心态。②在心功能失代偿期、有风湿活动及并发症者以卧床休息为主,出现呼吸困难时,给予半坐位或坐位;长期卧床的患者,协助生活护理,加强皮肤护理,减少机体消耗,保持病室舒适、安静、空气清新。

二、饮食护理

给予患者营养丰富的高蛋白、高维生素、清淡易消化的食物,少食多餐,避免过饱,禁食辣椒、浓茶或咖啡等。伴有心功能不全者适量限制钠盐、水的摄入,发热时鼓励患者适量喝水,预防发热所致脱水。

三、用药护理

(1)使用抗生素及抗风湿药物治疗患者,应遵医嘱正确用药,严格执行给药时间,严密观察药物疗效及有无过敏等不良反应。

(2)长期服用抗凝药物者,需监测凝血指标。注意有无出血倾向,评估栓塞风险。华法林是目前使用最普遍、研究证据最充分的口服抗凝药物。华法林通过抑制维生素 K 依赖的凝血因子的活化而发挥凝血作用,因个体基因多态性的影响、与药物和食物的相互作用等原因,剂量的个体差异极大。严密监测凝血酶原时间国际标准化比值(INR),维持在 2～3,能安全而有效地预防脑卒中的发生。

(3)服用抗心律失常药物时,注意心率、心律、脉搏的变化。

四、并发症的护理

(一)心力衰竭
检测生命体征的变化,评估患者有无呼吸困难、乏力、食欲减退、少尿、水肿等。

(二)栓塞
了解超声心动图报告,有左房内附壁血栓者应绝对卧床休息,防止血栓脱落。病情允许时协助患者翻身、床上活动,防止下肢深静脉血栓形成。

五、病情观察

(1)监测生命体征,观察有无心功能不全症状,如呼吸困难、咳嗽、发绀、水肿、腹水,观察皮肤颜色及外周动脉搏动情况等。

(2)评估患者有无栓塞的危险因素,如长期卧床、心房纤颤、意识改变、运动功能障碍、突发严重的呼吸困难和胸痛等,做到及早发现,及时处理。

(3)听诊心脏各瓣膜区杂音及变化。

(4)准确监测出入量,尤其是合并心力衰竭患者,为利尿治疗提供参考。

(5)服用洋地黄类药物,注意观察洋地黄中毒症状。

六、健康指导

(1)向患者及其家属介绍该病发病的基本原因、诱发因素、病程特点、治疗要点等,使患者以乐观的态度投入到疾病的治疗当中,取得患者的积极配合。

(2)教会患者自测脉搏,每次测 1 min。

(3)患者居住环境要避免潮湿、阴暗等不良条件,保持室内空气流通,温度适宜,注意保暖。

(4)嘱患者进食高蛋白、高维生素、富含纤维素的清淡饮食,心力衰竭时应给予低盐饮食,保持大便通畅。

(5)心功能代偿期指导患者适当锻炼,提高机体抵抗力,避免诱发因素。

(6)坚持按医嘱服用药物,不可擅自停药或增减剂量。

(崔文娟)

第四节　慢性肺源性心脏病

一、疾病概述

(一)概念

慢性肺源性心脏病,简称慢性肺心病,是由肺组织、肺血管或胸廓的慢性病变引起肺组织结构和/或功能异常,产生肺血管阻力增加,肺动脉压力增高,使右心室扩张和/或肥厚,伴或不伴右心衰竭的心脏病,并排除先天性心脏病和左心病变引起者。

(二)相关病理生理

由于肺功能和结构的不可逆性改变,发生反复的气道感染和低氧血症,导致一系列体液因子和肺血管的变化,使肺血管阻力增加,肺动脉血管的结构重塑,产生肺动脉高压。肺血管阻力增加的功能性因素:缺氧、高碳酸血症和呼吸性酸中毒使肺血管收缩、痉挛,其中缺氧是肺动脉高压形成最重要的因素。

肺循环阻力增加时,右心发挥其代偿功能,以克服肺动脉压升高的阻力而发生右心室肥厚。肺动脉高压早期,右心室尚能代偿,舒张末期压仍正常。随着病情的进展,特别是急性加重期,肺动脉压持续升高,超过右心室的代偿能力,右心失代偿,右心排血量下降,右心室收缩末期残留血量增加,舒张末压增高,促使右心室扩大和右心室功能衰竭。

慢性肺心病除发现右心室改变外,也有少数可见左心室肥厚。由于缺氧、高碳酸血症、酸中毒、相对血流量增多等因素,使左心负荷加重。若病情进展,则可发生左心室肥厚,甚至导致左心衰竭。

(三)慢性肺源性心脏病的病因与诱因

1.病因

(1)支气管、肺疾病:以慢性阻塞性肺疾病(COPD)最为多见,占 80%～90%,其次为支气管哮喘、支气管扩张、重症肺结核、肺尘埃沉着症、结节病、间质性肺炎、过敏性肺泡炎、嗜酸性肉芽肿、药物相关性肺疾病等。

(2)胸廓运动障碍性疾病:较少见,严重的脊椎后凸、侧凸、脊椎结核、类风湿关节炎、胸膜广泛粘连及胸廓成形术后造成的严重胸廓或脊椎畸形,以及神经肌肉疾病如脊髓灰质炎,均可引起胸廓活动受限、肺受压、支气管扭曲或变形,导致肺功能受损。气道引流不畅,肺部反复感染,并发肺气肿或纤维化。

(3)肺血管疾病:慢性血栓栓塞性肺动脉高压、肺小动脉炎、累及肺动脉的过敏性肉芽肿病,以及原因不明的原发性肺动脉高压,均可引起肺血管阻力增加、肺动脉高压和右心室负荷加重,发展成慢性肺心病。

(4)其他:原发性肺泡通气不足及先天性口咽畸形、睡眠呼吸暂停低通气综合征等均可产生低氧血症,引起肺血管收缩,导致肺动脉高压,发展成慢性肺心病。

2.诱因

呼吸道感染,各种变应原、有害气体、粉尘吸入等。

(四)临床表现

本病发展缓慢,临床上除原有肺、胸疾病的各种症状和体征外,主要是逐步出现肺、心力衰竭及其他器官损害的征象。按其功能的代偿期与失代偿期进行分述。

1.肺、心功能代偿期

(1)症状:咳嗽、咳痰、气促,活动后可有心悸、呼吸困难、乏力和劳动耐力下降。急性感染可使上述症状加重。少有胸痛或咯血。

(2)体征:可有不同程度的发绀和肺气肿体征。偶有干、湿啰音,心音遥远,P2>A2,三尖瓣区可出现收缩期杂音或剑突下心脏搏动增强,提示有右心室肥厚。部分患者因肺气肿使胸膜腔内压升高,阻碍腔静脉回流,可有颈静脉充盈。此期肝界下移是膈下降所致。

2.肺、心功能失代偿期

(1)呼吸衰竭:①症状有呼吸困难加重,夜间为甚,常有头痛、失眠、食欲下降,但白天嗜睡,甚至出现表情淡漠、神志恍惚、谵妄等肺性脑病的表现;②体征有明显发绀、球结膜充血、水肿,严重时可有视网膜血管扩张、视盘水肿等颅内压升高的表现。腱反射减弱或消失,出现病理反射。因高碳酸血症可出现周围血管扩张的表现,如皮肤潮红、多汗。

(2)右心衰竭:①症状有气促更明显,心悸、食欲缺乏、腹胀、恶心等;②体征有发绀更明显,颈静脉怒张,心率增快,可出现心律失常,剑突下可闻及收缩期杂音,甚至出现舒张期杂音。肝大且有压痛,肝颈静脉回流征阳性,下肢水肿,重者可有腹水。少数患者可出现肺水肿及全心衰竭的体征。

3.并发症

(1)肺性脑病。

(2)酸碱失衡及电解质紊乱:可发生各种不同类型的酸碱失衡及电解质紊乱。

(3)心律失常:多表现为房性期前收缩及阵发性室上性心动过速,其中以紊乱性房性心动过速最具特征性。

(4)休克:慢性肺心病休克并不多见,一旦发生,预后不良。发生原因有严重感染、失血(多由上消化道出血所致)和严重心力衰竭或心律失常。

(5)弥散性血管内凝血(DIC)。

(五)辅助检查

1.X线检查

除肺、胸基础疾病及急性肺部感染的特征外,尚有肺动脉高压症,右心室增大征皆为诊断慢性肺心病的主要依据。个别患者心力衰竭控制后可见心影有所缩小。

2.心电图检查

主要表现有右心室肥大改变。

3.超声心动图检查

通过测定右心室流出道、右心室内径、右心室前壁的厚度、右心室内径比值、右肺动脉内径或肺动脉干及右心房增大等指标,可诊断慢性肺心病。

4.血气分析

慢性肺心病肺功能失代偿期可出现低氧血症或合并高碳酸症,当 $PaO_2 < 8.0$ kPa(60 mmHg)、$PaCO_2 > 6.7$ kPa(50 mmHg)时,表示有呼吸衰竭。

5.血液检查

红细胞及血红蛋白可升高。全血黏度及血浆黏度可增加,红细胞电泳时间常延长;合并感染时白细胞总数增高,中性粒细胞增加。部分患者血清学检查可有肾功能或肝功能改变;血清钾、钠、氯、钙、镁均可有变化。

6.其他

肺功能检查对早期或缓解期慢性肺心病患者有意义。痰细菌学检查对急性加重期慢性肺心病可以指导抗生素的选用。

(六)主要治疗原则

积极控制感染;通畅呼吸道,改善呼吸功能;纠正缺氧和二氧化碳潴留;控制呼吸和心力衰竭;以治肺为主,治心为辅;积极处理并发症。

(七)急性加重期的药物治疗

1.控制感染

参考痰菌培养及药敏试验选择抗生素。在还没有培养结果前,根据感染的环境及痰涂片革兰氏染色选用抗生素。社区获得性感染以革兰氏阳性菌占多数,医院感染则以革兰氏阴性菌为主,或选用二者兼顾的抗生素。常用的有青霉素类、氨基糖苷类、喹诺酮类及头孢菌素类抗感染药物,必须注意可能继发真菌感染。

2.控制心力衰竭

慢性肺心病心力衰竭的治疗与其他心脏病心力衰竭的治疗有其不同之处,因为慢性肺心病患者一般在积极控制感染、改善呼吸功能后心力衰竭便能得到改善,患者尿量增多,水肿消退,不需加用利尿药。但对治疗无效的重症患者,可适当选用利尿药、正性肌力药或扩血管药物。

(1)利尿药:原则上宜选用作用轻的利尿药,小剂量使用。利尿药应用后可出现低钾、低氯性碱中毒,痰液黏稠不易排痰和血液浓缩,应注意预防。

(2)正性肌力药:慢性肺心病患者由于慢性缺氧及感染,对洋地黄类药物的耐受性很低,疗效较差,且易发生心律失常。正性肌力药的剂量宜小,一般约为常规剂量的 1/2 或 2/3,同时选用作用快、排泄快的洋地黄类药物,用药前应注意纠正缺氧,防治低钾血症,以免发生药物毒性反应。

(3)血管扩张药:钙拮抗剂、一氧化氮(NO)、川芎嗪等有一定的降低肺动脉压效果。

3.控制心律失常

一般经过治疗慢性肺心病的感染、缺氧后,心律失常可自行消失。如果持续存在可根据心律失常的类型选用药物。

4.抗凝治疗

应用普通肝素或低分子肝素防止肺微小动脉原位血栓形成。

二、护理评估

(一)一般评估

(1)生命体征(T、P、R、BP):急性加重期合并肺部感染患者体温可升高;心率加快或有心律不齐;呼吸频率常达每分钟 30～40 次;脉压增大,或持续低血压提示患者可能并发休克、消化道出血或 DIC。

(2)评估患者神志,有无白天嗜睡,甚至出现表情淡漠、神志恍惚、谵妄等肺性脑病的表现。

(3)评估咳嗽、咳痰、呼吸困难、发绀等,观察痰的量及性状。

(4)评估患者的营养状况,皮肤和黏膜,查看水肿部位及程度。

(二)身体评估

1.视诊

面部颜色、口唇有无发绀、有无球结膜充血、水肿、皮肤潮红、多汗(二氧化碳潴留、高碳酸血症的体征);颈静脉充盈情况;有无颈静脉怒张(右心衰竭的主要体征)。

2.触诊

(1)测量腹围:观察有无腹水征象;观察平卧时背部有无水肿出现(心源性水肿的特点先是出现在身体下垂部位)。

(2)肝脏肿大并有压痛,肝颈静脉回流征阳性。

(3)下肢有无凹陷性水肿情况(从踝内侧开始检查,逐渐向上),根据每天下肢水肿的部位记录情况与患尿量情况做动态的综合分析,判断水肿是否减轻,心力衰竭治疗是否有效。

3.叩诊

心界有无扩大。

4.听诊

肺部常可闻及湿啰音和哮鸣音;心尖部第一心音减弱,肺动脉瓣第二心音亢进;剑突下可闻及收缩期杂音,甚至出现舒张期杂音(结合病例综合考虑)。

(三)心理-社会评估

患者在疾病治疗过程中的心理反应与需求,家庭及社会支持情况,引导患者正确配合疾病的治疗与护理。

(四)辅助检查结果评估

1.血气分析

$PaO_2<8.0$ kPa(60 mmHg),$PaCO_2>6.7$ kPa(50 mmHg)时,提示有呼吸衰竭。根据血 pH 情况,有无酸碱失衡,判断是哪一类型的酸碱失衡。

2.血常规检查

红细胞及血红蛋白可升高,提示全血黏度及血浆黏度可增加;白细胞总数增高,中性粒细胞增加提示合并感染。

3.电解质

肺心病急性加重期由于呼吸衰竭、心力衰竭可引起各种电解质紊乱。应用利尿剂后,其中低血钾和失盐性低钠综合征最为多见,所以需要结合出入量与生化检查结果综合做动态的分析。

4.痰细菌学检查

痰细菌学检查可指导抗生素的选用。

(五)肺心病治疗常用药效果的评估

1.应用强心剂评估要点

用药前后要评估患者血氧分压情况、电解质情况。注意纠正缺氧,防治低钾血症,以免发生药物毒性反应。

2.应用利尿剂评估要点

(1)准确记录患者出入量(尤其是尿量/24 h),过度脱水引起血液浓缩、痰液黏稠不易排出等不良反应。

(2)血生化检查的结果:长期使用噻嗪类利尿剂有可能导致水、电解质紊乱,产生低钠、低氯和低钾血症。

三、主要护理诊断/问题

(一)气体交换受损
与肺血管阻力增高引起肺淤血、肺血管收缩导致肺血流量减少有关。

(二)清理呼吸道无效
与呼吸道感染、痰多黏稠有关。

(三)活动无耐力
与心肺功能减退有关。

(四)体液过多
与心排血量减少、肾血流灌注量减少有关。

(五)潜在并发症
肺性脑病。

四、护理措施

(一)急性期卧床休息
心肺衰竭时应绝对卧床休息,呼吸困难时取半坐卧位或高枕卧位;下肢水肿者应抬高下肢,恢复期适度活动,以能耐受为度。

(二)饮食
进食高热量、高蛋白、丰富维生素、易消化、无刺激的饮食,重者给予半流质或鼻饲饮食,水肿者,宜限制水和钠盐的摄入。

(三)给氧
持续低流量摄氧,使用呼吸机的患者按机械通气护理常规护理。

(四)保持呼吸道通畅
医护人员需指导和鼓励患者进行有效的咳嗽和排痰。

(五)严密观察生命体征、神志等病情变化
患者烦躁不安时,警惕呼吸衰竭,电解质紊乱,未建立人工气道者慎用镇静剂,以免诱发和加重肺性脑病。给予床栏,防坠床。

(六)水肿患者的护理
做好皮肤护理,预防皮肤完整性受损。

(七)心血管并发症护理
心力衰竭、呼吸衰竭、消化道出血者分别按其相应护理常规护理。

(八)给予心理疏导和支持
帮助患者克服多疑、敏感、依赖等心理。

(九)健康教育
1.疾病预防指导

由于慢性肺心病是各种原发肺胸疾病晚期的并发症,应对高危人群宣传教育,劝导戒烟,积极防治慢性阻塞性肺疾病等慢性支气管肺疾病,以降低发病率。指导腹式和缩唇式呼吸训练,改善通气。

2.疾病知识指导

使患者和家属了解疾病发生、发展过程,减少反复发作的次数。积极防治原发病,避免和防治可能导致病情急性加重的诱因,坚持家庭氧疗等。加强饮食营养,以保证机体康复的需要。病情缓解期应根据肺、心功能及体力情况进行适当的体育锻炼,如散步、气功、太极拳、腹式呼吸、缩唇呼吸等,改善呼吸功能,提高机体免疫功能。

3.就诊指标

(1)体温升高。

(2)呼吸困难加重。

(3)咳嗽剧烈、咳痰不畅。

(4)尿量减少、水肿明显。

(5)患者神志淡漠、嗜睡、躁动、口唇发绀加重等。

五、护理效果评估

(1)患者神志清楚、情绪稳定。

(2)患者自觉症状好转(咳嗽、咳痰、呼吸困难减轻、发绀好转)。

(3)患者体温正常、心率由快变慢,血压平稳。

(4)患者尿量增加、体质量减轻、水肿减轻。

(5)患者血气分析、血常规检查、电解质检查均恢复至缓解期水平。

(崔文娟)

第五节　感染性心内膜炎

感染性心内膜炎为心脏内膜表面的微生物感染,伴赘生物形成。赘生物为大小不等、形状不一的血小板和纤维素团块,内含大量微生物和少量炎性细胞。瓣膜为最常受累部位,但感染也可发生在间隔缺损部位、腱索或心壁内膜。根据病程分为急性和亚急性:①急性感染性心内膜炎的特征为中毒症状明显;病程进展迅速,数天至数周引起瓣膜破坏;感染迁移多见;病原体主要为金黄色葡萄球菌;②亚急性感染性心内膜炎的特征为中毒症状轻;病程数周至数月;感染迁移少见;病原体以草绿色链球菌多见,其次为肠球菌。

感染性心内膜炎又可分为自体瓣膜、人工瓣膜和静脉药瘾者的心内膜炎。

一、自体瓣膜心内膜炎

(一)病因及发病机制

1.病因

链球菌和葡萄球菌分别占自体心内膜炎病原微生物的 65% 和 25%。急性自体瓣膜心内膜炎主要由金黄色葡萄球菌引起,少数由肺炎球菌、淋球菌、A 族链球菌和流感杆菌等所致。亚急性自体瓣膜心内膜炎最常见的致病菌是草绿色链球菌,其次为 D 族链球菌、表皮葡萄球菌,其他细菌较少见。

2.发病机制

(1)亚急性病例至少占 2/3,发病与下列因素有关。①血流动力学因素:亚急性者主要发生于器质性心脏病,首先为心脏瓣膜病,尤其是二尖瓣和主动脉瓣;其次为先天性心血管病,如室间隔缺损、动脉导管未闭、法洛四联症和主动脉瓣缩窄。赘生物常位于血流从高压腔经病变瓣口或先天缺损至低压腔产生高速射流和湍流的下游,可能与这些部位的压力下降和内膜灌注减少,有利于微生物沉积和生长有关。高速射流冲击心脏或大血管内膜处致局部损伤易于感染。②非细菌性血栓性心内膜炎病变:当心内膜的内皮受损暴露其下结缔组织的胶原纤维时,血小板在该处聚集,形成血小板微血栓和纤维蛋白沉着,成为结节样无菌性赘生物,称非细菌性血栓性心内膜病变,是细菌定居瓣膜表面的重要因素。③短暂性菌血症:各种感染或细菌寄居的皮肤黏膜的创伤常导致暂时性菌血症,循环中的细菌若定居在无菌性赘生物上,即可发生感染性心内膜炎。④细菌感染无菌赘生物:取决于发生菌血症之频度和循环中细菌的数量、细菌黏附于无菌性赘生物的能力。草绿色链球菌从口腔进入血流的机会频繁,黏附力强,因而成为亚急性感染性心内膜炎的最常见致病菌。

细菌定居后,迅速繁殖,促使血小板进一步聚集和纤维蛋白沉积,感染赘生物增大。当赘生物破裂时,细菌又被释放进入血流。

(2)急性自体瓣膜心内膜炎发病机制尚不清楚,主要累及正常心瓣膜,主动脉瓣常受累。病原菌来自皮肤、肌肉、骨骼或肺等部位的活动感染灶。循环中细菌量大,细菌毒力强,具有高度侵袭性和黏附于内膜的能力。

(二)临床表现

1.症状

从暂时的菌血症至出现症状的时间长短不一,多在 2 周以内。

(1)亚急性感染性心内膜炎起病隐匿,可有全身不适、乏力、食欲缺乏、面色苍白、体质量减轻等非特异性症状;头痛、背痛和肌肉关节痛常见。发热是最常见的症状,多呈弛张热型,午后和夜间较高,伴寒战和盗汗。

(2)急性感染性心内膜炎以败血症为主要临床表现。起病急骤,进展迅速,患者出现高热、寒战、呼吸急促,伴有头痛、背痛、胸痛和四肢肌肉关节疼痛,突发心力衰竭者较为常见。

2.体征

(1)心脏杂音:80%～85%的患者可闻及心脏杂音,杂音性质的改变为本病特征性表现,急性者要比亚急性者更易出现杂音强度和性质的变化,可由基础心脏病和/或心内膜炎导致瓣膜损害所致,如赘生物的生长与破裂、脱落有关。腱索断裂或瓣叶穿孔是迅速出现新杂音的重要因素。

(2)周围体征:多为非特异性,近年已不多见。①瘀点,可出现于任何部位,以锁骨以上皮肤、口腔黏膜和睑结膜常见;②指和趾甲下线状出血;③Osler 结节,为指和趾垫出现的豌豆大的红或紫色痛性结节,略高出皮肤,亚急性者较常见;④Roth 斑,为视网膜的卵圆性出血斑块,其中心呈白色,亚急性者多见;⑤Janeway 损害,是位于手掌或足底直径 1～4 mm 无压痛出血红斑,急性者常见。

(3)动脉栓塞:多见于病程后期,但约有 1/3 的患者是首发症状。赘生物引起动脉栓塞占 20%～40%,栓塞可发生在机体的任何部位。脑、心脏、脾、肾、肠系膜、四肢和肺为临床常见的动脉栓塞部位。脑栓塞可出现神志和精神改变、视野缺损、失语、吞咽困难、瞳孔大小不对称、偏瘫、抽搐或昏迷等表现。肾栓塞常出现腰痛、血尿等,严重者可有肾功能不全。脾栓塞时,患者出现左上腹剧痛,呼吸或体位改变时加重。肺栓塞常发生突然胸痛、气急、发绀、咯血。

（4）其他:贫血,较常见,主要由于感染导致骨髓抑制而引起,多为轻、中度,晚期患者可重度贫血。15%～50%病程超过6周的患者可有脾大;部分患者可见杵状指(趾)。

(三)并发症

（1）心脏并发症:心力衰竭为最常见并发症,其次为心肌炎。

（2）动脉栓塞和血管损害多见于病程后期,急性较亚急性者多见,部分患者中也可为首发症状。①脑:约1/3患者有神经系统受累,表现为脑栓塞、脑细菌性动脉瘤、脑出血(细菌性动脉瘤破裂引起)和弥漫性脑膜炎。患者出现神志和精神改变、失语、视野缺损、轻偏瘫、抽搐或昏迷等表现。②肾:大多数患者有肾脏损害,包括肾动脉栓塞和肾梗死、肾小球肾炎和肾脓肿。迁移性脓肿多见于急性患者。肾栓塞常出现血尿、腰痛等,严重者可有肾功能不全。③脾:发生脾栓塞,患者出现左上腹剧痛,呼吸或体位改变时加重。④肺:肺栓塞常出现突然胸闷、气急、胸痛、发绀、咯血等。⑤动脉:肠系膜动脉损害可出现急腹症症状;肢体动脉损害出现受累肢体变白或发绀、发冷、疼痛、跛行,甚至动脉搏动消失。⑥其他:可有细菌性动脉瘤,引起细菌性动脉瘤占3%～5%。迁移性脓肿多见于急性期患者。

二、人工瓣膜心内膜炎

发生于人工瓣膜置换术后60 d以内者为早期人工瓣膜心内膜炎,60 d以后发生者为晚期人工瓣膜心内膜炎。早期者常为急性暴发性起病,约1/2的致病菌为葡萄球菌,表皮葡萄球菌多于金黄色葡萄球菌;其次为革兰氏阴性杆菌和真菌。晚期者以亚急性表现常见,致病菌以链球菌最常见,其次为葡萄球菌。除赘生物形成外,常致人工瓣膜部分破裂、瓣周漏、瓣环周围组织和心肌脓肿,最常累及主动脉瓣。术后发热、出现心杂音、脾大或周围栓塞征,血培养同一种细菌阳性结果至少2次,可诊断本病。预后不良,难以治愈。

三、静脉药瘾者心内膜炎

静脉药瘾者心内膜炎多见于年轻男性。致病菌最常来源于皮肤,药物污染所致者较少见,金黄色葡萄球菌为主要致病菌,其次为链球菌、革兰氏阴性杆菌和真菌。大多累及正常心瓣膜,三尖瓣受累占50%以上,其次为主动脉瓣和二尖瓣。急性发病者多见,常伴有迁移性感染灶。亚急性表现多见于有感染性心内膜炎史者。年轻伴右心金黄色葡萄球菌感染者病死率在5%以下,而左心革兰氏阴性杆菌和真菌感染者预后不良。

四、护理

(一)护理目标

患者体温恢复正常,心功能改善,活动耐力增加;营养改善,抵抗力增强;焦虑减轻,未发生并发症或发生后被及时控制。

(二)护理措施

1.一般护理

（1）休息与活动:急性感染性心内膜炎患者应卧床休息,限制活动,保持环境安静,空气新鲜,减少探视。亚急性者,可适当活动,但应避免剧烈运动及情绪激动。

（2）饮食:给予清淡、高热量、高蛋白、高维生素、低胆固醇、易消化的半流质或软食,补充营养和水分。有心力衰竭者,适当限制钠盐的摄入。注意变换饮食口味,鼓励患者多饮水,做好口腔护理,以增进食欲。

2.病情观察

(1)观察体温及皮肤黏膜变化:每4~6 h测量体温1次,准确绘制体温曲线,以反映体温动态变化,判断病情进展及治疗效果。评估患者有无皮肤瘀点、指(趾)甲下线状出血、Osler结节等皮肤黏膜病损。

(2)栓塞的观察:注意观察脑、肾、肺、脾和肢体动脉等栓塞的表现,脑栓塞出现神志和精神改变、失语、偏瘫或抽搐等;肾栓塞出现腰痛、血尿等;肺栓塞发生突然胸痛、呼吸困难、发绀和咯血等;脾栓塞出现左上腹剧痛;肢体动脉栓塞表现为肢体变白或发绀、皮肤温度降低、动脉搏动减弱或消失等。有变化及时报告医师并协助处理。

3.发热护理

高热患者应卧床休息,注意病室的温度和湿度适宜。给予冰袋物理降温或温水擦浴等,准确记录体温变化。出汗较多时可在衣服和皮肤之间垫上柔软毛巾,便于潮湿后及时更换,增强舒适感,并防止因频繁更衣而导致患者受凉。保证被服干燥清洁,以增加舒适感。

4.用药护理

抗微生物药物治疗是最重要的治疗措施。遵医嘱给予抗生素治疗,观察用药效果。坚持大剂量全疗程长时间的抗生素治疗,严格按照时间点用药,以确保维持有效的血药浓度。注意保护静脉,可使用静脉留置针,避免多次穿刺而增加患者的痛苦。注意观察药物的不良反应。

5.正确采集血培养标本

告诉患者暂时停用抗生素和反复多次采血培养的必要性,以取得患者的理解与配合。本病的菌血症为持续性,无须在体温升高时采血。每次采血量10~20 mL作需氧和厌氧菌培养,至少应培养3周。

(1)未经治疗的亚急性患者,应在第一天每间隔1 h采血1次,共3次。如次日未见细菌生长,重复采血3次后,开始抗生素治疗。

(2)用过抗生素者,停药2~7 d后采血。

(3)急性患者应在入院后立即安排采血,在3 h内每隔1 h采血1次,共取3次血标本后,按医嘱开始治疗。

6.心理护理

由于发热、感染不易控制,疗程长,甚至出现并发症,患者常出现情绪低落、恐惧心理,应加强与患者的沟通,耐心解释治疗目的与意义,安慰、鼓励患者,给予心理支持,使其积极配合治疗。

7.健康指导

告诉患者及其家属有关本病的知识,坚持足够疗程的抗生素治疗的重要意义。患者在施行口腔手术、泌尿、生殖和消化道的侵入性检查或外科手术治疗前应预防性使用抗生素。嘱患者注意防寒保暖,保持口腔和皮肤清洁,少去公共场所,减少病原体入侵的机会。教会患者自我监测体温变化、有无栓塞表现,定期门诊随访。教育家属应给予患者以生活照顾,精神支持,鼓励患者积极治疗。

(三)护理评价

通过治疗和护理患者体温基本恢复正常,心功能得到改善,提高了活动耐力;营养状况改善,抵抗力增强;焦虑减轻,未发生并发症或发生后得到及时控制。

(崔文娟)

第六节　病毒性心肌炎

病毒性心肌炎是指由嗜心肌性病毒感染所致,以非特异性间质性心肌炎为主要病变的疾病,可呈局限性或弥漫性改变。

一、病因和发病机制

确切的发病机制尚不清楚,可能与病毒感染和自身免疫反应有关。最常见的病毒是柯萨奇B组 2～5 型和 A 组 9 型病毒,其次是埃可病毒、腺病毒、流感病毒等。

二、临床表现

约半数以上患者在发病前 1～3 周有病毒感染的临床表现,如发热、头痛、全身倦怠感等上呼吸道感染症状,或有恶心、呕吐、腹痛、腹泻等消化道症状。然后出现心血管系统症状,如心悸、气短、胸闷、胸痛等。重症患者可出现心力衰竭、休克、晕厥、阿-斯综合征、猝死等。

三、辅助检查

(一)实验室检查
(1)血常规:白细胞计数轻度升高,血沉加快。
(2)血清心肌损伤标志物:急性期肌酸激酶(CK)、肌酸激酶同工酶(CK-MB)、心肌肌钙蛋白T(cTnT),心肌肌钙蛋白 I(cTnI),天门冬酸氨基转移酶(AST)等增高。其中 cTnT、cTnI 的敏感性及特异性最强,并且检测时间窗也最宽(可达 2 周)。
(3)血清病毒中和抗体及血凝抑制抗体升高,>4 倍或 1 次>1∶640 即为阳性标准。
(4)从患者咽部、粪便、血液标本中可做病毒分离。

(二)心电图检查
各种类型的心律失常、非特异性的 ST-T 改变。

(三)X 线检查
正常或不同程度心脏扩大、心搏动减弱,心力衰竭时有肺淤血、肺水肿征。

(四)超声心动图检查
心脏扩大,室壁运动减弱,若伴有心包炎,可见心包积液征、心收缩功能降低。

四、治疗要点

病毒性心肌炎无特效治疗,治疗目的在于减轻心脏负荷,控制心律失常和防治心力衰竭。

(一)休息
休息是治疗急性病毒性心肌炎最重要的措施,急性期应卧床休息,尤其是心脏扩大或心力衰竭者,至少应休息 3 个月,待心界恢复正常或不再缩小,体温正常方可活动。

(二)改善心肌代谢,促进心肌恢复治疗
(1)静脉滴注维生素 C 5～10 g＋5％葡萄糖 500～1 000 mL,每天 1 次,2 周为 1 个疗程。

（2）极化液（ATP、辅酶 A、维生素 C）静脉滴注,加强心肌营养。

（3）辅酶 Q_{10} 每次 10 mg,每天 3 次,口服;曲美他嗪每次 20 mg,每天 3 次,口服。

（三）抗病毒治疗

干扰素$(10\sim30)\times10^5$ U,每天 1 次肌内注射,2 周为 1 个疗程;黄芪注射液可能有抗病毒、调节免疫功能,可口服或静脉滴注。

（四）抗生素应用

治疗初期应常规应用青霉素$(40\sim80)\times10^5$ U/d 或克林霉素 1.2 g/d,静脉滴注 1 周。

（五）并发症治疗

并发心力衰竭、心律失常者按相应常规治疗。但在急性心肌炎时洋地黄制剂用量宜偏小,因此时易引起洋地黄中毒。

（六）激素应用

病程早期不主张应用糖皮质激素,但在重症病例,如伴难治性心力衰竭或三度房室传导阻滞者可少量、短期内试用。

病毒性心肌炎大多数预后良好,重症者死于心力衰竭,严重心律失常;少数患者转为慢性,或发展为扩张型心肌病。

五、护理措施

（一）病情观察

监测患者脉搏、心律的变化情况,及时发现患者是否发生心力衰竭、严重心律失常等危重情况。

（二）充分休息

对病毒性心肌炎患者来说,休息是减轻心脏负荷的最好方法。症状明显、血清心肌酶增高或出现严重心律失常的患者应卧床 3 个月以上,心脏增大者最好卧床半年至 1 年,待症状、体征、心脏大小、心电图恢复正常后,逐渐增加活动量。

（三）饮食

给予高热量、高蛋白、高维生素、丰富矿物质饮食,增加营养,满足机体消耗并促进心肌细胞恢复。

（四）心理支持

病毒性心肌炎患者中青壮年占一定比例,且在疾病急性期心悸等症状明显,影响患者的日常生活和工作,使患者产生焦急、烦躁等情绪。故应向患者讲明本病的演变过程及预后,使患者安心休养。

（崔文娟）

第七节 心 绞 痛

一、稳定型心绞痛

（一）概念和特点

稳定型心绞痛也称劳力性心绞痛,是在冠状动脉固定性严重狭窄基础上,由于心肌负荷的增加引起心肌急剧的、暂时的缺血缺氧的临床综合征。其特点为阵发性的前胸压榨性疼痛或憋闷感觉,主要位于胸骨后部,可放射至心前区和左上肢尺侧,常发生于劳力负荷增加时,持续数分钟,休息或用硝酸酯制剂后疼痛消失。疼痛发作的程度、频度、性质及诱发因素在数周至数月内无明显变化。

(二)相关病理生理

患者在心绞痛发作之前,常有血压增高、心律增快、肺动脉压和肺毛细血管压增高的变化,反映心脏和肺的顺应性减低。发作时可有左心室收缩力和收缩速度降低、射血速度减慢、左心室收缩压下降、心搏量和心排血量降低、左心室舒张末期压和血容量增加等左心室收缩和舒张功能障碍的病理生理变化。左心室壁可呈收缩不协调或部分心室壁有收缩减弱的现象。

(三)主要病因及诱因

本病的基本病因是冠脉粥样硬化。正常情况下,冠脉循环血流量具有很大的储备力量,其血流量可随身体的生理情况有显著的变化,休息时无症状。当劳累、激动、心力衰竭等使心脏负荷增加,心肌耗氧量增加时,对血液的需求增加,而冠脉的供血已不能相应增加,即可引起心绞痛。

(四)临床表现

1.症状

心绞痛以发作性胸痛为主要临床表现,典型疼痛的特点如下。

(1)部位:主要在胸骨体中、上段之后,可波及心前区,界限不很清楚。常放射至左肩、左臂尺侧达无名指和小指,偶有至颈、咽或下颌部。

(2)性质:胸痛常有压迫、憋闷或紧缩感,也可有烧灼感,偶尔伴有濒死感。

(3)持续时间:疼痛出现后常逐步加重,持续 $3 \sim 5$ min,休息或含服硝酸甘油可迅速缓解,很少超过半小时。可数天或数周发作 1 次,亦可 1 d 内发作数次。

2.体征

心绞痛发作时,患者面色苍白、出冷汗、心率增快、血压升高、表情焦虑。心尖部听诊有时出现"奔马律",可有暂时性心尖部收缩期杂音,是乳头肌缺血以致功能失调引起二尖瓣关闭不全所致。

3.诱因

发作常由体力劳动、情绪激动、饱餐、寒冷、吸烟、心动过速、休克等所致。

(五)辅助检查

1.心电图

(1)静息时心电图:约有半数患者在正常范围,也可有陈旧性心肌梗死的改变或非特异性 ST 段和 T 波异常。有时出现心律失常。

(2)心绞痛发作时心电图:绝大多数患者可出现暂时性心肌缺血引起的 ST 段压低(≥ 0.1 mV),有时出现 T 波倒置,在平时有 T 波持续倒置的患者,发作时可变为直立(假性正常化)。

(3)心电图负荷试验:运动负荷试验及 24 h 动态心电图,可显著提高缺血性心电图的检出率。

2.X 线检查

心脏检查可无异常,若已伴发缺血性心肌病可见心影增大、肺充血等。

3.放射性核素

利用放射性铊心肌显像所示灌注缺损,提示心肌供血不足或血供消失,对心肌缺血诊断较有价值。

4.超声心动图

多数稳定型心绞痛患者静息时超声心动图检查无异常,有陈旧性心肌梗死者或严重心肌缺血者二维超声心动图可探测到坏死区或缺血区心室壁的运动异常,运动或药物负荷超声心动图检查可以评价心肌灌注和存活性。

5.冠状动脉造影

选择性冠状动脉造影可使左、右冠状动脉及主要分支得到清楚的显影,具有确诊价值。

(六)治疗原则

治疗原则是改善冠脉血供和降低心肌耗氧量以改善患者症状,提高生活质量,同时治疗冠脉粥样硬化,预防心肌梗死和死亡,以延长生存期。

1.发作时的治疗

(1)休息:发作时立即休息,一般患者停止活动后症状即可消失。

(2)药物治疗:宜选用作用快的硝酸酯制剂,这类药物除可扩张冠脉增加冠脉血流量外,还可扩张外周血管,减轻心脏负荷,从而缓解心绞痛。如硝酸甘油 0.3~0.6 mg 或硝酸异山梨酯 3~10 mg 舌下含化。

2.缓解期的治疗

缓解期一般不需卧床休息,应避免各种已知的诱因。

(1)药物治疗:以改善预后的药物和减轻症状、改善缺血的药物为主,如阿司匹林、氯吡格雷、β受体阻滞剂、他汀类药物、血管紧张素转换酶抑制剂、硝酸酯制剂,其他如代谢性药物、中医中药。

(2)非药物治疗:包括运动锻炼疗法、血管重建治疗、增强型体外反搏等。

二、不稳定型心绞痛

(一)概念和特点

目前已趋向将典型的稳定型劳力性心绞痛以外的缺血性胸痛统称为不稳定型心绞痛。不稳定型心绞痛根据临床表现可分为静息型心绞痛、初发型心绞痛、恶化型心绞痛 3 种类型。

(二)相关病理生理

与稳定型心绞痛的差别主要在于冠脉内不稳定的粥样斑块继发的病理改变,使局部的心肌血流量明显下降,如斑块内出血、斑块纤维帽出现裂隙、表面有血小板聚集和/或刺激冠脉痉挛,导致缺血性心绞痛,虽然也可因劳力负荷诱发,但劳力负荷终止后胸痛并不能缓解。

(三)主要病因及诱因

少部分不稳定型心绞痛患者心绞痛发作有明显的诱因。

1.增加心肌氧耗

感染、甲状腺功能亢进症或心律失常。

2.冠脉血流减少

低血压。

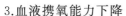

3.血液携氧能力下降

贫血和低氧血症。

(四)临床表现

1.症状

不稳定型心绞痛患者胸部不适的性质与典型的稳定型心绞痛相似,通常程度更重,持续时间更长,可达数十分钟,胸痛在休息时也可发生。

2.体征

体检可发现一过性第三心音或第四心音,以及由于二尖瓣反流引起的一过性收缩期杂音,这些非特异性体征也可出现在稳定型心绞痛和心肌梗死患者,但详细的体格检查可发现潜在的加重心肌缺血的因素,并成为判断预后非常重要的依据。

(五)辅助检查

1.心电图

(1)大多数患者胸痛发作时有一过性 ST 段(抬高或压低)和 T 波(低平或倒置)改变,其中 ST 段的动态改变(≥0.1 mV 的抬高或压低)是严重冠脉疾病的表现,可能会发生急性心肌梗死或猝死。

(2)连续心电监护:连续 24 h 心电监测发现,85%～90%的心肌缺血,可不伴有心绞痛症状。

2.冠脉造影剂其他侵入性检查

在长期稳定型心绞痛基础上出现的不稳定型心绞痛患者,常有多支冠脉病变,而新发作静息心绞痛患者,可能只有单支冠脉病变。在所有的不稳定型心绞痛患者中,3 支血管病变占 40%,2 支血管病变占 20%,左冠脉主干病变约占 20%,单支血管病变约占 10%,没有明显血管狭窄者占 10%。

3.心脏标志物检查

心脏肌钙蛋白(cTn)T 及心肌蛋白 I 较传统的肌酸激酶(CK)和肌酸激酶同工酶(CK-MB)更为敏感、更可靠。

4.其他

胸部 X 线、心脏超声和放射性核素检查的结果与稳定型心绞痛患者的结果相似,但阳性发现率会更高。

(六)治疗原则

不稳定型心绞痛是严重、具有潜在危险的疾病,病情发展难以预料,应使患者处于监控之下,疼痛发作频繁或持续不缓解及高危组的患者应立即住院。其治疗包括抗缺血治疗、抗血栓治疗和根据危险度分层进行优创治疗。

1.一般治疗

发作时立即卧床休息,床边 24 h 心电监护,严密观察血压、脉搏、呼吸、心率、心律变化,有呼吸困难、发绀者应给氧吸入,维持血氧饱和度达到 95%以上。如有必要,重测心肌坏死标志物。

2.止痛

烦躁不安、疼痛剧烈者,可考虑应用镇静剂如吗啡 5～10 mg 皮下注射;硝酸甘油或硝酸异山梨酯持续静脉点滴或微量泵输注,以 10 μg/min 开始,每 3～5 min 增加 10 μg/min,直至症状缓解或出现血压下降。

3.抗凝(栓)

抗血小板和抗凝治疗是不稳定型心绞痛治疗至关重要的措施,应尽早应用阿司匹林、氯吡格雷和肝素或低分子肝素,以有效防止血栓形成,阻止病情进展为心肌梗死。

4.其他

对于个别病情极严重患者,保守治疗效果不佳,心绞痛发作时 ST 段≥0.1 mV,持续时间＞20 min,或血肌钙蛋白升高者,在有条件的医院可行急诊冠脉造影,考虑经皮冠脉成形术。

三、护理评估

(一)一般评估

(1)患者有无面色苍白、出冷汗、心率加快、血压升高。

(2)患者主诉有无心绞痛发作症状。

(二)身体评估

(1)有无表情焦虑、皮肤湿冷、出冷汗。

(2)有无心律增快、血压升高。

(3)心尖区听诊是否闻及收缩期杂音,或听到第三心音或第四心音。

(三)心理-社会评估

患者能否控制情绪,避免激动或愤怒,以减少心悸耗氧量;家属能否做到给予患者安慰及细心的照顾,并督促定期复查。

(四)辅助检查结果的评估

(1)心电图有无 ST 段及 T 波异常改变。

(2)24 h 连续心电监测有无心肌缺血的改变。

(3)冠脉造影检查结果有无显示单支或多支病变。

(4)心脏标志物肌钙蛋白(cTn)T 的峰值是否超过正常对照值的百分位数。

(五)常用药物治疗效果的评估

1.硝酸酯类药物

心绞痛发作时,能及时舌下含化,迅速缓解疼痛。

2.他汀类药物

长期服用可以维持 LDL-C 的目标值＜70 mg/dL,且不出现肝酶和肌酶升高等不良反应。

四、主要护理诊断/问题

(一)胸痛

与心肌缺血、缺氧有关。

(二)活动无耐力

与心肌氧的供需失调有关。

(三)知识缺乏

缺乏控制诱发因素及预防心绞痛发作的知识。

(四)潜在并发症

心肌梗死。

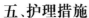

五、护理措施

(一)休息与活动

1.适量运动

应以有氧运动为主,运动的强度和时间因病情和个体差异而不同,必要时在监测下进行。

2.心绞痛发作时

立即停止活动,就地休息。不稳定型心绞痛患者,应卧床休息,并密切观察。

(二)用药的指导

1.心绞痛发作时

立即舌下含化硝酸甘油,用药后注意观察患者胸痛变化情况,如经 3~5 min 仍不缓解,隔 5 min 后可重复使用。对于心绞痛发作频繁者,静脉滴注硝酸甘油时,患者及其家属不要擅自调整滴速,以防低血压发生。部分患者用药后出现面部潮红、头部胀痛、头晕、心动过速、心悸等不适,应告知患者是药物的扩血管作用所致,不必有顾虑。

2.应用他汀类药物时

应严密监测转氨酶及肌酸激酶等生化指标,及时发现药物可能引起的肝脏损害和肌病。采用强化降脂治疗时,应注意监测药物的安全性。

(三)心理护理

安慰患者,消除紧张、不安情绪,改变急躁易怒性格,保持心理平衡。告知患者及其家属过劳、情绪激动、饱餐、用力排便、寒冷刺激等都是心绞痛发作的诱因,应注意避免。

(四)健康教育

1.疾病知识指导

(1)合理膳食:宜摄入低热量、低脂、低胆固醇、低盐饮食,多食蔬菜、水果和粗纤维食物如芹菜、糙米等,避免暴饮暴食,应少食多餐。

(2)戒烟、限酒。

(3)适量运动:应以有氧运动为主,运动的强度和时间因病情和个体差异而不同,必要时在监测下进行。

(4)心理调适:保持心理平衡,可采取放松技术或与他人交流的方式缓解压力,避免心绞痛发作的诱因。

2.用药指导

指导患者出院后遵医嘱用药,不擅自增减药量,自我检测药物的不良反应。外出时随身携带硝酸甘油以备急用。硝酸甘油遇光易分解,应放在棕色瓶内存放于干燥处,以免潮解失效。药瓶开封后每 6 个月更换 1 次,以确保疗效。

3.病情检测指导

教会患者及其家属心绞痛发作时的缓解方法,胸痛发作时应立即停止活动或舌下含服硝酸甘油。如连续含服 3 次仍不缓解,或心绞痛发作比以往频繁、程度加重、疼痛时间延长,应及时就医,警惕心肌梗死的发生。不典型心绞痛发作时,可能表现为牙痛、肩周炎、上腹痛等,为防治误诊,应尽快到医院做相关检查。

4.及时就诊的指标

(1)心绞痛发作时,舌下含化硝酸酯类药物无效或重复用药仍未缓解。

(2)心绞痛发作比以往频繁、程度加重、疼痛时间延长。

六、护理效果评估

(1)患者能坚持长期遵医嘱用药物治疗。

(2)心绞痛发作时,能立即停止活动,并舌下含服硝酸甘油。

(3)能预防和控制缺血症状,减低心肌梗死的发生。

(4)能戒烟、控制饮食和糖尿病治疗。

(5)能坚持定期门诊复查。

（崔文娟）

第八节　心　律　失　常

一、疾病概述

(一)概念和特点

心律失常是指心脏冲动频率、节律、起源部位、传导速度或激动次序的异常。按其发生原理可分为冲动形成异常和冲动传导异常两大类。按照心律失常发生时心率的快慢,可分为快速性与缓慢性心律失常两大类。

心律失常可发生在没有明确心脏病或其他原因的患者。心律失常的后果取决于其对血流动力学的影响,可从心律失常对心、脑、肾灌注的影响来判断。轻者患者可无症状,一般表现为心悸,但也可出现心绞痛、气短、晕厥等症状。心律失常持续时间不一,有时仅持续数秒、数分,有时可持续数天以上,如慢性心房颤动。

(二)相关病理生理

正常生理状态下,促成心搏的冲动起源于窦房结,并以一定的顺序传导于心房与心室,使心脏在一定频率范围内发生有规律的搏动。如果心脏内冲动的形成异常和/或传导异常,使整个心脏或其一部分的活动变为过快、过慢或不规则,或者各部分活动的程序发生紊乱,即形成心律失常。心律失常有多种不同的发生机制,如折返、自律性改变、触发活动和平行收缩等。然而,由于条件限制,目前能直接对人在体内心脏研究的仅限于折返机制,临床检查尚不能判断大多数心律失常的电生理机制。产生心律失常的电生理机制主要包括冲动发生异常、冲动传导异常及触发活动。

(三)主要病因与诱因

1.器质性心脏病

心律失常可见于各种器质性心脏病,其中以冠心病、心肌病、心肌炎和风湿性心脏病为多见,尤其在发生心力衰竭或急性心肌梗死时。

2.非心源性疾病

几乎其他系统疾病均可引发心律失常,常见的有内分泌失调、麻醉、低温、胸腔或心脏手术、中枢神经系统疾病及自主神经功能失调等。

3.酸碱失衡和电解质紊乱

各种酸碱代谢紊乱、钾代谢紊乱可使传导系统或心肌细胞的兴奋性、传导性异常而引起心律失常。

4.理化因素和中毒

电击可直接引起心律失常甚至死亡,中暑、低温也可导致心律失常。某些药物可引起心律失常,其机制各不相同,洋地黄、奎尼丁、氨茶碱等直接作用于心肌,洋地黄、夹竹桃、蟾蜍等通过兴奋迷走神经,拟肾上腺素药、三环类抗抑郁药等通过兴奋交感神经,可溶性钡盐、棉酚、排钾性利尿剂等引起低钾血症,窒息性毒物则引起缺氧诱发心律失常。

5.其他

发生在健康者的心律失常也不少见,部分病因不明。

(四)临床表现

心律失常的诊断大多数要靠心电图,但相当一部分患者可根据病史和体征作出初步诊断。详细询问发作时的心率快慢,节律是否规整,发作起止与持续时间,发作时是否伴有低血压、昏厥、心绞痛或心力衰竭等表现及既往发作的诱因、频率和治疗经过,有助于心律失常的诊断,同时要对患者全身情况、既往治疗情况等进行全面的了解。

(五)辅助检查

1.心电图检查

心电图检查是诊断心律失常最重要的一项无创性检查技术。应记录12导联心电图,并记录清楚显示 P 波导联的心电图长条以备分析,通常选择 V_1 导联或 II 导联。必要时采用动态心电图,连续记录患者24 h的心电图。

2.运动试验

患者在运动时出现心悸,可做运动试验协助诊断。运动试验诊断心律失常的敏感性不如动态心电图。

3.食管心电图

解剖上左心房后壁毗邻食管,因此,插入食管电极导管并置于心房水平时,能记录到清晰的心房电位,并能进行心房快速起搏或程序电刺激。

4.心腔内电生理检查

心腔内电生理检查是将几根多电极导管经静脉和/或动脉插入,放置在心腔内的不同部位辅以 8~12 通道以上多导生理仪,同步记录各部位电活动,包括右心房、右心室、希氏束、冠状静脉窦(反映左心房、左心室电活动)。其适应证包括:①窦房结功能测定;②房室与室内传导阻滞;③心动过速;④不明原因晕厥。

5.三维心脏电生理标测及导航系统

三维心脏电生理标测及导航系统(三维标测系统)是近年来出现的新的标测技术,能够减少X线曝光时间,提高消融成功率,加深对心律失常机制的理解。

(六)窦性心律失常治疗原则

(1)若患者无心动过缓有关的症状,不必治疗,仅定期随诊观察。对于有症状的病窦综合征患者,应接受起搏器治疗。

(2)心动过缓-心动过速综合征患者发作心动过速,单独应用抗心律失常药物治疗可能加重心动过缓。应用起搏治疗后,患者仍有心动过速发作,可同时应用抗心律失常药物。

(七)房性心律失常治疗原则

1.房性期前收缩

无须治疗。当有明显症状或因房性期前收缩触发室上性心动过速时,应给予治疗。治疗药物包括普罗帕酮、莫雷西嗪或β受体拮抗剂。

2.房性心动过速

(1)积极寻找病因,针对病因治疗。

(2)抗凝治疗。

(3)控制心室率。

(4)转复窦性心律。

3.心房扑动

(1)药物治疗:减慢心室率的药物包括β受体拮抗剂、钙通道阻滞剂(维拉帕米、地尔硫䓬)或洋地黄制剂(地高辛、毛花苷C)。转复心房扑动的药物包括ⅠA(如奎尼丁)或ⅠC(如普罗帕酮)类抗心律失常药,如心房扑动患者合并冠心病、充血性心力衰竭等时,不用ⅠA或ⅠC类药物,应选用胺碘酮。

(2)非药物治疗:直流电复律是终止心房扑动最有效的方法。其次食管调搏也是转复心房扑动的有效方法。射频消融可根治心房扑动。

(3)抗凝治疗:持续性心房扑动的患者,发生血栓栓塞的风险明显增高,应给予抗凝治疗。

4.心房颤动

应积极寻找心房颤动的原发疾病和诱发因素,进行相应处理。

治疗包括:①抗凝治疗;②转复并维持窦性心律;③控制心室率。

(八)房室交界区性心律失常治疗原则

1.房室交界区性期前收缩

通常无须治疗。

2.房室交界区性逸搏与心律

一般无须治疗,必要时可起搏治疗。

3.非阵发性房室交界区性心动过速

主要针对病因治疗。洋地黄中毒引起者可停用洋地黄,可给予钾盐、利多卡因或β受体拮抗剂治疗。

4.与房室交界区相关的折返性心动过速

急性发作期应根据患者的基础心脏状况,既往发作的情况及对心动过速的耐受程度做出适当处理。

主要药物治疗如下述。

(1)腺苷与钙通道阻滞剂:为首选。起效迅速,不良反应为胸部压迫感、呼吸困难、面部潮红、窦性心动过缓、房室传导阻滞等。

(2)洋地黄与β受体拮抗剂:静脉注射洋地黄可终止发作。对伴有心功能不全患者仍作为首选。β受体拮抗剂也能有效终止心动过速,选用短效β受体拮抗剂较合适如艾司洛尔。

(3)普罗帕酮1~2 mg/kg静脉注射。

(4)其他:食管心房调搏术、直流电复率等。

预防复发:是否需要给予患者长期药物预防,取决于发作的频繁程度及发作的严重性。药物的选择可依据临床经验或心内电生理试验结果。

5.预激综合征

对于无心动过速发作或偶有发作但症状轻微的预激综合征患者的治疗,目前仍存有争议。如心动过速发作频繁伴有明显症状,应给予治疗。治疗方法包括药物和导管消融。

(九)室性心律失常治疗原则

1.室性期前收缩

首先应对患者室性期前收缩的类型、症状及其原有心脏病变做全面的了解;然后,根据不同的临床状况决定是否给予治疗,采取何种方法治疗及确定治疗的终点。

2.室性心动过速

一般遵循的原则:有器质性心脏病或有明确诱因应首先给予针对性治疗;无器质性心脏病患者发生非持续性短暂室速,如无症状或无血流动力学影响,处理的原则与室性期前收缩相同;持续性室性发作,无论有无器质性心脏病,应给予治疗。

3.心室扑动与颤动

快速识别心搏骤停、高声呼救、进行心肺复苏,包括胸外按压、开放气道、人工呼吸、除颤、气管插管、吸氧、药物治疗等。

(十)心脏传导阻滞治疗原则

1.房室传导阻滞

应针对不同病因进行治疗。一度与二度Ⅰ型房室阻滞心室率不太慢者,无须特殊治疗。二度Ⅱ型与三度房室阻滞如心室率显著缓慢,伴有明显症状或血流动力学障碍,甚至 Adams-Strokes 综合征发作者,应给予起搏治疗。

2.室内传导阻滞

慢性单侧束支阻滞的患者如无症状,无须接受治疗。双分支与不完全性三分支阻滞有可能进展为完全性房室传导阻滞,但是否一定发生及何时发生均难以预料,不必常规预防性起搏器治疗。急性前壁心肌梗死发生双分支、三分支阻滞或慢性双分支、三分支阻滞,伴有晕厥或阿斯综合征发作者,则应及早考虑心脏起搏器治疗。

二、护理评估

(一)一般评估

心律失常患者的生命体征,发作间歇期无异常表现。发作期则出现心悸、气短、不敢活动,心电图显示心率过快、过慢、不规则或暂时消失而形成窦性停搏。

(二)身体评估

发作时体格检查应着重于判断心律失常的性质及心律失常对血流动力学状态的影响。听诊心音了解心室搏动率的快、慢和规则与否,结合颈静脉搏动所反映的心房活动情况,有助于做出心律失常的初步鉴别诊断。缓慢(<60 次/分钟)而规则的心率为窦性心动过缓,快速(>100 次/分钟)而规则的心率常为窦性心动过速。窦性心动过速较少超过 160 次/分钟,心房扑动伴 2:1 房室传导时心室率常固定在 150 次/分钟左右。不规则的心律中以期前收缩为最常见,快而不规则者以心房颤动或心房扑动、房速伴不规则房室传导阻滞为多。心律规则而第一心音强弱不等(大炮音),尤其是伴颈静脉搏动间断不规则增强(大炮波),提示房室分离,多见于完全性或室速。

(三)心理-社会评估

心律失常患者常有焦虑、恐惧等负性情绪,护理人员应做好以下几点:①帮助患者认识到自己的情绪反应,承认自己的感觉,指导患者使用放松术。②安慰患者,告诉患者较轻的心律失常通常不会威胁生命。有条件时安排单人房间,避免与其他焦虑患者接触。③经常巡视病房,了解患者的需要,帮助其解决问题,如主动给患者介绍环境,耐心解答有关疾病的问题等。

(四)辅助检查结果的评估

1.心电图(ECG)检查

心律失常发作时的心电图记录是确诊心律失常的重要依据。应记录 12 导联心电图,包括较长的 II 或 V_1 导联记录。注意 P 和 QRS 波形态、P-QRS 关系、P-P、P-R 与 R-R 间期,判断基本心律是窦性还是异位。通过逐个分析提早或延迟心搏的性质和来源,最后判断心律失常的性质。

2.动态心电图

对心律失常的检出率明显高于常规心电图,尤其是对易引起猝死的恶性心律失常的检出尤为有意义。对心律失常的诊断优于普通心电图。

3.运动试验

运动试验可增加心律失常的诊断率和敏感性,是对 ECG 很好的补充,但运动试验有一定的危险性,需严格掌握禁忌证。

4.食管心电图

食管心电图是食管心房调搏最佳起搏点判定的可靠依据,更能在心律失常的诊断与鉴别诊断方面起到特殊而独到的作用。食管心电图与心内电生理检查具有高度的一致性,为导管射频消融术根治阵发性室上性心动过速(PSVT)提供可靠的分型及定位诊断。亦有助于不典型的预激综合征患者确立诊断。

5.心腔内电生理检查

心腔内电生理检查为有创性电生理检查,除能确诊缓慢性和快速性心律失常的性质外,还能在心律失常发作间隙应用程序电刺激方法判断窦房结和房室传导系统功能,诱发室上性和室性快速性心律失常,确定心律失常起源部位,评价药物与非药物治疗效果,以及为手术、起搏或消融治疗提供必要的信息。

(五)常用药物治疗效果的评估

(1)治疗缓慢性心律失常:一般选用增强心肌自律性和/或加速传导的药物,如拟交感神经药、迷走神经抑制药或碱化剂(摩尔乳酸钠或碳酸氢钠)。护理评估:①服药后心悸、乏力、头晕、胸闷等临床症状有无改善;②有无不良反应发生。

(2)治疗快速性心律失常:选用减慢传导和延长不应期的药物,如迷走神经兴奋剂,拟交感神经药间接兴奋迷走神经或抗心律失常药物。护理评估:①用药后的疗效,有无严重不良反应发生;②药物疗效不佳时,考虑电转复或射频消融术治疗,并做好术前准备。

(3)临床上抗心律失常药物繁多,药物的分类主要基于其对心肌的电生理学作用。治疗缓慢性心律失常的药物,主要提高心脏起搏和传导功能,如肾上腺素类药物(肾上腺素、异丙肾上腺素),拟交感神经药如阿托品、山莨菪碱,β 受体兴奋剂如多巴胺类、沙丁胺醇等。

(4)及时就诊的指标:①心动过速发作频繁伴有明显症状如低血压、休克、心绞痛、心力衰竭或晕厥等;②出现洋地黄中毒症状。

三、主要护理诊断/问题

(一)活动无耐力
与心律失常导致心悸或心排血量减少有关。

(二)焦虑
与心律失常反复发作,对治疗缺乏信心有关。

(三)有受伤的危险
与心律失常引起的头晕、晕厥有关。

(四)潜在并发症
心力衰竭、脑栓塞、猝死。

四、护理措施

(一)体位与休息
当心律失常发作导致胸闷、心悸、头晕等不适时采取高枕卧位、半卧位或其他舒适体位,尽量避免左侧卧位,以防左侧卧位时感觉到心脏搏动而加重不适。有头晕、晕厥发作或曾有跌倒病史者应卧床休息。保证患者充分的休息与睡眠,必要时遵医嘱给予镇静剂。

(二)给氧
伴呼吸困难、发绀等缺氧表现时,给予氧气吸入,2～4 L/min。

(三)饮食
控制膳食总热量,以维持正常体质量为度,40岁以上者尤应预防发胖。一般以体质量指数(BMI)20～24为正常体质量。或以腰围为标准,一般以女性≥80 cm,男性≥85 cm为超标。超重或肥胖者应减少每天进食的总热量,以低脂(30%/d)、低胆固醇(200 mg/d)膳食,并限制酒及糖类食物的摄入。严禁暴饮暴食。以免诱发心绞痛或心肌梗死。合并高血压或心力衰竭者,应同时限制钠盐。避免摄入刺激性食物如咖啡、浓茶等,保持大便通畅。

(四)病情观察
严密进行心电监测,出现异常心律变化,如3～5次/分钟的室性期前收缩或阵发性室性心动过速,窦性停搏、二度Ⅱ型或三度房室传导阻滞等,立即通知医师。应将急救药物备好,需争分夺秒地迅速给药。有无心悸、胸闷、胸痛、头晕、晕厥等。检测电解质变化,尤其是血钾。

(五)用药指导
接受各种抗心律失常药物治疗的患者,应在心电监测下用药,以便掌握心律的变化情况和观察药物疗效。密切观察用药反应,严密观察穿刺局部情况,谨防药物外渗。皮下注射给予抗凝溶栓及抗血小板药时,注意更换注射部位,避免按摩,应持续按压2～3 min。严格按医嘱给药,避免食用影响药物疗效的食物。用药前、中、后注意心率、心律、P-R间期、Q-T间期等的变化,以判断疗效和有无不良反应。

(六)除颤的护理
持续性室性心动过速患者,应用药物效果不明显时,护士应密切配合医师将除颤器电源接好,检查仪器性能是否完好,备好电极板,以便及时顺利除颤。对于缓慢型心律失常患者,应用药物治疗后仍不能增加心率,且病情有所发展或反复发作阿斯综合征时,应随时做好安装人工心脏起搏器的准备。

(七)心理护理

向患者说明心律失常的治疗原则,介绍介入治疗如心导管射频消融术或心脏起搏器安置术的目的及方法,以消除患者的紧张心理,使患者主动配合治疗。

(八)健康教育

1.疾病知识指导

向患者及其家属讲解心律失常的病因、诱因及防治知识。

2.生活指导

指导患者劳逸结合,生活规律,保证充足的休息与睡眠。无器质性心脏病者应积极参加体育锻炼。保持情绪稳定,避免精神紧张、激动。改变不良饮食习惯,戒烟、酒、避免浓茶、咖啡、可乐等刺激性食物。保持大便通畅,避免排便用力而加重心律失常。

3.用药指导

嘱患者严格按医嘱按时按量服药,说明所用药物的名称、剂量、用法、作用及不良反应,不可随意增减药物的剂量或种类。

4.制订活动计划

评估患者心律失常的类型及临床表现,与患者及其家属共同制订活动计划。对无器质性心脏病的良性心律失常患者,鼓励其正常工作和生活,保持心情舒畅,避免过度劳累。窦性停搏、二度Ⅱ型或三度房室传导阻滞、持续性室速等严重心律失常患者或快速心室率引起血压下降者,应卧床休息,以减少心肌耗氧量。卧床期间加强生活护理。

5.自我监测指导

教会患者及其家属测量脉搏的方法,心律失常发作时的应对措施及心肺复苏术,以便于自我检测病情和自救。对安置心脏起搏器的患者,讲解自我监测与家庭护理方法。

6.及时就诊的指标

(1)当出现头晕、气促、胸闷、胸痛等不适症状。

(2)复查心电图发现异常时。

五、护理效果评估

(1)患者及其家属掌握自我监测脉搏的方法,能复述疾病发作时的应对措施及心肺复苏术。

(2)患者掌握发生疾病的诱因,能采取相应措施尽可能避免诱因的发生。

(3)患者心理状态稳定,养成正确的生活方式。

(4)患者未发生猝死或发生致命性心律失常时能得到及时发现和处理。

(崔文娟)

第九节　心源性休克

心源性休克是指由于严重的心脏泵功能衰竭或心功能不全导致心排血量减少,各重要器官和周围组织灌注不足而发生的一系列代谢和功能障碍综合征。

一、临床表现

多数心源性休克患者,在出现休克之前有相应心脏病史和原发病的各种表现,如急性肌梗死患者可表现严重心肌缺血症状,心电图可能提示急性冠状动脉供血不足,尤其是广泛前壁心肌梗死;急性心肌炎者则可有相应感染史,并有发热、心悸、气短及全身症状,心电图可有严重心律失常;心脏手术后所致的心源性休克,多发生于手术1周内。

心源性休克目前国内外比较一致的诊断标准如下。

(1)收缩压低于12.0 kPa(90 mmHg)或原有基础血压降低4.0 kPa(30 mmHg),非原发性高血压患者一般收缩压小于10.7 kPa(80 mmHg)。

(2)循环血量减少的征象:①尿量减少,常少于20 mL/h;②神志障碍、意识模糊、嗜睡、昏迷等;③周围血管收缩,伴四肢厥冷、冷汗,皮肤湿凉、脉搏细弱快速、颜面苍白或发绀等末梢循环衰竭征象。

(3)纠正引起低血压和低心排血量的心外因素(低血容量、心律失常、低氧血症、酸中毒等)后,休克依然存在。

二、诊断

(1)有急性心肌梗死、急性心肌炎、原发或继发性心肌病、严重的恶性心律失常、具有心肌毒性的药物中毒、急性心脏压塞以及心脏手术等病史。

(2)早期患者烦躁不安、面色苍白,诉口干、出汗,但神志尚清;后逐渐表情淡漠、意识模糊、神志不清直至昏迷。

(3)体检心率逐渐增快,常>120次。收缩压<10.7 kPa(80 mmHg),脉压<2.7 kPa(20 mmHg),后逐渐降低,严重时血压测不出。脉搏细弱,四肢厥冷,肢端发绀,皮肤出现花斑样改变。心音低纯,严重者呈单音律。尿量<17 mL/h,甚至无尿。休克晚期出现广泛性皮肤、黏膜及内脏出血,即弥漫性血管内凝血的表现,以及多器官衰竭。

(4)血流动力学监测提示心脏指数降低、左心室舒张末压升高等相应的血流动力学异常。

三、检查

(1)血气分析。

(2)弥漫性血管内凝血的有关检查。血小板计数及功能检测,出凝血时间,凝血酶原时间,凝血因子Ⅰ,各种凝血因子和纤维蛋白降解产物(FDP)。

(3)必要时做微循环灌注情况检查。

(4)血流动力学监测。

(5)胸部X线片,心电图,必要时做动态心电图检查,条件允许时行床旁超声心动图检查。

四、治疗

(一)一般治疗

(1)绝对卧床休息,有效止痛,由急性心肌梗死所致者吗啡3~5 mg或哌替啶50 mg,静脉注射或皮下注射,同时予安定、苯巴比妥(鲁米那)。

(2)建立有效的静脉通道,必要时行深静脉插管。留置导尿管监测尿量。持续心电、血压、血氧饱和度监测。

（3）氧疗：持续吸氧，氧流量一般为 4～6 L/min，必要时气管插管或气管切开，人工呼吸机辅助呼吸。

（二）补充血容量

首选低分子右旋糖酐 250～500 mL 静脉滴注或 0.9％氯化钠液、平衡液 500 mL 静脉滴注，最好在血流动力学监护下补液，前 20 min 内快速补液 100 mL，如中心静脉压上升不超过 0.2 kPa(1.5 mmHg)，可继续补液直至休克改善，或输液总量达 500～750 mL。无血流动力学监护条件者可参照以下指标进行判断：诉口渴，外周静脉充盈不良，尿量＜30 mL/h，尿比重＞1.02，中心静脉压＜0.8 kPa(6 mmHg)，则表明血容量不足。

（三）血管活性药物的应用

首选多巴胺或与间羟胺（阿拉明）联用，从 2～5 μg/(kg·min)开始渐增剂量，在此基础上根据血流动力学资料选择血管扩张剂。①肺充血而心排血量正常，肺毛细血管嵌顿压＞2.4 kPa(18 mmHg)。而心脏指数＞2.2 L/(min·m²)时，宜选用静脉扩张剂，如硝酸甘油 15～30 μg/min 静脉滴注或泵入，并可适当利尿。②心排血量低且周围灌注不足，但无肺充血，即心脏指数＜2.2 L/(min·m²)，肺毛细血管嵌顿压＜2.4 kPa(18 mmHg)而肢端湿冷时，宜选用动脉扩张剂，如酚妥拉明 100～300 μg/min 静脉滴注或泵入，必要时增至 1 000～2 000 μg/min。③心排血量低且有肺充血及外周血管痉挛，即心脏指数＜2.2 L/(min·m²)，肺毛细血管嵌顿压＜2.4 kPa(18 mmHg)而肢端湿冷时，宜选用硝普钠，10 μg/min 开始，每 5 min 增加 5～10 μg/min，常用量为 40～160 μg/min，也有高达 430 μg/min 才有效。

（四）正性肌力药物的应用

1.洋地黄制剂

一般是在急性心肌梗死的 24 h 内，尤其是 6 h 内应尽量避免使用洋地黄制剂，在经上述处理休克无改善时可酌情使用毛花苷 C 0.2～0.4 mg，静脉注射。

2.拟交感胺类药物

对心排血量低，肺毛细血管嵌顿压不高，体循环阻力正常或低下，合并低血压时选用多巴胺，用量同前；而心排血量低，肺毛细血管嵌顿压高，体循环血管阻力和动脉压在正常范围者，宜选用多巴酚丁胺 5～10 μg/(kg·min)，亦可选用多培沙明 0.25～1.0 μg/(kg·min)。

3.双异吡啶类药物

常用氨力农 0.5～2 mg/kg，稀释后静脉注射或静脉滴注，或米力农 2～8 mg，静脉滴注。

（五）其他治疗

1.纠正酸中毒

常用 5％碳酸氢钠或摩尔乳酸钠，根据血气分析结果计算补碱量。

2.激素应用

早期（休克 4～6 h 内）可尽早使用糖皮质激素，如地塞米松 10～20 mg 或氢化可的松 100～200 mg，必要时每 4～6 h 重复 1 次，共用 1～3 d，病情改善后迅速停药。

3.纳洛酮

首剂 0.4～0.8 mg，静脉注射，必要时在 2～4 h 后重复 0.4 mg，继以 1.2 mg 置于 500 mL 液体内静脉滴注。

4.机械性辅助循环

经上述处理后休克无法纠正者,可考虑主动脉内气囊反搏(IABP)、体外反搏、左心室辅助泵等机械性辅助循环。

5.原发疾病治疗

如急性心肌梗死患者应尽早进行再灌注治疗,溶栓失败或有禁忌证者应在 IABP 支持下进行急诊冠状动脉成形术;急性心包压塞者应立即心包穿刺减压;乳头肌断裂或室间隔穿孔者应尽早进行外科修补等。

6.心肌保护

1,6-二磷酸果糖 5～10 g/d,或磷酸肌酸 2～4 g/d,酌情使用血管紧张素转换酶抑制剂等。

(六)防治并发症

1.呼吸衰竭

呼吸衰竭包括持续氧疗,必要时呼气末正压给氧,适当应用呼吸兴奋剂,如尼可刹米 0.375 g 或洛贝林(山梗菜碱)3～6 mg 静脉注射;保持呼吸道通畅,定期吸痰,加强抗感染等。

2.急性肾衰竭

注意纠正水、电解质紊乱及酸碱失衡,及时补充血容量,酌情使用利尿剂如呋塞米 20～40 mg 静脉注射。必要时可进行血液透析、血液滤过或腹膜透析。

3.保护脑功能

酌情使用脱水剂及糖皮质激素,合理使用兴奋剂及镇静剂,适当补充促进脑细胞代谢药,如脑活素、胞磷胆碱、三磷酸腺苷等。

4.防治弥散性血管内凝血(DIC)

休克早期应积极应用低分子右旋糖酐、阿司匹林、双嘧达莫等抗血小板及改善微循环药物,有 DIC 早期指征时应尽早使用肝素抗凝,首剂$(3～6)×10^3$ U 静脉注射,后续以 $(0.5～1)×10^3$ U/h 静脉滴注,监测凝血时间调整用量,后期适当补充消耗的凝血因子,对有栓塞表现者可酌情使用溶栓药如小剂量尿激酶$[(25～30)×10^4$ U]或链激酶。

五、护理

(一)急救护理

(1)护理人员熟练掌握常用仪器、抢救器材及药品。

(2)各抢救用物定点放置,定人保管,定量供应,定时核对,定期消毒,使其保持完好备用状态。

(3)患者一旦发生晕厥,应立即就地抢救并通知医师。

(4)应及时给予吸氧,建立静脉通道。

(5)按医嘱准、稳、快地使用各类药物。

(6)若患者出现心脏骤停,立即进行心、肺、脑复苏。

(二)护理要点

1.给氧用面罩或鼻导管给氧

面罩要严密,鼻导管吸氧时,导管插入要适宜,调节氧流量 4～6 L/min,每天更换鼻导管一次,以保持导管通畅。如发生急性肺水肿时,立即给患者端坐位,两腿下垂,以减少静脉回流,同时加用 30%乙醇吸氧,降低肺泡表面张力,特别是患者咯大量粉红色泡沫样痰时,应及时用吸引器吸引,保持呼吸道通畅,以免发生窒息。

2.建立静脉输液通道

迅速建立静脉通道。护士应建立静脉通道一至两条。在输液时,输液速度应控制,应当根据心率、血压等情况,随时调整输液速度,特别是当液体内有血管活性药物时,更应注意输液通畅,避免管道滑脱、输液外渗。

3.尿量观察

单位时间内尿量的观察,对休克病情变化及治疗是十分敏感和有意义的指标。如果患者6小时无尿或每小时少于 20 mL,说明肾小球滤过量不足;如无肾实质变,说明血容量不足。相反,每小时尿量大于 30 mL,表示微循环功能良好,肾血灌注好,是休克缓解的可靠指标。如果血压回升,而尿量仍很少,考虑发生急性肾衰竭,应及时处理。

4.血压、脉搏、末梢循环的观察

血压变化直接标志着休克的病情变化及预后,因此,在发病几小时内应严密观察血压,15～30 min 一次,待病情稳定后 1～2 h 观察一次。若收缩压下降到 10.7 kPa(80 mmHg)以下,脉压小于 2.7 kPa(20 mmHg)或患者原有高血压,血压的数值较原血压下降 2.7～4.0 kPa(20～30 mmHg),要立即通知医师迅速给予处理。

脉搏的快慢取决于心率,其节律是否整齐,也与心搏节律有关,脉搏强弱与心肌收缩力及排血量有关。所以休克时脉搏在某种程度上反映心功能,同时,临床上脉搏的变化,往往早于血压变化。

心源性休克由于心排血量减少,末梢循环灌注量减少,血流留滞,末梢发生发绀,尤其是以口唇、黏膜及甲床最明显,四肢也因血运障碍而冰冷,皮肤潮湿。这时,即使血压不低,也应按休克处理。当休克逐步好转时,末梢循环得到改善,发绀减轻,四肢转温。所以,末梢的变化也是休克病情变化的一个标志。

5.心电监护的护理

患者入院后立即建立心电监护,通过心电监护可及时发现致命的室速或室颤。当患者入院后一般监测 24～48 h,有条件可直到休克缓解或心律失常纠正。常用标准Ⅱ导进行监测,必要时描记心电记录。在监测过程中,要严密观察心律、心率的变化,对于频发室早(每分钟 5 个以上)、多源性室早,室早呈二联律、三联律,室性心动过速,R-on-T、R-on-P(室早落在前一个 P 波或 T 波上)立即报告医师,积极配合抢救,准备各种抗心律失常药,随时做好除颤和起搏的准备,分秒必争,以挽救患者的生命。

此外,还必须做好患者的保温工作,防止呼吸道并发症和预防压疮等方面的基础护理工作。

(崔文娟)

第十节　心源性猝死

一、疾病概述

(一)概念和特点

心源性猝死(sudden cardiac death,SCD)是指急性症状发作后以意识突然丧失为特征的、由心脏原因引起的自然死亡。世界卫生组织将发病 6 h 以内的死亡定为猝死,2007 年美国 ACC 会议上将发病 1 h 内的死亡定为猝死。

据统计,全世界每年有数百万人因心源性猝死丧生,占死亡人数的 15%~20%。美国每年有约 30 万人发生心源性猝死,占全部心血管病死亡人数的 50% 以上,而且是 20~60 岁男性的首位死因。在我国,心源性猝死也居死亡原因的首位,虽然没有大规模的临床流生病学资料报道,但心源性猝死比例在逐年增高,且随年龄增加发病率也逐渐增高,老年人心源性猝死的概率达 80%~90%。

心源性猝死的发病率男性较女性高,美国 Framingham 20 年随访冠心病猝死发病率男性为女性的 3.8 倍;北京市的流行病学资料显示,心源性猝死的男性年平均发病率为 10.5/10 万,女性为 3.6/10 万。

(二)相关病理生理

冠状动脉粥样硬化是最常见的病理表现。病理研究显示,心源性猝死患者急性冠状动脉内血栓形成的发生率为 15%~64%。陈旧性心梗也是心源性猝死的病理表现,这类患者也可见心肌肥厚、冠状动脉痉挛、心电不稳与传导障碍等病理改变。

心律失常是导致心源性猝死的重要原因,通常包括致命性快速心律失常、严重缓慢性心律失常和心室停顿。致命性快速心律失常导致冠状动脉血管事件、心肌损伤、心肌代谢异常和/或自主神经张力改变等因素相互作用,从而引起的一系列病理生理变化,引发心源性猝死,但其最终作用机制仍无定论。严重缓慢性心律失常和心室停顿的电生理机制是当窦房结和/或房室结功能异常时,次级自律细胞不能承担起心脏的起搏功能,常见于病变弥漫累及心内膜下浦肯野纤维的严重心脏疾病。

非心律失常导致的心源性猝死较少,常由心脏破裂、心脏流入和流出道的急性阻塞、急性心脏压塞等原因导致。心肌电机械分离是指心肌细胞有电兴奋的节律活动,而无心肌细胞的机械收缩,是心源性猝死较少见的原因之一。

(三)病因与危险因素

1.基本病因

绝大多数心源性猝死发生在有器质性心脏病的患者。Braunward 认为心源性猝死的病因有 10 大类:①冠状动脉疾病;②心肌肥厚;③心肌病和心力衰竭;④心肌炎症、浸润、肿瘤及退行性变;⑤瓣膜疾病;⑥先天性心脏病;⑦心电生理异常;⑧中枢神经及神经体液影响的心电不稳;⑨婴儿猝死综合征及儿童猝死;⑩其他。

(1)冠状动脉疾病:主要包括冠心病及其引起的冠状动脉栓塞或痉挛等。而另一些较少见的,如先天性冠状动脉异常、冠状动脉栓塞、冠状动脉炎、冠状动脉机械性阻塞等都是引起心源性猝死的原因。

(2)心肌问题和心力衰竭:心肌的问题引起的心源性猝死常在剧烈运动时发生,其机制认为是心肌电生理异常的作用。慢性心力衰竭患者由于其射血分数较低常常引发猝死。

(3)瓣膜疾病:在瓣膜病中最易引发猝死的是主动脉瓣狭窄,瓣膜狭窄引起心肌突发性、大面积的缺血而导致猝死。梅毒性主动脉炎、主动脉扩张引起主动脉瓣关闭不全时引起的猝死也不少见。

(4)电生理异常及传导系统的障碍:心传导系统异常、Q-T 间期延长综合征、不明或未确定原因的室颤等都是引起心源性猝死的病因。

2.主要危险因素

(1)年龄:从年龄关系而言,心源性猝死有两个高峰期,即出生后至 6 个月内及 45～75 岁。成年人心源性猝死的发病率随着年龄增长而增长,而老年人是成年人心源性猝死的主要人群。随着年龄的增长,高血压、高血脂、心律失常、糖尿病、冠心病和肥胖的发生率增加,这些危险因素促进了心源性猝死的发生率增加。

(2)冠心病和高血压:在西方国家,心源性猝死约 80% 是由冠心病及其并发症引起。冠心病患者发生心肌梗死后,左心室射血分数降低是心源性猝死的主要预测因素。高血压是冠心病的主要危险因素,且在临床上两种疾病常常并存。高血压患者左心室肥厚、维持血压应激能力受损,交感神经控制能力下降易出现快速心律失常而导致猝死。

(3)急性心功能不全和心律失常:急性心功能不全患者心脏机械功能恶化时,可出现心肌电活动紊乱,引发心力衰竭患者发生猝死。临床上多种心脏病理类型几乎都是由心律失常恶化引发心源性猝死的。

(4)抑郁:其机制可能是抑郁患者交感或副交感神经调节失衡,导致心脏的电调节失调所致。

(5)时间:美国 Framingham 38 年随访资料显示,猝死发生以 7～10 时和 16～20 时为两个高峰期,这可能与此时生活、工作紧张,交感神经兴奋,诱发冠状动脉痉挛,导致心律失常有关。

(四)临床表现

心源性猝死可分为 4 个临床时期:前驱期、终末事件期、心搏骤停与生物学死亡。

1.前驱期

前驱症状表现形式多样,具有突发性和不可测性,如在猝死前数天或数月,有些患者可出现胸痛、气促、疲乏、心悸等非特异性症状,但也可无任何前驱症状。

2.终末事件期

终末事件期是指心血管状态出现急剧变化到心搏骤停发生前的一段时间,时间从瞬间到1 h 不等。心源性猝死所定义时间多指该时期持续的时间。其典型表现包括:严重胸痛、急性呼吸困难、突发心悸或眩晕等。在猝死前常有心电活动改变,其中以致命性快速心律失常和室性异位搏动为主,少部分以循环衰竭为死亡原因。

3.心搏骤停

心搏骤停后脑血流急剧减少,患者出现意识丧失,伴有局部或全身的抽搐。心搏骤停刚发生时可出现叹息样或短促痉挛性呼吸,随后呼吸停止。皮肤苍白或发绀,瞳孔散大,二便失禁。

4.生物学死亡

从心搏骤停至生物学死亡的时间长短取决于原发病的性质和复苏开始时间。心搏骤停后 4～6 min 脑部出现不可逆性损害,随后经数分钟发展至生物学死亡。心搏骤停后立即实施心肺复苏和除颤是避免发生生物学死亡的关键。

(五)急救方法

1.识别心搏骤停

在最短时间内判断患者是否发生心搏骤停。

2.呼救

在不影响实施救治的同时,设法通知急救医疗系统。

3.初级心肺复苏

初级心肺复苏即基础生命活动支持,包括人工胸外按压、开放气道和人工呼吸,被简称 CBA

三部曲。如果具备 AED 自动电除颤仪,应联合应用心肺复苏和电除颤。

4.高级心肺复苏

高级心肺复苏即高级生命支持,是在基础生命支持的基础上,应用辅助设备、特殊技术等建立更为有效的通气和血运循环,主要措施包括气管插管、电除颤转复心律、建立静脉通道并给药维护循环等。在这一救治阶段应给予心电、血压、血氧饱和度及呼气末二氧化碳分压监测,必要时还需进行有创血流动力学监测,如动脉血气分析、动脉压、中心动脉压、肺动脉压、肺动脉楔压等。早期电除颤对于救治心搏骤停至关重要,如有条件越早进行越好。心肺复苏的首选药物是肾上腺素,每 3～5 min 重复静脉推注 1 mg,可逐渐增加剂量到 5 mg。低血压时可使用去甲肾上腺素、多巴胺、多巴酚丁胺等,抗心律失常药物常用胺碘酮、利多卡因、β 受体阻滞剂等。

5.复苏后处理

处理原则是维护有效循环和呼吸功能,特别是维持脑灌注,预防再次发生心搏骤停,维护水、电解质和酸碱平衡,防治脑水肿、急性肾衰竭和继发感染等,其中重点是脑复苏。

(六)预防

1.识别高危人群、采用相应预防措施

对高危人群,针对其心脏基础疾病采用相应的预防措施能减少心源性猝死的发生率,如对冠心病患者采用减轻心肌缺血、预防心梗或缩小梗死范围等措施;对急性心梗、心梗后充血性心力衰竭的患者应用 β 受体阻滞剂;对充血性心力衰竭患者应用血管紧张素转换酶抑制剂。

2.抗心律失常

胺碘酮在心源性猝死的二级预防中优于传统的 Ⅰ 类抗心律失常药物。抗心律失常的外科手术治疗对部分药物治疗效果欠佳的患者有一定的预防心源性猝死的作用。近年研究证明,埋藏式心脏复律除颤器(implantable cardioverter defibrillator,ICD)能改善一些高危患者的预后。

3.健康知识和心肺复苏技能的普及

高危人群尽量避免独居,对其及家属进行相关健康知识和心肺复苏技能普及。

二、护理评估

(一)一般评估

(1)识别心搏骤停:当发现无反应或突然倒地的患者时,首先观察其对刺激的反应,并判断有无呼吸和大动脉搏动。判断心搏骤停的指标包括:意识突然丧失或伴有短阵抽搐;呼吸断续,喘息,随后呼吸停止;皮肤苍白或明显发绀,瞳孔散大,大小便失禁;颈、股动脉搏动消失;心音消失。

(2)患者主诉:胸痛、气促、疲乏、心悸等前驱症状。

(3)相关记录:记录心搏骤停和复苏成功的时间。

(4)复苏过程中须持续监测血压、血氧饱和度,必要时进行有创血流动力学监测。

(二)身体评估

1.头颈部

轻拍肩部呼叫,观察患者反应、瞳孔变化情况,气道内是否有异物。手指于胸锁乳突肌内侧沟中检测颈总动脉搏动(耗时不超过 10 s)。

2.胸部

视诊患者胸廓起伏,感受呼吸情况,听诊呼吸音判断自主呼吸恢复情况。

3.其他

观察全身皮肤颜色及肢体活动情况,触诊全身皮肤温湿度等。

(三)心理-社会评估

复苏后应评估患者的心理反应与需求,家庭及社会支持情况,引导患者正确配合疾病的治疗与护理。

(四)辅助检查结果评估

(1)心电图:显示心室颤动或心电停止。

(2)各项生化检查情况和动脉血气分析结果。

(五)常用药物治疗效果的评估

1.血管升压药的评估要点

(1)用药剂量和速度、用药的方法(静脉滴注、注射泵/输液泵泵入)的评估与记录。

(2)血压的评估:患者意识是否恢复,血压是否上升到目标值,尿量、肤色和肢端温度的改变等。

2.抗心律失常药的评估要点

(1)持续监测心电,观察心律和心率的变化,评估药物疗效。

(2)不良反应的评估:应观察用药后不良反应是否发生,如使用胺碘酮可能引起窦性心动过缓、低血压等现象,使用利多卡因可能引起感觉异常、窦房结抑制、房室传导阻滞等。

三、主要护理诊断/问题

(一)循环障碍

与心脏收缩障碍有关。

(二)清理呼吸道无效

与微循环障碍、缺氧和呼吸形态改变有关。

(三)潜在并发症

脑水肿、感染、胸骨骨折等。

四、护理措施

(一)快速识别心搏骤停,正确及时进行心肺复苏和除颤

心源性猝死抢救成功的关键是快速识别心搏骤停和启动急救系统,尽早进行心肺复苏和复律治疗。快速识别是进行心肺复苏的基础,而及时行心肺复苏和尽早除颤是避免发生生物学死亡的关键。

(二)合理饮食

多摄入水果、蔬菜和黑鱼等,可通过改善心律变异性预防心源性猝死。

(三)用药护理

应严格按医嘱用药,并注意观察常用药的疗效和毒副作用,发现问题及时处理等。

(四)心理护理

复苏后部分患者会对曾发生的猝死产生明显的恐惧和焦虑心情,应帮助患者正确评估所面对情况,鼓励患者和积极参与治疗和护理计划的制订,使之了解心源性猝死的高危因素和救治方法。帮助患者建立良好有效的社会支持系统,帮助患者克服恐惧和焦虑的情绪。

(五)健康教育

1.高危人群

对高危人群,如冠心病患者应教会患者及其家属了解心源性猝死早期出现的症状和体征,做到早发现、早诊断、早干预。教会家属基本救治方法和技能,患者外出时随身携带急救物品和救助电话,以方便得到及时救助。

2.用药原则

按时、正确服用相关药物,让患者了解常用药物不良反应及自我观察要点。

五、急救效果的评估

(1)患者意识清醒。

(2)患者恢复自主呼吸和心跳。

(3)患者瞳孔缩小。

(4)患者大动脉搏动恢复。

（崔文娟）

第十一节 急性心包炎

急性心包炎为心包脏层和壁层的急性炎症,可由细菌、病毒、自身免疫、物理、化学等因素引起,主要病因为风湿热、结核及细菌性感染。近年来,病毒感染、肿瘤、尿毒症及心肌梗死性心包炎发病率明显增多,分为纤维蛋白性和渗出性两种。

一、病因

(一)感染性心包炎

以细菌感染最为常见,尤其是结核菌和化脓菌感染,其他病菌有病毒、肺炎支原体、真菌和寄生虫等。

(二)非感染性心包炎

以风湿性为最常见,其他有心肌梗死、尿毒症性、结缔组织病性、变态反应性、肿瘤性、放射线性和乳糜性等。临床上以结核性、风湿性、化脓性和急性非特异性心包炎较为多见。

二、临床表现

(一)心前区疼痛

心前区疼痛为主要症状,多见于急性非特异性心包炎和感染性心包炎,可位于心前区,放射到颈部、左肩、左臂及左肩胛骨。疼痛也可呈压榨样。

(二)呼吸困难

呼吸困难是心包积液时最突出的症状。严重时可有端坐呼吸、身体前倾、呼吸浅速、面色苍白、发绀。

(三)心包摩擦音

正常特异性征象,以胸骨左缘第3、第4肋间听诊最为明显。渗出性心包炎心脏叩诊浊音界向两侧增大为绝对浊音区,心律快,心尖冲动弱,心音低而遥远,大量心包积液时可出现心包积液征。可出现奇脉、颈静脉怒张、肝大、腹水及下肢水肿等。

三、诊断要点

根据心前区疼痛、呼吸困难、全身中毒症状,以及心包摩擦音、心音遥远等临床征象,结合心电图、X线表现和超声心动图等检查,便可确诊。

四、治疗

如结核性心包炎应给予抗结核治疗,总疗程不少于半年至1年;化脓性心包炎除使用足量、有效的抗生素外,应早期施行心包切开引流术;风湿性心包炎主要是抗风湿治疗;急性非特异性心包炎目前常采用抗生素及皮质激素合并治疗。心包渗液较多且心脏受压明显者,可行心包穿刺,以解除心包压塞症状。

五、评估要点

(一)一般情况

观察生命体征有无异常,询问有无过敏史、家族史、有无发热、消瘦等,了解患者对疾病的认识。

(二)专科情况

(1)呼吸困难的程度、肺部啰音的变化。

(2)心前区疼痛的性质、部位及其变化,是否可闻及心包摩擦音。

(3)是否有颈静脉怒张、肝大、下肢水肿等心功能不全的表现。

(4)是否有心包积液征:左肩胛骨下出现浊音及左肺受压时引起的支气管呼吸音。心脏叩诊的性质。

(三)实验室及其他检查

1.心电图

改变主要由心外膜下心肌受累而引起,常规导联出现弓背向下的ST段抬高,T波倒置;心包渗液时可有QRS波群低电压。

2.超声心动图

超声心动图是简而易行的可靠方法,可见液性暗区。

3.心包穿刺

证实心包积液的存在,并进一步确定积液的性质以及药物治疗,主要适用于心脏压塞和未能明确病因的渗出性心包炎。

六、护理诊断

(一)气体交换受损

与肺淤血、肺或支气管受压症有关。

(二)疼痛

心前区痛与心包炎有关。

(三)体温过高

与细菌、病毒等因素导致急性炎症反应有关。

(四)活动无耐力

与心排血量减少有关。

七、护理措施

(1)给予氧气吸入,充分休息,保持情绪稳定,注意防寒保暖,防止呼吸道感染。

(2)给予高热量、高蛋白、高维生素易消化饮食,限制钠盐摄入。

(3)帮助患者采取半卧位或前倾坐位,保持舒适。

(4)记录心包抽液的量、性质,按要求留标本送检。

(5)控制输液滴速,防止加重心脏负荷。

(6)加强巡视,及早发现心包压塞的症状,如心动过速、血压下降等。

(7)遵医嘱给予抗菌、抗结核、抗肿瘤等药物治疗,密切观察药物不良反应。

(8)应用止痛药物时,观察止痛药物的疗效。

八、应急措施

出现心包压塞征象时,保持患者平卧位;迅速建立静脉通路,遵医嘱给予升压药;密切观察生命体征的变化,准备好抢救物品;配合医师做好紧急心包穿刺。

九、健康教育

(1)嘱患者应注意充分休息,避免剧烈运动,加强营养。注意防寒保暖,防止呼吸道感染。

(2)告诉患者应坚持足够疗程的药物治疗,勿擅自停药。

(3)对缩窄性心包炎的患者应讲明行心包剥离术的重要性,解除其顾虑,尽早接受手术治疗。

(崔文娟)

第十二节　急性心肌梗死

急性心肌梗死(acute myocardial infarction,AMI)是急性心肌缺血性坏死。是在冠状动脉病变的基础上,发生冠状动脉血供急剧减少或中断,使相应的心肌严重而持久地急性缺血所致。原因通常是在冠状动脉样硬化病变的基础上继发血栓形成所致。非动脉粥样硬化所导致的心肌梗死可由感染性心内膜炎、血栓脱落、主动脉夹层形成、动脉炎等引起。

一、病因和发病机制

急性心肌梗死绝大多数(90%以上)是由于冠状动脉粥样硬化所致。由于冠状动脉有弥漫而广泛的粥样硬化病变,使管腔有>75%的狭窄,侧支循环尚未充分建立,在此基础上一旦由于管腔内血栓形成、劳力、情绪激动、休克、外科手术或血压剧升等诱因而导致血供进一步急剧减少或中断,使心肌严重而持久急性缺血达 1 h 以上,即可发生心肌梗死。

冠状动脉闭塞后约半小时,心肌开始坏死,1 h 后心肌凝固性坏死,心肌间质充血、水肿、炎性细胞浸润。以后坏死心肌逐渐溶解,形成肌溶灶,随后渐有肉芽组织形成,坏死组织有 1～2 周后开始吸收,逐渐纤维化,在 6～8 周形成瘢痕而愈合,即为陈旧性心肌梗死。坏死心肌波及心包可引起心包炎。心肌全层坏死,可产生心室壁破裂,游离壁破裂或室间隔穿孔,也可引起乳头肌断裂。若仅有心内膜下心肌坏死,在心室腔压力的冲击下,外膜下层向外膨出,形成室壁膨胀瘤,造成室壁运动障碍甚至矛盾运动,严重影响左心室射血功能。冠状动脉可有一支或几支闭塞而引起所供血区部位的梗死。

急性心肌梗死时,心脏收缩力减弱,顺应性减低,心肌收缩不协调,心排血量下降,严重时发生泵衰竭、心源性休克及各种心律失常,病死率高。

二、病理生理

主要出现左心室舒张和收缩功能障碍的一些血流动力学变化,其严重度和持续时间取决于梗死的部位、程度和范围。当心脏收缩力减弱、顺应性减低、心肌收缩不协调时,左心室压力曲线最大上升速度(dp/dt)减低,左心室舒张末期压增高、舒张和收缩末期容量增多。射血分数减低,心搏血量和心排血量下降,心率增快或有心律失常,血压下降,静脉血氧含量降低。心室重构出现心壁厚度改变、心脏扩大和心力衰竭(先左心衰竭然后全心衰竭),可发生心源性休克。右心室梗死在心肌梗死患者中少见,其主要病理生理改变是右心衰竭的血流动力学变化,右心房压力增高,高于左心室舒张末期压,心排血量减低,血压下降。

急性心肌梗死引起的心力衰竭称为泵衰竭,按 Killip 分级法可分为:Ⅰ级尚无明显心力衰竭;Ⅱ级有左心衰竭,肺部啰音＜50％肺野;Ⅲ级有急性肺水肿,全肺闻及大、小、干、湿、啰音;Ⅳ级有心源性休克等不同程度或阶段的血流动力学变化。心源性休克是泵衰竭的严重阶段。但如兼有肺水肿和心源性休克则情况最严重。

三、临床表现

(一)病史

发病前常有明显诱因,如精神紧张、情绪激动、过度体力活动、饱餐、高脂饮食、糖尿病未控制、感染、手术、大出血、休克等。少数在睡眠中发病。有半数以上的患者过去有高血压及心绞痛史。部分患者则无明确病史及先兆表现,首次发展即是急性心肌梗死。

(二)症状

1.先兆症状

急性心肌梗死多突然发病,少数患者起病症状轻微。有 1/2～2/3 的患者起病前 1～2 d 至 1～2 周或更长时间有先兆症状,其中,最常见的是稳定型心绞痛转变为不稳定型;或既往无心绞痛,突然出现心绞痛,且发作频繁,程度较重,用硝酸甘油难以缓解,持续时间较长。伴恶心、呕吐、血压剧烈波动。心电图显示 ST 段一时性明显上升或降低,T 波倒置或增高。这些先兆症状如诊断及时,治疗得当,约半数以上患者可免于发生心肌梗死;即使发生,症状也较轻,预后较好。

2.胸痛

胸痛为最早出现而突出的症状。其性质和部位多与心绞痛相似,但常发生于安静或睡眠时,程度更为剧烈,呈难以忍受的压榨、窒息,甚至"濒死感",伴有大汗淋漓及烦躁不安。持续时间可长达 1~2 h 甚至 10 h 以上,或时重时轻达数天之久。用硝酸甘油无效,需用麻醉性镇痛药才能减轻。疼痛部位多在胸骨后,但范围较为广泛,常波及整个心前区,约 10% 的病例波及剑突下及上腹部或颈、背部,偶尔到下颌、咽部及牙齿处。约 25% 病例无明显的疼痛,多见于老年、糖尿病(由于感觉迟钝)或神志不清患者,或有急性循环衰竭者,疼痛被其他严重症状所掩盖。15%~20% 病例在急性期无症状。

3.心律失常

见于 75%~95% 的患者,多发生于起病后 1~2 d 内,而以 24 h 内最多见。经心电图观察可出现各种心律失常,可伴乏力、头晕、晕厥等症状,且为急性期引起死亡的主要原因之一。其中最严重的心律失常是室性异位心律(包括频发性期前收缩、阵发性心动过速和颤动)。频发(>5 次/分钟),多源,成对出现,或 R 波落在 T 波上的室性早搏可能为心室颤动的先兆。房室传导阻滞和束支传导阻滞也较多见,严重者可出现完全性房室传导阻滞。室上性心律失常则较少见,多发生于心力衰竭患者。前壁心肌梗死易发生室性心律失常,下壁(膈面)梗死易发生房室传导阻滞。

4.心力衰竭

主要是急性左心衰竭,发生率为 32%~48%,为心肌梗死后收缩力减弱或不协调所致,可出现呼吸困难、咳嗽、烦躁及发绀等症状。严重时两肺满布湿啰音,形成肺水肿,进一步则导致右心衰竭。右心室心肌梗死者可一开始就出现右心衰竭,并伴血压下降。

5.低血压和休克

仅于疼痛剧烈时血压下降,未必是休克。但如疼痛缓解而收缩压仍低于 10.7 kPa (80 mmHg),伴有烦躁不安、大汗淋漓、脉搏细快、尿量减少(<20 mL/h)、神志恍惚甚至晕厥时,则为休克,主要为心源性,由于心肌广泛坏死、心排血量急剧下降所致。而神经反射引起的血管扩张尚属次要,有些患者还有血容量不足的因素参与。

6.胃肠道症状

疼痛剧烈时,伴有频繁的恶心呕吐、上腹胀痛、肠胀气等,与迷走神经张力增高有关。

7.全身症状

体征包括:主要是发热,一般在发病后 1~3 d 出现,体温 38 ℃左右,持续约 1 周。

(三)体征

体征包括:①约半数患者心浊音界轻度至中度增大,有心力衰竭时较显著。②心率多增快,少数可减慢。③心尖区第一心音减弱,有时伴有第三或第四心音奔马律。④10%~20% 的患者在病后 2~3 d 出现心包摩擦音,多数在几天内又消失,是坏死波及心包面引起的反应性纤维蛋白性心包炎所致。⑤心尖区可出现粗糙的收缩期杂音或收缩中晚期喀喇音,为二尖瓣乳头肌功能失调或断裂所致。⑥可听到各种心律失常的心音改变。⑦常见到血压下降到正常以下(病前高血压者血压可降至正常),且可能不再恢复到起病前水平。⑧还可伴有休克、心力衰竭的相应体征。

(四)并发症

心肌梗死除可并发心力衰竭及心律失常外,还可有下列并发症。

1.动脉栓塞

主要为左心室壁血栓脱落所引起。根据栓塞的部位,可能产生脑部或其他部位的相应症状,常在起病后 1~2 周发生。

2.心室壁瘤

梗死部位在心脏内压的作用下,显著膨出。心电图常示持久的 ST 段持续抬高。

3.心肌破裂

少见。常在发病 1 周内出现,患者常突然心力衰竭甚至休克造成死亡。

4.乳头肌功能不全

乳头肌功能不全的病变可分为坏死性与纤维性二种,在发生心肌梗死后,心尖区突然出现响亮的全收缩期杂音,第一心音减低。

5.心肌梗死后综合征

发生率约 10%,于心肌梗死后数周至数月内出现,可反复发生,表现为发热、胸痛、心包炎、胸膜炎或肺炎等症状、体征,可能为机体对坏死物质的变态反应。

四、诊断要点

(一)诊断标准

诊断 AMI 必须至少具备以下标准中的两条。

(1)缺血性胸痛的临床病史,疼痛常持续 30 min 以上。

(2)心电图的特征性改变和动态演变。

(3)心肌坏死的血清心肌标记物浓度升高和动态变化。

(二)诊断步骤

对疑为 AMI 的患者,应争取在 10 min 内完成。

(1)临床检查(问清缺血性胸痛病史,如疼痛的性质、部位、持续时间、缓解方式、伴随症状;查明心、肺、血管等的体征)。

(2)描记 18 导联心电图(常规 12 导联加 $V_7 \sim V_9$,$V_{3R} \sim V_{5R}$),并立即进行分析、判断。

(3)迅速进行简明的临床鉴别诊断后做出初步诊断(老年人突发原因不明的休克、心力衰竭、上腹部疼痛伴胃肠道症状、严重心律失常或较重而持续性胸痛或胸闷,应慎重考虑有无本病的可能)。

(4)对病情做出基本评价并确定即刻处理方案。

(5)继之尽快进行相关的诊断性检查和监测,如血清心肌标记物浓度的检测,结合缺血性胸痛的临床病史、心电图的特征性改变,做出 AMI 的最终诊断。此外,尚应进行血常规、血脂、血糖、凝血时间、电解质等检测,二维超声心动图检查,床旁心电监护等。

(三)危险性评估

(1)伴下列任一项者,如高龄(>70 岁)、既往有心肌梗死史、心房颤动、前壁心肌梗死、心源性休克、急性肺水肿或持续低血压等可确定为高危患者。

(2)病死率随心电图 ST 段抬高的导联数的增加而增加。

(3)血清心肌标记物浓度与心肌损害范围呈正相关,可助估计梗死面积和患者预后。

五、鉴别诊断

(一)不稳定型心绞痛

疼痛的性质、部位与心肌梗死相似,但发作持续时间短、次数频繁、含服硝酸甘油有效。心电图的改变及酶学检查是与心肌梗死鉴别的主要依据。

(二)急性肺动脉栓塞

大块的栓塞可引起胸痛、呼吸困难、咯血、休克,但多出现右心负荷急剧增加的表现如有心室增大,P_2 亢进、分裂和有心力衰竭体征。无心肌梗死时的典型心电图改变和血清心肌酶的变化。

(三)主动脉夹层

该病也具有剧烈的胸痛,有时出现休克,其疼痛常为撕裂样,一开始即达高峰,多放射至背部、腹部、腰部及下肢。两上肢的血压和脉搏常不一致是本病的重要体征。可出现主动脉瓣关闭不全的体征,心电图和血清心肌酶学检查无 AMI 时的变化。X 线和超声检查可出现主动脉明显增宽。

(四)急腹症

急性胆囊炎、胆石症、急性坏死性胰腺炎、溃疡病穿孔等常出现上腹痛及休克的表现,但应有相应的腹部体征,心电图及影像、酶学检查有助于鉴别。

(五)急性心包炎

尤其是非特异性急性心包炎,也可出现严重胸痛、心电图 ST 段抬高,但该病发病前常有上呼吸道感染,呼吸和咳嗽时疼痛加重,早期即有心包摩擦音。无心电图的演变及酶学异常。

六、处理

(一)治疗原则

改善冠状动脉血液供给,减少心肌耗氧,保护心脏功能,挽救因缺血而濒死的心肌,防止梗死面积扩大,缩小心肌缺血范围,及时发现、处理、防治严重心律失常、泵衰竭和各种并发症,防止猝死。

(二)院前急救

流行病学调查发现,50%的患者发病后 1 h 在院外猝死,死因主要是可救治的心律失常。因此,院前急救的重点是尽可能缩短患者就诊延误的时间和院前检查、处理、转运所用的时间,尽量帮助患者安全、迅速地转送到医院;尽可能及时给予相关急救措施,如嘱患者停止任何主动性活动和运动,舌下含化硝酸甘油,高流量吸氧,镇静止痛(吗啡或哌替啶),必要时静脉注射或滴注利多卡因,或给予除颤治疗和心肺复苏;缓慢性心律失常给予阿托品肌内注射或静脉注射;及时将患者情况通知急救中心或医院,在严密观察、治疗下迅速将患者送至医院。

(三)住院治疗

急诊室医师应力争在 10～20 min 内完成病史、临床检数记录 18 导联心电图,尽快明确诊断。对 ST 段抬高者应在 30 min 内收住冠心病监护病房(CCU)并开始溶栓,或在 90 min 内开始行急诊 PTCA 治疗。

1.休息

患者应卧床休息,保持环境安静,减少探视,防止不良刺激。

2.监测

在冠心病监护室进行心电图、血压和呼吸的监测 5～7 d,必要时进行床旁血流动力学监测,以便于观察病情和指导治疗。

3.护理

第一周完全卧床,加强护理,对进食、漱洗、大小便、翻身等,都需要别人帮助。第二周可从床上坐起,第3～4周可逐步离床和室内缓步走动。但病重或有并发症者,卧床时间宜适当延长。食物以易消化的流质或半流质为主,病情稳定后逐渐改为软食。便秘3 d者可服轻泻剂或用甘油栓等,必须防止用力大便造成病情突变。焦虑、不安患者可用地西泮等镇静剂。禁止吸烟。

4.吸氧

在急性心肌梗死早期,即便未合并有左侧心力衰竭或肺疾病,也常有不同程度的动脉低氧血症。其原因可能由于细支气管周围水肿,使小气道狭窄,增加小气道阻力,气流量降低,局部换气量减少,特别是两肺底部最为明显。有些患者虽未测出动脉低氧血症,由于增加肺间质液体,肺顺应性一过性降低,而有气短症状。因此,应给予吸氧,通常在发病早期用鼻塞给氧24～48 h,3～5 L/min。有利于氧气运送到心肌,可能减轻气短、疼痛或焦虑症状。在严重左侧心力衰竭、肺水肿和并有机械并发症的患者,多伴有严重低氧血症,需面罩加压给氧或气管插管并机械通气。

5.补充血容量

心肌梗死患者,由于发病后出汗、呕吐或进食少,以及应用利尿药等因素,引起血容量不足和血液浓缩,从而加重缺血和血栓形成,有导致心肌梗死面积扩大的危险。因此,如每天摄入量不足,应适当补液,以保持出入量的平衡。

6.缓解疼痛

AMI时,剧烈胸痛使患者交感神经过度兴奋,产生心动过速、血压升高和心肌收缩力增强,从而增加心肌耗氧量。并易诱发快速性室性心律失常,应迅速给予有效镇痛药。本病早期疼痛是难以区分坏死心肌疼痛和可逆性心肌缺血疼痛,二者常混杂在一起。先予含服硝酸甘油,随后静脉点滴硝酸甘油,如疼痛不能迅速缓解,应即用强的镇痛药,吗啡和派替啶最为常用。吗啡是解除急性心肌梗死后疼痛最有效的药物。其作用于中枢阿片受体而发挥镇痛作用,并阻滞中枢交感神经冲动的传出,导致外周动、静脉扩张,从而降低心脏前后负荷及心肌耗氧量。通过镇痛,减轻疼痛引起的应激反应,使心率减慢。1次给药后10～20 min发挥镇痛作用,1～2 h作用最强,持续4～6 h。通常静脉注射吗啡5～10 mg,必要时每1～2 h重复1次,总量不宜超过15 mg。吗啡治疗剂量时即可发生不良反应,随剂量增加,发生率增加。不良反应有恶心、呕吐、低血压和呼吸抑制。其他不良反应有眩晕,嗜睡,表情淡漠,注意力分散等。一旦出现呼吸抑制,可每隔3 min静脉注射纳洛酮有拮抗吗啡的作用,剂量为0.4 mg,总量不超过1.2 mg。一般用药后呼吸抑制症状可很快消除,必要时采用人工辅助呼吸。哌替啶有消除迷走神经作用和镇痛作用,其血流动力学作用与吗啡相似,75 mg哌替啶相当于10 mg吗啡,不良反应有致心动过速和呕吐作用,但较吗啡轻。可用阿托品0.5 mg对抗之。临床上可肌内注射25～75 mg,必要时2～3 h重复,过量出现麻醉作用和呼吸抑制,当引起呼吸抑制时,也可应用纳洛酮治疗。对重度烦躁者可应用冬眠疗法,经肌内注射哌替啶25 mg异丙嗪(非那根)12.5 mg,必要时4～6 h重复1次。

中药可用复方丹参滴丸、麝香保心丸口服,或复方丹参注射液16 mL加入5%葡萄糖液250～500 mL中静脉滴注。

(四)再灌注心肌

起病6 h内,使闭塞的冠状动脉再通,心肌得到再灌注,濒临坏死的心肌可能得以存活或使坏死范围缩小,预后改善,是一种积极的治疗措施。

1.急诊溶栓治疗

溶栓治疗原理是针对急性心肌梗死发病的基础,即大部分穿壁性心肌梗死是由于冠状动脉血栓性闭塞引起的。血栓是由于凝血酶原在异常刺激下被激活,形成凝血酶,使纤维蛋白原转化为纤维蛋白,然后与其他有形成分如红细胞、血小板一起形成的。机体内存在一个纤维蛋白溶解系统,它是由纤维蛋白溶解原和内源性或外源性激活物组成的。在激活物的作用下,纤维蛋白溶酶原被激活,形成纤维蛋白溶酶,它可以溶解稳定的纤维蛋白血栓,还可以降解纤维蛋白原,促使纤维蛋白裂解、使血栓溶解。但是纤维蛋白溶酶的半衰期很短,要想获得持续的溶栓效果,只有依靠连续输入外源性补给激活物的办法。现在临床常用的纤溶激活物有两大类,一类为非选择性纤溶剂,如链激酶、尿激酶。它们除了激活与血栓相关的纤维蛋白溶酶原外,还激活循环中的纤溶酶原,导致全身的纤溶状态,因此可以引起出血合并症。另一类为选择性纤溶剂,有重组组织型纤溶酶原激活剂(αt-Pa),单链尿激酶型纤溶酶原激活剂(SCUPA)及乙酰纤溶酶原-链激酶激活剂复合物(APSAC)。它们选择性的激活与血栓有关的纤溶酶原,而对循环中的纤溶酶原仅有中等度的作用。这样可以避免或减少出血合并症的发生。

(1)溶栓疗法的适应证:①持续性胸痛超过半小时,含服硝酸甘油片后症状不能缓解;②相邻两个或更多导联 ST 段抬高>0.2 mV;③发病 12 h 内,或虽超过 6 h,患者仍有严重胸痛,并且 ST 段抬高的导联有 R 波者,也可考虑溶栓治疗。

(2)溶栓治疗的禁忌证:①近 10 d 内施行过外科手术者,包括活检、胸腔或腹腔穿刺和心脏体外按压术等;②10 d 内进行过动脉穿刺术者;③颅内病变,包括出血、梗死或肿瘤等;④有明显出血或潜在的出血性病变,如溃疡性结肠炎、胃十二指肠溃疡或有空洞形成的肺部病变;⑤有出血性或脑栓死倾向的疾病,如各种出血性疾病、肝肾疾病、心房纤颤、感染性心内膜炎、收缩压>24.0 kPa(180 mmHg),舒张压>14.7 kPa(110 mmHg)等;⑥妊娠期或分娩后前 10 d;⑦在半年至 1 年内进行过链激酶治疗者;⑧年龄>65 岁,因为高龄患者溶栓疗法引起颅内出血者多,而且冠脉再通率低于中年。

(3)溶栓治疗常用药物:①链激酶(Streptokinase SK)是 C 类乙型链球菌产生的酶,在体内将前活化素转变为活化素,后者将纤溶酶原转变为纤溶酶。有抗原性,用前需做皮肤过敏试验。静脉滴注常用量为(5～15)×10^5 U 加入 5% 葡萄糖液 100 mL 内,在 60 min 内滴完,后每小时给予 10×10^4 U,滴注 24 h。治疗前半小时肌内注射异丙嗪 25 mg,加少量(2.5～5 mg)地塞米松同时滴注可减少变态反应的发生。用药前后进行凝血方面的化验检查,用量大时尤应注意出血倾向。冠脉内注射时先做冠脉造影,经导管向闭塞的冠状动脉内注入硝酸甘油 0.2～0.5 mg,后注入 SK 2×10^4 万 U,继之每分钟(2～4)×10^3 U,共 30～90 min 至再通后继用每分钟 2×10^3 U 30～60 min。患者胸痛突然消失,ST 段恢复正常,心肌酶峰值提前出现为再通征象,可每分钟注入 1 次造影剂观察是否再通。②尿激酶(Urokinase UK)作用于纤溶酶原使之转变为纤溶酶。本品无抗原性,作用较 SK 弱。(15～20)×10^5 U 静脉滴注 30 min 滴完。冠状动脉内应用时每分钟 6×10^3 U 持续 1 h 以上至溶栓后再维持 0.5～1 h。③组织型重组纤维蛋白溶酶原激活剂(rt-PA)对血凝块有选择性,故疗效高于 SK。冠脉内注射 0.375 mg/kg,持续 45 min。静脉滴注用量为 0.75 mg/kg,持续 90 min。④其他制剂还有单链尿激酶型纤维蛋白溶酶原激活剂(SCUPA),异化纤维蛋白溶酶原链激酶激活剂复合物(APSAC)等。

以上溶栓剂的选择:文献资料显示,用药 2～3 h 的开通率 rt-PA 为 65%～80%,SK 为 65%～75%,UK 为 50%～68%,APSAC 为 68%～70%。究竟选用哪一种溶栓剂,不能根据以上数据武断地选择,而应根据患者的病变范围、部位、年龄、起病时间的长短以及经济情况等因素选择。比较而言,如患者年轻(年龄小于 45 岁)、大面积前壁 AMI、到达医院时间较早(2 h 内)、无高血压,应首选rt-PA。如果年龄较大(大于70岁)、下壁AMI、有高血压,应选SK或UK。由于APSAC的半衰期最长(70～120 min),因此,它可在患者家中或救护车上一次性快速静脉注射;rt-PA的半衰期最短(3～4 min),需静脉持续滴注90～180 min;SK的半衰期为18 min,给药持续时间为60 min;UK半衰期为40 min,给药时间为30 min。SK与APSAC可引起低血压和变态反应,UK与rt-PA无这些不良反应。rt-PA需要联合使用肝素,SK、UK、APSAC除具有纤溶作用外,还有明显的抗凝作用,不需要积极使用静脉肝素。另外,rt-PA价格较贵,SK、UK较低廉。以上这些因素在临床选用溶栓剂时应予以考虑。

(4)溶栓治疗的并发症。①出血。轻度出血:皮肤、黏膜、肉眼及显微镜下血尿、或小量咯血、呕血等(穿刺或注射部位少量瘀斑不作为并发症)。重度出血:大量咯血或消化道大出血,腹膜后出血等引起失血性休克或低血压,需要输血者。危及生命部位的出血:颅内、蛛网膜下腔、纵隔内或心包出血。②再灌注心律失常:注意其对血流动力学的影响。③一过性低血压及其他的变态反应。

2.经皮腔内冠状动脉成形术(PTCA)

(1)直接PTCA:急性心肌梗死发病后直接做PTCA。指征:静脉溶栓治疗有禁忌证者;合并心源性休克者(急诊PTCA挽救生命是作为首选治疗);诊断不明患者,如急性心肌梗死病史不典型或左束支传导阻滞(LBBB)者,可从直接冠状动脉造影和PTCA中受益;有条件在发病后数小时内行PTCA者。

(2)补救性PTCA:在发病24 h内,静脉溶栓治疗失败,患者胸痛症状不缓解时,行急诊PTCA,以挽救存活的心肌,限制梗死面积进一步扩大。

(3)半择期PTCA:溶栓成功患者在梗死后7～10 d内,有心肌缺血指征或冠脉再闭塞者。

(4)择期PTCA:在急性心肌梗死后4～6周,用于再发心绞痛或有心肌缺血客观指征,如运动试验、动态心电图、^{201}Tl运动心肌断层显像等证实有心肌缺血。

(5)冠状动脉旁路移植术(CABG):适用于溶栓疗法及PTCA无效,而仍有持续性心肌缺血;急性心肌梗死合并有左心房室瓣关闭不全或室间隔穿孔等机械性障碍需要手术矫正和修补,同时进行CABG;多支冠状动脉狭窄或左冠状动脉主干狭窄。

(五)缩小梗死面积

AMI是心肌氧供/氧需的严重失衡,纠正这种失衡,就能挽救濒死的心肌,限制梗死的扩大,有效地减少并发症和改善患者的预后。控制心律失常,适当补充血容量和治疗心力衰竭,均有利于减少梗死区。目前多主张采用以下几种。

1.扩血管药物

扩血管药物必须应用于梗死初期的发展阶段,即起病后4～6 h之内。一般首选硝酸甘油静脉滴注或异山梨酯舌下含化,也可在皮肤上用硝酸甘油贴片或软膏。使用时应注意:静脉给药时,最好有血流动力学监测,当肺动脉楔嵌压小于2 kPa,动脉压正常或增高时,其疗效较好,反之,则可使病情恶化;应从小剂量开始,在应用过程中保持肺动脉楔嵌压不低于2.0 kPa,且动脉压不低于正常低限,以保证必需的冠状动脉灌注。

2.β受体阻滞剂

大量临床资料表明,在AMI发生后的4～12 h内,给普萘洛尔或阿普洛尔、阿替洛尔、美托洛尔等药治疗(最好是早期静脉内给药),常能达到明显降低患者的最高血清酶(CPK,CK-MB等)水平,提示有限制梗死范围扩大的作用。但因这些药的负性肌力、负性频率作用,临床应用时,当心率低于每分钟 60 次,收缩压≤14.6 kPa,有心力衰竭及下壁心梗者应慎用。

3.低分子右旋糖酐及复方丹参等活血化瘀药物

一般可选用低分子右旋糖酐每天静脉滴注 250～500 mL,7～14 d 为 1 个疗程。在低分子右旋糖酐内加入活血化瘀药物,如血栓通 4～6 mL、川芎嗪 80～160 mg 或复方丹参注射液 12～30 mL,疗效更佳。心功能不全者低分子右旋糖酐者慎用。

4.极化液(GIK)

可减少心肌坏死,加速缺血心肌的恢复。但近年因其效果不显著,已趋向不用,仅用于 AMI 伴有低血容量者。其他改善心肌代谢的药物有维生素 C(3～4 g)、辅酶 A(50～100 U)、肌苷(0.2～0.6 g)、维生素 B_6(50～100 mg),每天 1 次静脉滴注。

5.其他

有人提出用大量激素(氢化可的松 150 mg/kg)或透明质酸酶(每次 500 U/kg,每 6 h 1 次,日 4 次),或用钙拮抗剂(硝苯地平 20 mg,每 4 h1 次)治疗 AMI,但对此分歧较大,尚无统一结论。

(六)严密观察,及时处理并发症

1.左心功能不全

AMI 时左心功能不全因病理生理改变的程度不同,可表现轻度肺淤血、急性左心衰竭(肺水肿)、心源性休克。

(1)急性左心衰竭(肺水肿)的治疗:可选用吗啡、利尿剂(呋塞米等)、硝酸甘油(静脉滴注),尽早口服 ACEI 制剂(以短效制剂为宜)。肺水肿合并严重高血压时应静脉滴注硝普钠,由小剂量(10 μg/min)开始,据血压调整剂量。伴严重低氧血症者可行人工机械通气治疗。洋地黄制剂在 AMI 发病 24 h 内不主张使用。

(2)心源性休克:在严重低血压时应静脉滴注多巴胺 5～15 μg/(kg·min),一旦血压升至 12.0 kPa(90 mmHg)以上,则可同时静脉滴注多巴酚丁胺 3～10 μg/(kg·min),以减少多巴胺用量。如血压不升应使用大剂量多巴胺[≥15 μg/(kg·min)]。大剂量多巴胺无效时,可静脉滴注去甲肾上腺素 2～8 μg/min。轻度低血压时,可用多巴胺或与多巴酚丁胺合用。药物治疗无效者,应使用主动脉内球囊反搏(IABP)。AMI 合并心源性休克提倡 PTCA 再灌注治疗。中药可酌情选用独参汤、参附汤、生脉散等。

2.抗心律失常

急性心肌梗死有 90%以上出现心律失常,绝大多数发生在梗死后 72 h 内,不论是快速性还是缓慢性心律失常,对急性心肌梗死患者均可引起严重后果。因此,及早发现心律失常,特别是严重的心律失常前驱症状,并给予积极的治疗。

(1)对出现室性早搏的急性心肌梗死患者,均应严密心电监护及处理。频发的室性早搏或室速,应以利多卡因 50～100 mg 静脉注射,无效时 5～10 min 可重复,控制后以每分钟 1～3 mg 静脉滴注维持,情况稳定后可改为药物口服;美西律 150～200 mg,普鲁卡因胺 250～500 mg,溴苄胺 100～200 mg 等,6 h 1 次维持。

(2)对已发生室颤应立即行心肺复苏术,在进行心脏按压和人工呼吸的同时争取尽快实行电除颤,一般首次即采取较大能量(200～300 J)争取 1 次成功。

(3)对窦性心动过缓如心率小于每分钟 50 次,或心率在每分钟 50～60 次但合并低血压或室性心律失常,可以阿托品每次 0.3～0.5 mg 静脉注射,无效时 5～10 min 重复,但总量不超过

2 mg。也可以氨茶碱 0.25 g 或异丙基肾上腺素 1 mg 分别加入 300～500 mL 液体中静脉滴注,但这些药物有可能增加心肌氧耗或诱发室性心律失常,故均应慎用。以上治疗无效症状严重时可采用临时起搏措施。

(4)对房室传导阻滞一度和二度量型者,可应用肾上腺皮质激素、阿托品、异丙肾上腺素治疗,但应注意其不良反应。对三度及二度Ⅱ型者宜行临时心脏起搏。

(5)对室上性快速心律失常可选用 β 阻滞剂、洋地黄类(24 h 内尽量不用)、维拉帕米、胺碘酮、奎尼丁、普鲁卡因胺等治疗,对阵发性室上性、房颤及房扑药物治疗无效可考虑直流同步电转复或人工心脏起搏器复律。

3.机械性并发症的处理

(1)心室游离壁破裂:可引起急性心包压塞致突然死亡,临床表现为电-机械分离或心脏停搏,常因难以即时救治而死亡。亚急性心脏破裂应积极争取冠状动脉造影后行手术修补及血管重建术。

(2)室间隔穿孔:伴血流动力学失代偿者,提倡在血管扩张剂和利尿剂治疗及 IABP 支持下,早期或急诊手术治疗。如穿孔较小,无充血性心力衰竭,血流动力学稳定,可保守治疗,6 周后择期手术。

(3)急性二尖瓣关闭不全:急性乳头肌断裂时突发左心衰竭和/或低血压,主张用血管扩张剂、利尿剂及 IABP 治疗,在血流动力学稳定的情况下急诊手术。因左心室扩大或乳头肌功能不全者,应积极应用药物治疗心力衰竭,改善心肌缺血并行血管重建术。

(七)恢复期处理

住院 3～4 周后,如病情稳定,体力增进,可考虑出院。近年主张出院前作症状限制性运动负荷心电图、放射性核素和/或超声显像检查,如显示心肌缺血或心功能较差,宜行冠状动脉造影检查考虑进一步处理。心室晚电位检查有助于预测发生严重室性心律失常的可能性。

七、护理

(一)护理评估

1.病史

发病前常有明显诱因,如精神紧张、情绪激动、过度体力活动、饱餐、高脂饮食、糖尿病未控制、感染、手术、大出血、休克等。少数在睡眠中发病。约有半数以上的患者过去有高血压及心绞痛史。部分患者则无明确病史及先兆表现,首次发展即是急性心肌梗死。

2.身体状况

(1)先兆:约半数以上患者在梗死前数天至数周,有乏力、胸部不适、活动时心悸、气急、心绞痛等,最突出为心绞痛发作频繁,持续时间较长,疼痛较剧烈,甚至伴恶心、呕吐、大汗、心动过缓、硝酸甘油疗效差等,特称为梗前先兆。应警惕近期内发生心肌梗死的可能,要及时住院治疗。

(2)症状:急性心肌梗死的临床表现与梗死的大小、部位、发展速度及原来心脏的功能情况等有关。

疼痛:是最常见的起始症状。典型的疼痛部位和性质与心绞痛相似,但疼痛更剧烈,诱因多不明显,持续时间较长,多在 30 min 以上,也可达数小时或数天,休息和含服硝酸甘油多不能缓解。患者常烦躁不安、出汗、恐惧,或有濒死感。老年人、糖尿病患者以及脱水、休克患者常无疼痛。少数患者以休克、急性心力衰竭、突然晕厥为始发症状。部分患者疼痛位于上腹部,或者疼痛放射至下颌、颈部、背部上方,易被误诊,应与相关疾病鉴别。

全身症状:有发热和心动过速等。发热由坏死物质吸收所引起,一般是在疼痛后 24～48 h 出现,体温一般在 38 ℃左右,持续约 1 周。

胃肠道症状:频繁常伴有早期恶心、呕吐、肠胀气和消化不良,特别是下后壁梗死者。重症者可发生呃逆。

心律失常:见于 75％～95％的患者,以发病 24 h 内最多见,可伴心悸、乏力、头晕、晕厥等症状。其中以室性心律失常居多,可出现室性期前收缩、室性心动过速、心室颤动或加速性心室自主心律。如出现频发的、成对的、多源的和 R 落在 T 的室性期前收缩,或室性心动过速,常为心室颤动的先兆。室颤是急性心肌梗死早期主要的死因。室上性心律失常则较少,多发生在心力衰竭者中。缓慢型心律失常中以房室传导阻滞最为常见,束支传导阻滞和窦性心动过缓也较多见。

低血压和休克:见于 20％～30％的患者。疼痛期的血压下降未必是休克。如疼痛缓解后收缩压仍低于 10.7 kPa(80 mmHg),伴有烦躁不安、面色苍白、皮肤湿冷、大汗淋漓、脉细而快、少尿、精神迟钝、甚或昏迷者,则为休克表现。休克多在起病后数小时至 1 周内发生,主要是心源性,为心肌收缩力减弱、心排血量急剧下降所致,尚有血容量不足、严重心律失常、周围血管舒缩功能障碍和酸中毒等因素参与。

心力衰竭:主要为急性左心衰竭。可在发病最初的几天内发生,或在疼痛、休克好转阶段出现。这是因为心肌梗死后心脏收缩力显著减弱或不协调所致。患者可突然出现呼吸困难、咳泡沫痰、发绀等,严重时可发生急性肺水肿,也可继而出现全心衰竭,并伴血压下降。

(3)体征,包括全身和特殊器官表现体征。

一般情况:患者常呈焦虑不安或恐惧,手抚胸部,面色苍白,皮肤潮湿,呼吸增快;如左心功能不全时呼吸困难,常采半卧位或咯粉红色泡沫痰;发生休克时四肢厥冷,皮肤有蓝色斑纹。多数患者于发病第 2 d 体温升高,一般是在 38 ℃左右,不超过 39 ℃,1 周内退至正常。

心脏:心脏浊音界可轻至中度增大;心率增快或减慢;可有各种心律失常;心尖部第一心音常减弱,可出现第三或第四音奔马律;一般听不到心脏杂音,二尖瓣乳头肌功能不全或腱索断裂时心尖部可听到明显的收缩期杂音;室间隔穿孔时,胸骨左缘可闻及响亮的全收缩期杂音;发生严重的左心衰竭时,心尖部也可闻及收缩期杂音;1％～20％的患者可在发病 1～3 d 内出现心包摩擦音,持续数天,少数可持续 1 周以上。

肺部:发病早期肺底可闻及少数湿啰音,常在 1～2 d 内消失,啰音持续存在或增多常提示左心衰竭。

3.实验室及其他检查

(1)心电图:可起到定性、定位、定期的作用。透壁性心肌梗死典型改变是:出现异常、持久宽而深的 Q 波或 QS 波。损伤型 ST 段的抬高,弓背向上与 T 波融合形成单向曲线,起病数小时之后出现,数天至数周回到基线。T 波改变:起病数小时内异常增高,数天至 2 周变为平坦,继而倒置。但有 5％～15％ 病例心电图表现不典型,其原因:小灶梗死,多处或对应性梗死,再发梗死,心内膜下梗死以及伴室内传导阻滞,心室肥厚或预激综合征等。以上情况可不出现坏死性 Q 波,只表现为 QRS 波群高度、ST 段、T 波的动态改变。另外,右心梗死,真后壁和局限性高侧壁心肌梗死,常规导联中不显示梗死图形,应加做特殊导联以明确诊断。

(2)心向量图:当心电图不能肯定诊断为心肌梗死时,往往可通过心向量图得到证实。

(3)超声心动图:超声心动图并不用来诊断急性心肌梗死,但对探查心肌梗死的各种并发症极有价值,尤其是室间隔穿孔破裂,乳头肌或腱索断裂或功能不全造成的二尖瓣关闭不全、脱垂、室壁瘤和心包积液。

(4)放射性核素检查:放射性核素心肌显影及心室造影^{99m}Tc及^{131}I等形成热点成像或^{201}TI、^{42}K等冷点先是ST段普遍压低,继而T波倒置。成像可判断梗死的部位和范围。用门电路控制γ闪烁照相法进行放射性核素血池显像,可观察壁动作及测定心室功能。

(5)心室晚电位(LPs):心肌梗死时LPs阳性率28%～58%,其出现不似陈旧性心梗稳定,但与室速与室颤有关,阳性者应进行心电监护及予以有效治疗。

(6)磁共振成像(MRI技术):易获得清晰的空间隔像,故对发现间隔段运动障碍、间隔心肌梗死并发症较其他方法优越。

(7)实验室检查,包括血常规、血清酶学检查等。

血常规:白细胞计数上升,达(10～20)×10^9/L,中性粒细胞增至75%～90%。

红细胞沉降率增快;C反应蛋白(CRP)增高可持续1～3周。

血清酶学检查:心肌细胞内含有大量的酶,受损时这些酶进入血液,测定血中心肌酶谱对诊断及估计心肌损害程度有十分重要的价值。常用的有以下2种。①血清肌酸磷酸激酶(CPK):发病4～6 h在血中出现,24 h达峰值,后很快下降,2～3 d消失;②乳酸脱氢酶(LDH)在起病8～10 h后升高,达到高峰时间在2～3 d,持续1～2周恢复正常。其中CPK的同工酶CPK-MB和LDH的同工酶CDH,诊断的特异性最高,其增高程度还能更准确地反映梗死的范围。

肌红蛋白测定:血清肌红蛋白升高出现时间比CPK略早,在2 h左右,多数24 h即恢复正常;尿肌红蛋白在发病后5～40 h开始排泄,持续时间平均达83 h。

(二)护理目标

(1)患者疼痛减轻。

(2)患者能遵医嘱服药,说出治疗的重要性。

(3)患者的活动量增加、心率正常。

(4)生命体征维持在正常范围。

(5)患者看起来放松。

(三)护理措施

1.一般护理

(1)安置患者于冠心病监护病房(CCU),连续监测心电图、血压、呼吸5～7 d,对行漂浮导管检查者做好相应护理,询问患者有无心悸、胸闷、胸痛、气短、乏力、头晕等不适。

(2)病室保持安静、舒适,限制探视,有计划地护理患者,减少对患者的干扰,保证患者充足的休息和睡眠时间,防止任何不良刺激。据病情安置患者于半卧位或平卧位。如无并发症,24 h内可在床上活动肢体,无合并症者可在床上坐起,逐渐过渡到坐在床边或椅子上,每次20 min,每天3～5次,鼓励患者深呼吸;第1～2周过后开始在室内走动,逐步过渡到室外行走;第3～4周可试着上下楼梯或出院。病情严重或有并发症者应适当延长卧床时间。

(3)介绍本病知识和监护室的环境。关心、尊重、鼓励、安慰患者,以和善的态度回答患者提出的问题,帮助其树立战胜疾病的信心。

(4)给予低钠、低脂、低胆固醇、无刺激、易消化的饮食,少量多餐,避免进食过饱。

(5)心肌梗死患者由于卧床休息、消化功能减退、哌替啶或吗啡等止痛药物的应用,使胃肠功能和膀胱收缩无力抑制,易发生便秘和尿潴留。应予以足够的重视,酌情给予轻泻剂,嘱患者排便时勿屏气,避免增加心脏负担和导致附壁血栓脱落。排便不畅时宜加用开塞露,对 5 d 无大便者可保留灌肠或给低压盐水灌肠。对排尿不畅者,可采用物理或诱导法,协助排尿,必要时行导尿。

(6)吸氧:氧治疗可提高改善低氧血症,有利于心肌梗死的康复。急性期给患者高流量吸氧,持续48 h。氧流量在每分钟 3~5 L,病情变化可延长吸氧时间。待疼痛减轻,休克解除,可减低氧流量。注意鼻导管的通畅,24 h 更换 1 次。如果合并急性左心衰竭,出现重度低氧血症时。死亡率较高,可采用加压吸氧或乙醇除泡沫吸氧。

(7)防止血栓性静脉炎或深部静脉血栓形成:血栓性静脉炎表现为受累静脉局部红、肿、痛,可延伸呈条索状,多因反复静脉穿刺输液和多种药物输注所致。所以行静脉穿刺时应严格无菌操作,患者感觉输液局部皮肤疼痛或红肿,应及时更换穿刺部位,并予以热敷或理疗。下肢静脉血栓形成一般在血栓较大引起阻塞时才出现患肢肤色改变,皮肤温度升高和可凹性水肿。应注意每天协助患者做被动下肢活动2~3次,注意下肢皮肤温度和颜色的变化避免选用下肢静脉输液。

2.病情观察与护理

急性心肌梗死系危重疾病、应早期发现危及患者生命的先兆表现,如能得到及时处理,可使病情转危为安。故需严密观察以下情况:

(1)血压:始发病时应 0.5~1 h 测量一次血压,随血压恢复情况逐步减少测量次数为每天4~6次,基本稳定后每天 1~2 次。若收缩压在 12.0 kPa(90 mmHg)以下,脉压减小,且音调低落,要注意患者的神志状态、脉搏、面色、皮肤色泽及尿量等,是否有心源性休克的发生。此时,在通知医师的同时,对休克者采取抗休克措施,如补充血容量,应用升压药、血管扩张剂以及纠正酸中毒,避免脑缺氧,保护肾功能等。有条件者应准备好中心静脉压测定装登或漂浮导管测定肺微血管楔嵌压设备,以正确应用输液量及调节液体滴速。

(2)心率、心律:在冠心病监护病房(CCU)进行连续的心电、呼吸监测,在心电监测示波屏上,应注意观察心率及心律变化。及时检出可能作为恶性心动过速先兆的任何室性期前收缩,以及室颤或完全性房室传导阻滞,严重的窦性心动过缓,房性心律失常等,如发现室性期前收缩为:①每分钟 5 次以上;②呈二、三联律;③多原性期前收缩;④室性早搏的 R 波落在前一次主搏的 T 波之上,均为转变阵发性室性心动过速及心室颤动的先兆,易造成心搏骤停。遇有上述情况,在立即通知医师的同时,需应用相应的抗心律失常药物,并准备好除颤器和人工心脏起搏器,协同医师抢救处理。

(3)胸痛:急性心肌梗死患者常伴有持续剧烈的胸痛,因此,应注意观察患者的胸痛程度,因剧烈胸痛可导致低血压,加重心肌缺氧,扩大梗死面积,引起心力衰竭、休克及心律失常。常用的止痛剂有罂粟碱肌内注射或静脉滴注,硝酸甘油 0.6 mg 含服,疼痛较重者可用哌替啶或吗啡。在护理中应注意可能出现的药物不良反应,同时注意观察血压、尿量、呼吸及一般状态,确保用药的安全。

(4)呼吸急促:注意观察患者的呼吸状态,对有呼吸急促的患者应注意观察血压,皮肤黏膜的血循环情况,肺部体征的变化以及血流动力学和尿量的变化。发现患者有呼吸急促,不能平卧,烦躁不安,咳嗽,咯泡沫样血痰时,立即取半坐位,给予吸氧,准备好快速强心、利尿剂,配合医师按急性心力衰竭处理。

（5）体温：急性心肌梗死患者可有低热，体温在 37 ℃～38.5 ℃，多持续 3 d 左右。如体温持续升高，1 周后仍不下降，应疑有继发肺部或其他部位感染，及时向医师报告。

（6）意识变化：如发现患者意识恍惚，烦躁不安，应注意观察血流动力学及尿量的变化。警惕心源性休克的发生。

（7）器官栓塞：在急性心肌梗死第 1、2 周内，注意观察组织或脏器有无发生栓塞现象。因左心室内附壁血栓可脱落，而引起脑、肾、四肢、肠系膜等动脉栓塞，应及时向医师报告。

（8）心室膨胀瘤：在心肌梗死恢复过程中，心电图表现虽有好转，但患者仍有顽固性心力衰竭或心绞痛发作，应疑有心室膨胀瘤的发生。这是由于在心肌梗死区愈合过程中，心肌被结缔组织所替代，成为无收缩力的薄弱纤维瘢痕区。该区内受心腔内的压力而向外呈囊状膨出，造成心室膨胀瘤。应配合医师进行 X 线检查以确诊。

（9）心肌梗死后综合征：需注意在急性心肌梗死后 2 周、数月甚至 2 年内，可并发心肌梗死后综合征。表现为肺炎、胸膜炎和心包炎征象，同时也有发热、胸痛、血沉和白细胞升高现象，酷似急性心肌梗死的再发。这是由于坏死心肌引起机体自身免疫变态反应所致。如心肌梗死的特征性心电图变化有好转现象又有上述表现时，应做好 X 线检查的准备，配合医师做出鉴别诊断。因本病应用激素治疗效果良好，若因误诊而用抗凝药物，可导致心腔内出血而发生急性心包压塞。故应严密观察病情，在确诊为本病后，应向患者及其家属做好解释工作，解除顾虑，必要时给患者应用镇痛及镇静剂；做好休息、饮食等生活护理。

（四）健康教育

（1）注意劳逸结合，根据心功能进行适当的康复锻炼。

（2）避免紧张、劳累、情绪激动、饱餐、便秘等诱发因素。

（3）节制饮食，禁忌烟酒、咖啡、酸辣刺激性食物，多吃蔬菜、蛋白质类食物，少食动物脂肪、胆固醇含量较高的食物。

（4）按医嘱服药，随身常备硝酸甘油等扩张冠状动脉药物，定期复查。

（5）指导患者及其家属，病情突变时，采取简易应急措施。

（崔文娟）

第十三节　急性心力衰竭

急性心力衰竭是指因急性心脏病变引起心排血量急剧降低而导致的组织器官灌注不足和急性淤血综合征。临床上以急性左心衰竭较为常见，主要表现为肺水肿或心源性休克，是严重的急危重症，抢救是否及时合理与患者预后密切相关。急性右心衰竭即急性肺源性心脏病，主要由大面积肺梗死所致。

一、病因与发病机制

使心排血量急剧降低和肺静脉压突然升高的心脏结构或功能性突发异常，均可导致急性左心衰竭。

(一)急性弥漫性心肌损害

急性弥漫性心肌损害引起心肌收缩力急剧下降,如急性广泛心肌梗死、急性重症心肌炎等。

(二)急性机械性阻塞

急性机械性阻塞引起心脏压力负荷突然加重,排血受阻,如严重的心瓣膜狭窄、心室流出道梗阻、心房内血栓或黏液瘤嵌顿、动脉主干或大分支栓塞等。

(三)急性心脏容量负荷加重

如外伤、急性心肌梗死或感染性心内膜炎等引起的心瓣膜损害穿孔、腱索断裂致瓣膜急性反流、心室乳头肌功能不全、间隔穿孔,主动脉窦动脉瘤破裂入心腔,以及静脉输血或输液过多或过快等。

(四)急性心室舒张受限

如急性大量心包积液或积血、快速异位心律等。

(五)严重的心律失常

严重的心律失常使心脏暂停排血或排血量显著减少,如心室颤动和其他严重的室性心律失常、心室暂停、显著的心动过缓等。

上述原因导致心排血量急剧减少,左心室舒张末期压迅速升高,肺静脉回流不畅,肺静脉压快速升高,肺毛细血管压随之升高,使血管内液体渗入到肺间质和肺泡内,形成急性肺水肿。肺水肿早期,可因交感神经激活使血压升高,但随着病情的持续进展,血管反应性减弱,血压将逐步下降。

二、临床表现

根据心排血功能减退的程度、速度、持续时间以及代偿程度的不同,急性心力衰竭可表现为晕厥、休克、急性肺水肿和心搏骤停。主要为急性肺水肿,表现为突发严重的呼吸困难,呼吸频率常达 30～40 次/分钟,患者强迫坐位,面色灰白,发绀,大汗,烦躁,同时频繁咳嗽,咳粉红色泡沫状痰,极重者可因脑缺氧而致神志模糊。发病开始可有一过性血压升高,如病情不缓解,血压则持续下降直至休克;两肺满布湿啰音和哮鸣音,心率快,心尖部第一心音减弱,可同时伴有舒张早期第三心音奔马律,肺动脉瓣第二心音亢进。

三、治疗

急性左心衰竭病情危急,其高度呼吸困难和缺氧是致命性威胁,必须尽快使之缓解。

(一)体位

患者取坐位或半卧位,两腿下垂,以减少静脉回流,降低心脏前负荷。

(二)吸氧

立即高流量鼻导管给氧,对病情特别严重者应采用面罩呼吸机持续加压给氧,以增加肺泡内压,加强气体交换并对抗组织液向肺泡内渗透。在吸氧的同时使用抗泡沫剂,可使肺泡内泡沫消失,增加气体交换面积。一般可用 20%～30% 乙醇置于氧气滤瓶中随氧气吸入,若患者不能耐受,可降低乙醇浓度或间断给予。

(三)镇静

吗啡 3～5 mg 稀释后缓慢静脉注射,必要时每隔 15 min 重复一次,共 2～3 次。吗啡既可迅速扩张体静脉,减少回心血量,降低左心房压力和心脏前负荷,又可减少躁动和呼吸困难,降低周围小血管阻力,减轻心脏后负荷,增加心排血量。但对老年患者尤其是伴有阻塞性肺病、低血压或休克等患者,吗啡易致呼吸抑制,应慎用或禁用,需要时可酌减剂量或改为肌内注射或改用哌替啶。

(四)快速利尿

呋塞米 20～40 mg 于 2 min 内静脉注射,10 min 内可起效,15～30 min 尿量开始增多,60 min 药效达高峰,作用持续 3～4 h,4 h 后可重复一次。除利尿作用外,本药还有静脉扩张作用,有利于肺水肿的缓解。

(五)血管扩张剂

1.硝普钠

动、静脉血管扩张剂,尤其用于高血压性心脏病引起的肺水肿,静脉用药后 2～5 min 起效。一般初始剂量为 0.5 $\mu g/min$ 静脉滴注,然后根据血压调整用量,一般每 5 min 增加 5～10 $\mu g/min$,直至症状缓解或使收缩压维持在 13.3 kPa(100 mmHg)左右。注意在调整用药剂量的最初阶段,更要密切观察血压变化,以免血压发生极端变化。对原有高血压者,血压降低幅度(绝对值)以不超过 4.0 kPa(30 mmHg)为度。硝普钠含有氰化物,长期连续用药可致氰化物中毒,一般要求连续用药不宜超过 7 d。

2.硝酸甘油

硝酸甘油可扩张小静脉,降低回心血量,使左心室舒张期末压及肺血管压降低,大剂量还可扩张小动脉而具有降压作用。可先试用舌下含服,也可直接以 10 $\mu g/min$ 开始静脉滴注,然后每5～10 min 增加5～10 $\mu g/min$,直至症状缓解或血压达到上述水平。

(六)其他辅助治疗

1.氨茶碱

氨茶碱可解除支气管痉挛,并有一定的正性肌力、扩血管和利尿作用,对缓解症状起辅助作用。

2.洋地黄制剂

洋地黄制剂最适合用于室上性快速性心律失常引起的肺水肿。毛花苷 C 首剂 0.4～0.8 mg,稀释后静脉注射,2 h 后可酌情再给予 0.2～0.4 mg;地高辛 0.5～0.75 mg,稀释后静脉注射。注意洋地黄类药物对二尖瓣狭窄所致肺水肿无效,但对伴有心房颤动并快速心室率者,洋地黄可减慢心室率,有利于肺水肿的缓解。

3.α_1 受体阻滞剂

α_1 受体阻滞剂以扩张小动脉为主。酚妥拉明以 0.1～1 mg/min 开始静脉滴注,根据血压每5～10 min 调整一次剂量,最大剂量可增至 1.5～2 mg/min,注意监测血压。本药可引起心动过速,目前已较少应用。乌拉地尔 25 mg 静脉注射,如血压无明显降低,可重复用药,然后以 0.4～2 mg/min 的速度静脉滴注,并根据血压调整滴速。

4.低血压患者

伴有低血压者,宜先用多巴酚丁胺 2.88～14.4 mg/(kg・d)保持收缩压在 13.3 kPa(100 mmHg)以上,再用扩血管药物。

5.静脉穿刺

放血 300～500 mL,尤用于血容量负荷过重所致的肺水肿。

6.重症患者

重症患者应采用漂浮导管行床边血流动力学监测,以参考动脉血压及肺毛细血管压的变化调整用药。

7.其他

急性症状缓解后,应着手解除诱因和治疗基本病因。

四、护理

(1)立即协助患者取坐位,双腿下垂,减少回心血量而减轻肺水肿。

(2)高流量氧气吸入 6～8 L/min,并通过 20%～30% 的乙醇湿化,使肺泡内泡沫的表面张力降低而破裂,改善肺泡通气。吸氧时间不宜过长,以免引起乙醇中毒。

(3)严密观察病情变化,注意观察患者的生命体征,判断呼吸困难的程度,观察咳痰的情况、痰的性质和量,肺内啰音的变化,定时给患者叩背,协助患者咳嗽、排痰、保持呼吸道通畅。

(4)迅速建立静脉通道,遵医嘱正确使用药物,观察药物不良反应。使用利尿剂应严格记录尿量;使用血管扩张剂要注意输液速度和血压变化,防止低血压发生。硝普钠要现用现配,避光静脉滴注,防止低血压;洋地黄制剂静脉使用时要注意稀释,速度缓慢、均匀,并注意心率变化。

(5)注意监测尿量、血气分析结果、心电图的变化,对于安置气囊漂浮导管的患者应监测各项指标的变化。

(6)急性心功能不全患者常因严重呼吸困难而烦躁不安,当发生焦虑或恐惧时,应多陪伴患者,向其解释检查和治疗的目的,告诉患者医护人员正在积极采取措施,不适症状会逐渐控制。严重躁动的患者可遵医嘱给予吗啡镇静。

(崔文娟)

第十四节　慢性心力衰竭

慢性心力衰竭也称慢性充血性心力衰竭,是大多数心血管疾病的最终归宿,也是最主要的死亡原因。在西方国家心力衰竭的基础心脏病构成以高血压、冠心病为主,我国过去以心瓣膜病为主,但近年来高血压、冠心病所占比例呈明显上升趋势。

一、病因

(一)基本病因

几乎所有的心脏或大血管疾病最终均可引起心力衰竭。心力衰竭反映心脏的泵血功能发生障碍,即心肌的舒缩功能不全。引起心力衰竭的最常见病因是心肌本身的病变,也可以是心脏负荷过重,或是心脏舒张受限,或上述因素并存。

1.原发性心肌损害

(1)缺血性心肌损害:心肌缺血和心肌梗死是引起心力衰竭最常见原因之一。

(2)心肌炎和心肌病:心肌炎症、变性或坏死(如风湿性或病毒性心肌炎、白喉性心肌坏死等),以及各种类型的心肌病和结缔组织病心肌损害等,均可引起节段性或弥漫性心肌损害,导致心肌舒缩功能障碍,其中以病毒性心肌炎和原发性扩张型心肌病最为常见。

(3)心肌代谢障碍性疾病:可见于原发心肌病变如冠心病、肺心病等所致的心肌能量代谢障碍,也可见于继发性代谢障碍如糖尿病心肌病、高原病、休克、严重贫血,以及少见的维生素 B_1 缺乏和心肌淀粉样变性等。

2.心脏负荷过重

(1)压力负荷过重:压力负荷即后负荷,是指心脏在收缩时所承受的阻抗负荷。引起左、右心室压力负荷过重的常见疾病包括高血压、主动脉流出道受阻(如主动脉瓣狭窄、主动脉狭窄、梗阻性肥厚型心肌病)以及肺动脉血流受阻(如肺动脉高压、肺动脉瓣狭窄、肺动脉狭窄、阻塞性肺病、肺栓塞)等。

为了克服增高的射血阻力,保证射血量,心室肌早期会发生代偿性肥厚;而持久的负荷过重,会导致心肌发生结构和功能改变,心脏功能代偿失调,最终导致心力衰竭。

(2)容量负荷过重:容量负荷即前负荷,是指心脏在舒张期所承受的容量负荷。容量负荷过重见于以下情况:①心脏瓣膜关闭不全,引起血液反流,加重受血心腔负担,如主动脉瓣、二尖瓣、肺动脉瓣或三尖瓣的关闭不全。②先天性分流性心血管病,包括左向右或右向左分流,如房间隔缺损、室间隔缺损、动脉导管未闭和动-静脉瘘等,可加重供血心腔负担。③伴有全身血容量增多或循环血量增多的疾病,如慢性或严重贫血、甲状腺功能亢进症、脚气性心脏病等。

在容量负荷增加早期,心室腔代偿性扩大,心肌收缩功能尚能维持正常,但超过一定限度后,心肌结构和功能将发生改变,即出现心功能失代偿,最终导致心力衰竭。

3.心脏舒张受限

心脏舒张受限见于二尖瓣狭窄、心包缩窄、心脏压塞和原发性限制型心肌病等,可引起心室充盈受限,回心血量下降,导致肺循环或体循环充血。

(二)诱因

心力衰竭往往由一些增加心脏负荷的因素所诱发。常见诱发因素有以下几点。

1.感染

呼吸道感染最常见,其他感染如风湿活动、感染性心内膜炎、泌尿系统感染和各种变态反应性炎症等,也可诱发心力衰竭。感染可直接造成心肌损害,也可因其所致发热、代谢亢进和窦性心动过速等增加心脏负荷。

2.心律失常

各种类型的快速性心律失常可导致心排血量下降,增加心肌耗氧量,诱发或加重心肌缺血,其中心房颤动是器质性心脏病最常见的心律失常之一,也是心力衰竭最重要的诱发因素。严重的缓慢性心律失常可直接降低心排血量,诱发心力衰竭。

3.血容量增加

如饮食过度,摄入钠盐过多,输入液体过快,短期内输入液体过多等,均可诱发心力衰竭。

4.过度体力活动或情绪激动

体力活动、情绪激动和气候变化等,可增加心脏负荷,诱发心力衰竭。

5.贫血或出血

慢性贫血可致心排血量和心脏负荷增加,同时血红蛋白摄氧量减少,使心肌缺血缺氧甚至坏死,可导致贫血性心脏病。大量出血使血容量减少,回心血量和心排血量降低,并使心肌供血量减少和反射性心率加快,心肌耗氧量增加,导致心肌缺血缺氧,诱发心力衰竭。

6.其他因素

(1)妊娠和分娩。

(2)肺栓塞。

(3)治疗方法不当,如洋地黄过量或不足,不恰当停用降血压药等。

(4)原有心脏病变加重或并发其他疾病,如心肌缺血进展为心肌梗死、风湿性心瓣膜病风湿活动合并甲状腺功能亢进症等。

二、病理解剖和病理生理

慢性心力衰竭的病理解剖改变包括以下几种。①心脏改变:如心肌肥厚和心腔扩大等。②器官充血性改变:包括肺循环和体循环充血。③血栓形成:包括心房和心室附壁血栓、动脉或静脉血栓形成及器官梗死。心腔内附壁血栓是心力衰竭较特异的病理改变,常见于左、右心耳和左心室心尖部;左侧心腔附壁血栓脱落,可引起体循环动脉的栓塞,栓塞部位多见于腹主动脉分支和主动脉分叉处,可导致脑、肾、四肢、脾和肠系膜等梗死。静脉血栓形成大都由于长期卧床、血流迟缓引起,多见于下肢静脉,可导致肺栓塞和肺梗死。

心力衰竭时的病理生理改变十分复杂,当心肌舒缩功能发生障碍时,最根本的问题是出现心排血量下降和血流动力学障碍。此时机体可通过多种代偿机制使心功能在一定时期内维持相对正常,但这些代偿机制的作用有限,且过度代偿均有其负性效应,各种代偿机制相互作用,还会衍生出更多反应,因此,最终会发生心功能失代偿,出现心力衰竭。

(一)代偿机制

1.Frank-Starling机制

正常情况下,心搏量或心排血量与其前负荷(即回心血量)的大小成正比,即增加心脏的前负荷,可使回心血量增多,心室舒张末期容积增加,从而在一定程度上增加心排血量,提高心脏做功,维持心脏功能。但前负荷的增加,同时意味着心室扩张和舒张末期压升高,于是心房压和静脉压也升高,当后者高达一定程度时,就会出现肺静脉或腔静脉系统的充血。因此,前负荷不足或增加过度,均可导致心搏量的减少。对左心室而言,使其心搏量达峰值的舒张末期压为$2.0 \sim 2.4$ kPa($15 \sim 18$ mmHg)。

2.心肌肥厚

心肌肥厚常常是心脏后负荷增高时的主要代偿机制。心肌肥厚可增强心肌收缩力,克服后负荷阻力,使心排血量在相当长的时间内维持正常,患者可无心功能不全的症状。但肥厚的心肌顺应性差,舒张功能降低,心室舒张末期压升高,客观上已存在心功能障碍。心肌肥厚时,心肌细胞数并不增多,而是以心肌纤维增多为主,细胞核及作为供能物质的线粒体也增大、增多,但增大程度和速度均落后于心肌纤维的增多,故整体上表现为心肌能源的不足,最终会导致心肌细胞死亡。

3.神经体液的改变

当心排血量不足、心腔压力升高时,机体全面启动神经体液调节机制进行代偿。

(1)交感-肾上腺素能系统(SAS)活性增强:心力衰竭时心搏量和血压降低,通过动脉压力感受器反射性激活SAS,使肾上腺儿茶酚胺分泌增多,产生一系列改变。①去甲肾上腺素作用于心肌细胞β_1肾上腺素能受体,增强心肌收缩力并提高心率,在一定程度上增加心排血量。②交感神经兴奋可使外周血管收缩,增加回心血量和提高动脉压,以保证重要脏器的血液供应。然而,交感神经张力的持续和过度增高,其一增加心脏后负荷,加快心率,增加心肌耗氧量;其二引起心脏β受体下调,使其介导的腺苷酸环化酶活性降低,并激活肾素-血管紧张素-醛固酮系统;其三去甲肾上腺素对心肌细胞有直接的毒性作用,可促使心肌细胞凋亡,参与心脏重构。③交感活性升高,使肾灌注压下降,刺激肾素释放,激活肾素-血管紧张素系统(RAS)。④兴奋心脏 α_1 和β受体,促进心肌细胞生长。

(2)肾素-血管紧张素-醛固酮系统(RAAS)活性增强:心排血量降低,肾血流量随之减少,RAAS因此被激活。RAAS激活后,一方面可使心肌收缩力增强,周围血管收缩,以维持血压,调节血液再分配,保证心、脑等重要脏器的血液供应;另一方面,醛固酮分泌增加,使钠、水潴留,增加总血容量和心脏前负荷,维持心排血量,改善心功能。但血容量的过度增加会加重心力衰竭。

(二)心肌损害和心室重构

原发性心肌损害和心脏负荷过重使心脏功能受损,导致上述心室扩大或心室肥厚等各种组织结构性变化,这一病理过程称为心室重构。心室重构包括心肌细胞、细胞外基质、胶原纤维网等一系列改变,临床表现为心肌重量和心室容量的增加,以及心室形态的改变(横径增加呈球形)。大量研究表明,心力衰竭发生和发展的基本机制是心室重构。由于基础心脏病的性质和进展速度不同,各种代偿机制复杂多样,心室扩大及肥厚的程度与心功能状态并不平行,如有些患者心脏扩大或肥厚已十分明显,但临床上可无心力衰竭表现。如果基础心脏病病因不能解除,即使没有新的心肌损害,但随着时间的推移,心室重构自身过程仍可不断发展,最终必然会出现心力衰竭。在心力衰竭发生过程中,除各种代偿机制的负面影响外,心肌细胞的能量供应相对或绝对不足,以及能量利用障碍导致心肌细胞坏死和纤维化,也是一个重要的因素。心肌细胞的减少使心肌整体收缩力下降,纤维化的增加又使心室的顺应性下降,重构更趋明显,心力衰竭更加严重。

(三)舒张功能不全

心脏舒张功能不全可分为两种:一种是主动舒张功能障碍,多因心肌细胞能量供应不足,Ca^{2+}不能及时被肌浆网摄回和泵出胞外所致,如冠心病有明显心肌缺血时,在出现收缩功能障碍前即可出现舒张功能障碍;另一种是由心室肌的顺应性减退及充盈障碍所致,主要见于心室肥厚如高血压和肥厚性心肌病时,这一类病变可显著影响心室的充盈,当左心室舒张末期压过高时,肺循环出现高压和淤血,即舒张性心功能不全,此时心肌的收缩功能尚可保持较好,心排血量也可无明显降低,这种情况多见高血压和冠心病。但需要指出的是,当容量负荷增加、心室扩大时,心室的顺应性是增加的,此时即使有心室肥厚也不致出现此类舒张性心功能不全。

三、临床表现

临床上左心衰竭最为常见,单纯右心衰竭较少见。全心衰竭可由左心衰竭后继发右心衰竭而致,但更多见于严重广泛心肌病变而同时波及左心和右心者。

(一)左心衰竭

左心衰竭以肺循环淤血及心排血量降低为主要表现。

1.症状

(1)呼吸困难:是左心衰竭最主要的症状。①劳力性呼吸困难是左心衰竭最早出现的症状,是指劳力导致的呼吸困难。因为运动可使回心血量增加,左心房压力升高,从而加重肺淤血。引起呼吸困难的运动量随心力衰竭程度的加重而降低。②端坐呼吸:当肺淤血达到一定程度时,患者便不能平卧,而被迫坐位或半卧位呼吸。因平卧时回心血量增多且膈肌上抬,使呼吸更为困难,患者必须呈高枕卧位、半卧位甚至端坐位,方可使憋气减轻。③夜间阵发性呼吸困难又称"心源性哮喘",是左心衰竭早期的典型表现,患者表现为在入睡后突然因憋气、窒息或恐惧感而惊醒,并被迫迅速采取坐位,以期缓解喘憋症状。发作时可伴有呼吸深快,重者可有肺部哮鸣音。发生机制主要是平卧使血液重新分配,肺血量增加。夜间迷走神经张力增加、小支气管收缩、膈肌上抬和肺活量减少等也是促发因素。④急性肺水肿是"心源性哮喘"的进一步发展,是左心衰竭所致呼吸困难最严重的表现形式。

(2)咳嗽、咳痰、咯血:咳嗽、咳痰是肺泡和支气管黏膜淤血所致,开始常发生于夜间,以白色浆液性泡沫状痰为特点,偶可见痰中带血丝,坐位或立位可使咳嗽减轻。长期慢性淤血性肺静脉压力升高,可促发肺循环与支气管血液循环之间形成侧支,并在支气管黏膜下形成扩张的血管床,这种血管很容易破裂而引起大咯血。

(3)乏力、疲倦、头晕、心慌:这些症状是由心排血量不足致器官、组织灌注不足,以及代偿性心率加快所致。

(4)陈-施呼吸:见于严重心力衰竭患者,示预后不良。表现为呼吸有节律地由暂停逐渐加快、加深,再逐渐减慢、变浅,直至呼吸暂停,0.5~1 min 再呼吸,如此周而复始。发生机制:心力衰竭致脑部缺血缺氧,呼吸中枢敏感性降低,呼吸减弱,二氧化碳潴留;待二氧化碳潴留到一定量时兴奋呼吸中枢,使呼吸加快加深,排出二氧化碳;随着二氧化碳的排出,呼吸中枢又逐渐转入抑制状态,呼吸又减弱直至暂停。严重脑缺氧者,还可伴有嗜睡、烦躁和神智错乱等。

(5)泌尿系统症状:严重的左心衰竭使血液进行再分配时,首先是肾血流量的明显减少,患者可出现少尿。长期慢性肾血流量减少,可有肾功能不全的相应症状。

2.体征

除原有心脏病体征外,还可有以下体征。

(1)一般体征:重症者可出现发绀、黄疸、颧部潮红,以及脉快、脉压减小、收缩压降低等;外周血管收缩,可表现为四肢末梢苍白、发冷和指趾发绀等。

(2)心脏体征:慢性左心衰竭者,一般均有心脏扩大(单纯舒张性左心衰竭除外),肺动脉瓣区第二心音亢进,心尖区可闻及收缩期杂音和舒张期奔马律,可出现交替脉。

(3)肺部体征:肺底部湿啰音是左心衰竭肺部的主要和早期体征,是由肺毛细血管压增高使液体渗出到肺泡所致。随着病情由轻到重,湿啰音可从局限于肺底部逐渐扩展,直至全肺。此种湿啰音有别于炎症性啰音而成"移动性",即啰音较多出现在卧位时朝下一侧的胸部。间质性肺水肿时,肺部无干湿啰音,仅有呼吸音减低。约25%的患者出现胸腔积液。

(二)右心衰竭

右心衰竭以体静脉淤血为主要表现。

1.症状

(1)消化道症状:为右心衰竭最常见症状,包括腹胀、食欲减退、恶心、呕吐、便秘和上腹隐痛及右上腹不适、肝区疼痛等,系胃肠道和肝脏淤血所致。

(2)劳力性呼吸困难:无论是继发于左心衰竭的右心衰竭,还是分流性先天性心脏病或肺部疾病所致的单纯性右心衰竭,均可出现不同程度的呼吸困难。

(3)泌尿系统症状:肾淤血可引起肾功能减退,白天尿少,夜尿增多。

2.体征

除原有心脏病体征外,还可有以下体征。

(1)颈静脉征:颈静脉搏动增强、充盈、怒张是右心衰竭时的早期征象,为静脉压增高所致,常以右侧颈静脉较明显。表现为半卧位或坐位时在锁骨上方见颈外静脉充盈,或充盈最高点距胸骨角水平 10 cm 以上。肝-颈静脉反流征可呈阳性。

(2)肝脏肿大、压痛和腹水:是右心衰竭较早出现和最重要的体征之一。肝脏因淤血肿大常伴压痛,持续慢性右心衰竭可导致心源性肝硬化,晚期可出现黄疸、肝功能损害和大量腹水。

(3)水肿:发生于颈静脉充盈和肝脏肿大之后。体静脉压力升高使皮肤等软组织出现水肿,其特征为最先出现于身体最低垂的部位如踝部或骶部,并随病情的加重逐渐向上进展,直至延及全身;水肿发展缓慢,常为对称性和可压陷性。

(4)胸腔和心包积液:由体静脉压力增高所致,因胸膜静脉有一部分回流到肺静脉,故胸腔积液更多见于全心衰竭,以双侧多见,如为单侧则以右侧更为多见,这可能与右膈下肝淤血有关。有时出现少量心包积液,但不会引起心脏压塞。

(5)心脏体征:可因右心室显著扩大而出现相对性三尖瓣关闭不全的反流性杂音,有时在心前区听到舒张早期奔马律。

(三)全心衰竭

左心衰竭可继发右心衰竭而形成全心衰竭。当右心衰竭出现之后,右心排血量减少,此时由左心衰竭引起的阵发性呼吸困难等肺淤血症状反而有所减轻。扩张型心肌病等表现为左、右心同时衰竭者,肺淤血症状往往不很严重,左心衰竭的主要表现是心排血量减少的相关症状和体征。

(四)舒张性心力衰竭

舒张性心力衰竭是指在心室收缩功能正常的情况下,心室松弛性和顺应性减低使心室充盈量减少和充盈压升高,导致肺循环和体循环淤血的综合征。研究表明,20%~40% 的心力衰竭患者左心室收缩功能正常(除外心瓣膜病)而存在心室舒张功能受损,并引起症状,其余为收缩性心力衰竭合并不同程度的舒张性心力衰竭,且后者往往早于前者出现。舒张性心力衰竭的临床表现可从无症状、运动耐力下降到气促、肺水肿。多普勒超声心动图可用于诊断舒张性心力衰竭。

(五)心功能的判断和分级

对心力衰竭患者进行心功能分级,可大体上反映病情的严重程度,有助于治疗措施的选择、劳动能力的评定以及患者预后的判断。

NYHA 分级即 1978 年美国纽约心脏病学会(NYHA)提出的分级方案,该分级方法简便易行,几十年来为临床医师所习用。主要是根据患者的自觉症状将心功能分为 4 级。

(1)Ⅰ级:患有心脏病,但体力活动不受限,日常活动不引起过度乏力、心悸、呼吸困难或心绞痛等症状。

(2)Ⅱ级:患有心脏病,体力活动轻度受限,休息时无症状,但日常活动可出现上述症状。也称Ⅰ度或轻度心力衰竭。

(3)Ⅲ级:患有心脏病,体力活动明显受限,轻于日常的活动即可引起上述症状。也称Ⅱ度或中度心力衰竭。

(4)Ⅳ级:患有心脏病,不能从事任何体力活动,休息状态下也可出现心力衰竭症状,并在任何体力活动后加重。也称Ⅲ度或重度心力衰竭。

四、辅助检查

(一)常规检查

1.末梢血液检查

检查结果可有贫血、白细胞增加及核左移等。

2.尿常规检查

检查结果可有蛋白尿、管型尿等。

3.水电解质检查

检查结果可有低钾血症、低钠血症和代谢性酸中毒等。

4.肝肾功能检查

检查结果可有肝功能异常和血尿素氮、肌酐水平升高等。

(二)超声心动图检查

该检查比 X 线能更准确地提供心包、各心腔大小变化、心瓣膜结构及心功能等情况。

1.收缩功能

射血分数(EF)可以反映心室的收缩功能,以心室收缩末及舒张末的容量差值来计算 EF 值,虽不够精确,但方便实用。正常左心室射血分数(LVEF)值>50%,运动时至少增加 5%。

2.舒张功能

超声多普勒是临床上最实用的判断心室舒张功能的方法。若心动周期中舒张早期心室充盈速度最大值为 E 峰,舒张晚期(心房收缩期)心室充盈最大值为 A 峰,则 E/A 值可反映心室舒张功能。正常人 E/A 值≥1.2,中青年应更大。心室舒张功能不全时,E 峰下降,A 峰增高,则 E/A 值降低。如同时记录心音图还可测定心室等容舒张期时间(C-D 值),该指标可反映心室的主动舒张功能。

(三)X 线检查

1.心脏扩大

心影的大小及外形不仅为心脏病的病因诊断提供重要的参考资料,还可根据心脏扩大的程度和动态改变间接地反映心脏功能状态。

2.肺淤血

肺淤血的有无及其程度直接反映心功能状态。早期肺静脉压增高时,主要表现为肺静脉扩张,肺门血管影增强,上肺血管影增多,甚至多于下肺。当肺静脉压力超过 3.3~4.0 kPa(25~30 mmHg)时,出现间质性肺水肿,肺野模糊,在肺野外侧还可出现水平线状影 Kerley B 线,提示肺小叶间隔内积液,是慢性肺淤血的特征性表现,严重者可出现胸腔积液。急性肺泡性肺水肿时肺门呈蝴蝶状,肺野可见大片融合阴影。

(四)放射性核素心室造影及核素心肌灌注显像

核素心室造影可准确测定左心室容量、LVEF 及室壁运动情况;核素心肌灌注显像可诊断心肌缺血和心肌梗死,对鉴别扩张型心肌病和缺血性心肌病有一定帮助。

(五)心-肺吸氧运动试验

本试验仅适用于慢性稳定性心力衰竭患者。在运动状态下测定患者对运动的耐受量,更能说明心脏的功能状态。由于运动时肌肉的耗氧量增高,故所需心排血量也相应地增加。正常人耗氧量每增加100 mL/(min·m²),心排血量需增加 600 mL/(min·m²)。当患者的心排血量不能满足运动的需要时,肌肉组织就需要从流经自身的单位容积的血液中摄取更多的氧,结果使动-静脉血氧差值增大。此时当氧供应绝对不足时,就会出现无氧代谢,乳酸增加,呼气中二氧化碳含量增加。

1.最大耗氧量

该试验中的最大耗氧量($VO_{2\,max}$)是指即使运动量继续增加,耗氧量也不再增加(已达峰值)时的氧耗量,表明此时心排血量已不能按需要继续增加。心功能正常时,$VO_{2\,max}$>20 mL/(min·kg),轻至中度心功能受损时为 16~20 mL/(min·kg),中至重度损害时为 10~15 mL/(min·kg),极重度损害时低于 10 mL/(min·kg)。

2.无氧阈值

无氧阈值即呼气中二氧化碳的增长超过了氧耗量的增长,标志着无氧代谢的出现。通常用开始出现两者增加不成比例时的氧耗量作为代表值,此值愈低,说明心功能愈差。

(六)有创性血流动力学检查

床边漂浮导管仍然是常用的心功能有创检查方法。方法为经静脉插管直至肺小动脉,测定各部位的压力及血液含氧量,再计算心脏指数(CI)及肺小动脉楔压(PCWP),可直接反映左心功能。正常值:CI>2.5 L/(min·m²),PCWP<1.6 kPa(12 mmHg)。

五、治疗

(一)治疗原则和目的

慢性心力衰竭的短期治疗如纠正血流动力学异常、缓解症状等,并不能降低患者死亡率和改善长期预后。因此,治疗心力衰竭必须从长计议,采取综合措施,包括治疗病因、调节心力衰竭代偿机制,以及减少其负面效应如拮抗神经体液因子的过分激活等,既要改善症状,又要达到下列目的:①提高运动耐量,改善生活质量;②阻止或延缓心室重构,防止心肌损害进一步加重;③延长寿命,降低死亡率。

(二)治疗方法

1.病因治疗

(1)治疗基本病因:大多数心力衰竭的病因都有针对性治疗方法,如控制高血压、改善冠心病心肌缺血、手术治疗心瓣膜病以及纠治先天畸形等。但病因治疗的最大障碍是发现和治疗太晚,很多患者常满足于短期治疗缓解症状而拖延时日,最终发展为严重的心力衰竭而失去良好的治疗时机。

(2)消除诱因:最常见诱因为感染,特别是呼吸道感染,应积极选用适当的抗生素治疗;对于发热持续1周以上者应警惕感染性心内膜炎的可能。心律失常特别是心房颤动是诱发心力衰竭的常见原因,对于心室率很快的心房颤动,如不能及时复律,则应尽快控制心室率。潜在的甲状腺功能亢进症、贫血等,也可能是心力衰竭加重的原因,应注意诊断和纠正。

2.一般治疗

(1)休息和镇静:包括控制体力和心理活动,必要时可给予镇静剂以保障休息,但对严重心力衰竭患者应慎用镇静剂。休息可以减轻心脏负荷,减慢心率,增加冠状动脉供血,有利于改善心功能。但长期卧床易形成下肢静脉血栓,甚至导致肺栓塞,同时也使消化吸收功能减弱,肌肉萎缩。

（2）控制钠盐摄入：心力衰竭患者体内水、钠潴留，血容量增加，因此减少钠盐的摄入，有利于减轻水肿等症状，并降低心脏负荷，改善心功能。但应注意应用强效排钠利尿剂时，过分限盐会导致低钠血症。

3.药物治疗

（1）利尿剂的应用：利尿剂是治疗慢性心力衰竭的基本药物，对有液体潴留证据或原有液体潴留的所有心力衰竭患者，均应给予利尿剂。利尿剂可通过排钠排水减轻心脏容量负荷，改善心功能，对缓解淤血症状和减轻水肿有十分显著的效果。常用利尿剂的作用和剂量见表2-3。

表 2-3 常用利尿剂的作用和剂量

种类	作用于肾脏位置	每天剂量（mg）
排钾类		
氢氯噻嗪（双克）	远曲小管	25～100，口服
呋塞米（速尿）	Henle襻上升支	20～100，口服，静脉注射
保钾类		
螺内酯（安体通舒）	集合管醛固酮拮抗剂	25～100，口服
氨苯蝶啶	集合管	100～300，口服
阿米洛利	集合管	5～10，口服

（2）血管紧张素转换酶抑制剂的应用：血管紧张素转换酶（ACE）抑制剂是治疗慢性心力衰竭的基本药物，可用于所有左心功能不全者。其主要作用机制是抑制 RAS 系统，包括循环 RAS 和心脏组织中的 RAS，从而具有扩张血管、抑制交感神经活性以及改善和延缓心室重构等作用；同时，ACE 抑制剂还可抑制缓激肽降解，使具有血管扩张作用的前列腺素生成增多，并有抗组织增生作用。ACE 抑制剂也可以明显改善其远期预后，降低死亡率。因此，及早（如在心功能代偿期）开始应用 ACE 抑制剂进行干预，是慢性心力衰竭药物治疗的重要进展。ACE 抑制剂种类很多，临床常用 ACE 抑制剂有卡托普利、依那普利等。

（3）增加心排血量的药物包括以下几种。①洋地黄制剂：通过抑制心肌细胞膜上的 Na^+-K^+-ATP 酶，使细胞内 Na^+ 浓度升高，K^+ 浓度降低；同时 Na^+ 与 Ca^{2+} 进行交换，又使细胞内 Ca^{2+} 浓度升高，从而使心肌收缩力增强，增加心脏每搏血量，从而使心脏收缩末期残余血量减少，舒张末期压力下降，有利于缓解各器官淤血，尿量增加。一般治疗剂量下，洋地黄可抑制心脏传导系统，对房室交界区的抑制最为明显，可以减慢窦性心律，减慢心房扑动或颤动时的心室率；但大剂量时可提高心房、交界区及心室的自律性，当血钾过低时，更易发生各种快速性心律失常。常用制剂地高辛是一种安全、有效、使用方便、价格低廉的心力衰竭辅助用药。本制剂0.25 mg/d，适用于中度心力衰竭的维持治疗，但对 70 岁以上或肾功能不良患者宜减量。毛花苷 C 为静脉注射用制剂，适用于急性心力衰竭或慢性心力衰竭加重时，特别适用于心力衰竭伴快速心房颤动者。注射后 10 min 起效，1～2 h 达高峰。每次用量 0.2～0.4 mg，稀释后静脉注射。②非洋地黄类正性肌力药物：多巴胺和多巴酚丁胺只能短期静脉应用；米力农对改善心力衰竭的症状效果肯定，但大型前瞻性研究和其他相关研究均证明，长期应用该类药物治疗重症慢性心力衰竭，其死亡率较不用者更高。

（4）β受体阻滞剂的应用：β受体阻滞剂可对抗心力衰竭代偿机制中的"交感神经活性增强"这一重要环节，对心肌产生保护作用，可明显提高其运动耐量，降低死亡率。β受体阻滞剂应该用于 NYHA 心功能Ⅱ级或Ⅲ级、LVEF＜40％且病情稳定的所有慢性收缩性心力衰竭患者,但应在 ACE 抑制剂和利尿剂的基础上应用。同时,因其具有负性肌力作用,用药时仍应十分慎重。一般宜待病情稳定后,从小量开始用起,然后根据治疗反应每隔 2～4 周增加一次剂量,直达最大耐受量,并适量长期维持。症状改善常在用药后 2～3 个月出现。长期应用时避免突然停药。临床常用制剂有:①选择性 β_1 受体阻滞剂,无血管扩张作用,如美托洛尔初始剂量 12.5 mg/d,比索洛尔初始剂量 1.25 mg/d。②非选择性 β 受体阻滞剂,如卡维地洛属第三代 β 受体阻滞剂,可全面阻滞 α_1、β_1 和 β_2 受体,同时具有扩血管作用,初始剂量 3.125 mg,2 次/天。β 受体阻滞剂的禁忌证为支气管痉挛性疾病、心动过缓以及二度或二度以上房室传导阻滞(安装心脏起搏器者除外)。

(5)血管扩张剂的应用:心力衰竭时,由于各种代偿机制的作用,使周围循环阻力增加,心脏的前负荷也增大。扩血管治疗,可以减轻心脏前、后负荷,改善心力衰竭症状。因此心力衰竭时,可考虑应用小静脉扩张剂如硝酸异山梨酯、阻断 α_1 受体的小动脉扩张剂如肼屈嗪以及均衡扩张小动脉和小静脉制剂如硝普钠等静脉滴注。

六、预防

(一)防止初始心肌损伤

冠状动脉性疾病和高血压已逐渐成为心力衰竭的主要病因,积极控制高血压、高血糖、高血脂和戒烟等,可减少发生心力衰竭的危险性;同时,积极控制 A 组 β 溶血性链球菌感染,预防风湿热和瓣膜性心脏病,以及戒除酗酒,防止乙醇中毒性心肌病等,亦是防止心肌损伤的重要措施。

(二)防止心肌进一步损伤

急性心肌梗死再灌注治疗,可以有效再灌注缺血心肌节段,防止缺血性损伤,降低死亡率和发生心力衰竭的危险性。对于近期心肌梗死恢复者,应用神经内分泌拮抗剂(如 ACE 抑制剂或 β 受体阻滞剂),可降低再梗死或死亡的危险性,特别是对于心肌梗死伴有心力衰竭时。对于急性心肌梗死无心力衰竭患者,应用阿司匹林可降低再梗死危险,有利于防止心力衰竭的发生。

(三)防止心肌损伤后恶化

众多临床试验已经证实,对已有左心功能不全者,不论是否伴有症状,应用 ACE 抑制剂均可降低其发展为严重心力衰竭的危险性。

七、护理

(一)一般护理

1.休息与活动

休息是减轻心脏负荷的重要方法,包括体力的休息、精神的放松和充足的睡眠。应根据患者心功能分级及患者基本状况决定活动量。

(1)Ⅰ级:不限制一般的体力活动,积极参加体育锻炼,但要避免剧烈运动和重体力劳动。

(2)Ⅱ级:适当限制体力活动,增加午休,强调下午多休息,可不影响轻体力工作和家务劳动。

(3)Ⅲ级:严格限制一般的体力活动,每天有充分的休息时间,但日常生活可以自理或在他人协助下自理。

(4)Ⅳ级:绝对卧床休息,生活由他人照顾。可在床上做肢体被动运动,轻微的屈伸运动和翻身,逐步过渡到坐或下床活动。鼓励患者不要延长卧床时间,当病情好转后,应尽早做适量的活动,因为长期卧床易导致血栓形成、肺栓塞、便秘、虚弱、直立性低血压的发生。

2.饮食

饮食给予低盐、低脂、低热量、高蛋白、高维生素、清淡易消化的饮食,少食多餐。

(1)限制食盐及含钠食物:Ⅰ度心力衰竭患者每天钠摄入量应限制在 2 g(相当于氯化钠 5 g)左右,Ⅱ度心力衰竭患者每天钠摄入量应限制在 1 g(相当于氯化钠 2.5 g)左右,Ⅲ度心力衰竭患者每天钠摄入量应限制在 0.4 g(相当于氯化钠 1 g)左右。但应注意在用强效利尿剂时,可放宽限制,以防发生电解质紊乱。

(2)限制饮水量,高度水肿或伴有腹水者,应限制饮水量,24 h 饮水量一般不超过800 mL,应尽量安排在白天间歇饮水,避免大量饮水,以免增加心脏负担。

3.排便的护理

指导患者养成按时排便的习惯,预防便秘。排便时切忌过度用力,以免增加心脏负担,诱发严重心律失常。

(二)对症护理及病情观察护理

1.呼吸困难

(1)休息与体位:让患者取半卧位或端坐卧位安静休息,鼓励其多翻身、咳嗽,尽量做缓慢的深呼吸。

(2)吸氧:根据缺氧程度及病情选择氧流量。

(3)遵医嘱给予强心、利尿、扩血管药物,注意观察药物作用及不良反应,如血管扩张剂可致头痛及血压下降等;血管紧张素转换酶抑制剂的不良反应有直立性低血压、咳嗽等。

(4)病情观察:应观察呼吸困难的程度、发绀情况、肺部啰音的变化、血气分析和血氧饱和度等,以判断药物疗效和病情进展。

2.水肿

(1)观察水肿的消长程度,每天测量体质量,准确记录出入液量并适当控制液体摄入量。

(2)限制钠盐摄入,每天食盐摄入量少于 5 g,服利尿剂者可适当放宽。限制含钠高的食品、饮料和调味品如发酵面食、腌制品、味精、糖果、番茄酱、啤酒、汽水等。

(3)加强皮肤护理,协助患者经常更换体位,嘱患者穿质地柔软的衣服,经常按摩骨隆突处,预防压疮的发生。

(4)遵医嘱正确使用利尿剂,密切观察其不良反应,主要为水、电解质紊乱。利尿剂的应用时间选择早晨或日间为宜,避免夜间排尿过频而影响患者的休息。

(三)用药观察与护理

1.利尿剂

电解质紊乱是利尿剂最易出现的不良反应,应随时注意观察。氢氯噻嗪类排钾利尿剂,作用于肾远曲小管,抑制 Na^+ 的重吸收,并可通过 Na^+-K^+ 交换机制降低 K^+ 的吸收易出现低钾血症,应监测血钾浓度,给予含钾丰富的食物,遵医嘱及时补钾;氨苯蝶啶:直接作用于肾远曲小管远端,排钠保钾,利尿作用不强,常与排钾利尿剂合用,起保钾作用。出现高钾血症时,遵医嘱停用保钾利尿剂,嘱患者禁食含钾高的食物,严密观察心电监护变化,必要时予胰岛素等紧急降钾处理。

2.血管紧张素转换酶抑制剂

ACE 抑制剂的不良反应有低血压、肾功能一过性恶化、高钾血症、干咳、血管神经性水肿以及少见的皮疹、味觉异常等。对无尿性肾衰竭、妊娠哺乳期妇女和对该类药物过敏者禁止应用,双侧肾动脉狭窄、血肌酐水平明显升高（＞225 μmol/L）、高钾血症（＞5.5 mmol/L）、低血压[收缩压＜12.0 kPa（90 mmHg）]或不能耐受本药者也不宜应用本类药物。

3.洋地黄类药物

洋地黄类药物可以加强心肌收缩力，减慢心率，从而改善心功能不全患者的血流动力学变化。其用药安全范围小，易发生中毒反应。

（1）严格按医嘱给药，教会患者服地高辛时应自测脉搏，如脉搏＜60次/分钟或节律不规则应暂停服药并告诉医师；毛花苷C或毒毛花苷K静脉给药时须稀释后缓慢静脉注射，并同时监测心率、心律及心电图变化。

（2）密切观察洋地黄中毒表现。①心律失常：洋地黄中毒最重要的反应是出现各种类型的心律失常，是由心肌兴奋性过强和传导系统传导阻滞所致，最常见者为室性期前收缩（多表现为二联律）、非阵发性交界区心动过速、房性期前收缩、心房颤动以及房室传导阻滞；快速房性心律失常伴房室传导阻滞是洋地黄中毒的特征性表现。洋地黄可引起心电图ST-T改变，但不能据此诊断为洋地黄中毒。②消化道症状：食欲减退、恶心、呕吐等（需与心力衰竭本身或其他药物所引起的胃肠道反应相鉴别）。③神经系统症状：头痛、头昏、忧郁、嗜睡、精神改变等。④视觉改变：视力模糊、黄视、绿视等。测定血药浓度有助于洋地黄中毒的诊断。

（3）洋地黄中毒的处理：①发生中毒后应立即停用洋地黄药物及排钾利尿剂。②单发室性期前收缩、一度房室传导阻滞等在停药后常自行消失。③对于快速性心律失常患者，若血钾浓度低则静脉补钾，如血钾不低可用利多卡因或苯妥英钠；有传导阻滞及缓慢性心律失常者，可用阿托品0.5～1 mg皮下或静脉注射，需要时安置临时心脏起搏器。

4.β受体阻滞剂

必须从极小剂量开始逐渐加大剂量，每次剂量增加的时间梯度不宜短于7 d，同时严密监测血压、体质量、脉搏及心率变化，防止出现传导阻滞和心力衰竭加重。

5.血管扩张剂

（1）硝普钠：用药过程中，要严密监测血压，根据血压调节滴速，一般剂量为0.72～4.32 mg/(kg·d)，连续用药不超过7 d，嘱患者不要自行调节滴速，体位改变时动作宜缓慢，防止直立性低血压发生；注意避光，现配现用，液体配制后无论是否用完需6～8 h更换；长期用药者，应监测血氰化物浓度，防止氰化物中毒，临床用药过程中发现老年人易出现精神方面的症状，应注意观察。

（2）硝酸甘油：用药过程中可出现头胀、头痛、面色潮红、心率加快等不良反应，改变体位时易出现直立性低血压。用药时从小剂量开始，严格控制输液速度，做好宣教工作，以取得配合。

（四）心理护理

（1）护士自身应具备良好的心理素质，沉着、冷静，用积极乐观的态度影响患者及其家属，使患者增强战胜疾病的信心。

（2）建立良好的护患关系，关心体贴患者，简要解释使用监测设备的必要性及作用，得到患者的充分信任。

（3）对患者及其家属进行适时的健康指导，强调严格遵医嘱服药、不随意增减或撤换药物的重要性，如出现中毒反应，应立即就诊。

(五)出院指导

1.活动指导

患有慢性心力衰竭的患者,往往过分依赖药物治疗,而忽略运动保健。指导患者合理休息与活动,活动应循序渐进,活动量以不出现心悸、气急为原则。适应一段时间后再逐渐缓慢增加活动量。病情好转,可到室外活动。漫步、练体操、打太极拳、练气功等都是适宜的保健方法。如活动不引起胸闷、气喘,表明活动量适度,以后根据各人的不同情况,逐渐增加活动时间。但必须以轻体力、小活动量、长期坚持为原则。

2.饮食指导

坚持合理饮食,进食低盐、低脂、低热量、高蛋白、高维生素、清淡易消化的饮食。适当限制钠盐的摄入,可减轻体液的潴留,减轻心脏负担。一般钠盐(食盐、酱油、黄酱、咸菜等)可限制到每天 5 g 以下,病情严重者限制在每天不超过 3 g。但服用强力利尿剂的患者钠盐的限制不必过严;在严格限制钠摄入时,一般可不必严格限制水分,液体摄入量以每天 1.5～2 L 为宜,但重症心力衰竭的患者应严格限制钠盐及水的摄入。少量多餐,避免过饱。

3.疾病知识指导

给患者讲解心力衰竭最常见的诱因有呼吸道感染、过重的体力劳动、心律失常、情绪激动、饮食不当等。因此一定要注意预防感冒,防止受凉,根据气温变化随时增减衣服;保持乐观情绪;平时根据心功能情况适当参加体育锻炼,避免过度劳累。

4.用药指导

告诉患者及其家属强心药、利尿剂等药物的名称、服用方法、剂量、不良反应及注意事项。定期复查,如有不适,及时复诊。

(崔文娟)

第三章　呼吸内科护理

第一节　支气管扩张症

支气管扩张症是指直径>2 mm 的支气管由于管壁的肌肉和弹性组织破坏引起的慢性异常扩张。临床特点为慢性咳嗽、咳大量脓性痰和/或反复咯血。患者常有童年麻疹、百日咳或支气管肺炎等病史。随着人民生活条件的改善,麻疹、百日咳疫苗的预防接种,以及抗生素的应用,本病发病率已明显降低。

一、病因及发病机制

(一)支气管-肺组织感染和支气管阻塞

支气管-肺组织感染和支气管阻塞是支气管扩张的主要病因。感染和阻塞症状相互影响,促使支气管扩张的发生和发展。其中婴幼儿期支气管-肺组织感染是最常见的病因,如婴幼儿麻疹、百日咳、支气管肺炎等。

由于儿童支气管较细,易阻塞,且管壁薄弱,反复感染破坏支气管壁各层结构,尤其是平滑肌和弹性纤维的破坏削弱了对管壁的支撑作用。支气管炎使支气管黏膜充血、水肿、分泌物阻塞管腔,导致引流不畅而加重感染。支气管内膜结核、肿瘤、异物引起管腔狭窄、阻塞,也是导致支气管扩张的原因之一。由于左下叶支气管细长,且受心脏血管压迫引流不畅,容易发生感染,故支气管扩张左下叶比右下叶多见。肺结核引起的支气管扩张多发生在上叶。

(二)支气管先天性发育缺陷和遗传因素

此类支气管扩张较少见,如巨大气管-支气管症、Kartagener 综合征(支气管扩张、鼻窦炎和内脏转位)、肺囊性纤维化、先天性丙种球蛋白缺乏症等。

(三)全身性疾病

目前已发现类风湿关节炎、Crohn 病、溃疡性结肠炎、系统性红斑狼疮、支气管哮喘等疾病可同时伴有支气管扩张;有些不明原因的支气管扩张患者,其体液免疫和/或细胞免疫功能有不同程度的异常,提示支气管扩张可能与机体免疫功能失调有关。

二、临床表现

(一)症状

1.慢性咳嗽、大量脓痰

痰量与体位变化有关。晨起或夜间卧床改变体位时,咳嗽加剧、痰量增多。痰量多少可估计病情严重程度。感染急性发作时,痰量明显增多,每天可达数百毫升,外观呈黄绿色脓性痰,痰液静置后出现分层的特征:上层为泡沫;中层为脓性黏液;下层为坏死组织沉淀物。合并厌氧菌感染时痰有臭味。

2.反复咯血

50%～70%的患者有程度不等的反复咯血,咯血量与病情严重程度和病变范围不完全一致。大量咯血最主要的危险是窒息,应紧急处理。部分发生于上叶的支气管扩张,引流较好,痰量不多或无痰,以反复咯血为唯一症状,称为"干性支气管扩张"。

3.反复肺部感染

其特点是同一肺段反复发生肺炎并迁延不愈。

4.慢性感染中毒症状

反复感染者可出现发热、乏力、食欲减退、消瘦、贫血等,儿童可影响发育。

(二)体征

早期或干性支气管扩张多无明显体征,病变重或继发感染时在下胸部、背部常可闻及局限性、固定性湿啰音,有时可闻及哮鸣音;部分慢性患者伴有杵状指(趾)。

三、辅助检查

(一)胸部 X 线检查

早期无异常或仅见患侧肺纹理增多、增粗现象。典型表现是轨道征和卷发样阴影,感染时阴影内出现液平面。

(二)胸部 CT 检查

管壁增厚的柱状扩张或成串成簇的囊状改变。

(三)纤维支气管镜检查

有助于发现患者出血的部位,鉴别腔内异物、肿瘤或其他支气管阻塞原因。

四、诊断要点

根据患者有慢性咳嗽、大量脓痰、反复咯血的典型临床特征,以及肺部闻及固定而局限性的湿啰音,结合儿童时期有诱发支气管扩张的呼吸道病史,一般可做出初步临床诊断。胸部影像学检查和纤维支气管镜检查可进一步明确诊断。

五、治疗要点

治疗原则是保持呼吸道引流通畅,控制感染,处理咯血,必要时手术治疗。

(一)保持呼吸道通畅

1.药物治疗

祛痰药及支气管舒张药具有稀释痰液、促进排痰作用。

2.体位引流

对痰多且黏稠者作用尤其重要。

3.经纤维支气管镜吸痰

若体位引流排痰效果不理想,可经纤维支气管镜吸痰及生理盐水冲洗痰液,也可局部注入抗生素。

(二)控制感染

控制感染是支气管扩张急性感染期的主要治疗措施。应根据症状、体征、痰液性状,必要时参考细菌培养及药物敏感试验结果选用抗菌药物。

(三)手术治疗

对反复呼吸道急性感染或大咯血,病变局限在一叶或一侧肺组织,经药物治疗无效,全身状况良好的患者,可考虑手术切除病变肺段或肺叶。

六、常用护理诊断

(一)清理呼吸道无效

咳嗽、大量脓痰、肺部湿啰音与痰液黏稠和无效咳嗽有关。

(二)有窒息的危险

与痰多、痰液黏稠或大咯血造成气道阻塞有关。

(三)营养失调

乏力、消瘦、贫血、发育迟缓与反复感染导致机体消耗增加以及患者食欲缺乏、营养物质摄入不足有关。

(四)恐惧

精神紧张、面色苍白、出冷汗与突然或反复大咯血有关。

七、护理措施

(一)一般护理

1.休息与环境

急性感染或咯血时应卧床休息,大咯血患者需绝对卧床,取患侧卧位。病室内保持空气流通,维持适宜的温度、相对湿度,注意保暖。

2.饮食护理

提供高热量、高蛋白、高维生素饮食,发热患者给予高热量流质或半流质饮食,避免冰冷、油腻、辛辣食物诱发咳嗽。鼓励患者多饮水,每天1 500 mL以上,以稀释痰液。指导患者在咳痰后及进食前后用清水或漱口液漱口,保持口腔清洁,促进食欲。

(二)病情观察

观察痰液量、颜色、性质、气味和与体位的关系,记录24 h痰液排出量;定期测量生命体征,记录咯血量,观察咯血的颜色、性质及量;病情严重者需观察有无窒息前症状,发现窒息先兆,立即向医师汇报并配合处理。

(三)对症护理

1.促进排痰

(1)指导有效咳嗽和正确的排痰方法。

(2)采取体位引流者需依据病变部位选择引流体位,使病肺居上,引流支气管开口向下,利于痰液流出。一般于饭前 1 h 进行。引流时可配合胸部叩击,提高引流效果。

(3)必要时遵医嘱选用祛痰剂或 β₂ 受体激动剂喷雾吸入,扩张支气管、促进排痰。

2.预防窒息

(1)痰液排除困难者,鼓励多饮水或雾化吸入,协助患者翻身、拍背或体位引流,以促进痰液排除,减少窒息发生的危险。

(2)密切观察患者的表情、神志、生命体征,观察并记录痰液的颜色、量与性质,及时发现和判断患者有无发生窒息的可能。如患者突然出现烦躁不安、神志不清,面色苍白或发绀、出冷汗、呼吸急促、咽喉部明显的痰鸣音,应警惕窒息的发生,并及时通知医师。

(3)对意识障碍、年老体弱、咳嗽咳痰无力、咽喉部明显的痰鸣音、神志不清者、突然大量呕吐物涌出等高危患者,立即做好抢救准备,如迅速备好吸引器、气管插管或气管切开等用物,积极配合抢救工作。

(四)心理护理

病程较长,咳嗽、咳痰、咯血反复发作或逐渐加重时,患者易产生焦虑、沮丧情绪。护士应多与其交谈,讲明支气管扩张反复发作的原因及治疗进展,帮助患者树立战胜疾病的信心,缓解焦虑不安情绪。咯血时医护人员应陪伴、安慰患者,帮助情绪稳定,避免因情绪波动加重出血。

(五)健康教育

1.疾病知识指导

帮助患者及其家属了解疾病发生、发展与治疗、护理的全过程。与其共同制定长期防治计划。宣传防治百日咳、麻疹、支气管肺炎、肺结核等呼吸道感染的重要性;及时治疗上呼吸道慢性病灶;避免受凉,预防感冒;戒烟、减少刺激性气体吸入,防止病情恶化。

2.生活指导

讲明加强营养对机体康复的作用,使患者能主动摄取必需的营养素,以增强机体抗病能力。鼓励患者参加体育锻炼,建立良好的生活习惯,劳逸结合,以维护心、肺功能状态。

3.用药指导

向患者介绍常用药物的用法和注意事项,观察疗效及不良反应。指导患者及其家属学习和掌握有效咳嗽、胸部叩击、雾化吸入和体位引流的方法,以利于长期坚持,控制病情的发展;了解抗生素的作用、用法和不良反应。

4.自我监测指导

定期复查。嘱患者按医嘱服药,教患者学会观察药物的不良反应。教会患者识别病情变化的征象,观察痰液量、颜色、性质、气味和与体位的关系,并记录 24 h 痰液排出量。如有咯血,窒息先兆,立即前往医院就诊。

(桑 莉)

第二节 肺 炎

肺炎是指各种原因引起终末气道,肺泡和肺间质的炎症,为呼吸系统常见病。病原微生物感染、理化因素、免疫原性损伤等均可引起肺炎。老年人或免疫功能低下者并发肺炎的病死率高。

一、病因及发病机制

正常情况下,由于局部防御功能的正常发挥,可使气管隆凸以下的呼吸道保持无菌状态。当个体局部或全身免疫功能低下及病原体数量增多、毒力增强时,病原菌被吸入下呼吸道,并在肺泡内生长繁殖,导致肺泡毛细血管充血、水肿、炎细胞浸润和渗出,引起系列临床症状。常见的病原菌有肺炎链球菌、葡萄球菌、肺炎支原体、肺炎衣原体、病毒等。除了金黄色葡萄球菌、铜绿假单胞菌和肺炎克雷伯杆菌等可引起肺组织的坏死性病变容易形成空洞外,肺炎治愈后多不留瘢痕,肺的结构与功能可恢复。

病原菌可通过以下途径入侵:口咽部定植菌吸入;周围空气中带菌气溶胶的直接吸入;由菌血症引起的血行感染;邻近感染部位直接蔓延至肺。分类如下。

(1)按病因分类:①细菌性肺炎。②病毒性肺炎。③真菌性肺炎。④其他病原体所致肺炎。⑤理化性因素所致肺炎。

(2)按解剖学分类:①大叶性肺炎。②小叶性肺炎。③间质性肺炎。

(3)按感染来源分类:①社区获得性肺炎。②医院获得性肺炎。

二、临床表现

(一)症状与体征

多数肺炎患者起病急剧,有高热、咳嗽、咳痰症状,不同类型的肺炎痰液有所区别,当炎症累及胸膜可出现胸痛,常伴随全身毒性症状,如疲乏、肌肉酸痛、食欲缺乏等。

(二)并发症

(1)感染性休克:当病原菌入侵使微循环和小动脉扩张,有效血容量锐减,周围循环衰竭而引起休克,出现感染性休克的表现。

(2)低氧血症:炎症使肺泡通气量减少,动脉血二氧化碳分压升高,动脉血氧分压降低,肺内气体交换障碍引起低氧血症,可出现呼吸困难、发绀等症状。

(3)肺脓肿:肺部炎症的激化,可形成肺脓肿,咳出大量脓痰或脓血痰,有臭味。

(4)肺不张:多见于年老体弱、长期卧床者,由于无力咳嗽,痰液阻塞气道,引起的肺组织萎缩。小面积肺不张症状不明显,严重肺不张可引起呼吸困难、阵发性咳嗽、胸痛、发绀。

(5)支气管扩张:肺炎病程超过3个月者为慢性肺炎,由于长期咳嗽、气道受阻,支气管弹力纤维受损,引起支气管扩张变形,支气管扩张加重肺炎呼吸道症状,引起恶性循环。

三、诊断要点

典型的临床表现结合辅助检查可以确诊。

(一)症状和体征

典型的肺炎症状和体征,如高热,胸痛、咳嗽、咳痰等。

(二)辅助检查

辅助检查包括以下内容:①外周血白细胞检查。②病原学检查。③胸部 X 线片检查。④血清中特异性抗体检测。

四、治疗要点

治疗原则:抗感染和对症治疗。

(一)抗感染

根据不同的感染类型,个体化应用抗生素,重症者尤其强调早期、联合、足量、足疗程、静脉给药。用药疗程至体温恢复正常和呼吸道症状明显改善后 3～5 d 停药。

病毒感染者给予对症治疗,加强支持疗法,防止并发症的发生。中毒症状明显者,如严重呼吸困难、感染性休克、呼吸衰竭等,可应用肾上腺皮质激素。

(二)对症治疗

注意纠正酸碱平衡紊乱,改善低氧血症。

五、护理评估

(一)健康史

询问既往健康状况,有无呼吸道感染史,糖尿病等慢性病史,有无着凉、淋浴、劳累等诱因,有无吸烟等不良生活方式,本次发病的症状体征如何、做过何种治疗等。

(二)身体状况

观察呼吸的频率、节律、深度,有无呼吸困难,胸部叩诊有无实音或浊音,听诊有无啰音和胸膜摩擦音,有无咳嗽,痰液的性质如何,意识、体温和血压有无异常等。

(三)心理-社会因素

了解患者对疾病知识的了解,情绪状态,社会支持度。

(四)辅助检查

胸部 X 线片有无空洞,有无肺纹理改变及炎性浸润;血液白细胞计数有无增多,中性粒细胞有无异常;痰培养有无细菌生长,药物敏感试验结果等。

六、护理诊断及合作性问题

(1)体温过高:与肺部感染有关。

(2)清理呼吸道无效:与痰多、黏稠、咳痰无力有关。

(3)疼痛:胸痛与频繁咳嗽、炎症累及胸膜有关。

(4)潜在并发症:低氧血症、感染性休克与感染有关。

七、护理目标

(1)患者体温降至正常范围。

(2)能掌握咳嗽、咳痰技巧,有效咳痰,保持呼吸顺畅。

(3)学会放松技巧,疼痛缓解,舒适感增强。

(4)无并发症,或能及时发现并发症的先兆及时处理。

八、护理措施

(一)一般护理

为患者创造良好的室内环境。注意保暖,卧床休息,呼吸困难者,可采取半坐卧位,增强肺通气量。给予"三高"饮食,鼓励多饮水,酌情补液,病情危重、高热者可给清淡易消化半流质饮食。加强口腔护理,预防口腔感染。

(二)病情观察

定时测量生命体征,观察意识状态、有无休克先兆,如有四肢发凉,体温下降,无烦躁不安或反应迟钝等表示病情加重。观察记录尿量、尿 pH 和尿比重。军团菌释放毒素可引起低血钠等,应定期检查患者血电解质、尿常规及肾功能。

(三)对症护理

(1)指导患者有效咳嗽技巧,减轻疼痛:痰液黏稠不易咳出或无力咳出时,可协助叩背、体位引流雾化吸入、应用祛痰药,促进排痰,保持呼吸道通畅。胸痛时可用宽胶布固定患侧胸部或应用止痛药以减轻疼痛。

(2)给予氧气吸入:提高血氧饱和度,改善呼吸困难症状。对于肺水肿患者,应在湿化瓶中加入50%乙醇,以减低肺泡中液体表面张力,使泡沫破裂,改善气体交换,缓解症状。

(3)休克患者的护理:立即采取去枕平卧、下肢略抬高,严密观察生命体征,迅速建立两条静脉通路。补液原则:先盐后糖,先快后慢,见尿加钾。一条通路快速补充血容量,根据医嘱给予右旋糖酐-40 或葡萄糖盐水和抗生素,注意掌握输入量和速度,防止发生肺水肿;另一条通路输入血管活性药物,根据血压调节药物浓度和滴速,血压应维持在(12.0~13.3)/(8.0~9.3)kPa[(90~100)/(60~70)mmHg],脉压差应高于2.7 kPa(20 mmHg)。

(4)高热护理:对症处理,体温低下者应予保暖,高热者给予物理降温,药物降温应使体温降至37 ℃~38 ℃即可,避免出汗过多引起虚脱。

(四)用药护理

密切观察药物疗效及不良反应。静脉输液过程中,注意配伍禁忌,控制好输入量和速度,防止肺水肿的发生。红霉素为治疗军团菌肺炎的首选药,既可以口服,也可静脉滴注,常见药物不良反应为恶心、呕吐等胃肠道不适感,应慢速滴入,避免空腹用药。注意观察有无二重感染的迹象发生。

(五)心理护理

多数肺炎患者起病急剧,对其身体和生活造成很大影响,当病因不明诊断未出的情况下,对患者采取相应的隔离措施尤其会引起患者恐慌,因此,对该类患者的解释应透彻,并给予必要的心理干预。

(六)标本采集

清晨咳痰前,给予多贝尔液含漱 2~3 次,再用生理盐水漱口,指导患者深吸气后,用力咳嗽,将来自下呼吸道的痰液直接吐入无菌容器中加盖,2 h 内尽快送检。血液标本应在应用抗生素前进行,采血量应在 10 mL 以上,寒战、高热期采血阳性率高。

(七)其他

发现可疑发热患者应及时采取呼吸道隔离,防止交叉感染。

九、护理评价

(1)体温是否恢复正常。

(2)有无掌握咳痰技巧,能否有效咳嗽、咳痰,呼吸是否顺畅。

(3)胸痛是否缓解。

(4)有无并发症,能否及时发现并发症的先兆,是否能及时配合处理。

十、健康指导

避免过度疲劳、淋雨,季节交换时避免受凉,感冒流行时少去公共场所;纠正不良生活习惯,戒烟、避免酗酒,积极参加体育锻炼,增强机体抵抗力;保持口腔卫生,预防上呼吸道感染,及时、彻底治疗呼吸道及其他部位的感染病灶;肺炎易感者,可接受疫苗注射。

十一、分类

(一)肺炎链球菌肺炎

肺炎链球菌肺炎是由肺炎链球菌感染所引起的肺炎。本病好发于冬季和初春,约占社区获得性肺炎的半数,青壮年男性发病率高。肺炎球菌为口腔和鼻咽部的正常定植菌株,当机体抵抗力下降,协同受凉、疲劳、饥饿、长期卧床等诱因时,病菌入侵,在肺泡内繁殖滋长,引起肺泡壁水肿,白细胞和红细胞渗出,经 Cohn 孔向肺的中央部分蔓延,使病变呈肺段或肺叶急性炎性实变。由于病变始于外周,因而叶间分界清楚。典型病理分期为充血期、红色肝变期、灰色肝变期、消散期,抗生素应用后,肺炎发展至整个大叶性炎症已不多见,典型的肺实变则少,而以肺段性炎症居多。肺炎球菌不产生毒素,一般情况下,不引起原发性组织坏死或形成空洞,病变消散后肺组织结构无损坏,不留纤维瘢痕。

1.临床表现

(1)症状和体征:病情轻重存在个体差异。典型的表现为:起病急剧,寒战、高热,呈稽留热;约75%的患者有胸痛,咳嗽和吸气时加重,如炎症累及膈面胸膜时,可有同侧上腹部或肩部放射性疼痛。初期有刺激性干咳,有少量白色黏液痰或带血丝痰,1～2 d 后可咳出铁锈色痰。肺泡实变可引起通气不足,且胸痛限制呼吸而引起呼吸困难,重者动脉血氧饱和度下降,皮肤、口唇发绀。可伴随头痛、肌肉酸痛、食欲缺乏、呕吐、腹泻、腹胀等全身症状。严重感染可有神志不清、谵妄或昏迷等神经系统症状。

患者呈急性病容,常伴口唇单纯疱疹,病变广泛时可有发绀。早期病变有胸廓呼吸运动幅度减小,叩诊有轻度浊音,呼吸音减弱,累及胸膜可闻及捻发音和胸膜摩擦音。肺大片实变时,叩诊浊音增强,触觉语颤增强,可闻及支气管呼吸音。消散期可闻及湿啰音。

本病自然病程为1～2 周,发病5～10 d,体温可自行消退。使用抗生素治疗体温可在1～3 d 恢复正常,其他症状和体征随之逐渐消失。

(2)并发症:已少见。严重感染中毒症者可发生感染性休克,其他并发症有胸膜炎、脓胸、肺脓肿等。

2.辅助检查

血液检查:白细胞计数多在(10～40)×10^9/L,中性粒细胞比例增多,高达80%以上,伴核左移,细胞内可见中毒颗粒,老年人、免疫力低下者白细胞计数增高不明显;痰液检查:痰培养和涂片做革兰氏染色及夹膜染色镜检可找到致病菌,抗生素治疗前血培养可呈阳性;胸部 X 线片:早期仅有肺纹理增粗或病变肺段模糊,肺发生实变可显示大片阴影,并可见支气管气道征。消散期,阴影可完全消散,少数病例肺泡内纤维蛋白吸收不完全,可形成机化性肺炎。

3.诊断要点

疾病发生于冬、春两季,突然寒战、高热、胸疼、咳嗽和咳铁锈色痰。肺部叩诊浊音,语颤增强,听诊闻及管状呼吸音和湿啰音。实验室检查白细胞增多,核左移、痰涂片及培养发现致病菌。X线检查显示病变肺段炎性阴影等,即可确诊。

4.治疗要点

首选青霉素。症状轻者,青霉素80万U,肌内注射,每天3次。症状重者,给予青霉素240万~480万U,静脉滴注,并发脑膜炎时,剂量可增至1 000万~3 000万U,分4次静脉滴注,每次1 h内滴完,以维持有效血浓度。或选用第1代或第2代头孢菌素,如头孢唑林、头孢孟多(头孢羟唑)等。对青霉素及头孢类药物过敏者,可用红霉素每天1.5 g静脉滴注,或林可霉素每天2 g静脉滴注。此外,结合相应的支持疗法,卧床休息,补充营养,多食富含维生素的水果、蔬菜,发热患者多饮水,补充液体。有呼吸困难者吸氧,腹胀明显者给予肛管排气,及时给予退热、止咳去痰等对症处理,禁用抑制呼吸的镇静药。

(二)葡萄球菌肺炎

葡萄球菌肺炎是由葡萄球菌引起的急性化脓性肺部炎症。起病急剧,早期可有循环衰竭,治疗不及,病死率高。常发生于糖尿病、血液病、艾滋病或原有支气管肺疾病者。儿童患流感或麻疹时易并发肺炎。此外,皮肤感染病灶中的葡萄球菌经血液循环到肺部,可引起多处肺实变、化脓及组织坏死。葡萄球菌为革兰氏染色阳性球菌,其致病物质主要是毒素与酶,具有溶血、坏死、杀白细胞及血管痉挛等作用。致病力可用血浆凝固酶来测定,金黄色葡萄球菌凝固酶为阳性,因而致病力较强,是化脓性感染的主要原因。

1.临床表现

(1)症状与体征:起病急剧,体温高达39 ℃~40 ℃,胸痛,脓痰,量多,带血丝或呈脓血状,全身毒性症状明显,病情严重者可早期出现周围循环衰竭,老年人症状可不典型。血源性葡萄球菌肺炎常有局部感染或侵入性治疗史,较少咳脓痰。

早期阳性体征不明显,与严重中毒症状和呼吸道症状不一致,其后可出现两肺散在湿啰音。病变较大或融合时可有肺实变体征。

(2)并发症:多并发肺脓肿、肺气囊肿和脓胸。

2.辅助检查

血液检查:白细胞计数增高,中性粒细胞比例增高,核左移;胸部X线片:显示肺段或肺叶实变,可形成空洞或呈小叶状浸润,其中有单个或多发的液气囊腔,X线阴影的易变性可表现为一处炎性浸润消失而另有新病灶的出现。

3.诊断要点

根据全身毒血症状,咳嗽、脓血痰,白细胞计数增高、中性粒细胞比例增加、核左移、中毒颗粒和X线表现,可初步诊断。细菌学检查结果可作为确诊依据。

4.治疗要点

治疗原则为早期清除原发病灶,抗感染治疗,加强支持疗法。抗生素的选择应参考药物敏感试验结果。由于金黄色葡萄球菌对青霉素高度耐药,因而首选用耐青霉素酶的半合成青霉素或头孢类药物,如苯唑西林钠、氯唑西林等,联合氨基糖苷类药可增强疗效。

(三)克雷伯杆菌肺炎

克雷伯杆菌肺炎是由肺炎克雷伯杆菌引起的急性肺部炎症,亦称肺炎杆菌肺炎。多见于老年、营养不良、慢性酒精中毒、已有慢性支气管-肺疾病和全身衰竭的患者,为院内获得性肺炎的重要致病菌,病死率较高。肺炎克雷伯杆菌属革兰氏阴性杆菌为上呼吸道和肠道寄居菌,有荚膜,当机体抵抗力降低时,在肺泡内生长繁殖时,引起组织坏死、液化、形成单个或多发性脓肿。

症状与其他肺炎类似,典型病例痰液呈黏稠脓性、量多、带血,灰绿色或红砖色、胶状,无臭味。可有发绀、气急、心悸,可早期出现休克。X线显示肺叶或小叶实变,有多发性蜂窝状肺学脓肿,叶间隙下坠。老年体衰患者有急性肺炎、中毒性症状严重且有血性黏稠痰者须考虑本病。确诊有待于痰的细菌学检查,并与其他肺炎相鉴别。

本病一经确诊应及早用药。首选氨基糖苷类药物,如庆大霉素、卡那霉素、阿米卡星(丁胺卡那霉素)等,重症者联合使用头孢菌类药物。应加强支持疗法,免疫力降低者容易发生菌血症,预后差。

(四)军团菌肺炎

军团菌肺炎主要是嗜肺军团杆菌感染引起的以肺炎为主的全身性疾病。多数病例为散发性,又称军团菌。为革兰氏阴性杆菌,存在于水和土壤中,可通过供水系统、空调或蒸气吸入进入呼吸道引起感染。发生于夏末和秋初,吸烟,酗酒和应用免疫抑制者多见。

典型病例起病慢,潜伏期一般为 $2\sim10$ d,前期可有倦怠,发热,头痛和咳嗽。随后出现高热,头痛,咳嗽加剧,咳黏液样血丝痰,一般无脓痰,可有消化道症状,如腹泻、呕吐等。重者可出现嗜睡等神志改变和呼吸衰竭。患者呈急性病容,可有相对缓脉、湿啰音等体征,重症者有肺部实变体征和胸部摩擦音。早期X线胸片显示片状肺泡浸润阴影,随病情进展,可出现肺段、叶实变征象,伴多发性圆形致密影。实验室检查白细胞计数增高,核左移、血沉加快,可有低血钠、肝功能试验异常、肾功能受损者有镜检血尿等。

除支持疗法,临床治疗首选红霉素,每天 $1\sim2$ g,分 4 次口服,重症者静脉给药,必要时应用利福平,疗程应超过 3 周,防止复发。

(张　雪)

第四章　神经内科护理

第一节　眩晕的护理

眩晕是视觉、本体感觉、前庭功能障碍所致的一组综合征,国外多采用 dizziness 一词,国内习惯上称此为头晕,将 vertigo 称为眩晕,事实上 vertigo 是 dizziness 的类型之一。一般认为,眩晕是人的空间定位障碍所致的一种主观错觉,对自身周围的环境、对自身位置的判断发生错觉。通常认为头昏头晕相对较轻,而眩晕较重。眩晕包括摇摆感、倾斜感、漂浮感、升降感等。

一、发病原因

(一)前庭系统性眩晕

1.周围性眩晕

(1)耳源性:外耳及中耳病变,如外耳道耵聍、急慢性中耳炎、梅尼埃病、迷路炎。

(2)神经源性:听神经瘤、脑桥小脑角肿瘤、脑膜炎。

2.中枢性眩晕

(1)脑干疾病:延髓外侧综合征、锁骨下动脉盗血综合征、椎-基底动脉性偏头痛。

(2)小脑疾病:小脑脓肿、小脑出血。

(3)大脑疾病:颞叶肿瘤脑血管病变、颞叶癫痫脑部脓肿、脑部感染。

(二)非前庭系统性眩晕

常见的有以下原因。

(1)眼性眩晕:眼外肌麻痹、屈光不正。

(2)心血管疾病:高血压、心律不齐。

(3)全身中毒性、代谢性、感染性疾病。

(4)各种原因引起的贫血。

(5)头部外伤后眩晕:颅底骨折、脑震荡。

(6)颈椎病及颈肌病。

(7)神经症。

二、辅助检查

(一)视动型眼震

正规方法是用一个带竖条纹的滚筒,按一定的方向和速度滚动,患者注视滚筒,正常可诱发出与滚筒方向相反的眼震。若不出现眼震或方向倒错,则为异常。本试验亦可用画有红白竖条的长条布人工移动,或者用较宽的皮尺拉动,让患者注视亦可出现同样的结果。

(二)旋转眼震诱发试验

让患者坐于可控制转动速度的椅子上,检查外侧半规管时,头部前倾 30°,检查垂直半规管时头部矢状方向位于水平位,转动椅子观察旋转时眼震情况及旋转停止后眼震情况,可以用来鉴别一侧迷路病变、迷路部分性病变、小脑性病变和周围性前庭系统病变,亦可大概判断病变程度。

(三)温度眼震检查(冷热水试验)

向外耳道内注 44 ℃温水或 30 ℃冷水,使半规管内的淋巴变热或变冷,内淋巴流动刺激半规管嵴诱发眼震。此检查可帮助诊断梅尼埃病、前庭神经炎、听神经瘤及氨基糖苷类药物中毒等。中枢性前庭系统损害通常无改变。

(四)视觉抑制性试验

前庭器官病变出现的自发性眼震、温度性眼震和旋转性眼震,可出现视觉抑制现象,50%～85% 的患者表现出眼震在暗室呈阳性,而明亮的房间眼震可被抑制。若视觉抑制眼震减少,提示小脑半球、脑桥旁中央网状结构或顶下小叶病变,因为上述结构是对前庭的视觉抑制系统。

(五)重心变动试验

让患者站立在重心变动仪上,仪器可记录患者重心变动的轨迹,同时记录睁、闭眼的区别。一侧迷路损害时为左右型,双侧迷路损害时为前后型,小脑病变时为弥散型,脊髓空洞症时为向心型,氨基糖苷类药物中毒或潜水病时表现为前后型的变动。

三、诊断与鉴别诊断

(一)发作性眩晕

1.良性头位性眩晕

(1)临床症状:眩晕反复发作,发作期间是间断性眩晕,发作数秒或几分钟,暂停后又眩晕,没有听力障碍。

(2)床边检查:在坐位迅速改变至激发头位时,数秒潜伏期后出现眼震。

(3)辅助检查:变位性眼震试验阳性,余正常。

2.梅尼埃病

(1)临床症状:突然发作的旋转性眩晕,发作期间呈持续性眩晕,耳鸣、耳聋、耳胀满感及平衡障碍。

(2)床边检查:自发性眼震、Mann 试验阳性、感音性耳聋。

(3)辅助检查:前庭功能下降,甘油试验阳性。

3.短暂性脑缺血发作

(1)临床症状:发作期间眩晕呈持续性,复视、吞咽障碍及共济失调,时间不超过 24 h。

(2)床边检查:眼震、眼外肌麻痹、吞咽障碍、Robergzhe 征阳性、共济失调。

(3)辅助检查:头 CT/MRI 可见动脉硬化、狭窄等。

(二)持续性眩晕

1.药物性眩晕

(1)临床症状:耳毒性药物史、眩晕及平衡障碍,眩晕为持续性,恶心、呕吐,前庭功能下降,平衡障碍突出。

(2)床边检查:自发性眼震、耳聋、Romberg 征阳性。

(3)辅助检查:感音性耳聋、前庭功能下降。

2.前庭神经炎

(1)临床症状:上呼吸道感染史,突然强烈的旋转性眩晕,共济失调、走路不稳。

(2)床边检查:早期自发性眼震,后期位置性眼震、平衡障碍。

(3)辅助检查:前庭功能下降,电测听常无改变。

3.脑干病变

(1)临床症状:眩晕持续时间长,复视、走路不稳、面神经或展神经麻痹、吞咽困难等,重症四肢瘫。

(2)床边检查:脑神经麻痹,交叉性瘫痪或交叉性感觉障碍,共济失调。

(3)辅助检查:头 CT/MRI、SEP、BAEP 改变。

4.小脑病变

(1)临床症状:以眩晕、剧吐发病,伴头痛、走路不稳,可见复视。重症出现意识障碍、颅内压升高。

(2)床边检查:肌张力降低、共济失调、Romberg 征阳性。

(3)辅助检查:头 CT/MRI 有改变。

5.听神经瘤

(1)临床症状:耳鸣、耳聋数月后出现眩晕;进行性耳聋;语音分辨力下降,如打电话困难。

(2)床边检查:感音性耳聋、自发性眼震、Romeberg 征阳性。

(3)辅助检查:头 CT/MRI 有改变,前庭功能下降。

6.脑室病变

(1)临床症状:头痛、剧吐,头痛更为突出,有颅内压增高症状。

(2)床边检查:可见颈强直、视盘水肿。

(3)辅助检查:头 CT/MRI 可有改变。

四、护理措施

(一)眩晕发作时

(1)有眩晕症状发生时,嘱患者卧床休息。

(2)有恶心、呕吐时,患者应侧卧并保持呼吸道通畅。如呕吐污染衣物及被服时及时更换,保持床单位清洁。

(3)嘱患者避免突然改变体位,下床活动时应有人搀扶。

(4)呼叫器放于患者易取之处,眩晕发作时及时通知医务人员。

(二)给患者创造良好的环境

(1)将患者经常使用的物品放在容易拿取的地方。

(2)保持周围环境中没有障碍物,注意地面要防滑。

（3）把患者安排在离护士站近的房间里，便于巡视患者。

（4）指导患者穿大小合适、鞋底不滑的鞋。

（5）指导患者、家属有关的安全防护措施。如保持周围环境的安全，患者行走时有人搀扶。

（6）保持环境安静，避免诱因，操作轻柔，尽量减少不良刺激。

（三）健康指导

患者应养成良好的生活习惯，让患者了解心情紧张、压力过大及一些不良刺激（如睡眠不足、不良气味等）会诱发眩晕。有梅尼埃病的患者家中常备治疗眩晕药物，有椎-基底供血不足及TIA的患者应积极治疗原发病。

（李佳佳）

第二节 脑 卒 中

脑血管病是一组由脑血管发生血液循环障碍而引起的脑功能障碍的疾病。脑卒中又称中风或脑血管意外，是一组以急性起病、局灶性或弥漫性脑功能缺失为共同特征的脑血管病，通常指脑出血、脑梗死、蛛网膜下腔出血。脑卒中主要由于血管壁异常、血栓、栓塞以及血管破裂等所造成的神经功能障碍性疾病。我国脑卒中呈现高发病率、高复发率、高致残率、高死亡率的特点。据世界卫生组织调查结果显示，我国脑卒中发病率高于世界平均水平。世界卫生组织MONICA研究表明，我国的脑卒中发生率正以每年8.7%的速率上升。我国居民第三次死因调查报告显示，脑血管病已成为国民第一位的死因。我国脑卒中的死亡率高于欧美国家4～5倍，是日本的3.5倍，甚至高于泰国、印度等发展中国家。MONICA研究也表明，脑卒中病死率为20%～30%。世界卫生组织对中国脑卒中死亡的人数进行了预测，如果死亡率维持不变，到2030年，我国每年将有近400万人口死于脑卒中；如果死亡率增长1%，到2030年，我国每年将有近600万人口死于脑卒中。我国现幸存脑卒中患者近700万人，其中致残率高达75%，约有450万患者不同程度地丧失了劳动能力或生活不能自理。脑卒中复发率超过30%，5年内再次发生率达54%。

一、脑出血的护理评估

脑出血是指原发于脑内动脉、静脉和毛细血管的病变出血，以动脉出血为多见，血液在脑实质内积聚形成脑内血肿。脑内出血临床病理过程与出血量和部位有关。小量出血时，血液仅渗透在神经纤维之间，对脑组织破坏较少；出血量较大时，血液在脑组织内积聚形成血肿，血肿的占位效应压迫外周脑组织，撕裂神经纤维间的横静脉使血肿进一步增大，血液成分特别是凝血酶、细胞因子 IL-1、TNF-α、血红蛋白的溶出等致使血肿外周的脑组织可在数小时内形成明显脑水肿、缺血和点状的微出血，血肿进一步扩大，导致邻近组织受压移位、以致形成脑疝。脑内血肿和脑水肿可向内压迫脑室使之移位，向下压迫丘脑、下丘脑，引起严重的自主神经功能失调症状。幕上血肿时，中脑受压的危险性很大；小脑血肿时，延髓易于受下疝的小脑扁桃体压迫。脑内血肿可破入脑室或蛛网膜下腔，形成继发性脑室出血和继发性蛛网膜下腔出血。

（一）病因分析

高血压动脉硬化是自发性脑出血的主要病因,高血压患者约有 1/3 的概率发生脑出血,而 93.91% 脑出血患者中有高血压病史。其他还包括脑淀粉样血管病、动脉瘤、动脉-静脉畸形、动脉炎、血液病等。

（二）临床观察

高血压性脑出血以 50 岁左右高血压患者发病最多。由于与高血压的密切关系以致在年轻高血压患者中,个别甚至仅 30 余岁也可发生。脑出血虽然在休息或睡眠中也会发生,但通常是在白天情绪激动、过度用力等体力或脑力活动紧张时即刻发病。除有头昏、头痛、工作效率差、鼻出血等高血压症状外,平时身体一般情况常无特殊。脑出血发生前常无预感。极个别患者在出血前数小时或数天诉有瞬时或短暂意识模糊、手脚动作不便或说话含糊不清等脑部症状。高血压性脑出血常突然发生,起病急骤,往往在数分钟到数小时内病情发展到高峰（图 4-1）。

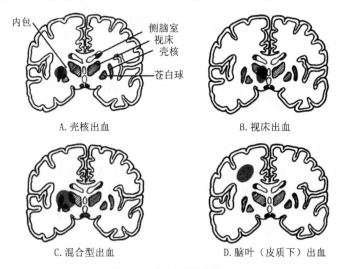

图 4-1　高血压性脑出血

1.壳核出血

大脑基底节为最常见的出血部位,约占脑出血的 60%。由于损伤到内囊故称为内囊出血。除具有脑出血的一般症状外,内囊出血的患者常有头和眼转向出血病灶侧,呈"凝视病灶"状和"三偏"症状,即偏瘫、偏身感觉障碍和偏盲。

（1）偏瘫:出血病灶对侧的肢体偏瘫,瘫痪侧鼻唇沟较浅,呼气时瘫侧面颊鼓起较高。瘫痪肢体由弛缓性瘫痪逐渐转为痉挛性瘫痪,上肢呈屈曲内收,下肢强直,腱反射转为亢进,可出现踝阵挛,病理反射阳性,呈典型上运动神经元性偏瘫。

（2）偏身感觉障碍:出血灶对侧偏身感觉减退,用针刺激肢体、面部时无反应或反应较另一侧迟钝。

（3）偏盲:在患者意识状态能配合检查时还可发现病灶对侧同向偏盲,主要是由于经过内囊的视放射受累所致。

另外,主侧大脑半球出血可伴有失语症,脑出血患者亦可发生顶叶综合征,如体象障碍（偏瘫无知症、幻多肢、错觉性肢体移位等）、结构性失用症、地理定向障碍等。记忆力、分析理解、计算等智能活动往往在脑出血后明显减退。

2.脑桥出血

常突然起病，出现剧烈头痛、头晕、眼花、坠地、呕吐、复视、讷吃、吞咽困难、一侧面部发麻等症状。起病初意识可部分保留，但常在数分钟内进入深度昏迷。出血往往先自一侧脑桥开始，表现为交叉性瘫痪，即出血侧面部瘫痪和对侧上下肢弛缓性瘫痪。头和两眼转向非出血侧，呈"凝视瘫肢"状。脑桥出血常迅速波及两侧，出现两侧面部和肢体均瘫痪，肢瘫大多呈弛缓性。少数呈痉挛性或呈去脑强直。双侧病理反射呈阳性。头和两眼位置回到正中，两侧瞳孔极度缩小。这种"针尖样"瞳孔见于1/3的脑桥出血患者，为特征性症状，系由于脑桥内交感神经纤维受损所致。脑桥出血常阻断下丘脑对体温的正常调节而使体温急剧上升，呈持续高热状态。由于受脑干呼吸中枢的影响常出现不规则呼吸，可于早期就出现呼吸困难。脑桥出血后，如两侧瞳孔散大、对光反射消失、呼吸不规则、脉搏和血压失调、体温不断上升或突然下降，则提示病情危重。

3.小脑出血

小脑出血多发生在一侧小脑半球，可导致急性颅内压增高，脑干受压，甚至发生枕大孔疝。起病急骤，少数病情凶险异常，可即刻出现神志深度昏迷，短时间内呼吸停止；多数患者于起病时神志清楚，常诉一侧后枕部剧烈头痛和眩晕，呕吐频繁，发音含糊；瞳孔往往缩小，两眼球向病变对侧同向凝视，病变侧肢体动作共济失调，但瘫痪可不明显，可有脑神经麻痹症状、颈项强直等。病情逐渐加重，意识渐趋模糊或昏迷，呼吸不规则。

4.脑室出血

脑室出血多由于大脑基底节处出血后破入侧脑室，以致血液充满整个脑室和蛛网膜下腔系统。小脑出血和脑桥出血也可破入第四脑室，这种情况极其严重。意识往往在1～2 h陷入深度昏迷，出现四肢抽搐发作或四肢瘫痪。双侧病理反射呈阳性。四肢常呈弛缓性瘫痪，所有腱反射均引不出，可阵发出现强直性痉挛或去脑强直状态。呕吐咖啡色残渣样液体，高热、多汗和瞳孔极度缩小，呼吸深沉带有鼾声，后转为浅速和不规则。

(三)辅助检查

1.CT检查

CT检查可显示血肿部位、大小、形态，是否破入脑室，血肿外周有无低密度水肿带及占位效应、脑组织移位等。24 h内出血灶表现为高密度，边界清楚(图4-2)。48 h以后，出血灶高密度影外周出现低密度水肿带。

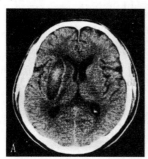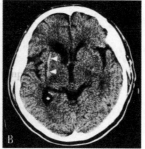

图 4-2　壳核外囊型脑出血的演变 CT

注:脑出血发病40 d后CT平扫(图4-2A)显示右侧壳核外囊区有一个卵圆形低密度病灶，其中心密度略高，同侧侧脑室较对侧略小。2.5个月后复查CT(图4-2B)平扫可见原病灶部位呈裂隙状低密度，为后遗脑软化灶，并行伴有条状血肿壁纤维化高密度(白箭头)，同侧侧脑室扩大

2.DSA

脑血管 DSA 对颅内动脉瘤、脑血管畸形等的诊断均有重要价值(图 4-3)。颈内动脉造影正位像可见大脑前、中动脉间距在正常范围,豆纹动脉外移(黑箭头)。

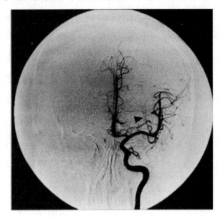

图 4-3　内囊出血 DSA

3.MRI

MRI 具有比 CT 更高的组织分辨率,且可直接多方位成像,无颅骨伪影干扰,又具有血管流空效应等特点,使对脑血管疾病的显示率及诊断准确性,比 CT 更胜一筹。CT 能诊断的脑血管疾病,MRI 均能做到;而对发生于脑干、颞叶和小脑等的血管性疾病,MRI 比 CT 更佳;对脑出血、脑梗死的演变过程,MRI 比 CT 显示更完整;对 CT 较难判断的脑血管畸形、烟雾病等,MRI 比 CT 更敏感。

4.TCD

多普勒超声检查最基本的参数为血流速度与频谱形态。血流速度增加可表示高血流量、动脉痉挛或动脉狭窄;血流速度减慢则可能是动脉近端狭窄或循环远端阻力增高的结果。

(四)内科治疗

(1)静脉补液:静脉给予生理盐水或乳酸 Ringer 溶液静脉滴注,维持正常的血容量。

(2)控制血糖:既往有糖尿病病史和血糖＞200 mg/L 者应给予胰岛素。低血糖者最好给予10％～20％葡萄糖静脉输液,或静脉推注 50％葡萄糖溶液纠正。

(3)血压的管理:有高血压病史的患者,平均动脉压应控制在 17.3 kPa（130 mmHg）以下。颅内压（ICP）监测增高的患者,脑灌注压［CPP＝（MAP－ICP）］应保持＞9.3 kPa（70 mmHg）。刚手术后的患者应避免平均动脉压＞14.7 kPa（110 mmHg）。心力衰竭、心肌缺血或动脉内膜剥脱,血压＞26.7/14.7 kPa（200/110 mmHg）者,应控制平均动脉压在 17.3 kPa（130 mmHg）以下。

(4)控制体温:体温＞38.5 ℃的患者及细菌感染者,给予退烧药及早期使用抗生素。

(5)维持体液平衡。

(6)禁用抗血小板和抗凝治疗。

(7)降颅压治疗:甘露醇（0.25～0.5 g/kg 静脉滴注）,每隔 6 h 给药 1 次。通常每天的最大量是 2 g/kg。

(8)纠正凝血异常:常用药物如华法林、鱼精蛋白、6-氨基己酸、凝血因子Ⅷ和新鲜血小板。

(五)手术治疗

1.开颅血肿清除术

对基底节区出血和皮层下出血,传统手术为开颅血肿清除。壳核出血一般经颞叶中回切开入路。1972年Suzuki提倡经侧裂入路,以减少颞叶损害。对脑室积血较多者可经额叶前角或经侧脑室三角区入路清除血肿,并行脑室外引流术。传统开颅术因时间较长,出血较多,手术常需全麻,术后并发症较多,易发生肺部感染及上消化道出血,而使年龄较大、心肺功能较差的患者失去手术治疗的机会。其优点在于颅压高、有脑疝的患者可同时行去骨片减压术。

2.颅骨开窗血肿清除术

用于壳核出血、皮层下出血及小脑出血。壳核出血在患侧颞部做一向前的弧形皮肤切口,分开颞肌,颅骨钻孔后扩大骨窗至3 cm×3 cm大小,以星形剪开脑膜,手术宜在显微镜下进行,既可减小皮层切开以及脑组织切除的范围,还能窥清出血点。在颞中回做1.5 cm皮层切开,用窄脑压板轻轻牵开脑组织,见血肿后用吸引器小心吸除血块,其内侧壁为内囊方向不易出血,应避免压迫或电灼,而血肿底部外侧常见豆纹动脉出血点,用银夹夹闭或用双极电凝止血,其余地方出血常为静脉渗血,用吸收性明胶海绵片压迫即可止血。小脑出血如血肿不大,无扁桃体疝者也可在患侧枕外隆凸水平下2 cm,正中旁开3 cm为中心做皮肤切口,钻颅后咬除枕鳞部成3 cm直径骨窗即可清除小脑出血。该手术方法简单、快捷、失血较少,在局麻下也可完成,所以术后意识恢复较快,并发症特别是肺部感染相对减少,即使是高龄、一般情况差的患者,也可承受该手术。

3.钻颅血肿穿刺引流术

多采用CT引导下立体定向穿刺加引流术。现主要有3种方法:以CT示血肿中心为靶点,局麻下颅骨钻孔行血肿穿刺,首次抽吸量一般达血肿量的1/3～1/2,然后注入尿激酶6 000 U,6～12 h后再次穿刺及注药,或同时置入硅胶引流管做引流,以避免反复穿刺而损伤脑组织。Niizuma用此方法治疗除脑干外的其他各部位出血175例,半年后随访优良率达86%,死亡率11%。优点在于操作简单、安全、局麻下能完成,同时应用尿激酶可较全清除血肿,高龄或危重患者均可采用,但在出血早期因血肿无液化效果不好。

4.椎颅血肿碎吸引流术

以CT示血肿中心为靶点,局麻下行椎颅血肿穿刺,置入带螺旋绞丝的穿刺针于血肿中心,在负压吸引下将血块粉碎吸出,根据吸除量及CT复查结果,血肿清出量平均可达70%。此法简单易行,在急诊室和病床旁均可施行,高龄及危重患者也可应用。但有碎吸过度损伤脑组织及再出血的危险,一般吸出量达血肿量的50%～70%即应终止手术。

5.微创穿刺冲洗尿激酶引流术

是使用带锥颅、穿刺、冲洗引流为一体的穿刺管,将其置入血肿中心后用含尿激酶、肝素的生理盐水每天冲洗1次的引流术,现已有许多医院应用。

6.脑室外引流术

单纯脑室出血和脑内出血破入脑室无开颅指征者,可行脑室外引流术。一般行双额部钻孔引流,1980年Suzuki提出在双侧眶上缘、中线旁开3 cm处分别钻孔,置管行外引流,因放入引流管与侧脑室体部大致平行,可引流出后角积血。也有人主张双侧置管,一管做冲洗另一管用于引流,或注入尿激酶加速血块的溶解。

7.脑内镜辅助血肿清除术

颅骨钻孔或小骨窗借助脑内镜在直视下清除血肿,其对脑组织的创伤小,清除血肿后可以从不同角度窥清血肿壁。

二、蛛网膜下腔出血的护理评估

颅内血管破裂后血液流入蛛网膜下腔时,称为蛛网膜下腔出血。自发性蛛网膜下腔出血可由多种病因所致,临床表现为急骤起病的剧烈头痛、呕吐、意识障碍、脑膜刺激征和血性脑脊液,占脑卒中的 10%~15%。其中半数以上是先天性颅内动脉瘤破裂所致,其余是由各种其他的病因所造成的。

(一)病因分析

引起蛛网膜下腔出血的病因很多,在 SAH 的病因中以动脉瘤破裂占多数,达 76%,动-静脉畸形占 6%~9%,动-静脉畸形合并动脉瘤占 2.7%~22.8%。较常见的为:①颅内动脉瘤及动-静脉畸形的破裂。②高血压、动脉硬化引起的动脉破裂。③血液病,如白血病、血友病、恶性贫血等。④颅内肿瘤,原发者有胶质瘤、脑膜瘤等;转移者有支气管性肺癌等。⑤血管性变态反应,如多发性结节性动脉炎、系统性红斑狼疮等。⑥脑与脑膜炎症,包括化脓性、细菌性、病毒性、结核性等。⑦抗凝治疗的并发症。⑧脑血管闭塞性疾病引起的出血性脑梗死。烟雾病常以蛛网膜下腔出血为主要表现。⑨颅内静脉的血栓形成。⑩妊娠并发症。

(二)临床观察

蛛网膜下腔出血任何年龄均可发病,以青壮年多见,最常见的表现为颅内压增高症状、意识障碍、脑膜刺激征、脑神经损伤症状、肢体活动障碍或癫痫等。

1.出血前症状及诱因

部分患者于数天或数周前出现头痛、头昏、动眼神经麻痹或颈强直等先驱症状,又称前兆渗漏。其产生与动脉瘤扩大压迫邻近结构有关(图 4-4)。只有 1/3 的患者是在活动状态下发病,如解大小便、弯腰、举重、咳嗽、生气等。

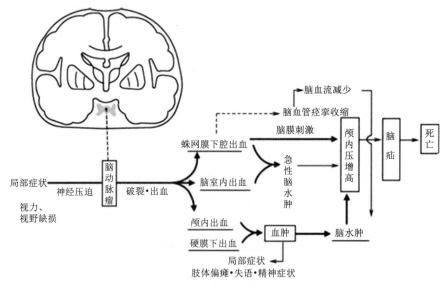

图 4-4　动脉瘤破裂

2.出血后观察

由于脑血管突然破裂,起病多很急骤。患者突感头部劈裂样剧痛,分布于前额、后枕或整个头部,并可延及颈、肩、背、腰及两腿部。伴有面色苍白、全身出冷汗、恶心、呕吐。半数以上的患者出现不同程度的意识障碍。轻者有短暂的神志模糊,重者则昏迷逐渐加深。有的患者意识始终清醒,但表现为淡漠、嗜睡,并有畏光、胆小、怕响、拒动,有的患者出现谵妄、木僵、定向及记忆障碍、幻觉及其他精神症状。有的患者伴有部分性或全身性癫痫发作。起病初期,患者血压上升,1～2 d后逐渐恢复至原有水平,脉搏明显加快,有时节律不齐,呼吸无显著改变。起病24 h后可逐渐出现发热、脉搏不稳、血压波动、多汗、皮肤黏膜充血、腹胀等。重症患者立即陷入深昏迷,伴有去大脑强直发作及脑疝形成,可很快导致死亡。老年患者临床表现常不典型,头痛多不明显,而精神症状和意识障碍则较多见。

3.护理查体

颈项强直明显,凯尔尼格征及布鲁津斯基征阳性。往往发病1～2 d出现,是蛛网膜下腔出血最常见的体征。眼底检查可见视盘外周、视网膜前的玻璃体下出血。

(三)辅助检查

1.CT 检查

利用血液浓缩区判定动脉瘤的部位。急性期(1周内)多数可见脑沟、脑池或外侧裂中有高密度影。在蛛网膜下腔高密度区中出现局部特高密度影者,可能为破裂的动脉瘤。脑表面出现局部团块影像者,可能为脑血管畸形。

2.DSA 检查

脑血管 DSA 是确定颅内动脉瘤、脑血管畸形等的"金标准"。一般选在发病后 3 d 内或 3 周后。

3.脑脊液检查

脑脊液压力一般均增高,多为均匀一致血性。

4.血液检查

监测血糖、血脂等化验检查。

5.MRI 检查

急性期不宜显示病变,亚急性期 T_1 加权像上蛛网膜下腔呈高信号,MRI对超过1周的蛛网膜下腔出血有重要价值。

三、脑梗死的护理评估

(一)疾病概述

脑梗死是指局部脑组织(包括神经细胞、胶质细胞和血管)由于血液供应缺乏而发生的坏死。引起脑梗死的根本原因是:供应脑部血液的颅外或颅内动脉中发生闭塞性病变而未能获得及时、充分的侧支循环,使局部脑组织的代谢需要与可能得到的血液供应之间发生超过一定限度的供不应求现象所致。

血液供应障碍的原因,有以下 3 个方面。

1.血管病变

最重要而常见的血管病变是动脉粥样硬化和在此基础上发生的血栓形成。其次是高血压病伴发的脑小动脉硬化。其他还有血管发育异常,如先天性动脉瘤和脑血管畸形可发生血栓形成,或出血后导致邻近区域的血供障碍、脉管炎,如感染性的风湿热、结核病和国内已极罕见的梅毒等所致的动脉内膜炎等。

2.血液成分改变

血管病变处内膜粗糙,使血液中的血小板易于附着、积聚以及释放更多的五羟色胺等化学物质;血液成分中脂蛋白、胆固醇、纤维蛋白原等含量的增高,可使血液黏度增高和红细胞表面负电荷降低,致血流速度减慢;以及血液病如白血病、红细胞增多症、严重贫血等和各种影响血液凝固性增高的因素均使血栓形成易于发生。

3.血流速度改变

脑血流量的调节受到多种因素的影响。血压的改变是影响局部脑血流量的重要因素。当平均动脉压低于 9.3 kPa(70 mmHg)和高于 24.0 kPa(180 mmHg)时,由于血管本身存在的病变,血管狭窄,自动调节功能失调,局部脑组织的血供即将发生障碍。

一些全身性疾病如高血压、糖尿病等可加速或加重脑动脉粥样硬化,亦与脑梗死的发生密切相关。通常临床上诊断为脑梗死或脑血栓形成的患者中,大多数是动脉粥样硬化血栓形成性脑梗死,简称为动脉硬化性脑梗死。

此外,导致脑梗死的另一类重要病因是脑动脉的栓塞即脑动脉栓塞性脑梗死,简称为脑栓塞。脑栓塞患者供应脑部的血管本身多无病变,绝大多数的栓子来源于心脏。

(二)动脉硬化性脑梗死的护理评估

动脉粥样硬化血栓形成性脑梗死,简称动脉硬化性脑梗死,是供应脑部的动脉系统中的粥样硬化和血栓形成使动脉管腔狭窄、闭塞,导致急性脑供血不足所引起的局部脑组织坏死。临床上常表现为偏瘫、失语等突然发生的局灶性神经功能缺失。

1.病因分析

动脉硬化性脑梗死的基本病因是动脉粥样硬化,最常见的伴发病是高血压,两者之间虽无直接的病因联系,但高血压常使动脉粥样硬化的发展加速、加重。动脉粥样硬化是可以发生在全身各处动脉管壁的非炎症性病变。其发病原因与脂质代谢障碍和内分泌改变有关,确切原因尚未阐明。

脑动脉的粥样硬化和全身各处的动脉粥样硬化相同,主要改变是动脉内膜深层的脂肪变性和胆固醇沉积,形成粥样硬化斑块及各种继发病变,使管腔狭窄甚至闭塞。管腔狭窄需达80%～90%方才影响脑血流量。硬化斑块本身并不引起症状。若病变逐渐发展,则内膜分裂、内膜下出血(动脉本身的营养血管破裂所致)和形成内膜溃疡。内膜溃疡处易发生血栓形成,使管腔进一步变狭窄或闭塞;硬化斑块内容物或血栓的碎屑可脱入血流形成栓子。

2.临床观察

脑动脉粥样硬化性发展,较同样程度的冠状动脉粥样硬化一般在年龄方面晚 10 年。60 岁以后动脉硬化性脑梗死发病率增高。男性较女性稍多。高脂肪饮食者血胆固醇高而高密度脂蛋白胆固醇偏低时,易有动脉粥样硬化形成。在高血压、糖尿病、吸烟、红细胞增多症患者中,均有较高发病率。

动脉硬化性脑梗死占卒中的 60%～80%。本病起病较其他脑卒中稍慢些,常在数分钟到数小时、半天,甚至一两天达到高峰。数天到 1 周内逐渐加重到高峰极少见。不少患者在睡眠中发生。约占小半数的患者以往经历过短暂脑缺血发作。

起病时患者可有轻度头痛,可能由于侧支循环血管代偿性扩张所致。头痛常以缺血侧头部为主,有时可伴眼球后部疼痛。动脉硬化性脑梗死发生偏瘫时意识常很清楚。如果起病时即有意识不清,要考虑椎-基底动脉系统脑梗死。大脑半球较大区域梗死、缺血、水肿可影响间脑和脑干的功能,而在起病后不久出现意识障碍。

脑的局灶损害症状主要是根据受累血管的分布而定。如颈动脉系统动脉硬化性脑梗死的临床表现主要为病变对侧肢体瘫痪或感觉障碍;主侧半球病变常伴不同程度的失语、非主侧半球病变伴偏瘫无知症,患者的两眼向病灶侧凝视。如病灶侧单眼失明伴对侧肢体运动或感觉障碍,为颈内动脉病变无疑。颈内动脉狭窄或闭塞可使整个大脑半球缺血造成严重症状,也可仅表现为轻微症状。这种变异极大的病情取决于前、后交通动脉,眼动脉,脑浅表动脉等侧支循环的代偿功能状况。如瘫痪和感觉障碍限于面部和上肢,以大脑中动脉供应区缺血的可能性为大。大脑前动脉的脑梗死可引起对侧的下肢瘫痪,但由于大脑前交通动脉的侧支循环供应,这种瘫痪亦可不发生。大脑后动脉供应大脑半球后部、丘脑及上脑干,脑梗死可出现对侧同向偏盲,如病变在主侧半球时除皮质感觉障碍外还可出现失语、失读、失写、失认和顶叶综合征。椎-基底动脉系统动脉硬化性脑梗死主要表现为眩晕、眼球震颤、复视、同向偏盲、皮质性失明、眼肌麻痹、发音不清、吞咽困难、肢体共济失调、交叉性瘫痪或感觉障碍、四肢瘫痪。可有后枕部头痛和程度不等的意识障碍。

3.辅助检查

(1)血生化、血流变学检查、心电图等。

(2)CT 检查:早期多正常,24~48 h 后出现低密度灶(图 4-5)。

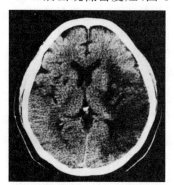

图 4-5 CT 左侧颞顶叶大片状低密度梗死灶

(3)MRI:急性脑梗死及伴发的脑水肿,在 T_1 加权像上均为低信号,T_2 加权像上均为高信号,如伴出血,T_1 加权像上可见高信号区(图 4-6)。

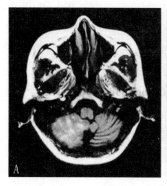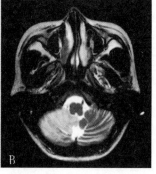

图 4-6 小脑出血性梗死

注:小脑出血性梗死发病 4 d MRI 平扫横断 T_1 加权像(A)可见右侧小脑半球脑沟消

失,内部混杂斑点状高信号;T_2 加权像(B)显示右侧小脑半球为均匀高信号

（4）TCD 和颈动脉超声检查：发现有血管高度狭窄或局部血流异常。

（5）脑脊液检查多正常。

4.防治

患动脉粥样硬化者应摄取低脂饮食,多吃蔬菜和植物油,少吃胆固醇含量丰富的食物和动物内脏、蛋黄及动物油等。如伴有高血压、糖尿病等,应重视对该病的治疗。注意防止可能引起血压骤降的情况,如降压药物过量、严重腹泻、大出血等。生活要有规律。注意劳逸结合、避免身心过度疲劳。经常进行适当的保健体操,加强心血管的应激能力。对已有短暂性脑缺血发作者,应积极治疗。这是防止发生动脉硬化性脑梗死的重要环节。

（三）脑栓塞的护理评估

由于异常的物体(固体、液体、气体)沿血液循环进入脑动脉或供应脑的颈部动脉,造成血流阻塞而产生脑梗死,称为脑栓塞,亦属于缺血性卒中。脑栓塞占卒中发病率的 10%～15%。2/3 的患者的复发均发生在第一次发病后的 1 年之内。

1.病因分析

脑栓塞的栓子来源可分为心源性、非心源性、来源不明性三大类。

2.临床观察

脑栓塞的起病年龄不一。因多数与心脏病尤其是风湿性心脏病有关,所以发病年龄以中青年居多。起病急骤,大多数并无任何前驱症状。起病后常于数秒钟或很短时间内症状发展到高峰。个别患者可在数天内呈阶梯式进行性恶化,系由反复栓塞所致,脑栓塞可仅发生在单一动脉,也可广泛多发,因而临床表现不一。除颈内动脉栓塞外患者一般并不昏迷。一部分患者可在起病时有短暂的意识模糊、头痛或抽搐。神经系统局灶症状突然发生,并限于一个动脉支的分布区。约有 4/5 的患者栓塞发生在脑底动脉环前半部的分布区,因而临床表现为面瘫、上肢单瘫、偏瘫、失语、局灶性抽搐等颈内动脉-大脑中动脉系统病变的表现。偏瘫也以面部和上肢为重,下肢较轻。感觉和视觉可能有轻度影响。但一般不明显。抽搐大多数为局限性,如为全身性大发作,则提示梗死范围广泛,病情较重。有 1/5 的患者脑栓塞发生在脑底部动脉环的后半部的分布区,可出现眩晕、复视、共济失调、交叉性瘫痪等椎-基底动脉系统病变的表现。

3.辅助检查

（1）血生化、血流变学检查等。

（2）CT 检查：一般于 24～48 h 后出现低密度灶。病程中如低密度区中有高密度影,则提示为出血性梗死。

（3）颈动脉和主动脉超声检查可发现有不稳定斑块。

（4）TCD 栓子检测可发现脑血流中有过量的栓子在。

（5）脑脊液检查：感染性梗死者脑脊液中的白细胞增加,出血性梗死者可见红细胞。脂肪栓塞时,可见脂肪球。

（6）心电图：有心房颤动。必要时做超声心动图检查。

4.治疗

防治心脏病是防治脑栓塞的一个重要环节。一旦发生脑栓塞,其治疗原则上与动脉硬化性脑梗死相同。患者应取左侧卧位。右旋糖酐、扩血管药物、激素均有一定作用。由于风湿性二尖瓣病变等心源性脑栓塞的充血性梗死区极易出血,故抗凝治疗必须慎用。

四、短暂性脑缺血发作的护理评估

短暂性脑缺血发作是颈内动脉系统或椎-基底动脉系统的短暂性血液供应不足,表现为突然发作的局限性神经功能缺失,在数秒钟、数分钟及数小时,最长不超过 24 h 完全恢复,而不留任何症状和体征,常反复发作。该定义是在 20 世纪 50 年代提出来的。随着临床脑卒中的研究,尤其是缺血性卒中起病早期溶栓治疗的应用,国内外有关 TIA 的时限提出争议。最近美国 TIA 工作组推荐的定义为:TIA 是由于局部脑组织或者视网膜缺血,引起短暂的神经功能异常发作,典型的临床症状持续不超过 1 h,没有临床急性梗死的证据。一旦出现持续的临床症状或者临床症状虽很短,但是已经出现典型的影像学异常就应该诊断为脑梗死而不是 TIA。

(一)病因分析

引起 TIA 动脉粥样硬化是最主要的原因。主动脉弓、颈总动脉和颅内大血管动脉粥样斑块脱落,是引起动脉至动脉微栓塞最常见的原因。余详见脑出血。

(二)临床观察

TIA 发作好发于中年以后,50～70 岁多见,男性多于女性。起病突然,历时短暂,症状和体征出现后迅速达高峰,持续时间为数秒至数分钟、数小时,24 h 内完全恢复正常而无后遗症。各个患者的局灶性神经功能缺失症状常按一定的血管支配区而反复刻板地出现,多则一天数次,少则数周、数月甚至数年才发作 1 次,椎-基底动脉系统 TIA 发作较频繁。根据受累的血管不同,临床上将 TIA 分为两大类:颈内动脉系统和椎-基底动脉系统 TIA。

1.颈内动脉系统 TIA

症状多样,以大脑中动脉支配区 TIA 最常见。常见的症状可有患侧上肢和/或下肢无力、麻木、感觉减退或消失,亦可有失语、失读、失算、书写障碍,偏盲较少见,瘫痪通常以上肢和面部较重。短暂的单眼失明是颈内动脉分支眼动脉缺血的特征性症状,为颈内动脉系统 TIA 所特有。如果发作性偏瘫伴有瘫痪对侧的短暂单眼失明或视觉障碍,则临床上可诊断为失明侧颈内动脉短暂性脑缺血发作。上述症状可单独或合并出现。

2.椎-基底动脉系统 TIA

有时仅表现为头昏、眼花、走路不稳等含糊症状而难以诊断,局灶性症状以眩晕为最常见,一般不伴有明显的耳鸣。若有脑干、小脑受累的症状如复视、构音障碍、吞咽困难、交叉性或双侧肢体瘫痪等感觉障碍、共济失调,则诊断较为明确,大脑后动脉供血不足可表现为皮质性盲和视野缺损。倾倒发作为椎-基底动脉系统 TIA 所特有,患者突然双下肢失去张力而跌倒,而无可觉察的意识障碍,患者可即刻站起,此乃双侧脑干网状结构缺血所致。枕后部头痛、猝倒,特别是在急剧转动头部或上肢运动后发作,上述症状均提示椎-基底动脉系统供血不足并有颈椎病、锁骨下动脉盗血征等存在的可能。

3.共同症状

症状既可见于颈内动脉系统,亦可见于椎-基底动脉系统。这些症状包括构音困难、同向偏盲等。发作时单独表现为眩晕(伴或不伴恶心、呕吐)、构音困难、吞咽困难、复视者,最好不要轻易诊断为 TIA,应结合其他临床检查寻找确切的病因。上述两种以上症状合并出现,或交叉性麻痹伴运动、感觉、视觉障碍及共济失调,即可诊断为椎-基底动脉系统 TIA 发作。

4.发作时间

TIA 的时限短暂,持续 15 min 以下,一般不超过 30 min,少数也可达 12～24 h。

(三)辅助检查

1.CT 和 MRI 检查

多数无阳性发现。恢复几天后,MRI 检查可有缺血改变。

2.TCD 检查

了解有无血管狭窄及动脉硬化程度。椎-基底动脉供血不足患者早期发现脑血流量异常。

3.单光子发射计算机断层扫描

单光子发射计算机断层扫描脑血流灌注显像可显示血流灌注减低区。发作和缓解期均可发现异常。

4.其他

血生化检查血液成分或流变学检查等。

(四)临床治疗

1.抗血小板聚集治疗

阿司匹林是治疗 TIA 首选的抗血小板药物。对服用阿司匹林仍有 TIA 发作者,可改用噻氯匹定或氯吡格雷。

2.抗凝治疗

肝素或低分子肝素。

3.危险因素的干预

控制高血压、糖尿病;治疗冠状动脉性疾病和心律不齐、充血性心力衰竭、瓣膜性心脏病;控制高脂血症;停用口服避孕药;终止吸烟;减少饮酒;适量运动。

4.外科治疗

对于颈动脉狭窄达 70% 以上的患者可做颈动脉内膜剥脱术。颅内动脉狭窄的血管内支架治疗正受到重视,但对 TIA 预防效果正在评估中。

五、脑卒中的常见护理问题

(一)意识障碍

患者出现昏迷,说明患者病情危重,而正确判断患者意识状态,给予适当的护理,则可以防止不可逆的脑损伤。

(二)气道阻塞

分泌物及胃内容物的吸入造成气道阻塞或通气不足可引起低氧血症及高碳酸血症,导致心肺功能的不稳定,缺氧加重脑组织损伤。

(三)肢体麻痹或畸形

大脑半球受损时,对侧肢体的运动与感觉功能便发生了障碍,再加上脑血管疾病初期,肌肉呈现张力弛缓的现象,紧接着会发生肌肉痉挛。若发病初期未给予适当的良肢位摆放,则肢体关节会有僵硬、挛缩的现象,将导致肢体麻痹或畸形。

(四)语言沟通障碍

左侧大脑半球受损时,因语言中枢的受损部位不同而产生感觉性失语、表达性失语或两者兼有,因而与患者间会发生语言沟通障碍的问题。

(五)吞咽障碍

因口唇、颊肌、舌及软腭等肌肉的瘫痪,食物团块经口腔向咽部及食管入口部移动困难,食管入口部收缩肌不能松弛,食管入口处开大不全等阻碍食物团块进入食管,导致食物易逆流入鼻腔及误入气管。吞咽障碍可致营养摄入不足。

(六)恐惧、绝望、焦虑

脑卒中患者在卒中突然发生后处于急性心理应激状态,由于生理的、社会的、经济的多种因素,可引起患者一系列心理变化:害怕病治不好而恐惧;对疾病的治疗无信心,自己会成为一个残疾的人而绝望;来自对工作、家庭等的忧虑,担心自己并不会好,成为家庭和社会的负担。

(七)知觉刺激不足

由于中枢神经的受损,在神经传导上,可能在感觉刺激传入时会发生障碍,以致知觉刺激无法传达感受,尤其是感觉性失语症的患者,会失去语言讯息的刺激感受。此外,患者由于一侧肢体麻痹,因此所感受的触觉刺激也减少,常造成知觉刺激不足。

(八)并发症

1.神经源性肺水肿

脑卒中引起下丘脑功能紊乱,中枢交感神经兴奋,释放大量儿茶酚胺,使外周血管收缩,血液从高阻的体循环向低阻的肺循环转移,肺血容量增加,肺毛细血管压力升高而诱发肺水肿;中枢神经系统的损伤导致体内血管活性物质大量释放,使肺毛细血管内皮和肺泡上皮通透性增高,肺毛细血管流体静压增高,致使动-静脉分流,加重左心负担,出现左心功能衰竭而加重肺部淤血;颅内高压引起的频繁呕吐,患者昏迷状态下误吸入酸性胃液,可使肺组织发生急性损伤,引起急性肺水肿。由于脑卒中,呼吸中枢处于抑制状态,支气管敏感部位的神经反应性及敏感性降低,咳嗽能力下降,不能有效排出过多的分泌物而流入肺内造成肺部感染。平卧、床头角度过低增加向食管反流及分泌物逆流入呼吸道的机会。

2.发热

体温升高的原因包括体内产热增加、散热减少和下丘脑体温调节中枢功能异常。脑卒中患者发热的原因可分为感染性和非感染性。

3.压疮

由于脑卒中患者发生肢体瘫痪或长期卧床而容易发生压疮,临床又叫压迫性溃疡。它是脑卒中患者的严重并发症之一。

4.应激性溃疡

脑卒中患者常因颅内压增高,下丘脑及脑干受损而引起上消化道应激性溃疡出血。多在发病后 7～15 d,也有发病后数小时就发生大量呕血而致患者死亡者。

5.肾功能损害

由于脑损伤使肾血管收缩,肾血流减少,造成肾皮质损伤,肾小管坏死。另外,脑损伤神经体液调节紊乱直接影响肾功能;脑损伤神经体液调节紊乱,心肺功能障碍,造成肾缺血、缺氧;脑损伤神经内分泌调节功能紊乱,肾素-血管紧张素分泌增加,肾缺血加重。加之使用脱水药,肾血管和肾小管的细胞膜通透性改变,易出现肾缺血、坏死。

6.便失禁

脑卒中引起上运动神经元或皮质损害,可出现粪嵌塞伴溢出性便失禁。长期粪嵌塞,直肠膨胀感消失和外括约肌收缩无力导致粪块外溢;昏迷、吞咽困难等原因导致营养不良及低蛋白血症,肠道黏膜水肿,容易发生腹泻。

7.便秘

便秘是由于排便反射被破坏、长期卧床、脱水治疗、摄食减少、排便动力不足、焦虑及抑郁所致。

8.尿失禁

脑卒中可直接导致高反射性膀胱或48 h内低张力性膀胱;当皮质排尿中枢损伤,不能接收和发出排尿信息,出现不择时间和地点的排尿,表现为尿失禁。由于脑桥水平以上的中枢抑制解除,膀胱表现为高反射性,或者脑休克导致膀胱表现为低反射性,引起膀胱-骶髓反射弧的自主控制功能丧失,导致尿失禁;长期卧床导致耻骨尾骨肌和尿道括约肌松弛,使患者在没有尿意的情况下而发生尿液流出。

9.下肢深静脉血栓

下肢深静脉血栓是指血液在下肢深静脉系统的不正常凝结。若未得到及时诊治,可导致下肢深静脉致残性功能障碍。有资料显示卧床2周的发病率明显高于卧床3 d的患者。严重者血栓脱落可继发致命性肺栓塞。

六、脑卒中的护理目标

(1)抢救患者生命,保证气道通畅。

(2)摄取足够营养。

(3)预防并发症。

(4)帮助患者达到自我照顾。

(5)指导患者及其家属共同参与。

(6)稳定患者的健康和保健。

(7)帮助患者达到期望。

七、脑卒中的护理措施

(一)脑卒中的院前救护

发生脑卒中时要启动急救医疗服务体系,以使患者得到快速救治,并能在关键的时间窗内获得有益的治疗。脑卒中处理的要点可记忆为7"D":检诊、派送、转运、收入急诊、资料、决策、药物。前3个"D"是基本生命支持阶段,后4个"D"是进入医院脑卒中救护急诊绿色通道流程。在脑卒中紧急救护中护理人员起着重要的作用。

1.分诊护士职责

(1)鉴别下列症状、体征为脑血管常见症状,需分诊至神经内科:①身体一侧或双侧,上肢、下肢或面部出现无力、麻木或瘫痪。②单眼或双眼突发视物模糊,或视力下降,或视物成双。③言语表达困难或理解困难。④头晕目眩、失去平衡,或任何意外摔倒,或步态不稳。⑤头痛(通常是严重且突然发作)或头痛的方式意外改变。

(2)出现下列危及生命的情况时,迅速通知神经内科医师,并将患者护送至抢救室:①意识障碍。②呼吸、循环障碍。③脑疝。

(3)对极危重患者监测生命体征:意识、瞳孔、血压、呼吸、脉搏。

2.责任护士职责

(1)生命体征监测。

（2）开辟静脉通道，留置套管针。

（3）采集血标本：血常规、血生化（血糖、电解质、肝肾功能）、凝血四项。

（4）行心电图（ECG）检查。

（5）静脉输注第一瓶液体：生理盐水或林格液。

3.护理员职责

（1）对佩戴绿色通道卡片者，一对一地负责患者。

（2）运送患者行头颅 CT 检查。

（3）对无家属陪同者，必要时送血、尿标本。

（二）院中护理

1.观察病情变化，防止颅内压增高

（1）患者急性期要绝对卧床休息，避免不必要的搬动，保持环境安静。出血性卒中患者应将床头抬高 30°，缺血性卒中患者可平卧。意识障碍者头偏向一侧，如呼吸道有分泌物应立即协助吸出。

（2）评估颅内压变化，密切观察患者生命体征、意识和瞳孔等变化，评估患者吞咽、感觉、语言和运动等情况。

（3）了解患者思想情况，防止过度兴奋、情绪激动。对癫痫、偏瘫和有精神症状的患者，应加用床挡或适当约束，防止坠床发生意外。感觉障碍者，保暖时注意防止烫伤。患者应避免用力咳嗽、用力排便等，保持大便通畅。

（4）若有发热，应设法控制患者的体温。

2.评估吞咽情况，给予营养支持

（1）暂禁食：首先评估患者吞咽和胃肠功能情况，如是否有呕吐、腹胀、排便异常、未排气及肠鸣音异常、应激性溃疡出血量在 100 mL 以上者，必要时应暂禁食。

（2）观察脱水状态：很多患者往往会出现相对脱水状态，脱水所致血细胞比容和血液黏稠度增加，血液明显减少，使动脉血压降低。护理者可通过观察颈静脉搏动的强或弱、外周静脉的充盈度和末梢体温来判断患者是否出现脱水状态。

（3）营养支持：在补充营养时，应尽量避免静脉内输液，以免增加缺血性脑水肿的蓄积作用，最好的方法是鼻饲法。多数吞咽困难患者需要 2 周左右的营养支持。有误吸危险的患者，则需将管道末端置于十二指肠。有消化道出血的患者应暂停鼻饲，可改用胃肠外营养。经口腔进食的患者，要给予高蛋白、高维生素、低盐、低脂、富有纤维素的饮食，还可多吃含碘的食物。

（4）给予鼻饲喂养预防误吸护理：评估胃管的深度和胃潴留量。鼻饲前查看管道在鼻腔外端的长度，嘱患者张口查看鼻饲管是否盘卷在口中。用注射器注入 10 mL 空气，同时在腹部听诊，可听到气过水声；或鼻饲管中抽吸胃内容物，表明鼻饲管在胃内。无肠鸣音或胃潴留量过 100～150 mL 应停止鼻饲。抬高床头 30°呈半卧位减少反流，通常每天喂入总量以 2 000～2 500 mL 为宜，天气炎热或患者发热和出汗多时可适当增加。可喂入流质饮食，如牛奶、米汤、菜汁、西瓜水、橘子水等，药品要研成粉末。在鼻饲前后和注药前后，应冲洗管道，以预防管道堵塞。对于鼻饲患者，要注意固定好鼻饲管。躁动患者的手要适当加以约束。

（5）喂食注意：对面肌麻痹的患者，喂食时应将食物送至口腔健侧近舌根处。进食时宜采用半卧位、颈部向前屈的姿势，这样既可以利用重力使食物容易吞咽，又可减少误吸。每口食物量要从少量开始，逐步增加，寻找合适的"一口量"。进食速度应适当放慢，出现食物残留口腔、咽部而不能完全吞咽情况时,应停止喂食并让患者重复多次吞咽动作或配合给予一些流质来促进残留食物吞入。

3.心脏损害的护理

心脏损害是脑卒中引起的循环系统并发症之一,大都在发病1周左右发生,如心电图显示心肌缺血、心律不齐和心力衰竭等,故护理者应经常观察心电图变化。在患者应用脱水剂时,应注意尿量和血容量,避免脱水造成血液浓缩或入量太多加重心脏负担。

4.应激性溃疡的护理

应注意患者的呕吐物和大便的性状,鼻饲患者于每天喂食前应先抽取胃液观察,同时定期检查胃中潜血及酸碱度。腹胀者应注意肠鸣音是否正常。

5.泌尿系统并发症的护理

对排尿困难的患者,尽可能避免导尿,可用诱导或按摩膀胱区的方法以助患者排尿。患者由于限制活动,处于某些妨碍排尿的位置;也可能是由于失语不能表达所致。护理者应细心观察,主动询问,定时给患者便器,在可能情况下尽量取直立姿势解除排尿困难。

(1)男性尿失禁患者可用阴茎套连接引流尿袋,每天清洁会阴部,以保持会阴部清洁舒适。

(2)女性尿失禁患者,虽然留置导尿管会影响患者情绪,但在急性期内短期的应用是必要的,因为它明显增加了患者的舒适感并减少了压疮发生的机会。

(3)留置导尿管期间要每天进行会阴部护理。密闭式集尿系统除因阻塞需要冲洗外,集合系统的接头不可轻易打开。应定时查尿常规,必要时做尿培养。

6.压疮的护理

可因感染引起骨髓炎、化脓性关节炎、蜂窝织炎,甚至迅速通过表浅组织引起败血症等。这些并发症往往严重威胁患者的生命。

(1)压疮好发部位:多在受压和缺乏脂肪组织保护、无肌肉包裹或肌层较薄的骨骼隆突处,如枕骨粗隆、耳郭、肩胛部、肘部、脊椎体隆突处、髋部、骶尾部、膝关节的内外侧、内外踝、足跟部等处。

(2)压疮的预防措施:①压疮的预防要求做到"七勤",勤翻身、勤擦洗、勤按摩、勤换洗、勤整理、勤检查、勤交代。定时变换体位,1～2 h翻身1次。如皮肤干燥且有脱屑者,可涂少量润滑剂,以免干裂出血。另外还应监测患者的清蛋白指标。②患者如有大、小便失禁,呕吐及出汗等情况,应及时擦洗干净,保持干燥,及时更换衣服、床单,褥子应柔软、干燥、平整。③对肢体瘫痪的卧床患者,配备气垫床以达到对患者整体减压的目的,气垫床使用时应注意根据患者的体质量调节气垫床充其量。骨骼隆突易受压处,放置海绵垫或棉圈、软枕、气圈等,以防受压水肿、肥胖者不宜用气圈,以软垫更好,或软枕置于腿下,并抬高肢体,变换体位,更为重要。可疑压疮部位使用减压贴保护。④护理患者时动作要轻柔,不可拖拽患者,以防止关节牵拉、脱位或外周组织损伤。翻身后要仔细观察受压部位的皮肤情况,有无将要发生压疮的迹象,如皮肤呈暗红色。检查鼻管、尿管、输液管等是否脱出、折曲或压在身下。取放便盆时,动作更轻巧,防止损伤皮肤。

7.下肢深静脉血栓的护理

长期卧床者,首先在护理中应帮助他们减少形成静脉血栓的因素,如抬高下肢20°～30°,下肢远端高于近端,尽量避免膝下垫枕,过度屈髋,影响静脉回流。另外,肢体瘫痪者应增加患肢活动量,并督促患者在床上主动屈伸下肢做跖屈和背屈运动,内、外翻运动,足踝的"环转"运动;被动按摩下肢腿部比目鱼肌和腓肠肌,下肢应用弹力长袜,以防止血液滞留。还应减少在下肢输血、输液,并注意观察患肢皮温、皮色,倾听患者疼痛主诉,因为下肢深静脉是静脉血栓形成的好发部位,鼓励患者深呼吸及咳嗽和早期下床活动。

8.发热的护理

急性脑卒中患者常伴有发热,主要分为感染性发热、中枢性发热、吸收热和脱水热。

(1)感染性发热:多在急性脑卒中后数天开始,体温逐渐升高,常不规则,伴有呼吸、心率增快,白细胞总数升高。应做细菌培养,应用有效抗生素治疗。

(2)中枢性发热:是病变侵犯了下丘脑,患者的体温调节中枢失去调节功能,导致的发热。主要表现为两种情况:其一是持续性高热,发病数小时后体温升高至 39 ℃~40 ℃,持续不退,躯干和肢体近端大血管处皮肤灼热,四肢远端厥冷,肤色灰暗,静脉塌陷等,患者表现深昏迷、去大脑强直(一种病理性体征)、阵挛性或强直性抽搐、无汗、肢体发凉,患者常在 1~2 d 死亡。其二是持续性低热,患者表现为昏迷、阵发性大汗、血压不稳定、呼吸不规则、血糖升高、瞳孔大小多变,体温多为 37 ℃~38 ℃。对中枢性发热患者的治疗主要是采用对病因进行治疗,同时给予物理降温,如乙醇擦浴、头置冰袋或冰帽等。但应注意缺血性脑卒中患者禁用物理降温法,可行人工冬眠疗法。

物理降温:①乙醇、温水擦浴。可通过在皮肤上蒸发,吸收而带走机体大量的热;②冰袋降温。冰袋可放置在前额或体表大血管处(如颈部、腋下、腹股沟、腘窝等处)。③冰水灌肠。要保留 30 min 后再排出,便后 30 min 测量体温。

人工冬眠疗法:冬眠法分冬眠Ⅰ号和冬眠Ⅱ号,应用人工冬眠疗法可降低组织代谢,减少氧的消耗,并增强脑组织对创伤和缺氧的耐受力,减轻脑水肿和降低颅内压,改善脑缺氧,有利于损伤后的脑细胞功能恢复。

人工冬眠疗法的注意事项:①用药前应测量体温、脉搏、呼吸和血压。②注入冬眠药半小时内不宜翻身和搬动患者,防止直立性低血压。③用药半小时,患者进入冬眠状态后,方可行物理降温,因镇静降温作用较强。④冬眠期间,应严密观察生命体征变化及神经系统的变化,如有异常及时报告医师处理。冬眠期间每 2 h 测量生命体征 1 次,并详细记录,警惕颅内血肿引起脑疝。结束冬眠仍应每 4 h 测体温 1 次,保持观察体温的连贯性。⑤冬眠期间应加强基础护理,防止并发症发生。⑥减少输液量,并注意水、电解质和酸碱平衡。⑦停止冬眠药物和物理降温时,首先停止物理降温,然后逐渐停用冬眠药,以免引起寒战或体温升高,如有体温不升者要适当保暖,增加盖被和热水袋保温。

(3)吸收热:是脑出血或蛛网膜下腔出血时,红细胞分解后吸收而引起的反应热。常在患者发病后 3~10 d 发生,体温多在 37.5 ℃左右。吸收热一般不需特殊处理,但要观察记录液体出入量并加强生活护理。

(4)脱水热:是由于应用脱水剂或补水不足,使血浆渗透压明显升高,脑组织严重脱水,脑细胞和体温调节中枢受损导致的发热。患者表现体温升高,意识模糊,皮肤黏膜干燥,尿少或比重高,血清钠升高,血细胞比容增高。治疗给予补水或静脉输入 5% 葡萄糖溶液,待缺水症状消失后,根据情况补充电解质。

9.介入治疗的护理

神经介入治疗是指在 X 线下,经血管途径借助导引器械(针、导管、导丝)递送特殊材料进入中枢神经系统的血管病变部位,如各种颅内动脉瘤、颅内动静脉畸形、颈动脉狭窄、颈动脉海绵窦瘘、颅内血管狭窄及其他脑血管病。治疗技术分为血管成形术(血管狭窄的球囊扩张、支架植入)、血管栓塞术(固体材料栓塞术、液体材料栓塞术、可脱球囊栓塞术、弹簧圈栓塞术等)、血管内药物灌注(超选择性溶栓、超选择性化疗、局部止血)。广义的神经介入治疗还包括经皮椎间盘穿刺髓核抽吸术、经皮穿刺椎体成形术、微创穿刺电刺激等,以及在影像仪器定位下进行和神经功能治疗有关的各种穿刺、活检技术等。相比常规开颅手术的优点:血管内治疗技术具有创伤小,恢复快,疗效好的特点(图 4-7)。

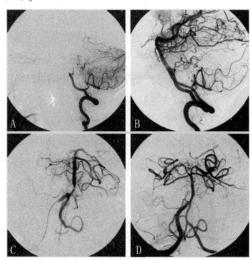

图 4-7　神经介入治疗

A.大脑后动脉栓塞;B.大脑后动脉栓塞溶栓治疗后;C.大脑
基底动脉不全栓塞;D.大脑基底动脉栓塞溶栓治疗后

在护理上应做到如下。

(1)治疗前护理:①遵医嘱查血、尿、便常规,血型及生化,凝血四项和出、凝血时间等。②准备好物品。注射泵,监护仪器,药品如甘露醇、天普乐新等。③建立可靠的静脉通路(套管针),尽量减少患者的穿刺,防止出血及瘀斑。④须手术者术前手术区域备皮,沐浴,更衣。遵医嘱局麻 4～6 h,全麻 9～12 h 前,需禁食、水、药。遵医嘱给予留置导尿。监测生命体征,遵医嘱给术前药。⑤心理护理。术前了解患者思想动态,减轻心理负担,创造安静的修养环境,使患者得到充分休息。

(2)治疗中护理:①密切观察给药时间及患者的病情变化,遵医嘱调节好给药的速度及浓度,并做好详细记录,以利于了解病情。②注意血压的变化,溶栓过程中每 15 min 测量 1 次,如出现异常,应及时处理。③如患者在溶栓过程中出现烦躁、意识障碍加重、瞳孔异常等生命体征的改变,并伴有鼻出血和四肢肌力瘫痪加重等各种异常反应时,应及时通知医师停止溶栓。④患者如在用药过程中出现寒战、高热等不良反应时,应停止溶栓。⑤护理者应准确、熟练地遵医嘱给药。

(3)治疗后护理:①神经系统监测。严密观察病情变化,如意识、瞳孔、生命体征、感觉、运动、语言等。特别是血压、心率的异常变化。②行腹股沟穿刺者穿刺区加压包扎制动 24 h,观察有无出血及血肿。避免增加腹压动作,咳嗽时用手压迫穿刺部位,防止出血。观察穿刺肢体皮肤的色泽、温度,15 min 测量1 次足背动脉搏动共 2 h。保持动脉鞘通畅,防止脱落。鼓励患者多饮水,增加血容量,促进造影剂的排泄。③注意观察四肢的肌力,防止血栓再形成而引起的偏瘫、偏身感觉障碍。④24 h 监测出血时间、凝血时间、凝血酶原时间、纤维蛋白原,防止血栓再形成。⑤应用抗凝药前做出、凝血功能以及肝、肾功能测定。用肝素初期应每小时测定出、凝血时间,稳定后可适当延长。注意观察穿刺处、切口是否渗血过多或有无新的渗血,有无皮肤、黏膜、消化道、泌尿道出血,反复检查大便潜血及尿中有无红细胞。⑥用肝素时主要观察 APTT,为正常的1.5～2.5 倍;用华法林时主要监测 AT,应降至正常的 20%～50%。注意观察药物的其他不良反应,肝素注意有无过敏如荨麻疹、哮喘、发热、鼻炎等;注意华法林有无皮肤坏死、有无脱发、皮疹、恶心、腹泻等不良反应。⑦使用速避凝皮下注射时应选择距肚脐 4.5～5 cm 处的皮下脂肪环行注射,并捏起局部垂直刺入,拔出后应按压片刻。注射前针头排气时要避免肝素挂在针头外面,造成皮下组织微小血管出血。⑧术后遵医嘱行颈动脉超声,观察支架的位置及血流情况。

10.患者早期康复训练,提高患者的生活质量

(1)早期康复的内容:①保持良好的肢体位置。②体位变换。③关节的被动活动。④预防吸入性肺炎。⑤床上移动训练。⑥床上动作训练。⑦起坐训练。⑧坐位平衡训练。⑨日常生活活动能力训练。⑩移动训练等。

(2)早期康复的时间:康复治疗开始的时间应为患者生命体征稳定,神经病学症状不再发展后 48 h。有人认为,康复应从急性期开始,只要不妨碍治疗,康复训练越早,功能恢复的可能性越大,预后就越好。脑卒中后,只要不影响抢救,马上就可以康复治疗、保持良肢位、体位变换和适宜的肢体被动活动等,而主动训练则应在患者神志清醒、生命体征平稳且精神症状不再进展后48 h 开始。由于 SAH 近期再发的可能性很大,故对未手术的患者,应观察 1 个月左右再谨慎地开始康复训练。

(3)影响脑卒中预后和康复的主要因素:①不利因素。影响脑卒中预后和康复的不利因素有发病至开始训练的时间较长;病灶较大;以前发生过脑血管意外;年龄较大;严重的持续性弛缓性瘫痪;严重的感觉障碍或失认症;二便障碍;完全失语;严重认知障碍或痴呆;抑郁症状明显;以往有全身性疾病,尤其是心脏病;缺乏家庭支持。②有利因素。对脑卒中患者预后和康复的有利因素有发病至开始训练的时间较短;病灶较小;年轻;轻偏瘫或纯运动性偏瘫;无感觉障碍或失认症;反射迅速恢复;随意运动有所恢复;能控制小便;无言语困难;认知功能完好或损害甚少;无抑郁症状;无明显复发性疾病;家庭支持。

(4)早期的康复治疗和训练:正确的床上卧位关系到康复预后的好坏。为预防并发症,应使患者肢体置于良好体位,即良肢位。这样既可使患者感觉舒适,又可使肢体处于功能位置,预防压疮和肢体挛缩,为进一步康复训练创造条件。

保持抗痉挛体位:其目的是预防或减轻以后易出现的痉挛模式。取仰卧位时,头枕枕头,不要有过伸、过屈和侧屈。患肩垫起防止肩后缩,患侧上肢伸展、稍外展,前臂旋后,拇指指向外方。患髋垫起以防止后缩,患腿股外侧垫枕头以防止大腿外旋。本体位是护理上最容易采取的体位,但容易引起紧张性迷路反射及紧张性颈反射所致的异常反射活动,为"应避免的体位"。"推荐体位"是侧卧位:取健侧侧卧位时,头用枕头支撑,不让其向后扭转;躯干大致垂直,患侧肩胛带充分前伸,肩屈曲 90°～130°,肘和腕伸展,上肢置于前面的枕头上;患侧髋、膝屈曲似踏出一步置于身体前面的枕头上,足不要悬空。取患侧侧卧位时,头部用枕头舒适地支撑,躯干稍后仰,后方垫枕头,避免患肩被直接压于身体下,患侧肩胛带充分前伸,肩屈曲 90°～130°,肘伸展,前臂旋后,手自然地呈背屈位;患髋伸展,膝轻度屈曲;健肢上肢置于体上或稍后方,健腿屈曲置于前面的枕头上,注意足底不放任何支撑物,手不握任何物品(图 4-8)。

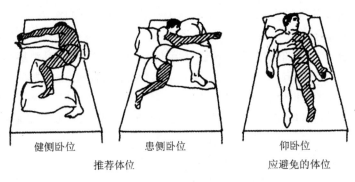

健侧卧位　　　　　　患侧卧位　　　　　　仰卧位
推荐体位　　　　　　　　　　　　　　应避免的体位

图 4-8　抗痉挛体位

体位变换:主要目的是预防褥疮和肺感染。另外,由于仰卧位强化伸肌优势,健侧侧卧位强化患侧屈肌优势,患侧侧卧位强化患侧伸肌优势,不断变换体位可使肢体的伸屈肌张力达到平衡,预防痉挛模式出现。一般每 60~120 min 变换体位一次。

关节被动运动:主要是为了预防关节活动受限(挛缩)。另外,可能有促进肢体血液循环和增加感觉输入的作用。先从健侧开始,然后参照健侧关节活动范围进行患侧运动。一般按从肢体近端到肢体远端的顺序进行,动作要轻柔缓慢。重点进行肩关节外旋、外展和屈曲,肘关节伸展,腕和手指伸展,髋关节外展和伸展,膝关节伸展,足背屈和外翻。在急性期每天做两次,每次每个关节做 3~5 遍,以后视肌张力情况确定被动运动次数,肌张力越高被动关节运动次数应越多。较长时间卧床者尤其要注意做此项活动。

11.心理护理措施

(1)护理者对患者要热情关心,多与患者交流,在病情允许的情况下,鼓励患者做自己力所能及的事情,减少过多、过细的照顾,给予患者心理上战胜疾病的信念。

(2)注意发挥药物的生理效应,在患病急性期要及时向患者通报疾病好转的消息,减少患者过分的担心和不必要、不准确的对自身疾病的猜疑等。

(3)鼓励患者参与治疗护理计划,教育患者重建生活、学习和工作内容,开始新的生活,使患者能早日回归家庭、回归社会。

12.语言沟通障碍的护理

(1)评估:失语的性质、理解能力,记录患者能表达的基本语言。观察患者手势、表情等,及时满足患者需要。向护理者和/或患者解释语言锻炼的目的、方法,促进语言功能恢复。如鼓励讲话、不耻笑患者,消除其羞怯心理,为患者提供练习机会。

(2)训练。①肌群运动:指进行唇、舌、齿、软腭、咽、喉与颌部肌群运动,包括缩唇、叩齿、卷舌、上下跳举舌、弹舌、鼓腮、吹气-叹气、咳嗽-清嗓子等活动。②发音训练:先练习易发或能够发的音,由无意义的词→有意义的词→短语→句子。举例:你→你好→你住院→你配合医师治疗。发单音后训练发复音,教患者先做吹的动作然后发 p 音。③复述训练:复述单字和词汇。命名训练让患者说出常用物品的名称。词句训练与会话训练,给患者一个字音,让其组成各种词汇造句并与其会话交流;听觉言语刺激训练,听语指图、指物、指字,并接触实物叫出物名。

(3)方法。①手势法。与患者共同约定手势意图,如上竖拇指表示大便,下竖拇指表示小便;张口是吃饭,手掌上、下翻动是翻身。手捂前额表示头痛,手在腹部移动表示腹部不适。除偏瘫或双侧肢体瘫者和听力或听理解力障碍患者不能应用外,其他失语患者均可应用。②实物图片法。利用一些实物图片,进行简单的思想交流以满足生理需要,解决实际困难。利用常用物品如茶杯、便器、碗、人头像、病床等,反复教患者使用。如茶杯表示要喝水,人头像表示头痛,病床表示翻身。此种方法最适合于听力障碍的交流。③文字书写法。适用于文化素质高,无机械书写障碍和视空间书写障碍的患者,在认识疾病的特点后,医护人员、护理者有什么要求,可用文字表达,根据病情和需要进行卫生知识宣教。

(4)沟通。①对理解能力有缺陷的患者(感觉性失语)的沟通:交谈时减少外来的干扰;若患者不注意,他将难以了解对方说了些什么,所以需将患者精神分散的情形减至最低;自患者视野中除去不必要的东西,关掉收音机或电视;一次只有一人对患者说话;若患者精神分散,则重复叫患者的名字或拍其肩膀,走进其视野,使其注意。②对表达能力有缺陷的患者(运动性失语)的沟通:用简短的"是""不是"的问题让患者回答;说话的时候缓慢,并给予患者充分的时间以回答问题;设法了解患者的某些需要,主动询问他们是否需要哪一件东西;若患者所说的话,我们听不懂,则应加以猜测并予以澄清;让患者说有关熟悉的事物,如家人的名字、工作的性质,则患者较易表达;可教导患者用手势或用手指出其需要或身体的不适;利用所有的互动方式刺激患者说话;若患者对说出物体的名称有困难,则应先对患者说一遍。例如,先对患者说出"水"这个字,然后写下"水",给患者看,让患者跟着念或拿实物给患者看。

13.控制危险因素,建立良好生活方式

(1)了解脑卒中的危险因素。其他危险因素包括不可改变的危险因素、明确且可以改变的危险因素、明确且潜在可改变的危险因素、较少证据的危险因素。

不可改变的危险因素。①年龄:是主要的危险因素,脑卒中发病率随年龄的升高而增高,55岁以后每增加10年卒中危险加倍,60～65岁后急剧增加,发病率和死亡率分别是60岁以前的2～5倍。②性别:一般男性高于女性。③家族史:脑卒中家族史是易发生卒中的一个因素。父母双方直系亲属发生卒中或心脏病时年龄小于60岁即为有家族史。④种族:不同种族的卒中发病率不同,可能与遗传因素有关。社会因素如生活方式和环境,也可能起一部分作用。非洲裔的发病率大于亚洲裔。我国北方各少数民族卒中率水平高于南方。⑤出生低体质量:出生体质量<2 500 g者发生卒中的概率高于出生体质量≥4 000 g者两倍以上(中间出生体质量者有显著的线性趋势)。

明确且可以改变的危险因素。①高血压:是脑卒中的主要危险因素,大量研究资料表明,90%的脑卒中归因于高血压,70%～80%的脑卒中患者都患有高血压,无论是缺血还是出血性脑卒中都与高血压密切相关。在有效控制高血压后,脑卒中的发病率和死亡率随之下降。②吸烟:是缺血性脑卒中独立的危险因素,长期吸烟者发生卒中的危险性是不吸烟者的6倍。戒烟者发生卒中的危险性可减少50%。吸烟会促进狭窄动脉的血栓形成,加重动脉粥样硬化,可使不明原因卒中的发生风险提高将近3倍。③心房颤动:是发生缺血性脑卒中重要的危险因素,随年龄的增长,心房颤动患者血栓栓塞性脑卒中的发生率迅速增长。心房颤动可使缺血性脑卒中的年发病率增加0.5%～12%。其他血管危险因素调整后单独心房颤动可以增加3～4倍的卒中风险。④冠心病:心肌梗死后卒中危险性为每年1%～2%。心肌梗死后1个月内脑卒中危险性最高可达31%。有冠心病史患者的脑卒中危险性增加2～2.2倍。⑤高脂血症:总胆固醇每升高1 mmol/L,脑卒中发生率就会增加25%。⑥无症状颈动脉狭窄:有50%～99%的无症状性颈动脉狭窄者脑卒中的年发病率为1%～3.4%。⑦TIA或卒中史:TIA是早期脑卒中的危险因素,高达10%的未经治疗的缺血性脑卒中患者将在1个月内发生再次脑卒中。高达15%的未经治疗的缺血性脑卒中患者将在 1 年内发生再次脑卒中。高达 40％的未经治疗的缺血性脑卒中患者将在 5 年内发生再次脑卒中。⑧镰状细胞病：5％～25％镰状细胞性贫血患者有发生 TIA 或脑卒中的风险。

明确且潜在可改变的危险因素：①糖尿病是缺血性脑卒中独立的危险因素，2 型糖尿病患者发生卒中的危险性增加 2 倍；②高同型半胱氨酸血症，血浆同型半胱氨酸每升高 5 μmol/L，脑卒中风险增高1.5 倍。

较少证据的危险因素：肥胖、过度饮酒、凝血异常、缺乏体育锻炼、口服避孕药、激素替代治疗和口服替代治疗、呼吸暂停综合征。

(2)脑卒中危险因素干预建议：①控制高血压。定时测量血压，合理服用降压药，全面评估缺血性事件的病因后，高血压的治疗应以收缩压＜18.7 kPa(140 mmHg)，舒张压＜12.0 kPa(90 mmHg)为目标。对于患有糖尿病的患者，建议血压小于 17.3/11.3 kPa(130/85 mmHg)。降压不能过快，选用平稳降压的降压药，降压药要长期规律服用；降压药最好在早晨起床后立即服用，不要在睡前服用。②冠状动脉疾病、心律失常、充血性心力衰竭及心脏瓣膜病应给予治疗。③严格戒烟。采取咨询专家、烟碱替代治疗及正规的戒烟计划等戒烟措施。④禁止酗酒，建议正规的戒酒计划。轻到中度的酒精摄入(1～2 杯)可减少卒中的发生率。男性饮酒者每天饮酒的酒精含量不应超过 30 g(相当于葡萄酒 100～150 mL；啤酒 250～500 mL；白酒 25～50 mL；果酒 200 mL)，女性不应超过 20 g。⑤治疗高脂血症。限制食物中的胆固醇量；减少饱和脂肪酸，增加多烯脂肪酸；适当增加食物中的混合碳水化合物、降低总热量，假如血脂维持较高水平(LDL＞130 mg/dL)，建议应用降脂药物。治疗的目标应使 LDL＜100 mg/dL。⑥控制糖尿病。监测血糖，空腹血糖应＜7 mmol/L，可通过控制饮食、口服降糖药物或使用胰岛素控制高血糖。⑦控制体质量。适度锻炼，维持理想体质量，成年人每周进行 3～4 次适度的体育锻炼活动，每次活动的时间不少于 30 min。运动后感觉自我良好，且保持理想体质量，则表明运动量和运动方式合适。⑧合理膳食。根据国家卫健委发布的中国居民膳食指南及平衡膳食宝塔，建议每天食物以谷薯类及豆类为主，辅以蔬菜和水果，适当进食蛋类、鱼虾类、畜禽肉类及奶类，少食菜用油和盐。

(3)注意卒中先兆，及时就诊：虽然脑卒中多为突然发病，但有些脑卒中在发病前有先兆，生活中要多加注意，如发现一侧手脚麻木、无力、全身疲倦；头痛、头晕、颈部不适；恶心、剧烈呕吐；视物模糊；口眼㖞斜要立即到医院就诊。

（李佳佳）

第五章 肿瘤内科护理

第一节 恶心、呕吐的护理

围化疗期护理对肿瘤化疗相关性呕吐具有较好的预防作用,通过有效预防呕吐可改善患者化疗不良反应,减轻痛苦,提高治疗效果。有研究证实,包括心理护理、健康教育、社会家庭支持、松弛疗法等在内的综合护理干预能够显著减少妇科恶性肿瘤患者化疗中恶心和呕吐的发生率。以整体护理的观念对患者全面评估,应用循证护理的方法结合患者发生恶心、呕吐的原因和特点,制订护理计划。多种非药物治疗方法,如心理辅导和对患者感受的关注、冥想法等心理干预方法对改善患者恶心、呕吐的发生和严重程度有积极作用。对肿瘤化疗期恶心、呕吐的患者,护理人员运用正性心理暗示,实施合理个体心理暗示措施,产生"望梅止渴"效应,可以减轻患者痛苦,改善生活质量,提高治疗效果。

一、恶心、呕吐

恶心和呕吐是肿瘤患者治疗中一个重要而常见的并发症,恶心是上腹部的一种特殊不适的感觉,指的是一种试图在喉咙及会厌将胃内容物吐出的强烈欲望,一般而言,恶心通常发生于呕吐之前。由于恶心比呕吐更加难以评估和控制,所以比较之下恶心更加常见和严重。恶心、呕吐常常令患者觉得无力和难受,当其中任何一个症状很严重或者长时间持续存在或者影响到患者的日常活动时,就会影响到患者的生活质量。

恶心、呕吐是肿瘤化疗患者的常见症状,如果不加以干预,超过75％的化疗患者会出现恶心、呕吐。癌症患者在接受放疗或者手术后也会出现恶心、呕吐,约有60％的患者出现恶心,30％~50％的患者由于病情进展或者其他的治疗导致呕吐的发生。有研究显示,虽然恶心与呕吐不是化疗中发生最频繁、最严重的不良反应,却被患者主观认为是最难以忍受、干扰生活质量最严重的因素。不同程度的恶心、呕吐可导致患者脱水、电解质失衡、体质量下降和营养缺乏,也会对患者的心理产生一定影响,甚至影响了患者下一步的治疗。

二、恶心、呕吐的定义

恶心是一种可以引起呕吐冲动的胃内不适感,是一种主观想吐的感觉。常伴有胃部收缩力消失、肠道的蠕动减少、十二指肠收缩及小肠内容物反流到胃部的情形。它是由自主神经传导，故常合并有出汗、脸色苍白、胃有饱胀感及心动过速等症状。主要表现为上腹部的特殊不适感，常伴有头晕、流涎、脉搏缓慢、血压降低等迷走神经兴奋症状。

呕吐是膈肌、肋间肌、腹部肌肉强力收缩，使胸膜腔内压突然增加并配合胃括约肌的放松而产生胃内容物被排出体外的现象。

恶心为呕吐的前驱症状，二者都是大脑呕吐中枢接受刺激后产生的反应。当冲动刺激弱时，仅发生恶心，冲动刺激强时，则产生呕吐。

三、恶心、呕吐发生机制

呕吐是一个复杂的反射动作，其过程分 3 个阶段，即恶心、干呕与呕吐。目前认为中枢神经系统有两个区域与呕吐反射密切相关：一个是神经反射中枢——呕吐中枢，位于延髓外侧网状结构的背部；另一个是化学感受器触发区，位于延髓第四脑室的底面。前者直接支配呕吐的动作，它接受来自消化道、大脑皮层、内耳前庭、冠状动脉及化学感受器触发区的传入冲动。后者不能直接支配呕吐的实际动作，但能接受各种外来的化学物质或药物（如洋地黄、吐根素等）与内生代谢产物（如感染、酮中毒、尿毒症等）的刺激，并由此发出神经冲动，传至呕吐反射中枢，引起呕吐。由中枢神经系统化学感受器触发区的刺激引起呕吐中枢兴奋而发生的呕吐，称中枢性呕吐；内脏末梢神经传来的冲动刺激呕吐中枢引起的呕吐，称为反射性呕吐。各种冲动刺激呕吐中枢，达到一定程度（即阈值），再由呕吐中枢发出冲动，通过支配咽、喉部的迷走神经，食管及胃的内脏神经、膈肌神经、肋间肌及腹肌的脊神经，与肌肉的协调反射动作，完成呕吐的全过程。

四、恶心、呕吐产生的原因

(一)疾病因素

(1)原发性或转移性颅脑肿瘤都可引起颅内压增高，引起喷射性呕吐。多不伴有恶心，但可伴有剧烈头痛、脑神经侵犯或压迫症状，甚至伴有不同程度的意识障碍。肝大、腹水、消化性溃疡、胰腺肿瘤等亦可能造成胃蠕动停滞并导致胃胀，增加恶心、呕吐的机会。

(2)结直肠肿瘤在肠腔内的增殖及卵巢癌等肠腔外的压迫，导致肠道梗阻时，恶心、呕吐亦为其主要症状。

(3)因肿瘤或其他病因造成的胰腺炎、胆囊炎、肠炎、腹膜炎，刺激迷走神经，出现恶心、呕吐的症状。

(4)肿瘤压迫食管会导致吞咽困难、恶心、呕吐。

(二)化疗

恶心、呕吐是化疗药物最常见的不良反应，其发生率及严重程度与化疗药物的种类、剂量、联合用药方案及用药频率、给药的时间、途径和方法及患者体质有关，70%～80% 接受化疗的患者会出现恶心、呕吐，10%～44% 的患者出现预期性恶心、呕吐。

(三)放疗

放疗引起的恶心、呕吐主要与放射部位、剂量、分次剂量有关。

(四)精神、心理因素

恐惧、焦虑刺激高级神经中枢可引起恶心、呕吐，条件反射也可造成恶心、呕吐，如停电、某些声音、画面或闻到某种气味等，是由听神经、视神经、嗅神经到大脑皮质至呕吐中枢引起呕吐。

（五）其他

阿片类止痛药（如吗啡）由于刺激大脑中枢化学感受器，使胃排空迟缓而引起恶心、呕吐，用药数天后，恶心、呕吐逐渐减轻。另外，雌激素、洋地黄制剂及红霉素等抗生素，均可引起恶心和呕吐。肿瘤患者代谢紊乱如高钙血症、低钠血症等也可引起恶心和呕吐。

五、化疗引起的恶心、呕吐

（一）化疗引起恶心、呕吐的机制

（1）化疗药物直接刺激胃肠道引起恶心、呕吐。

（2）血液中的化疗药刺激肠道壁嗜铬细胞释放 5-羟色胺，5-羟色胺作用于小肠的 5-羟色胺受体，被激活后通过迷走神经传至第四脑室最后区的化学感受诱发区（CTZ），激活位于延髓的呕吐中枢引起恶心、呕吐。

（3）心理反应异常引起恶心、呕吐。

（二）化疗引起恶心、呕吐的分类及分级

1.化疗引起恶心、呕吐的分类

（1）急性恶心、呕吐：是指发生在给予化疗药物后 24 h 内发生的恶心、呕吐，多发生于用药后 1～2 h，通常这类恶心、呕吐的程度最为严重。

（2）迟发性恶心、呕吐：是指发生在给予化疗药物后 24 h 至第 5～7 d 所发生的恶心、呕吐。

（3）预期性恶心、呕吐：常见于既往化疗期间恶心、呕吐症状控制不良的患者，其特点是恶心、呕吐常发生于化疗前或化疗给药的同时；也为条件反射所致，如患者看到医院环境、医师及穿白大衣的人员即可诱发恶心和呕吐。

2.化疗引起恶心、呕吐的分级

临床分级一般采用三分法。

（1）轻度：呕吐每天 1～4 次。

（2）中度：呕吐每天 5～9 次。

（3）重度：呕吐每天 10 次以上。

六、放疗引起的恶心、呕吐

放疗引起的恶心、呕吐，目前认为是一个多因素作用的结果，其发生的原因主要与照射野的范围、照射剂量及照射的部位有直接的关系。照射野在胸部和上腹部，极易产生恶心、呕吐。

（1）一般局部照射治疗，发生恶心、呕吐概率：头颈部为 10%、胸部为 21%、腹部为 60%～70%。

（2）接受半身放疗（以肚脐为界），上半身区域照射者，发生恶心、呕吐概率为 55%～88%，下半身照射者发生概率为 17%～56%。

（3）下肢区域接受放疗，不会发生恶心、呕吐。

（4）接受全身放疗的患者有 57%～90% 的概率会产生恶心、呕吐。

七、恶心、呕吐的评估标准

WHO 关于抗癌药物引起恶心、呕吐的分级标准在临床药物疗效或方案评价中应用较多，该标准将恶心、呕吐分为 0～Ⅳ级。

0级:无恶心、呕吐。

Ⅰ级:只有恶心、无呕吐。

Ⅱ级:一过性呕吐伴恶心。

Ⅲ级:呕吐需要化疗。

Ⅳ级:难控制性的呕吐。

八、常用评估工具

视觉模拟量表评估方式是参考疼痛评估表制定而成。表上有一条10 cm长的水平线或垂直线,起始点0 cm表示未出现恶心、呕吐,10 cm表示无法忍受,再由患者在线上标示记号。通过该项评估方式,医护人员可清楚了解患者目前恶心或呕吐的程度。

九、恶心、呕吐的治疗

临床上对恶心、呕吐的治疗主要采取的措施还是药物治疗。

(一)5-羟色胺拮抗药

常见药物包括格拉司琼(康泉)、昂丹司琼(枢复宁、恩丹西酮)、托烷司琼(欧必亭)等,应用较为广泛,其止吐作用强而持久。选择性地阻断5-羟色胺受体以达到止吐的目的,可有效预防急性呕吐,常作为止吐的首选药物。其不良反应为便秘、腹胀、头痛及面部潮红或温热感等。主要通过阻断小肠末梢神经发挥它们的止吐作用。另外,5-羟色胺3受体拮抗剂比大剂量的甲氧氯普胺更容易耐受,很少发生锥体外系症状和腹泻。但有少数患者在应用过程中有短暂的复视和轻度的头痛。

(二)多巴胺受体拮抗剂

常见药物为甲氧氯普胺(胃复安)。此种药物作用于化学受体感受区的多巴胺受体,主要可增加胃肠道蠕动,促进胃排空。另外,高剂量使用时也能阻断5-羟色胺受体,为其提供另一条作用机制。给药途径分为口服及静脉给药两种。有研究表明,对接受大剂量顺铂化疗的患者,使用大剂量的甲氧氯普胺止吐,呕吐的完全控制率为20%~38%。大剂量甲氧氯普胺的主要不良反应是可出现锥体外系反应。

(三)皮质激素类

常见药物为地塞米松、甲泼尼龙、泼尼松等。激素类药物影响恶心、呕吐的机制至今未明,单药使用作用不明显,与其他止吐药联合使用,有非常好的作用。常见不良反应为情绪改变、体液潴留、高血压、满月脸、会阴瘙痒症、胃肠出血等,有糖尿病或其他皮质激素禁忌证的患者慎用。

(四)屈大麻酚和大麻隆

屈大麻酚和大麻是最完全的大麻酯类药物,二者均有止吐作用,其作用机制尚未完全明确。这些药物对中枢神经有特殊的作用。

(五)苯二氮䓬类

常见药物为劳拉西泮、地西泮和艾司唑仑等。其作用机制在于抑制大脑皮质以减轻恶心、呕吐症状。不良反应包括镇静、定向感障碍、幻觉、失禁及健忘等。

(六)苯海拉明、地西泮

两者都是通过抑制呕吐中枢、镇静、减轻焦虑而发挥止吐作用,但效力较低。

（七）多靶点止吐药物

代表药物奥氮平能阻断多种神经递质,对多巴胺神经递质和5-羟色胺神经递质的作用特别强,对控制急性和迟发性中、高度化疗相关性恶心、呕吐均有效。

（八）中药

中医运用整体观念、辨证思维、个体化治疗等优势在防治化疗引起的恶心和呕吐中发挥了较大的作用。有研究认为,应用中西医结合防治化疗致胃肠道反应,疗效显著,无毒副作用。在双侧足三里、内关、曲池、中脘穴位敷贴;将王不留行籽在化疗时贴于选好的耳穴上逐穴按压。

（九）联合用药

如果没有单一的有效止吐药物,可以考虑应用联合止吐方案,一般最有效的方案是使用不同作用机制的联合药物治疗。联用的药物应有不同作用机制,疗效能相加而不是毒性重叠,联合用药中加入的药物应能有效地减少治疗方案的不良反应,地西泮与甲氧氯普胺合用,既可减少患者的焦虑,又能减少甲氧氯普胺所致的锥体外系症状。

（十）药物治疗

晚期癌症患者恶心、呕吐的治疗需明确病因,并对相关因素进行评估(肿瘤侵犯导致颅内压增高、新陈代谢紊乱、药物、内分泌因素等),以确保个体化治疗方案。恶心和呕吐的预防应该基于放、化疗患者呕吐风险的评估,于治疗前就需先计划止吐药给予的时机及途径。如果没有单一有效的止吐药,可以考虑应用联合止吐方案,一般最有效的方案是使用不同作用机制的联合药物治疗。

十、恶心、呕吐护理措施

（一）护理评估

临床评估患者应包括引起恶心和呕吐的原因、相关病史、液体出入量情况、大便情况、体质量变化、口腔黏膜湿润程度、皮肤弹性、生命体征等情况。化疗之前护理人员应对患者的性别、年龄、心理状态、体质状况等做初步的分析评估。询问恶心和呕吐发生的时间、呕吐的次数、呕吐物的量和颜色。了解患者的心理状态和化疗史,熟悉患者的化疗方案,对曾经接受过化疗的患者,需强调化疗的重要性,树立其战胜疾病的信心。

老年患者呕吐率较高,因老年人胃蠕动和食管下段括约肌紧张度减低、胃排空慢、胃内残留量增加、胃内压增高所致。男性患者较女性患者少发生恶心、呕吐,这与精神心理因素有关,女性患者较易产生紧张、恐惧、焦虑等不良情绪,从而降低了机体对恶心、呕吐的耐受力。

（二）饮食护理

在饮食方面要做到"五忌四要"。

(1)注意调整食物的色、香、味,并帮助患者选择营养丰富和清淡易消化的食物。

(2)"五忌":一忌甜、腻、辣、炸、烤食品;二忌乙醇;三忌强烈气味的食品如臭豆腐、奶酪等;四忌某些含5-羟色胺丰富的食品如香蕉、核桃、茄子等;五忌餐后立即躺下,以免食物反流引起恶心。

(3)"四要":一要少食多餐,每天可5～6餐;二要选择碱性或固体食物,可于化疗前吃一点饼干或烤面包等干且温和的食物;三要限制餐前、餐后1 h的饮水量,尽量不饮;四要多吃薄荷类食物及冷食等。

对于胃肠疾病引发的呕吐,应在医师诊断后,视胃肠功能情况选择流质、半流质及普通饮食。

注意口腔清洁,进餐前用淡盐水或温水漱口,去除口腔异味,增进舒适感及食欲,少食多餐(5～6次/天),在一天中恶心症状最轻微时多进食(多在清晨),进食前、后1 h内不宜饮水,餐后勿立即躺下,以免食物逆流。如不能经口进食者,可酌情给予肠内或肠外营养支持,对于重度呕吐的患者,严格记录液体出入量,以评估脱水的情况,必要时给予补液。

(三)心理和行为疗法

近年来护理方式更强调全面了解患者治疗前的情况,包括是否在遇到压力时产生恶心感,是否在本人或他人的经历中了解化疗导致的恶心、呕吐,以及以前缓解恶心、呕吐的最有效措施。治疗前纠正患者不正确的认识可减少恐惧和焦虑的产生。有专家指出,长期化疗会引起患者对该化疗法的精神过敏,并逐渐产生恐惧样反应,有些患者会在下一个疗程前即诉说恶心、呕吐,严重者甚至在进入病房或给予静脉输液时即出现呕吐。如此反复出现的不良反应会导致焦虑的发生,并严重影响治疗进程。

护理人员对恶心、呕吐患者应给予安慰和帮助,嘱其保持乐观情绪,如果出现焦虑、抑郁等精神症状,则应及时调整,因为情绪不良可使血中5-羟色胺增高,加重恶心、呕吐。医护人员应给予患者有关可能出现的治疗不良反应及机体感受等信息,通过保证和解释达到消除疑虑和错误的观念,帮助患者树立信心。

临床上可采用分散注意力、松弛疗法、音乐疗法、有氧运动、冥想等方法,以减轻化疗患者的恶心、呕吐症状。指导患者在看电视、与他人聊天时用竹制按摩器按摩足底穴位,每次20～30 min,直至足底发热。国内外还有用音乐来转移患者不良情绪的疗法,安排患者听节奏平稳、音调恒定的音乐有助于情绪的转移,但要避免听伤感的音乐。音乐治疗可以影响人的心理、生理和情感反应,音乐舒缓的节律可以减慢患者呼吸的节律,达到放松的目的,对减少化疗中的恶心、呕吐有重要意义。多次复发的患者情绪相当不稳定,化疗方案也可能会改变,护士应告诉患者,稳定的情绪可增加机体对化疗的耐受力,积极主动地配合治疗,可产生较好的治疗效果。精神调理除暗示、松弛和转移方法外,还可加用小剂量抗焦虑药,以促进情绪尽快改善。

适量的有氧运动如散步、慢跑等有利于患者的机体和心理健康及化疗后的康复,可以减轻恶心、呕吐症状。当患者出现恶心时,护士要以亲切的话语指导患者放松深呼吸,轻柔地按摩腹部引导患者愉悦地想象,来减轻恶心、呕吐症状。

(四)创造良好环境

保持病区环境安静、清洁、空气新鲜、无异味,避免强烈光线刺激。选择通风位置良好及远离厕所和厨房的就餐环境,尽可能避免与恶心、呕吐患者同住一室。

根据患者的需求选择适宜的室温,避免阳光直射,提高患者的舒适度。呕吐物置于不透明密闭容器中并及时清理。

(五)呕吐时的护理

患者呕吐时护理人员应在旁守护,给予扶持,并侧卧防窒息,擦洗面部,指导患者进行缓慢深呼吸,协助患者漱口,更换洁净衣物,整理床单,轻拍背部有利于呕吐物排出。帮助患者取舒适卧位。对严重呕吐不能进食者要严格记录出入量,定期检查血中各电解质的浓度,遵医嘱随时调整补液计划,避免水、电解质紊乱和酸碱平衡失调。观察呕吐物的颜色、性质、量并做好记录。餐后、睡前要漱口,祛除异味,增进患者的舒适感。如发现血性呕吐物,应及时报告医师。

(六)药物的合理应用

临床上常在化疗前15 min静脉推注恩丹西酮8 mg加生理盐水20 mL,呕吐严重者分别在化疗后4 h、8 h再次给药,还可联合止吐用药如甲氧氯普胺与维生素 B₆双侧足三里穴位注射用于止吐。

(七)掌握用药时间

尽量睡前给药,在睡眠中给药可预防化疗所致的呕吐,这是因为胃酸分泌随迷走神经的控制而发生周期性变化,睡眠时胃肠蠕动慢,肛门括约肌反射改变,吞咽活动弱,唾液分泌近乎停止,所以睡眠中呕吐反射会减弱。因此对呕吐频繁者可采取午睡时给药。建议患者进食平常半量食物或进餐 2 h 后用药较适宜,此时胃充盈度小,胃内压力低,食物返回概率降低,发生呕吐症状减少。止吐剂在化疗前 30 min 静脉推注,止吐作用强而持久。呕吐严重者分别在化疗后4 h、8 h 再次给药,还可联合止吐用药。静脉化疗于餐后3～4 h用药较适宜。同时也可以给予小剂量的镇静剂,如地西泮等。尽量减少药物对胃黏膜的刺激,如果口服化疗药要采用肠溶型。

十一、患者的自我护理

(一)恶心

(1)记录恶心发生的时间、原因、找出规律,改变饮食习惯。

(2)少食多餐,如不吃任何东西,恶心的现象会更严重;改善进食方法,缓缓吃,慢慢喝,细细地咀嚼。

(3)早上起床时感到恶心,可吃少量苏打饼干。

(4)尝试吃酸的、咸的食物。

(5)含气的饮料对减轻恶心有帮助,但有腹胀者应避免饮用。可适当选用冷食或生的新鲜蔬菜,熟食有时可增加恶心的感觉。

(6)如放疗、化疗引起的恶心,在治疗前 2 h 不要进食,避免油炸、油腻的食物。

(二)呕吐

(1)遵医嘱定时服用止吐药物。

(2)呕吐后进食过程可以分成 4 个阶段。

第一阶段:①如果呕吐不止,不要强迫自己吃任何东西。②间断喝少量液体,如含气的矿泉水等。③如无法喝下液体,呕吐持续 24 h 以上,患者可能会脱水,应立即到医院就诊。

第二阶段:①如果不再呕吐,但仍感到恶心,需要吃少量的食物,因为饥饿可促使恶心加重。②适当喝冷饮料,如半杯脱脂奶加半杯水可以帮助胃稳定,也可以喝一杯冰柠檬汁。

第三阶段:①如果可以喝饮料、吃少量固体食物时,可吃一些饼干、麦片、蛋粥、清汤或炖蛋等。②适当喝少量加水的牛奶、脱脂奶或乳酪等。

第四阶段:避免吃难消化或油腻的食物,如炸鸡、浓汁或浓汤等。

(3)尽量避免可能造成恶心的情况。

(许崇明)

第二节　骨髓抑制、凝血障碍的护理

在骨髓抑制的护理中,心理护理及关爱是必要的,病房的要求及患者的自身抵抗能力也能影响治疗效果。肿瘤治疗的不良作用,如导致骨髓抑制、凝血障碍是肿瘤治疗对骨髓细胞的影响。随着我国现代医学护理学科的迅猛发展,其全面系统的护理干预方案也被广泛应用于此类疾病的辅助治疗当中,并取得了较好的临床疗效。对骨髓抑制患者分别行心理护理、病房与环境护理、饮食护理、个人卫生护理、避免外伤护理、预防医源性感染护理等,可明显改善化疗患者的自身免疫能力。总之,对化疗致骨髓抑制、凝血障碍的肿瘤患者行全面系统的综合护理干预方案,其疗效确切,对于减少并发症发生和保证化疗的顺利完成具有十分重要的临床价值。

一、骨髓抑制

(一)发生的原因

骨髓抑制通常是指血小板计数、白细胞计数、血红蛋白含量低于正常水平。

1.肿瘤因素

癌细胞直接或间接地侵犯骨髓组织,破坏造血系统,引起贫血、白细胞计数和血小板计数下降。

2.化疗

大多数化疗药物导致不同程度的骨髓抑制,因粒细胞平均生存时间最短为 6～8 h,因此骨髓抑制最先表现为白细胞数量下降。骨髓抑制通常见于化疗后 1～3 周,持续 2～4 周逐渐恢复。少数药如盐酸吉西他滨、卡铂、丝裂霉素等则以血小板下降为主,化疗期间应定期复查血常规,及时检测骨髓抑制的发生,一般每周 1～2 次,如明显减少,应隔天检查 1 次,直至恢复正常。

3.放疗

放疗使骨髓造血功能抑制,虽然其属于局部治疗,但放疗借助高能量的射线破坏干细胞引起骨髓功能抑制,特别是高剂量或全身放疗将彻底破坏骨髓组织。

4.免疫功能低下

因为压力的增大导致激素分泌,进而抑制免疫反应。所以当癌症患者接受外科手术、麻醉、外伤甚至在压力或承受创伤时均会引起机体免疫力下降,造成骨髓造血功能不足。

5.生物治疗

生物治疗的使用也可造成可逆性白细胞计数下降、贫血、血小板计数降低和淋巴细胞计数减少。

6.营养

人体制造免疫系统的原料主要来自蛋白质,癌症患者因治疗造成的恶心、呕吐、口腔炎、食欲缺乏等原因造成营养和热量供给不足,导致淋巴细胞如球蛋白减少,因而降低免疫球蛋白的功能,T 细胞与 B 细胞功能受到影响而降低杀菌力。

(二)治疗及注意事项

(1)加强全身支持治疗,保持周围环境的整洁干净,口腔、皮肤的清洁,可减少并发症的发生。

(2)预防性应用粒细胞集落刺激因子可减轻中性粒细胞减少症的持续时间与严重程度,防止致命并发症的发生。

(3)粒细胞缺乏伴未控制的感染时,考虑输注粒细胞。

(三)骨髓抑制的护理

(1)加强基础护理,保持床铺干净整洁。衣服应柔软,勤换洗。保持口腔清洁,必要时行口腔护理。鼓励摄取大量水分,每天约 3 000 mL。加强营养,鼓励进食,以提高免疫功能。晚期不能进食者用鼻饲营养,必要时静脉营养。

(2)严密观察病情及血象变化,注意保暖,避免让患者暴露于易引起感染的环境中。

(3)保持大便通畅,必要时给予软便剂以预防便秘。

(4)对贫血患者,指导采取渐进式活动方式,避免跌倒。注意增加衣物和保暖,以促进血液循环。

(5)白细胞计数减少时的护理:限制探视,患者容易疲倦,妥善安排患者休息,各项护理操作集中进行,保证充足的睡眠,提高免疫力。

根据患者血常规结果采取保护性措施,分为一般性保护隔离和无菌性保护隔离。当白细胞计数降至$(1\sim3)\times10^9$/L、中性粒细胞计数降至1.5×10^9/L时,应采取一般性保护隔离;当白细胞计数$<1\times10^9$/L、中性粒细胞计数$<0.5\times10^9$/L时,必须采取无菌性保护隔离。①一般性保护隔离:限制来访,进入病室的所有人员必须戴口罩,定时对病房进行空气消毒,定时通风。患者戴口罩,如潮湿,及时更换。②无菌性保护隔离:患者安置于无菌层流室内或层流床内。设有高效能空气净化装置,不受来自外界的感染。进入的人员必须站在患者下方,凡送入LAFR的物品均应先进行灭菌处理。密切观察患者有无感染征象,白细胞计数$<0.5\times10^9$/L者,应输入粒细胞或浓缩白细胞。

(6)血小板计数减少的护理:维持皮肤、黏膜的完整性。①密切观察出血倾向:注意观察全身皮肤有无瘀点或瘀斑、牙龈出血、阴道出血、胃肠道出血等,严密监测患者血常规变化,因为血小板计数$<50\times10^9$/L时易导致不同程度的出血症状。②维持皮肤的完整性:下床活动时避免碰撞跌倒,活动时动作轻柔,不可用手指挖鼻孔,尽量避免注射,特别是肌内注射,必需时要慎用止血带。避免使用刮胡刀,指导安全使用电动剃须刀。每$1\sim2$ h协助翻身,预防压疮发生。③维持黏膜的完整性:勿吃刺激性强、粗糙食物,最好吃软食或半流食。提倡患者用软毛刷刷牙,防止损伤口腔黏膜及齿龈,避免用牙签剔牙。④维持胃肠道黏膜的完整性:促进水分摄入和保持适当的活动量,防止便秘。避免直肠侵入性操作,如使用直肠栓剂、灌肠等,避免使用阿司匹林、乙醇、抗凝剂,防止胃出血,避免胃肠刺激而引起出血如必须服用甾体类激素者,需要同时服用制酸剂或乳制品。维持会阴部黏膜的完整性:补充足够的水分,避免进行阴道灌洗或使用阴道栓剂,指导患者每天更换内衣裤。严格无菌操作,特别是侵入性治疗或检查时注意无菌操作和压迫止血。尽量避免放置尿管,导尿管护理必须每天2次。必要时按医嘱给予抗生素。⑤当血小板$<20\times10^9$/L时应避免产生颅内压升高的诱因,避免用力屏住呼吸。保持大便通畅,防止因用力排便导致颅内出血。有出血倾向时,应预防性输入新鲜血小板,输注时在患者能够耐受的情况下尽可能快速输注。

(7)红细胞计数减少的护理:①指导患者适当休息,防止活动过度造成组织需氧量及耗氧量上升,导致组织缺氧,出现呼吸困难。②鼓励少量多餐,指导患者进食蛋白质、维生素、矿物质丰富的食物(如红色肉类及绿色蔬菜),促进红细胞的生成。③贫血患者循环较差,在患者保暖方面应注意避免使用电热毯及热水袋,以免造成烫伤。④卧床患者应指导其定时翻身,必要时可使用气垫床,预防压疮的发生。⑤铁剂会刺激胃,还会附着在牙齿上,应指导口服铁剂的患者于餐后用吸管服用;建议维生素C和铁剂一同服用,以促进铁剂吸收;服用铁剂后大便会呈现黑色,应事先告知患者,以免引起患者不必要的紧张。

二、凝血功能障碍

(一)概述

凝血功能障碍导致的出血,是临床患者常见的症状之一。据报道,约有50%的肿瘤患者在其患病过程中会发生凝血功能异常,包括弥散性血管内凝血、血栓、出血等问题。肿瘤患者属凝血功能障碍导致出血倾向的高危人群,凝血功能障碍也是导致肿瘤患者死亡的原因之一。

肿瘤患者因本身或放、化疗导致骨髓抑制,营养不良或肝脏病变造成凝血因子产生减少,药物引起纤维蛋白分解、高凝状态或合并感染等因素,可导致血液系统的恒定受到破坏,凝血功能发生异常,极易导致出血倾向。因此,做好凝血功能障碍患者的护理显得尤为重要。

(二)凝血功能障碍的机制

现代研究表明,止血、凝血机制分为两个阶段。

(1)损伤部位微小血管破裂立即发生的止血。

(2)凝血酶原参与形成红色血栓,其过程表现为一个凝血因子以另一个凝血因子为底物的不间断反应的过程,最终在多种因子复合作用下,使凝血酶促进纤维蛋白原转变成纤维蛋白单位,又组成纤维蛋白多聚体,最终成为纤维蛋白凝块的过程。

目前已确定的凝血因子共有12个。由凝血功能障碍而发生的出血主要与血管壁及血管周围结缔组织的结构和功能异常,血液中的纤维蛋白原含量异常,血小板数量、质量及功能异常,凝血因子生成缺乏或凝血因子消耗增多及血液循环中的抗凝物质增多有关。

(三)凝血功能障碍的原因及影响因素

1.血小板数量异常

(1)血小板减少症:表现为血小板生成减少和血小板破坏增加两种形式。某些肿瘤如血液系统恶性肿瘤、乳腺癌、前列腺癌的骨髓转移等因疾病本身使骨髓造血系统受侵犯,或在接受放、化疗时,因射线及药物作用,导致急慢性骨髓抑制,使骨髓内多核巨细胞缺乏,引起血小板减少。另外,某些合并脾大的原发肿瘤患者、肿瘤合并弥散性血管内凝血(DIC)患者,其血小板的破坏增加,导致血小板数量减少。当血小板减少或血小板破坏增加,致使每立方毫米血小板含量不足5万个,则可出现凝血障碍。放、化疗都可引起骨髓抑制,造成血小板数减少,因此在为患者进行化疗时应严格遵医嘱按时进行给药,并且应密切注意血常规变化。

放疗患者巨核细胞的抑制通常发生在放疗2周时,一般在2~6周恢复。其抑制程度与放疗部位和面积相关,对于全淋巴结照射和全身放疗的患者易发生骨髓抑制。

(2)血小板增多症:有30%~40%的肿瘤患者出现继发性血小板增多症,致使血液呈高凝状态,易发生血栓,严重者发生DIC而危及生命。此外,造血干细胞功能异常也可发生原发性血小板增多症。

2.血小板功能异常

部分肿瘤患者的血小板计数虽然正常,但其功能不正常,常表现为促凝血活性下降,凝聚能力下降,与ADP、肾上腺素或胶原反应的血清素释放下降,从而影响凝血机制的正常运行。

3.凝血功能异常

凝血因子缺乏及凝血因子消耗增多都可以引起凝血功能异常导致出血。此外,血液高凝状态、各种淀粉样变性、合并的获得性因子X缺乏症,循环中的肝素样抗凝集素、纤维蛋白溶解作用和骨髓瘤蛋白对纤维蛋白聚合作用的抑制,以及对其他凝聚蛋白质功能的抑制作用等因素也是导致出血的原因。

(四)凝血功能障碍的类型

1.高凝固性血栓

肿瘤患者高凝固性倾向可能与血小板异常有关。血小板易溶解、血小板附着力增加、血小板数目异常增加、形态发生改变都是引起肿瘤患者高凝固性与栓塞的因素。常见的血液性栓塞的恶性肿瘤有胃肠道癌症、卵巢癌、胰腺癌、肺癌、乳腺癌及骨髓增生异常综合征等。血栓形成常见的原因有血管壁的异常、异常的血液流动、化疗、中心静脉留置导管的并发症。

2.出血

癌症患者出血最常见是白血病患者,瘀斑、紫斑是诊断前最常见的征象。其次为肝转移或肝癌患者,由于凝血因子缺乏易发生出血。凝血功能障碍的最常见类型是出血,其主要原因是严重的血小板数减少,表现为皮肤上点片状或块状淤青、广泛的皮下出血点、牙龈及鼻腔黏膜出血、局部血肿,好发部位依次为皮肤、黏膜、眼睛。当发生颅内出血时,患者表现为头痛、喷射性呕吐、呼吸脉搏减慢等颅内压增高症状,需紧急抢救处理,否则可发展成脑疝而死亡。

3.弥散性血管内凝血(DIC)

弥散性血管内凝血是肿瘤患者常见的血液并发症,其病情变化迅速,发展过程可分为3期:高凝血期、消耗性低凝血期和继发性纤溶亢进期。急性DIC临床表现为出血和凝血。DIC发生时,常常出现广泛的出血症状:皮下出血、瘀斑、牙龈出血、血便血尿、咯血。出血好发部位:皮肤、黏膜、消化道、泌尿道、视网膜、肺脏、中枢神经系统及机体完整性受损部位。

(1)弥散性血管内凝血的定义:弥散性血管内凝血(DIC)是一类获得性疾病,发生在许多疾病的病理过程中。由于小血管发生凝血,形成广泛的微血栓,大量凝血因子及血小板被消耗,并继发激活纤维蛋白溶解,引起严重而广泛的全身性出血。

恶性肿瘤是常见引起DIC的第三位因素。DIC的程度与恶性肿瘤疾病程度有关。血浆中的纤维蛋白胜肽A与急性非淋巴性白血病有关,治疗凝血病变的最佳措施就是对恶性肿瘤的控制,若能够治疗此恶性肿瘤,通常可成功控制DIC。常见发生DIC的实体恶性肿瘤有肺癌、胰腺癌、前列腺癌,而卵巢癌、乳腺癌则较少见。

(2)弥散性血管内凝血的分期:高凝期、消耗性低凝期、继发性纤溶亢进期。

(3)弥散性血管内凝血的病因:主要为感染、恶性肿瘤、产科意外,其次为肝病如急性重型肝炎、肝硬化,以及其他严重肝功能损害、严重的头部损伤等。

(4)弥散性血管内凝血的临床表现:DIC的患者主要为出血、溶血、微血管栓塞症状、低血压及休克。DIC最常见的症状为多发性的出血,如皮下出血、瘀斑、紫斑、牙龈出血、血便、血尿及咯血等,也有出现肢端发绀、瘀斑扩展至脚趾和手指指端而造成坏疽。出血的部位有皮肤、黏膜、消化道、泌尿道、视网膜、肺部及中枢神经系统。

(5)弥散性血管内凝血的相关检查。①实验室检查:有关消耗性凝血障碍的检查;血小板减少,可见动态下降;纤维蛋白原减少,持续下降1.5 g/L;凝血酶原时间延长。②有关纤溶亢进检查:测定血浆鱼精蛋白副凝固试验(3P实验)阳性或纤维蛋白降解产物(FDP)增多。

(6)弥散性血管内凝血的诊断标准如下。

临床表现有其中2项以上:①多发性出血倾向;②多发性微血管栓塞症状和体征;③抗凝治疗有效;④不易用原发疾病解释低血压或休克。

实验室检查有其中3项以上异常:①血小板计数$<100 \times 10^9$/L或进行性下降;②血浆纤维

蛋白含量<1.5 g/L 或进行性下降;③3P 实验阳性或 FDP>30 mg/L;④凝血酶原时间较正常对照延长 3 s 以上或呈动态变化。

(五)凝血功能障碍的治疗

1.出血的治疗

(1)一般治疗:当患者发生出血征象时,应根据出血的部位和形式积极采取及时有效的止血措施。发生危及生命的大量出血时,如肺癌大咯血、鼻咽癌大出血、上消化道出血等,应积极采取生命支持方法,进行紧急抢救,保持呼吸道通畅,预防窒息和休克。及时给予补血、补液,保证有效血容量。

(2)药物治疗:除根据出血原因采取措施外还需给予以下药物。①止血药物治疗,如垂体后叶素、氨甲苯酸等。②采用全血或血小板输注。③卡巴克络、血凝片、辅酶 A 等适用于血小板功能障碍的出血。④促进血小板生成的细胞因子,如促血小板生成素、白介素-2 等适用于血小板减少的出血。

2.弥散性血管内凝血的治疗

(1)一般治疗:有效治疗 DIC 的根本措施是积极治疗原发病,及时去除 DIC 的病因。

(2)支持疗法:加强基础生命支持,保暖、吸氧、维持电解质和酸碱平衡。

应用肝素进行抗凝治疗:每天 6 000 U 即可改善出血症状,为了能保持凝血时间在正常值的1.5~2.5 倍,需要每天监测凝血时间,根据报告调整药量。待出血停止,症状改善或消失,凝血象恢复,方可考虑停药。

抗血小板凝集药物:因为只有在慢性 DIC 或 DIC 已被有效控制时,而肝素在减量过程中才可使用抗血小板药物,所以应用抗血小板凝集药物需慎重。

适时补充凝血因子和血小板:在 DIC 消耗性低凝血期,应及时补充凝血因子和抑制物,血小板生产障碍、血小板计数很低或有明显的出血时可输注血小板。

抗纤溶治疗:当确定 DIC 发展为继发性纤溶亢进期,可给予抗纤溶药物,如纤维蛋白原。

(六)凝血功能障碍的护理

1.护理评估

(1)评估患者病史及家族史:认真全面评估患者的病史与家族史,为确定患者有无出血倾向提供依据。具体评估内容:①观察患者外观及活动耐受力,评估患者有无隐性慢性出血。②评估患者饮食习惯和营养状况,以便于判断患者贫血性质和原因。③对有治疗的患者应注意观察输血、用药的治疗效果。④详细认真检查患者皮肤颜色、便颜色及性质、有无黏膜出血征及眼底和关节疼痛,以诊断有无出血倾向。⑤家族成员中有无血液系统功能异常。⑥询问患者的用药史,了解患者是否使用过影响血液系统功能的药物。

(2)出血患者身体评估:按照从上到下的顺序,认真仔细地对患者出血的症状和体征进行检查评估。①皮肤:观察皮肤及肢端颜色有无异常,以及皮肤完整性、创伤性操作后伤口有无渗血。②眼、耳:注意收集患者有无不适主诉,必要时可通过检眼镜观察眼底变化。③鼻咽、口腔:评估患者有无鼻出血、牙龈出血及口腔黏膜的完整性。④循环系统:评估患者的呼吸频率、节律、口唇颜色、呼吸音性质、有无咯血、四肢末梢温度,收集患者主诉,评估有无肺脏出血。⑤消化系统:评估患者呕吐物及大便颜色、性质、量是否发生改变,收集患者主诉有无腹痛,评估患者有无胃肠道出血。⑥泌尿生殖系统:观察尿的颜色和尿量,观察月经量和持续时间是否发生明显改变。⑦肌肉骨骼:评估活动时是否有关节疼痛,判断是否有关节腔出血。⑧中枢神经系统:评估患者意识状况、恶心和呕吐症状、血压变化,判断有无颅内出血或组织灌注不足。

(3)为了及时判断患者有无出血倾向或出血,应为患者完善各项检查,如出血时间、血小板计数、血浆纤维蛋白(原)降解产物、活化部分凝血活酶时间、血浆凝血酶原时间。

2.护理目标

(1)出血量、范围、次数及持续时间减少,出血时的伴随症状减轻。

(2)患者或家属能正确执行出血时的紧急处理办法。

(3)患者或家属能描述出血的原因及预防方法。

(4)皮肤完整无破损。

3.护理措施

(1)预防出血:预防胜于治疗,尽早发现患者有出血倾向而提早采取相应措施,可将发生严重并发症的危险性降至最低。①将桌椅等设施的尖角包裹起来,避免身体损伤以防止跌倒和受伤、活动及在床上移动时动作要轻柔、使用护栏、走路时穿防滑鞋。②对此类患者尽量避免进行侵入性检查和治疗,如灌肠、导尿、肌内注射及动脉穿刺。若必须进行时,应先检查血小板及凝血时间,有血小板缺乏或凝血时间延长,则应先补充血小板,改善凝血时间。③留置各种导管时,应充分润滑导管,选择小号导管,对留置中心静脉导管的患者,穿刺点使用吸收性明胶海绵以促进止血,更换敷料后延长按压时间以减少出血。④避免使用可能引起出血的药物如阿司匹林等。

(2)控制出血:当出血无法避免时,按出血的护理常规护理,立即给予出血部位加压及使用冰敷,以促进血凝块的形成。按医嘱给予抗凝剂、凝血因子、成分输血或抗纤溶药物治疗。①绝对卧床休息,保持镇静,必要时遵医嘱给予镇静剂。②为患者选择合适体位。大咯血的患者予头低足高患侧卧位,必要时用电动吸引器吸出口腔及气管内血块,防止血块堵塞气道,消化道呕血患者侧卧位或头偏向一侧,防止血液误吸。③鼻腔出血时,局部冷敷,必要时可局部使用肾上腺素止血。④表浅部位出血时,在出血点加压止血,抬高患部并冷敷,注意防止冻伤。⑤大量出血时,应立即建立静脉通道,遵医嘱输血、输液,同时给予较高浓度的氧气吸入,配合医师进行急救。⑥密切观察生命体征变化,保持呼吸道通畅。⑦保持床铺整洁,做好口腔护理、皮肤护理,防止压疮和感染的发生。⑧正确采集各种标本及时送检。

4.一般护理

(1)卧床休息,保持病室环境安静清洁,提供患者良好的休息环境,保证足够的睡眠。

(2)给予高营养、易消化食物,应根据原发病调整饮食。

(3)正确采集标本,协助实验室检查。

(4)病情观察:①定时测量生命体征,观察意识状态,观察原发性疾病的病情。②观察出血症状:如广泛自发性出血、皮肤黏膜瘀斑、伤口及注射部位渗血、内脏出血等,观察出血的部位及出血量;观察内脏栓塞引起相关症状;观察有无高凝和栓塞症状。③有无微循环障碍,如皮肤黏膜缺氧发绀、尿少尿闭、血压下降等。④观察实验室检查结果,如血小板计数、凝血酶原时间、血浆纤维蛋白含量、3P实验等。

5.健康教育

(1)必要时遵医嘱给制酸剂,最好吃软食或半流食,勿吃刺激性强、粗糙食物。

(2)平时避免用牙签剔牙,提倡患者用软毛刷刷牙,防止损伤口腔黏膜及齿龈。

(3)防止嘴唇干裂,保持湿润,可涂甘油。

(4)保持大便通畅,防止因用力排便导致颅内出血。

(5)保持室内空气清新,增加空气湿度,一般为 50%～60%,防止空气干燥引起鼻黏膜出血。

(6)向患者及其家属讲解出血原因及预防方法,保持情绪稳定,不做剧烈运动,不用力擤鼻或挖鼻,指导患者及其家属养成良好的自我保护习惯,剪短指甲,使用电动剃须刀,远离锐器。

(7)病情允许情况下,每天饮水在 3 000 mL 以上。

(许崇明)

第三节　多发性骨髓瘤

多发性骨髓瘤(multiple myeloma,MM)是恶性浆细胞病中最常见的一种类型。骨髓中有大量的异常浆细胞(或称骨髓瘤细胞)克隆性增殖,引起广泛溶骨性骨骼破坏、骨质疏松,血清中出现单克隆免疫球蛋白(M 蛋白),正常的多克隆免疫球蛋白合成受抑制,尿中出现本-周蛋白,从而引起不同程度的肾损害、贫血、免疫功能异常。发病年龄大多为 50～60 岁,男女之比为3∶2。根据血清 M 成分的特点可分为 IgG 型、IgA 型、IgD 型、IgM 型、IgE 型、轻链型、非分泌型以及双克隆或多克隆免疫球蛋白型,其中 IgG 型最常见。

一、病因与发病机制

可能与病毒感染、电离辐射、接触工业或农业毒物,慢性抗原刺激及遗传因素有关。

二、临床表现

(一)骨骼损害
骨痛为常见症状,以腰骶部最多见,有自发性骨折的可能。

(二)感染
细菌和病毒感染。

(三)贫血
部分患者以贫血为首发症状。

(四)高钙血症
呕吐、乏力、意识模糊、多尿或便秘等。

(五)肾功能损害
蛋白尿、管型尿和急、慢性肾衰竭。

(六)高黏滞综合征
头晕、眼花、耳鸣、手指麻木、冠状动脉供血不足、慢性心力衰竭、意识障碍甚至昏迷。

(七)出血倾向
鼻出血、牙龈出血和皮肤紫癜多见。

(八)淀粉样变性和雷诺现象
常见舌肿大、腮腺肿大、心脏扩大、腹泻便秘、皮肤苔藓样变、外周神经病变以及肝肾功能损害等。如 M 蛋白为冷球蛋白,出现雷诺现象。

（九）髓外浸润

器官肿大、神经损害、髓外骨髓瘤、浆细胞白血病。

三、辅助检查

（一）血常规

正常细胞性贫血，晚期可见大量骨髓瘤细胞。

（二）骨髓细胞学

浆细胞异常增生，并伴有质的改变。

（三）血液生化检查

1.单株免疫球蛋白血症的检查

蛋白电泳出现 M 蛋白；免疫电泳发现重链；血清免疫球蛋白定量测定发现 M 蛋白增多，正常免疫球蛋白减少。

2.血钙、磷测定

高钙血症；晚期肾功能减退，血磷也升高。

3.血清 β_2 微球蛋白和蛋白测定

可评估肿瘤负荷及预后。

4.C-反应蛋白（CRP）和血清乳酸脱氢酶（LHD）测定

反应疾病的严重程度。

5.尿和肾功能监测

90%患者有蛋白尿，血清尿素氮和肌酐可升高，约半数患者尿中出现本-周蛋白。

（四）影像学检查

X 线检查、CT、MRI 等。

四、治疗

治疗原则是：无症状或无进展的患者可以观察，每 3 个月复查 1 次。有症状的患者应积极行化疗及造血干细胞移植。

（一）化学治疗

常用化疗方案见表 5-1。来那度胺是一种有效的沙利度胺类似物，与地塞米松联合用于治疗复发或难治性 MM。

表 5-1　骨髓瘤常用联合治疗方案

方案	药物
MPT	美法仑（马法兰）、泼尼松、沙利度胺
VAD	长春新碱、阿霉素、地塞米松
PAD	硼替佐米、阿霉素、地塞米松
VADT	长春新碱、阿霉素、地塞米松、沙利度胺
DT	地塞米松、沙利度胺
DTPAEC	地塞米松、沙利度胺、顺铂、阿霉素、环磷酰胺、依托泊苷

(二)骨病的治疗

双膦酸盐有抑制破骨细胞的作用。

(三)高钙血症

水化、利尿;使用双膦酸盐;糖皮质激素和/或降钙素。

(四)贫血

可考虑使用促红细胞生成素治疗。

(五)肾功能不全

水化、利尿;有肾衰竭者,应积极透析;慎用非甾体抗炎药;避免使用静脉造影剂。

(六)高黏滞血症

血浆置换可作为症状性高黏血症患者的辅助治疗。

(七)感染

若出现症状,应用抗生素治疗。

(八)干细胞移植

自体干细胞移植可提高缓解率,清髓性异基因干细胞移植可在年轻患者中进行,常用于难治性、复发患者。

五、护理措施

(一)一般护理

1.饮食

给予高热量、低蛋白、富含维生素、易消化饮食,肾功能不全者给予低盐饮食,保证每天饮水量 2 000~3 000 mL。

2.运动与休息

注意卧床休息,使用硬板床或硬床垫,适度运动,劳逸结合,不做剧烈活动和扭腰、转体等动作。翻身时,动作轻柔,避免拖拉硬拽。骨质疏松患者不宜久站、久坐或较长时间固定于一种姿势。

(二)病情观察

注意观察患者疼痛的程度、性质及患者对疼痛的反应;密切监测患者体温变化,观察有无乏力、头晕、眼花、耳鸣等症状;观察出血的部位、主要表现形式、发展或消退情况;严密观察患者皮肤情况,预防压疮发生。观察尿常规、尿液性质、尿量等。

(三)对症护理

1.疼痛护理

协助患者睡硬板床,采取舒适卧位,适当按摩病变部位,避免用力过度。护士应耐心倾听患者对疼痛的主述,安抚患者,使其情绪稳定;指导患者放松,采用听音乐、自我暗示、按摩、针灸等方法转移注意力;遵医嘱应用镇痛药,选择合适的镇痛药及给药途径,密切关注疗效及不良反应。

2.躯体活动障碍护理

保持床单平整干燥,避免潮湿、皱褶等物理刺激;协助患者更换体位,适度床上活动。截瘫患者应保持肢体功能位,保持皮肤清洁干燥,严密观察皮肤情况,预防压疮发生。

3.排尿异常护理

密切观察患者的尿量、颜色、性质,鼓励患者多饮水,遵医嘱给予患者碱化、利尿等措施。

4.受伤危险的护理

确保环境安全,地面干燥,夜间应保持病室仍有微弱灯光,家属陪伴活动;出现手指麻木时,嘱患者不要接触锐器及过烫的物品。

(四)用药护理

1.美法仑

最常见的不良反应是骨髓抑制,可导致白细胞和血小板计数减少,30%以上的患者口服后可出现胃肠道不适,如恶心、呕吐等,可相应给予保护胃黏膜的药物或止吐药物。

2.沙利度胺

抑制血管生成,其不良反应有镇静作用、困倦、头晕等。注意不能从事高空作业,停药后可以消退,长期大剂量使用本品可出现多发性神经炎、感觉异常等现象,一旦出现,应立即停药。

3.硼替佐米

不良反应主要有疲劳、乏力、恶心、腹泻、食欲缺乏、周围神经病、发热等,应严密观察,给予相应措施。

4.双膦酸盐

使用静脉制剂应严格掌握输注速度。

(五)心理护理

多发性骨髓瘤患者治疗时间长,病情反复,病理性骨折导致其疼痛难忍,生活质量下降,心理负担较重。护士应及时与患者沟通,关心、体贴、安慰患者,使其获得情感支持,增强战胜疾病的信心,积极配合治疗。

六、健康指导

向患者及其家属讲解疾病的相关知识。注意卧床休息,睡硬板床,适度运动,劳逸结合,避免剧烈活动。遵医嘱用药,定期复查与巩固治疗。若活动后出现剧烈疼痛,可能发生病理性骨折,应立即就医。注意预防感染,出现发热应及时就诊。

(许崇明)

第四节 淋 巴 瘤

淋巴瘤起源于淋巴结和淋巴组织,其发生大都与免疫应答过程中淋巴细胞增殖分化产生的某种免疫细胞恶变有关,是免疫系统的恶性肿瘤。按组织病理学改变分类,淋巴瘤可分为非霍奇金淋巴瘤和霍奇金淋巴瘤两类。

一、病因

病毒感染(如 EB 病毒等)、宿主的免疫功能、幽门螺杆菌抗原的存在可能与淋巴瘤的发病有关。

二、临床表现

(一)突出表现
无痛性、进行性的淋巴结肿大或局部肿块是淋巴瘤共同的临床表现。

(二)霍奇金淋巴瘤
多见于青年,儿童少见。首发症状常是无痛性颈部或锁骨上淋巴结进行性肿大(占60%~80%),其次为腋下淋巴结肿大。有5%~16%的HL患者发生带状疱疹。饮酒后引起的淋巴结疼痛是HL所特有,但并非每一个HL患者都是如此。发热、盗汗、瘙痒及消瘦等全身症状较多见。有30%~40%的HL患者以原因不明的持续发热为起病症状。周期性发热约见于1/6的患者。皮肤瘙痒是HL较特异的表现,可为HL唯一的全身症状。

(三)非霍奇金淋巴瘤
NHL具有以下特点。

(1)全身性:可发生在身体的任何部位,其中淋巴结、扁桃体、脾及骨髓是最易受到累及的部位。

(2)多样性:组织器官不同,受压迫或浸润的范围和程度不同,引起的症状也不同。

(3)随着年龄增长,发病者增多,男性多于女性;除惰性淋巴瘤外,一般发展迅速。

(4)NHL对各器官的压迫和浸润较HL多见,常以高热或各器官、系统症状为主要临床表现。

三、辅助检查

(一)血常规检查
HL常有轻或中度贫血,部分患者嗜酸性粒细胞增多;NHL白细胞计数多正常,伴有淋巴细胞计数绝对或相对增多。

(二)骨髓细胞学检查
骨髓涂片找到Reed-Sternberg细胞(R-S细胞)是HL骨髓浸润的依据。一部分NHL患者的骨髓涂片中可找到淋巴瘤细胞。

(三)影像学检查
浅表淋巴结B超、胸(腹)部CT等检查有助于确定病变的部位及其范围。目前PETCT/CT检查是评价淋巴瘤疗效的重要手段。

(四)实验室检查
疾病活动期有血沉增快、血清乳酸脱氢酶升高提示预后不良。骨骼受累,血清碱性磷酸酶活力增强或血钙增加。B细胞NHL可并发溶血性贫血。

(五)病理学检查
淋巴结活检是淋巴瘤确诊和分型主要依据。

四、治疗

治疗原则是以化疗为主,化疗与放疗相结合,联合应用相关生物制剂的综合治疗。

(一)霍奇金淋巴瘤
1.化学治疗

ABVD为HL的首选方案见表5-2。

表 5-2　霍奇金淋巴瘤的主要化疗方案

方案	药物	备注
MOPP	氮芥、长春新碱、丙卡巴肼、泼尼松	如氮芥改为环磷酰胺静脉注射,即为 COPP 方案
ABVD	表柔比星、博来霉素、长春新碱、达卡巴嗪	4 种药均在第 1 天及第 15 天静脉注射 1 次,疗程期间休息 2 周

2.放射治疗

扩大照射范围,除被累及的淋巴结及肿瘤组织外,还包括附近可能侵及的淋巴结,如病变在膈以上采用"斗篷"式、在膈以下采用倒"Y"字式。

(二)非霍奇金淋巴瘤

1.以化疗为主的综合治疗

(1)惰性淋巴瘤:联合化疗可用 COP 或 CHOP 方案(表 5-3)。

表 5-3　非霍奇金淋巴瘤的常用联合化疗方案

方案	药物
COP	环磷酰胺、长春新碱、泼尼松
CHOP	环磷酰胺、表柔比星、长春新碱、泼尼松
R-CHOP	利妥昔单抗、环磷酰胺、表柔比星、长春新碱、泼尼松
EPOCH	依托泊苷、表柔比星、长春新碱、泼尼松、环磷酰胺
ESHAP(复发淋巴瘤)	依托泊苷、泼尼松、顺铂、阿糖胞苷

(2)侵袭性淋巴瘤:侵袭性 NHL 的标准治疗方案是 CHOP 方案,化疗不应少于 6 个疗程。R-CHOP 方案是弥漫性大 B 细胞淋巴瘤治疗的经典方案。

难治性复发者的解救方案:可选择 ICE(异环磷酰胺、卡铂、依托泊苷)、DHAP(地塞米松、卡铂、高剂量阿糖胞苷)、MINE(异环磷酰胺、米托蒽醌、依托泊苷)、HyperCVAD/MTX-Ara-C 等方案进行解救治疗。

2.生物治疗

(1)单克隆抗体:凡细胞免疫表型为 CD20 的 B 细胞淋巴瘤患者,主要是 NHL 患者,均可用 CD20 单抗(利妥昔单抗)治疗。

(2)干扰素:这是一种能抑制多种血液肿瘤增殖的生物制剂。

(3)抗幽门螺杆菌治疗:胃黏膜相关淋巴样增殖淋巴瘤可用其治疗。

3.骨髓移植

对 55 岁以下患者,能耐受大剂量化疗的中高危患者,可考虑进行自体造血干细胞移植。部分复发或骨髓侵犯的年轻患者还可考虑异基因造血干细胞移植。

4.手术治疗

合并脾功能亢进,有切脾指征者可以切脾,为以后化疗创造有利条件。

五、护理措施

(一)一般护理

1.饮食

鼓励患者进食高热量、高维生素、营养丰富的半流质食物或软食,多食新鲜水果、蔬菜,禁食过硬、带刺、刺激性强的食物,指导患者摄取足够的水分。

2.运动与休息

活动应循序渐进、遵循适度原则。疾病早期可进行社交活动及身体锻炼,晚期应增加卧床休息,进行室内、床旁活动。

(二)病情观察

(1)观察生命体征变化,定期监测体温,观察降温后的反应,避免发生虚脱。

(2)观察患者放疗后的局部皮肤有无发红、瘙痒、灼热感及渗液、水疱形成等。

(3)观察患者情绪变化,有无焦虑、烦躁等。

(4)观察患者睡眠、饮食状况,有无恶心、呕吐、失眠等。

(5)观察患者淋巴结肿大部位、程度及相应器官压迫情况。

(三)对症护理

1.高热护理

可先采用物理降温,冰敷前额及大血管经过的部位,如颈部、腋窝和腹股沟;有出血倾向者禁用乙醇或温水拭浴。及时更换被汗浸湿的衣服及床单,保持皮肤干燥清洁。鼓励患者多饮水,必要时遵医嘱应用退热药物。

2.皮肤护理

放疗患者照射区皮肤应避免受到强冷或热的刺激,外出时避免阳光直射,不要使用有刺激性的化学物品。局部皮肤有发红、痒感时,应尽早涂油膏以保护皮肤,如皮肤为干反应,表现为局部皮肤灼痛;如为湿反应,表现为局部皮肤刺痒、渗液、水疱,可用氢化可的松软膏外涂,2%甲紫外涂,冰片、蛋清外敷,硼酸软膏外敷后加压包扎;如局部皮肤有溃疡坏死,应进行全身抗感染治疗,局部外科清创、植皮。

(四)用药护理

利妥昔单抗不良反应首先表现为发热和寒战,主要发生在第一次静脉注射时,通常在2个小时内,其他随后的症状包括恶心、荨麻疹、疲劳、头痛、瘙痒、呼吸困难、暂时性低血压、潮红、心律失常等。因此,每次静脉注射利妥昔单抗前应预先使用镇痛药(如对乙酰氨基酚)和抗过敏药(如开瑞坦),并且应严密监护患者生命体征,对出现轻微症状的患者可减慢滴速,对出现严重反应的患者,特别是有严重呼吸困难、支气管痉挛和低氧血症的患者应立即停止静脉注射,及时通知医师对症处理。

(五)心理护理

恶性淋巴瘤治疗时间长,治疗费用高,病情发展快,造成患者情绪悲观、低落,护士应耐心与患者交谈,了解其想法,给予适当的解释,鼓励积极接受治疗;家属要充分理解患者的痛苦和心情,注意言行,不要推诿、埋怨,要营造轻松的环境,保持患者心情舒畅,共同面对、互相支持。

(许崇明)

第六章　肛肠外科护理

第一节　溃疡性结肠炎

溃疡性结肠炎(ulcerativecolitis,UC)是一种原因尚不十分清楚的,发生于结、直肠的慢性非特异性炎症性疾病。以直肠和乙状结肠最常见,病变多局限于黏膜层和黏膜下层。临床表现以腹泻、黏液脓血便、腹痛为主,缓解和复发交替进展的慢性难治性疾病。

世界各地均有本病发生,年发病率最高的是欧洲,达 24.3/10 万,其次为北美,达 19.2/10 万,我国为(0.3~2.22)/10 万。患病率欧洲为 505/10 万,北美为 249/10 万,我国为 11.6/10 万。UC发病有种族差异,白种人比有色人种发病率高 4 倍;而白种人中,犹太人种比非犹太人高;有色人种和地中海地区较低。UC 最常发生于青壮年期,根据我国统计资料,发病高峰年龄为 20~49岁,男女性别差异不大(男女比为 1.0∶1~1.3∶1)。

一、病因

UC 病因至今不明,是由遗传、环境、感染、免疫等多种因素共同导致的疾病。

(一)遗传因素

研究表明,5.7%~15.5%的 UC 患者,其一级亲属也患有 UC。同卵双胞胎患 UC 的发病一致率为 6%~13%,这证明了遗传因素与 UC 的关系。近年来,全基因组关联分析也证明了多个与 UC 有关的易感位点,如 ECM1、STAT3 等。由于本病的发病有一定的种族差异,也反映可能与遗传素质有关。近年来用转基因方法在动物体内注入与人自身免疫性疾病有关的HLA-B27基因,成功地制作出类似人类 UC 的模型。

(二)环境因素

与克罗恩病(CD)类似,UC 发病也与环境因素有关,但不同的是,吸烟对 UC 可能起保护作用。

(三)感染因素

UC 发病可能与感染有关,肠内细菌多是继发侵入,破坏黏膜。有人认为,溶菌酶和黏蛋白酶是原发因素,UC 患者粪内溶菌酶浓度增高,能溶解保护肠黏膜的黏液,使肠黏膜暴露于粪便,引起继发感染。在 UC 患者病变的肠段中分离出一种物质,其大小近似于病毒颗粒,将其注入动物肠段可出现类似的病变。也有人怀疑难辨梭状芽孢杆菌的毒素可能与本病的复发和活动性有关,但也可能细菌和毒素的存在是一种继发性感染。目前认为,肠道细菌在 UC 发病机制中的作用如下:①UC 菌丛的组成和空间分布与对照组存在明显差异;②在肠道免疫系统中,一些共生菌株在黏膜内环境稳态和成熟方面起重要作用;③不同的细菌存在变异诱导 UC。

(四)免疫因素

有研究发现某些侵犯肠壁的病原体和人结肠上皮细胞的蛋白质之间有共同的抗原性,从而推论患者的结肠黏膜经病原体质量复感染后可能诱导体内产生对于自身结肠上皮具有杀伤作用的抗体、免疫复合物或淋巴细胞反应。支持这一论点的论据为:①近年来发现在 UC 患者的肠上皮中存在一种 40 kDa 抗原,可产生具有特异性的抗结肠上皮的抗体,其抗体属于 IgG1 和 IgG3 亚型,具有产生补体和抗原—抗体复合物的活性;②患者的淋巴细胞和巨噬细胞被激活后,可释放多种细胞因子和血管活性物质,促进并加重组织炎症反应;③患者肠黏膜内淋巴细胞数量可增多,并对自身的肠上皮具有细胞毒作用,同时 T 细胞的免疫抑制功能减弱。上述免疫异常是病因还是炎症的后果,有待进一步研究。

UC 做为一种非典型的 Th2 型反应,涉及肠屏障破坏、肠道菌群失调、免疫反应失衡等方面。当肠道上皮的紧密连接及覆盖其表面的黏液层被破坏,肠道上皮通透性增加,对肠腔内抗原的摄取增多。巨噬细胞及树突状细胞就会通过 TLR 识别这些在正常状态下的非致病菌,从而导致 NF-κB 等通路激活,产生大量的促炎因子。研究表明,UC 患者肠道内非经典的 NKT 细胞增多,后者可分泌 IL-5 和 IL-13。IL-13 可介导上皮细胞的细胞毒作用、细胞凋亡,导致上皮屏障的破坏。

(五)其他

精神心理因素、变态反应、自主神经紊乱、缺乏营养、代谢失调等也被认为与发病有关。

二、临床表现

(一)消化系统表现

1.腹泻

持续或反复发作,严重者每天排便 10 次以上,黏液脓血便是 UC 最常见症状,常伴腹痛和里急后重。有时以下消化道大出血为主要表现。

2.腹痛

腹痛一般较轻,为隐痛,病变广泛或病情严重者可有绞痛,多位于左下腹,便后缓解。

(二)全身表现

中、重度患者可伴有发热、营养不良、贫血等。

(三)肠外表现

皮肤黏膜可表现为口腔溃疡、结节性红斑和坏疽性脓皮病;关节损害可表现为外周关节炎、脊柱关节炎等;眼部病变可表现为虹膜炎、巩膜炎、葡萄膜炎等;肝胆疾病可有脂肪肝、原发性硬化性胆管炎、胆石症等;血栓栓塞性疾病等。

(四)并发症

1.中毒性巨结肠

中毒性巨结肠是严重的并发症,常见诱因为低血钾,服用可待因、地芬诺酯(苯乙哌啶)及阿托品等抗胆碱能药物,服用蓖麻油等泻剂,肠镜和钡剂灌肠检查也可诱发。扩张的结肠多在横结肠和脾曲。患者病情急剧恶化,出现毒血症明显,精神萎靡或谵语,间歇性高热,水、电解质、酸碱平衡紊乱。腹部很快膨隆,压痛,鼓音,肠鸣音减弱或消失。由于结肠快速扩张,肠壁变薄,血运障碍,常发生肠坏死穿孔,病死率达30%～50%。

2.大出血

结直肠黏膜广泛渗血,一次出血量很多,可反复发作,出血量可达数千毫升,甚至出现休克。据统计,UC占下消化道出血中的8.3%。

3.肠穿孔

肠穿孔多发生于慢性复发和重度UC患者,造成弥漫性腹膜炎,病死率较高。

4.癌变

病程10年以上、全结肠广泛病变及青少年、儿童期发病者,其癌变发病率明显增高。有报道,患病10、20和30年后,癌变率分别为2%、8%和18%。癌变可发生在全结肠的任何部位,5%～42%为多中心癌,多为低分化黏液腺癌,呈皮革状浸润肠壁生长,预后差。UC患者应每年行肠镜检查,多处取活检,早期发现癌变。

5.肠腔狭窄

肠腔狭窄是晚期并发症,管壁僵硬,呈铅管样改变。但很少造成肠梗阻。

6.形成瘘

病变穿透肠壁,导致病变肠腔与其他肠腔或空腔脏器相通,形成内瘘;与皮肤相通形成外瘘。

7.肛周疾病

最常见周围脓肿和肛瘘,严重腹泻可导致混合痔脱出。

三、辅助检查

(一)实验室检查

粪常规和培养不少于3次,常规检查血常规、血清蛋白、电解质、血沉、C反应蛋白、免疫全项等。粪便钙防卫蛋白、血清乳铁蛋白等亦可做为辅助检查指标。应用免疫抑制剂维持缓解治疗时病情恶化,或重度UC患者,进行艰难梭菌或巨细胞病毒感染检查具有一定意义。

(二)结肠镜检查

结肠镜检查及活检为诊断本病的主要依据,应达回肠末段,了解病变范围及其界限,并多段多点取活检。本病为连续弥漫性分布,镜下多从直肠开始逆行向上蔓延:①黏膜血管纹理模糊、紊乱或消失,充血、水肿、质脆、自发或接触性出血,脓性分泌物附着,黏膜粗糙、呈细颗粒样改变;②病变明显处可见弥漫性、多发性糜烂或溃疡;③可见结肠袋变浅、变钝或消失,假息肉和桥黏膜形成等。重度急性发作期应先行腹部X线检查,了解肠管情况,需要行结肠镜检查时,禁忌喝泻药,慎重取活检,避免大出血及穿孔,最好在腹膜返折以下取活检。EUS检查有助于UC和CD的鉴别诊断。

(三)影像检查

出现肠腔狭窄,结肠镜无法通过时,可行钡剂灌肠或CT/MRI结肠显像,有助于了解结肠受累范围和病变程度。可呈现结肠袋消失,结肠管腔绞窄、缩短、僵直呈铅管状改变,也可见多发息肉成像。重度UC不适合进行钡剂灌肠检查,应选择CT/MRI更安全。

(四)病理检查

1.外科标本

病变主要从直肠起病,向近端发展,呈弥漫性连续性分布,无跳跃区,左半结肠受累多于右半结肠,也可出现倒灌性回肠炎。病变黏膜与正常黏膜分界清楚,黏膜呈颗粒状改变,有浅表溃疡;重度 UC 可以形成黏膜表面剥蚀,向下穿过黏膜肌层,多数出现炎性假息肉。晚期结肠袋减少或消失,结肠缩短。

2.镜下改变

弥漫连续的隐窝结构异常、上皮异常、炎性浸润、缺乏肉芽肿。隐窝结构异常是诊断 UC 的重要指标,包括分支、扭曲、萎缩、减少、表面不规则。上皮异常包括潘氏细胞化生和黏液分泌减少。全黏膜层炎性浸润包括固有膜内炎性细胞和嗜酸性粒细胞计数增多,基底部浆细胞增多及淋巴细胞聚集及间质改变。基底部浆细胞增多是早期诊断 UC 具有高度预测价值的指标。活动期可见固有层内中性粒细胞浸润,隐窝炎和隐窝脓肿,黏液分泌减少。

四、临床诊断

UC 诊断缺乏金标准,主要结合临床表现、内镜、病理组织学进行综合分析,在排除感染性和非感染性结直肠炎基础上做出诊断。

(一)诊断要点

在排除其他疾病基础上:①具有 UC 典型临床表现者为临床疑诊,安排进一步检查;②同时具备上述结肠镜和/或放射影像特征者,可临床拟诊;③如再具备上述黏膜活检组织病理学特征和/或手术切除标本病理检查特征者,可以确诊;④初发病例如临床表现、结肠镜及活检组织学改变都不典型者,暂不确诊,应予随访。

(二)疾病评估

1.临床分型

(1)初发型:无既往病史首次发作。

(2)慢性复发型:临床缓解期再次出现症状。

2.病变范围

根据蒙特利尔 UC 病变范围分类,可将 UC 分为以下 3 种类型。

(1)E1 直肠型:结肠镜下所见炎性病变累及的最大范围局限于直肠,未达乙状结肠。

(2)E2 左半结肠型:病变累及左半结肠,脾区以外。

(3)E3 广泛结肠型:病变累及结肠脾区以近乃至全结肠。

3.按严重程度分类

UC 病情分为活动期和缓解期,根据改良的 Truelove 和 Witts 疾病严重程度分类标准将活动期分为轻、中、重度。

五、鉴别诊断

UC 需与慢性细菌性痢疾、阿米巴肠病、肠结核和血吸虫病等感染性肠炎相鉴别。轻症仅有便血,可被误诊为内痔,应予警惕。另外要与结肠息肉、大肠癌、结肠憩室炎、CD、缺血性结肠炎、胶原性结肠炎、放射性肠炎、白塞病、过敏性紫癜和 IBS 等疾病鉴别。

六、治疗

内科治疗目标为诱导缓解并维持缓解,促进黏膜愈合,防治并发症,改善生活质量。约有30％的 UC 患者需要手术治疗,可以达到治愈。

(一)一般治疗

充分休息,避免疲劳及精神过度紧张。给予易消化、少渣、少刺激及营养丰富的饮食,病情严重者应禁食,完全胃肠外营养。补充足够水分、电解质、维生素及微量元素,贫血者给予输血,补充铁剂及叶酸。益生菌有益于维持缓解,暂停服用牛奶及乳制品。

(二)药物治疗

1.活动期

(1)轻度 UC:氨基水杨酸制剂是主要用药,无效或病变广泛,可口服激素。氨基水杨酸制剂和激素保留灌肠,常用于 E1,可减轻症状,促进溃疡愈合。口服和局部联合用药疗效最佳。

(2)中度 UC:足量氨基水杨酸类制剂一般治疗 2～4 周,症状控制不佳,特别是病变较广泛者,应及时加用激素。激素无效或依赖,可采用硫唑嘌呤类药物(AZA 和 6-MP)。激素和免疫抑制剂治疗无效、激素依赖、不能耐受上述药物不良反应,可用英夫利昔单抗治疗。

(3)重度 UC:首选静脉激素治疗,氢化可的松 300～400 mg/d,一般治疗5 d仍无缓解,应转换治疗。①首选药物再选手术,静脉滴注环孢素:2～4 mg/(kg・d),4～7 d无效应及时手术治疗。近年文献报道,英夫利昔单抗用于拯救性治疗具有一定疗效。②首选手术治疗。有学者更倾向于后者,因为前者再手术后并发症发生率较高,严重影响预后。继发感染时应静脉给予广谱抗生素和甲硝唑。禁用可诱发结肠扩张的药物。

2.缓解期

经规范治疗后活动期缓解,必须用氨基水杨酸制剂维持治疗 3～5 年或更长时间。也可用免疫抑制剂和英夫利昔单抗维持治疗,但不良反应较多且价格昂贵。激素只能用于诱导缓解,禁忌用于维持缓解。

中药、白细胞洗涤术、干细胞移植、粪菌移植等治疗方法的疗效有待进一步研究。

(三)手术治疗

1.手术适应证

(1)急诊手术适应证:有 5％的患者需要行急诊手术。①肠壁穿孔或邻近穿孔;②中毒性巨结肠;③大量便血;④急性重度患者,规范内科治疗的同时病情继续恶化,或 48～96 h 病情无明显缓解。

(2)限期手术适应证:①癌变或疑似癌;②病变的肠黏膜上皮细胞轻到重度异型增生。病程与癌变率呈正相关,患病 5、10 和 15 年,癌变率分别为 5％、12％、24％。

(3)择期手术适应证:①规范的内科治疗无法控制症状;②不能达到可接受的生活质量;③导致儿童生长发育障碍;④对类固醇皮质激素抵抗或依赖;⑤不能耐受治疗药物的毒副作用;⑥发病初期药物治疗无效,病程持续 6 个月以上症状无缓解或 6 个月以内多次复发;⑦肠管狭窄,呈铅管样改变;⑧肠镜检查病变自直肠蔓延超过乙状结肠或广泛病变;⑨合并肠外并发症(虹膜炎、大关节炎、化脓性脓皮病等)。①～⑤统称为难治性 UC,临床最常见,对于手术时机目前在我国内外科是争议的焦点,需要达成共识,避免错过最佳手术时机。

2.术前常规检查

(1)化验室检查:①血常规、凝血功能。②尿常规、粪常规＋潜血、粪便菌群分析。③肝肾功能、血糖、血脂、血气。清蛋白水平＜35 g/L、近期体质量下降 5 kg 以上提示术后并发症(如吻合口漏)的发生率远高于一般患者,前清蛋白、转铁蛋白、纤维结合蛋白、视黄醇结合蛋白等对近期营养状况更加有意义。血浆总胆固醇水平低是评价患者缺乏性营养不良的敏感指标,其预测价值优于低蛋白指标,应做为常规检查。④免疫功能检查,包括自免肝、C 反应蛋白、血沉等,除外合并肝、胰等其他脏器免疫性疾病。⑤感染性疾病筛查,包括肝炎、梅毒、艾滋病、结核、巨细胞病毒、真菌等。⑥评价疾病活动度的粪便钙防卫蛋白。

(2)影像学检查:①上消化道和小肠钡剂造影、全腹 MRI,CD 可累及全消化道,UC 仅累及结直肠。②全结直肠气钡双重造影、CT 虚拟结肠镜,诊断结肠铅管样改变。③结肠超声检查,根据肠壁厚度和血流分支情况判断炎性分级,从而诊断缓解期或复发期。肠壁厚＞4 mm,无血流为 1 级,伴点状或短血流为 2 级,伴长血流为 3 级,血流延伸系膜为 4 级。

(3)内镜检查:①胃镜,除外 CD 或淋巴瘤。②结肠超声内镜,CD 累及肠壁全层,UC 仅累及黏膜层和黏膜下层。

(4)病理活检:UC 黏膜上皮溃疡、糜烂,腺体萎缩、增生、甚至消失,隐窝脓肿多见;黏膜下层炎性细胞浸润,一般肌层很少受累。CD 黏膜上皮一般完整,腺体病变不显著,但肌层大量炎性细胞浸润,可见散在多发的非干酪样坏死性肉芽肿,这一点与结核较大融合的干酪样坏死性肉芽肿可以鉴别诊断。

(5)肛门功能检查:术前必须检查肛门括约肌功能,对是否行 IPAA 手术有指导作用。直肠静息压力＜5.3 kPa(40 mmHg),可能出现肛周皮肤粪染,术后患者生活质量下降,对 IPAA 的满意程度也下降。年龄＞50 岁患者,括约肌功能低下,造口还纳后自主排便能力较差。

(6)营养评估和食物不耐受检查:营养评估应用主观全面评价法和微型营养评定法,均采用国际通用的调查表。SGA 分级标准主要包括 8 个方面:近 2 周内体质量变化、饮食摄入量、胃肠道症状、活动能力大小、应激反应程度、皮下脂肪减少、肌肉消耗和踝部水肿等。人体测量指标包括体质量、身高、三头肌皮褶厚度、上臂围、上臂肌围、体质指数。食物不耐受检查,对个性化饮食指导具有重要意义,是当前欧洲各国研究的热点。人群中至少 50% 个体对某些食物产生不同程度的不良反应,排在前 3 位的食物为鸡蛋、蟹和牛奶。有些 UC 患者主诉进食某种食物后自觉症状加重。

3.手术方法

(1)腹会阴联合全结肠直肠肛门切除,腹壁永久性回肠单腔造口:Brooke 于 1944 年首先报道该术式,彻底切除了病变部位,消除了复发和癌变的风险,对 UC 的外科治疗具有划时代的意义,是最经典的术式。

然而,由于外置回肠造口袋给患者带来生活及社交上的诸多不便,故医师们纷纷对其改良,最著名的是 Kock 于 1972 年设计的可控制式回肠造口贮袋,即在回肠末端设计 1 个 S 形贮袋,用于储存粪便,并用导管连接腹壁回肠造口,通过生物瓣控制排便。Kock 回肠造口贮袋的应用为回肠贮袋肛管吻合手术的产生奠定了基础。

(2)全结肠及部分直肠切除,回肠直肠吻合:1949 年,Ravitch 和 Sabiston 推荐了经腹全结肠及直肠部分切除,直肠下段黏膜剥除,回肠经直肠肌鞘拖出与肛管吻合手术。该术式存在较多缺陷。第一,由于直肠黏膜炎性浸润,需剥离的黏膜过长,导致出血较多,也难免有病变黏膜残留;

第二,直肠肌鞘较长,极易形成肌间脓肿,导致肛门括约肌环感染及瘢痕化,其顺应性消失,出现肛门功能障碍,引起失禁或狭窄,甚至既失禁又狭窄。

为了保留肛门功能,免除腹壁永久性回肠造口的痛苦,20世纪60年代初期开展了全结肠切除,回肠直肠吻合。虽然该术式保留了肛门功能,但残留的直肠是复发和癌变的危险因素;回肠与病变的直肠吻合,吻合口漏发生率较高。

(3)全结直肠切除回肠贮袋肛管吻合手术:目前IPAA被国际学界公认为是治疗UC的标准术式。UC病变的靶器官是全结直肠黏膜,完全切除病变的靶器官可以达到治愈。全结直肠切除,腹壁回肠永久性造口是经典的手术方法,虽然患者得到了治愈,但术后终身残疾,降低了生活质量。IPAA不仅切除了病变的靶器官结直肠,而且保留了肛门功能,使患者不仅得到了治愈,而且提高了术后生活质量,降低了复发和癌变的风险。IPAA开创了UC现代外科治疗的新时代。1978年Parks和Nicholls在全世界首先报道了该术式。

4.解析IPAA手术

(1)手术绝对禁忌证:包括疑为或确诊为CD或淋巴瘤;肛门功能不良、肛门括约肌损伤或60岁以上的患者;反流性回肠炎导致回肠末端切除;低位直肠癌变或癌转移的患者;已行永久性回肠造口的患者。

(2)手术相对禁忌证:长期大剂量激素或免疫抑制剂治疗后。目前我国较多激素依赖的UC患者都用激素维持治疗,导致组织水肿,机体蛋白合成能力减低,术后组织愈合较差,所以许多外科医师强调必须完全停用激素才可以手术,然而这是不现实的。因为一旦停用激素,这些患者势必复发,所以不得不在使用激素的同时进行手术,但要尽可能将激素使用剂量降到最低。

生物制剂停用不足12周。文献报道,生物制剂在体内12周完全代谢,有些UC患者在生物制剂治疗过程中病情进展,此时是否转至外科治疗是一个两难的选择,需要根据患者具体病情决定,这是对结直肠肛门外科医师临床经验和外科技能的考验。

(3)IPAA分期手术如下。

一期手术:一次完成全结直肠切除回肠贮袋肛管吻合手术,无需预防性腹壁回肠双腔造口。对于病程短、未使用过大剂量激素和免疫抑制剂治疗,而且营养状况较好,处于缓解期的患者,可一期完成IPAA。由于欧美国家内科治疗限度掌握较好,所以接受一期IPAA的患者较多,而我国极少。一期IPAA手术,术后并发症少,住院时间短,医疗费用低,应该是我们追求的目标。

二期手术:对于病程较长、长期使用激素或免疫抑制剂、贫血及低蛋白血症的患者,机体愈合能力差,可能出现吻合口漏。所以需要采取分期手术。一期手术行全结直肠切除,回肠贮袋肛管吻合术,腹壁预防性回肠双腔造口,预防出现吻合口漏时盆腔感染。一般一期术后经3~6个月行第二期回肠双腔造口还纳手术。由于我国UC患者术前病史较长,激素使用较多,一般状况较差,所以二期IPAA手术较多。

三期手术:年轻UC患者接受急症手术时,既要降低手术风险,又要考虑今后生活质量,三期手术是较好的选择。一期手术有两种方法:第一,只行回肠末端单腔或双腔造口,保留回结肠动脉,保证二期手术能够完成贮袋制作;第二,行全结肠及腹膜返折以上直肠切除,回肠末端单腔造口,保留回结肠动脉。第1种方法术后仅有38%的患者症状可以得到缓解,如果不能缓解,还需要再行第2种方法;如果第2种方法术后残留直肠继续出血,可以用阴道纱条填塞止血。有学者更倾向于选择第2种方法。一期术后经3~6个月行二期手术,即切除残留的全结直肠,回肠贮袋肛管吻合,腹壁预防性回肠双腔造口。一般二期术后经3~6个月行第三期回肠双腔造口还纳。分三期手术可以控制手术风险,保证生命安全,提高术后生活质量,加大二期手术难度。欧美国家 UC 患者极少在急症状态下接受手术,如果需要,一般行全结肠直肠肛门切除,腹壁永久性回肠造口,极少行三期手术。随着免疫抑制剂和生物制剂的应用增加,三期手术也会增加。

(4)IPAA 手术要点如下。

手术体位及切口:患者麻醉前清醒状态下摆成双下肢前倾外展截石位,请其感觉一个最舒服的体位,特别是膝关节,因为 IPAA 手术时间一般为 5～6 h,既往有腓骨神经压迫损伤的报道。行左侧腹直肌旁正中切口,有利于结肠脾区的分离;选择右下腹预防性回肠造口,可减少切口污染。

结直肠切除:术者首先站在患者分腿处,取头高右转体位,将小肠放入盆腔。于大网膜无血管区进入小网膜腔,沿无血管区向左侧分离大网膜前后叶至结肠脾区,直视下切开脾结肠韧带及左侧腹膜至降结肠,锐性分离结肠系膜,避免脾脏损伤。于左结肠动脉第一分支处结扎、切断,保留较多结肠系膜,以利于全腹膜化;如果沿结肠壁结扎血管易出血,亦会延长手术时间。

转换患者为头高平卧体位,于小网膜腔沿无血管区向右侧分离大网膜前后叶至结肠肝区,直视下切开肝结肠韧带及右侧腹膜至升结肠,锐性分离结肠系膜,避免十二指肠损伤。于中结肠动脉第一分支处结扎切断。直视下锐性分离回盲部及阑尾。

根据回肠贮袋制作具体情况决定回结肠动脉的处理方法。术者换位至右侧,患者取头低平卧位,将小肠放入上腹。提起乙状结肠,于卵圆孔处切开乙状结肠及直肠左侧腹膜至腹膜返折处,同法切开右侧腹膜至腹膜返折处,两边对合。直视下锐性游离骶前间隙、分离直肠前壁与阴道后壁、切断两侧肛提肌。避免双侧输尿管、生殖血管、骶前神经(特别是下腹下神经)的损伤,保证术后具有良好肛门功能、性功能和排尿功能。术者右手肛门指诊与左手示指在盆腔对顶检查,确认直肠下端前后左右均游离至肛门括约肌上缘。由于患者长期使用大剂量激素,导致血管收缩能力差,渗透性增加,术中渗血较多,所以必要时用干纱垫填压骶前间隙,可压迫止血。另外,在切除结肠时即输注血浆,切除直肠时可以减少盆腔渗血。

回肠贮袋制作:回肠贮袋有 J 型、H 型、S 型、W 型 4 种。贮袋类型根据回结肠动脉长度和回肠末端肠管的长度而定,一般长为 15～20 cm。因为 J 型贮袋制作简单,使用的肠管较短,返折的肠管是逆蠕动,术后储便功能较好,所以选择较多。

目前国外在制作 J 型贮袋时,为了使贮袋与肛管松弛吻合,往往选择结扎回结肠动脉,造成只有回肠动脉分支单一供血,极易造成肠管缺血,出现贮袋炎。有学者在制作 J 型贮袋时保留回结肠动脉及其回肠支,保证了两路供血,避免了缺血的可能,显著降低了贮袋炎发生率。国外文献报道,贮袋术后 5 年贮袋炎发生率>50%。

十字切开无血管区,将小肠系膜游离至胰腺下缘,充分松解末端回肠。将回肠对折,单襻长度 15～20 cm,最低点可达耻骨联合下 4～6 cm,确认回肠贮袋与肛管可行无张力吻合。于回肠对折最低点切开肠壁,置入 80 mm 直线切割吻合器,确认无系膜挤压,行侧侧吻合两次。经贮袋出口灌注生理盐水 200～300 mL,将贮袋充盈,确认吻合处无液体漏出,将贮袋内液体吸出,呈淡血性,确认吻合处无活动性出血。于贮袋出口行荷包缝合后将胶管插入贮袋内,系紧荷包缝合线,并将贮袋自肛门拉出。如果末端回肠不够长,可行 H 型贮袋,但必须保留回结肠动脉及其回肠支。于末端回肠 20 cm 处切断肠管,输入肠管远端 3～5 cm 做为输出端,于回肠中间切开肠壁,分别向近端和远端行侧侧吻合,将中间切口再闭合。由于 S 型和 W 型使用肠管较长,制作复杂,必须手缝,所以现在很少采用。

回肠贮袋与肛管吻合:回肠贮袋与肛管吻合的方法有手缝吻合和双吻合器吻合,吻合的部位有肛直线和齿状线。不同的吻合方法和位置,术后肛门功能不同,这与肛管的解剖特点有关。

肛管解剖:肛管有3条解剖标志线,肛缘、齿状线和肛直线。肛缘与齿状线之间的区域称为齿线下区,管内覆以移行和复层扁平上皮,具有脊神经,痛觉敏感,称为皮肤肛管,即解剖肛管。齿状线与肛直线之间的区域称为齿线上区,即ATZ区,混合覆以立方、移行和扁平上皮,具有自主神经,感觉末梢丰富,具有痛、冷、压、触、摩擦等多种感受器,使肛门对气体和液体具有精细控便和排便功能。肛缘至肛直线包括齿线下区和上区,管壁全部由肛门括约肌环包绕,称为括约肌肛管,即外科肛管。肛门括约肌环是复合肌群,包括内括约肌、外括约肌、耻骨直肠肌和联合纵肌。

肠贮袋与肛直线手缝吻合:有学者经多年临床实践与观察,创新了回肠贮袋与肛直线手缝吻合。将270°肛门镜置入肛门直肠内,在肛直线处切开直肠黏膜,于直肠后壁向近端游离2 cm,切断黏膜下肠壁,将全结肠直肠拉出,再游离直肠前壁黏膜。用可吸收线连续缝合吻合回肠贮袋和肛直线,使吻合口可容纳示指。该方法保留了完整肛门括约肌环,肛门自制功能良好;保留了完整ATZ区,肛门精细排便功能良好;同时无直肠黏膜残留,降低了复发和癌变风险,提高了术后生活质量。

回肠贮袋与齿状线手缝吻合:这是早期IPAA回肠贮袋与肛管吻合的方法。在齿状线切开直肠黏膜,其他步骤与肛直线手缝吻合相同。该方法保留了完整肛门括约肌环,肛门自制功能良好;无直肠黏膜残留,降低复发和癌变风险;但是完全切除了ATZ区,肛门精细排便功能不良,术后肛门皮肤湿疹,影响生活质量。

双吻合器吻合回肠贮袋与肛管:吻合器吻合不能直视下切断直肠。为了保留完整肛门括约肌环和ATZ区,吻合器需放置较高位置,术后可保证肛门自制功能和精细排便功能良好;但是会有直肠黏膜残留,增加复发和癌变风险。为了避免直肠黏膜残留,将吻合器需放置较低位置,则会损伤部分肛门内括约肌,术后肛门自制功能欠佳。

尽量完全修复腹腔腹膜:因为IPAA手术损伤大,完全腹膜化是为了避免术后出现广泛的腹腔粘连和内疝,预防肠梗阻。

回肠双腔造口还纳手术:一般在前期术后3~6个月完成。术前必须行电子结肠镜检查和回肠贮袋病理活检,除外贮袋炎;排粪造影和贮袋肛门压力测定,评价回肠贮袋顺应性和肛门自制功能。如果排粪造影出现贮袋吻合口漏,或电子结肠镜出现溃疡、贮袋炎表现,都应推迟回肠双腔造口还纳的时间。回肠双腔造口还纳手术一般用80 mm直线切割吻合器行回肠侧侧吻合,操作简单,减少吻合口狭窄发生。

(5)IPAA术后常见并发症及治疗方法。

吻合口瘘:吻合口瘘可以发生在回肠侧侧吻合处和贮袋肛管吻合处,一般术后1周内出现。术前患者营养不良,长期大剂量使用激素是主要原因,吻合技术缺陷亦可导致。改善营养状态,充分引流,冲洗贮袋,一般6个月可以愈合,也有长期不愈合的。

感染:腹部切口感染与患者术前营养不良,长期大剂量使用激素有关。术后合理肠外营养可以改善营养状态;每天静脉输入20 g清蛋白和10 mg托拉塞米可以改善组织水肿,促进切口愈合。术中肠腔破溃,污染腹腔是造成腹腔感染的主要原因,术中一旦腹腔污染应及时作细菌培养和药物敏感试验,以便术后尽早合理使用抗生素。

贮袋瘘、贮袋阴道瘘和吻合口狭窄:主要是吻合技术有缺陷造成,一般迟发。贮袋与肛管手缝吻合不严密,或吻合过紧,导致吻合组织缺血坏死,形成肛门周围感染,切开引流或自行破溃后形成贮袋瘘,严重的可以影响肛门括约肌功能,应该注重术后患者肛门不适的主诉,及时指诊检查,可以早期发现和治疗。贮袋阴道瘘多发生在手缝吻合直肠前壁时,牵挂阴道后壁所致,或关闭吻合器时将阴道后壁一并加入,所以一定要注意保护阴道后壁。吻合口狭窄是由于吻合口缺血所致;手缝锁边吻合回肠贮袋和肛管常出现吻合口狭窄,连续或间断缝合并不断扩肛,使吻合口能容纳1~2指可避免。

残端直肠炎:直肠黏膜切除不完全,反复出现少量脓血便,电子肠镜显示吻合口远端黏膜糜烂出血,美沙拉嗪栓纳肛是有效的治疗方法。

贮袋功能不良:贮袋吻合口瘘可导致盆腔感染,使贮袋顺应性降低,导致贮袋储粪量减少,排便和控便功能不良,所以预防性回肠造口的重要临床价值在于可以减轻或避免贮袋吻合口漏发生时导致的盆腔感染。

贮袋炎:贮袋炎为远期并发症,国外报道IPAA术后5年以上有50%出现贮袋炎,主要病因是贮袋菌群失调,厌氧菌过度生长所致。表现为脓血便、里急后重、排便次数增加;肠镜显示黏膜糜烂、溃疡和出血,严重者可能需要废弃或切除贮袋,行腹部永久性回肠造口。目前国际公认甲硝唑和左氧氟沙星联合用药是治疗贮袋炎最有效的方法。有学者对128例IPAA术后患者随访5年以上,贮袋炎发生率低于5%,我们认为这与中国人习惯吃熟食和软食有关,也与医师在贮袋制作时保留回结肠动脉及其回肠支有关,保证贮袋有回肠动脉和回结肠动脉的双路供血。近期有学者报道,贮袋炎与贮袋供血不足有关。

水吸收障碍导致的腹泻:结肠的主要功能是进一步吸收水分和电解质,使粪便成形、储存和排泄。全结肠直肠切除术后机体水吸收减少,粪便在体内停留时间缩短。所以术后早期可能出现腹泻,经蒙脱石散、利尿剂、补充电解质、益生菌等对症治疗后,回肠可以结肠化,回肠绒毛变短变粗,一般术后6个月后80%的患者,24 h排便次数为3~5次,其中夜间排便0~1次。

慢性肾上腺皮质功能减退导致的腹泻:UC患者术前长期大剂量糖皮质激素治疗,可导致慢性肾上腺皮质功能减退,使皮质醇分泌不足,胃蛋白酶和胃酸分泌减少,影响消化吸收,出现腹泻。血浆皮质激素降低和ACTH增高是诊断的重要依据,后者更稳定可靠。其腹泻特点是主要发生在小肠;多为吸收不良,分泌性水样便,无脓血,可含有脂肪或电解质;胃肠蠕动加速,肠鸣音亢进,无腹痛或轻度腹痛;抗生素治疗无效,激素替代治疗后症状缓解,口服氢化可的松20 mg,每12 h 1次,缓慢减量,治疗至少6个月。24 h入量不超过2 500 mL,其中包括1 000 mL电解质口服液(1 000 mL水,食糖20 g,食盐3.5 g,碳酸氢钠2.5 g),如果粪便量仍>1 000 mL,尿量少于1 000 mL,应隔天输液1 000 mL,预防水电解质酸碱平衡紊乱。

维生素B_{12}缺乏导致贫血:食物中的维生素B_{12}与蛋白质结合进入人体消化道,在胃酸、胃蛋白酶及胰蛋白酶的作用下,维生素B_{12}被释放,并与胃黏膜细胞分泌的一种糖蛋白内因子(IF)结合形成维生素B_{12}-IF复合物,在回肠被吸收。维生素B_{12}-IF复合物促进红细胞的发育和成熟,使机体造血功能处于正常状态,预防恶性贫血。IPAA术后早期因为排便次数较多,维生素B_{12}-IF复合物在回肠吸收减少,极易出现恶性贫血。减少排便次数是解决这一问题的最好方法,因此要对症治疗,严重腹泻时可以口服肠蠕动抑制剂。

泌尿系统结石:正常人每天排尿量为1 000~1 500 mL,IPAA术后出现腹泻可导致尿量减少,是形成泌尿系结石的主要原因,术后应该密切观测尿量,及时对症治疗是最好的预防措施。

性功能和排尿功能障碍:虽然UC是良性疾病,但分离直肠后壁时,也必须在骶前间隙脏层和壁层之间直视下锐性分离,这样才能保证骶前神经无损伤,避免术后出现性功能和排尿功能障碍。

不孕不育:文献报道女性患者行 IPAA 术后 60％不孕,主要是术后盆腔粘连导致输卵管不通所致。男性患者行 IPAA 术后可能出现逆行射精。在性发育时期长期大剂量激素治疗,可以导致性器官功能发育障碍,也可以造成不孕不育。术前将卵子和精子储藏是解决不孕不育的有效方法。

(孙菲菲)

第二节 结肠慢传输型便秘

结肠慢传输型便秘是指结肠的运动功能障碍,肠内容物传输缓慢所引起的便秘,主要症状为排便次数减少,粪便干硬,常伴排便费力、腹胀。多发于育龄期妇女,且随着时间的推移其症状逐渐加重,少部分患者最终需行结肠全切除术或次全切除术。本病占功能性便秘的16％～40％,近年来随着生活质量日渐提高,结肠慢传输型便秘的发病率有升高的趋势。结肠慢传输型便秘已成为影响人们身心健康的重要因素之一。

一、病因

结肠慢传输型便秘的确切病因及发病机制尚未完全明了。慢传输性便秘的发病是一个多因素、多途径、复杂多变的过程,尚需进一步的研究探讨。

二、发病机制

(一)肠道动力学的改变
1.结肠动力学的变化

结肠的集团运动形式是维持肠腔内压力所必需的。研究发现,结肠慢传输型便秘患者结肠集团运动减少,餐后集团运动亦显著减少。结肠慢传输型便秘患者肠道传输缓慢不仅局限于结肠,也可能是全胃肠运动功能的失调。部分结肠慢传输型便秘患者的结肠传输减慢可能是全胃肠动力障碍的主要部分。对结肠慢传输型便秘患者离体结肠肌条进行的研究发现,其结肠肌条对胆碱能刺激是高度敏感的,西沙必利可以降低其敏感性,这提示结肠慢传输型便秘患者可能存在平滑肌病。

2.直肠肛管动力学的变化

结肠慢传输型便秘患者可伴有直肠感觉阈值显著增高,直肠最大耐受量增加,直肠排便收缩反应减弱。

3.神经病变

结肠慢传输型便秘患者存在结肠胆碱能神经分布异常。用刺激汗腺反应的试验,发现几乎所有的结肠慢传输型便秘患者都存在节前交感胆碱能神经功能紊乱,提示可能是一种选择性末梢纤维神经病,便秘是该病的一种表现。

(二)肠道形态学的改变

大多数结肠慢传输型便秘患者常规病理检查时肠道并无异常,形态学改变主要表现在消化道的肠神经系统,肠神经系统主要是指黏膜下神经丛、肌间神经丛。其形态学改变包括以下几个方面:①嗜银性神经元数目减少,细胞体积变小、皱缩,轻度肿胀,染色不均匀。②神经节内胞核变异增多。③神经丝明显减少,甚至缺损。④肠肌间神经丛神经元和 Cajal 间质细胞变性。⑤肠神经节细胞空泡变性,重度神经节炎。⑥S-100 蛋白免疫反应性异常增高。⑦神经纤维密度下降。

Cajal 细胞具有肠道慢波起搏器的功能。Lee 等将接受结肠切除的结肠慢传输型便秘患者与非梗阻型结肠癌患者的结肠标本进行比较研究,发现结肠慢传输型便秘患者多个层次 Cajal 细胞密度比对照组明显减少。我们的研究发现,结肠慢传输型便秘患者结肠内 c-kit 信使 RNA 和 c-kit 蛋白表达降低,提示 c-kit 信号通路在结肠慢传输型便秘患者 Cajal 细胞减少过程中起重要作用。我们进一步的研究发现腺病毒介导的干细胞因子基因转染可以激活 c-kit 信号通路,促进 Cajal 细胞恢复。

(三)胃肠调节肽的改变

Kreek 等认为,阿片肽与结肠慢传输型便秘有关,杨岑山研究发现,便秘患者直肠远端黏膜和黏膜下层内源性阿片肽浓度增加。他们认为,内源性阿片肽的增加导致直肠局部张力性收缩增强,肠道的推进性蠕动减弱,肠内容物不易通过直肠而导致便秘。也有学者认为,内啡肽能延缓结肠通过时间而致便秘。

三、临床表现

国内文献报道的结肠慢传输型便秘患者中,其发病年龄为 45.8～78 岁,女性占 80.5%,男性占19.5%。病程较长,多为数年,有的可达数十年。

主要表现为排便间隔时间延长,可 5～10 d 排便 1 次,所有患者依靠泻剂排便,且泻剂的用量越来越大,效果越来越差,甚至最后即使用泻剂也不能排便。患者排便时间较长,一般为 15～45 min,粪便干结,呈羊粪状、干球状。结肠慢传输型便秘患者多无特殊体征,部分患者可在左下腹触及增粗的肠管或充满粪团的肠管。部分患者有焦虑、失眠、抑郁等全身症状。

四、诊断

(一)症状

长期排便次数减少,通常为 5～10 d 排便 1 次,粪便干硬,排便费力;长期腹胀、食欲缺乏、依靠泻剂排便,且用量越来越大,最后即使用药,也不能排便。

(二)实验室检查

1.结肠传输试验

结肠传输试验为结肠慢传输型便秘首选的检查方法。目前主要采用不透 X 线标志物法,该方法简单易行、应用广泛、结果可靠。不透 X 线标志物法诊断标准:80% 的标志物在 3 d 内不能排出,仍在乙状结肠和以上部位。目前国内外对服用标志物后腹部照片时间不同,但诊断标准基本相同。

2.排便造影

排便造影可了解是否合并存在肛门直肠的功能异常,即排便障碍型便秘(出口梗阻型便秘)。

3.肛门直肠测压

肛门直肠测压主要用于了解是否合并存在排便障碍,包括不协调性收缩、直肠推进力不足和感觉功能的异常;对某些结肠慢传输型便秘的鉴别诊断有重要意义,如果肛门直肠抑制反射消失,则诊断为先天性巨结肠。

4.肛肠肌电图测定

肛肠肌电图测定可发现肛门内外括约肌和耻骨直肠肌有无在排便时产生反常的肌电活动。

5.电子结肠镜检查

电子结肠镜检查主要目的是排除肠道器质性病变,有时可见结肠黑变病。

6.球囊排出试验

球囊排出试验主要用于评价受试者排便动力或直肠的敏感性。正常人很容易排出 50 mL 体积的球囊,而结肠慢传输型便秘患者则只能排出较大体积的球囊,甚至当球囊充至 200 mL 以上方能将其排出。

五、治疗

对于结肠慢传输型便秘的治疗,首先是严格的内科治疗,在内科治疗无效时可考虑外科治疗。内科治疗措施:①多进食新鲜蔬菜和水果;②多饮水;③多运动;④养成良好的排便习惯;⑤正确认识便秘带来后果,调整好心态,避免出现由于过度精神紧张造成的精神症状;⑥合理应用药物,即达到通便作用,又防止药物带来不良反应。在医师指导下经过较长时间系统的内科治疗,确实排便困难者可考虑手术治疗。

(一)外科治疗手术指征

结肠慢传输型便秘的外科手术,除手术引起的并发症外,手术治疗后有一定复发率,故应慎重。

有以下条件者可考虑手术治疗:①符合功能性便秘罗马Ⅲ诊断标准。②多次结肠传输时间测定证实结肠传输明显减慢。③病程为 3~5 年,系统的非手术治疗无效。④严重影响日常生活和工作,患者强烈要求手术。⑤无严重的精神障碍。⑥排便造影或盆腔四重造影,了解是否合并出口梗阻型便秘。⑦钡灌肠或电子结肠镜检查,排除结直肠器质性病变。⑧肛门直肠测压,无先天型性巨结肠的证据。

(二)手术方式

目前,在结肠慢传输型便秘外科治疗中,面临三个方面问题:①患者对手术疗效要求高:不但希望有良好的排便和控便功能,而且要求术后不发生各种并发症。②结肠慢传输型便秘手术治疗后有一定复发率。③选择什么样的手术方式最合适,难以评估。中华医学会外科学分会结直肠肛门学组和中华医学会消化病学分会胃肠动力学组在 2007 年以来多次召开学术会议,内外科胃肠专家一起对便秘诊治问题进行专题讨论,先后发表了便秘外科诊治指南(草案)和中国慢性便秘的诊治指南。目前,结肠慢传输型便秘手术方式有以下几种:①全结肠切除回肠直肠吻合术;②次全结肠切除盲肠或升结肠直肠吻合;③阑尾或回肠造口顺行灌洗术;④回肠末端造口术;⑤结肠旷置术。应根据患者的不同情况选择不同的手术方式。

1.全结肠切除回肠直肠吻合术

(1)适应证:结肠慢传输型患者。尤其适用于病史较长、年龄偏大的患者。

(2)手术方法:全结肠切除回肠直肠吻合术有开腹全结肠切除术和腹腔镜全结肠切除术,目前多采用后者。

（3）术中注意的问题：①用超声刀沿结肠壁分离结肠系膜，每次分离系膜不应过多，避免出血、延长手术时间。②因为结肠位于腹腔不同部位，术中要变换多个手术视野，操作较困难，术者要有耐心。③分离脾区结肠时，不应过度牵拉，避免损伤脾脏。④在分离肝区结肠时，避免损伤十二指肠。⑤行回肠直肠吻合时，认清回肠系膜方向，不要发生将旋转的回肠与直肠吻合。⑥彻底止血，以防术后出血。⑦腹腔用防止肠粘连的药物。

2.结肠次全切除术

（1）适应证：结肠慢传输型患者。尤其适用于病史相对较短、年龄较轻的患者。

（2）手术方式：结肠次全切除术主要包括两大类。①保留回盲瓣、盲肠和部分升结肠的结肠次全切除术：常用的肠道重建方式有升结肠直肠吻合或盲肠直肠吻合术。②保留远端乙状结肠的结肠次全切除术：行回肠乙状结肠吻合术。目前，结肠次全切除术后，多采用升结肠直肠吻合或盲肠直肠吻合术。保留远端乙状结肠的结肠次全切除术多不采用。

保留回盲瓣、盲肠和部分升结肠的结肠次全切除后，肠管吻合方式分为顺蠕动（图6-1）和逆蠕动（图6-2）两种。顺蠕动吻合即以升结肠与直肠端端吻合，而逆蠕动吻合则以盲肠底部与直肠行吻合。1955年，Lillehei和Wangensteen提出了向左扭转结肠系膜的顺蠕动升结肠直肠吻合术（图6-1A）。1964年，Deloyers设计了另一种向头侧扭转盲肠的顺蠕动升结肠直肠吻合术（图6-1B）。1984年，Ryan和Oakley提出传统的盲肠直肠吻合术（图6-1C），即直肠盲肠端侧吻合术，因操作烦琐在国内外运用较少。国内外文献中报道的结肠次全切除、盲肠直肠吻合术其实大部分为升结肠直肠吻合术。因为解剖学上真正的盲肠位于回盲瓣水平以下。结肠次全切除、升结肠直肠吻合术一般保留回盲结合部以上5～10 cm升结肠，直肠离断处在骶骨岬稍下方，可切除上1/3的直肠。手工或经肛门以吻合器行升结肠-直肠端端吻合。由于在吻合时，需将剩余升结肠、盲肠进行翻转，在一定程度上扭转回结肠血管，操作较复杂，且可能增加肠梗阻发生率。

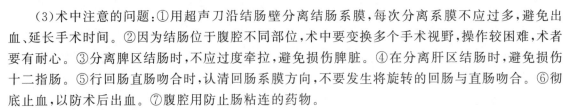

图6-1　结肠次全切除、顺蠕动升结肠直肠或传统的盲肠直肠吻合术示意图

A、B.升结肠直肠吻合；C.直盲端侧吻合术

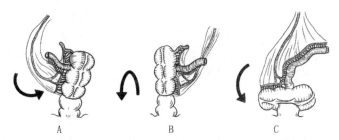

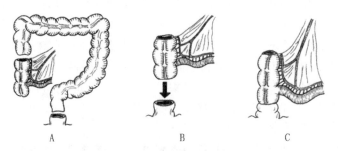

图6-2　结肠次全切除、逆蠕动盲肠直肠吻合术示意图

A.结肠次全切除、阑尾切除；B和C端端逆蠕动盲肠直肠吻合

意大利学者 Sarli 于 2001 年首先报道了结肠次全切除、逆蠕动盲肠直肠吻合术。该术式以盲肠底部与直肠中上段行吻合,不需要对结肠、盲肠进行位置上的大调整。目前,在中国、法国、俄罗斯等国得到逐步推广。结肠次全切除、逆蠕动盲肠直肠吻合术开放手术操作步骤如下:①患者取截石位。②连同盲肠一起游离升结肠、横结肠、降结肠及乙状结肠。③保留回盲瓣以上 5～7 cm 离断升结肠。④在骶岬下方离断直肠。⑤切除阑尾。⑥直肠残端置入吻合器抵钉座(头端),升结肠切除断端置入吻合器器身,旋紧吻合器将盲肠牵入盆腔,以吻合器吻合盲肠底部和直肠残端。⑦结肠断端缝闭。

升结肠保留 5～7 cm 即可,以免导致术后便秘不缓解或复发。保留升结肠的作用主要是为了保留回盲瓣和便于器械吻合。目前,越来越多的学者尝试运用腹腔镜技术行结肠次全切除、逆蠕动盲肠直肠吻合术,并取得了良好的初步效果。

结肠次全切除后回肠乙状结肠吻合术是为了减少术后腹泻和肠梗阻发生率的另外一种选择,在临床工作和国内外文献中亦较少选用和报道。该术式希望能够通过保留的部分乙状结肠起一定的储存和吸收功能。此外,更少的肠段切除和盆腔操作从理论上似乎可以减少肠梗阻发生率。关于保留 5～10 cm 远段乙状结肠是否可以减少术后腹泻和便秘复发的风险,目前的文献报道尚不能很好地回答这个问题。一些学者认为,结肠次全切除、回肠乙状结肠吻合术增加了术后便秘复发的概率,导致部分患者需改行结肠全切除术。由于不同研究中术前评估手段、手术适应证选择、手术方式等不同,因此很难分析患者便秘复发的确切病因。运用核素扫描的方法发现,更多的结肠慢传输型便秘患者核素滞留于左半结肠。所以,更有学者提出结肠切除远端必须超过乙状结肠和直肠交界处,认为此点是预防术后便秘复发的关键。

3.顺行结肠灌洗术

(1)适应证:主要用于不能耐受较大手术的严重便秘患者,脊髓损伤后长期卧床的便秘患者。该手术优点是大便仍然从肛门排出,腹部的阑尾或回肠造瘘口不必戴造口袋,患者较容易接受。

(2)手术方法:①阑尾造瘘顺行灌洗术,经腹腔将阑尾造口于右下腹部,切开阑尾末端,以备行结肠灌洗。②回肠末端造瘘顺行灌洗术,经腹腔将末端回肠离断,回肠近端与升结肠行端侧吻合术,回肠远端造口于右下腹部,以备行结肠灌洗。

顺行结肠灌洗术是将灌洗管插入造口的阑尾或回肠,进行顺行灌洗。通过结肠灌洗可以训练结肠规律的蠕动,建立条件反射,达到正常排便规律的目的。对严重的结肠慢传输型便秘患者可缓解症状,解除痛苦,减轻患者的心理负担。灌注方法是用温开水 500～1 000 mL,规律灌洗,经过一定时间,可建立排便反射。目前国外已开展用腹腔镜行此手术,国内尚未见报道。

4.回肠末端造口术

(1)适应证:主要用于不能耐受较大手术的严重便秘患者,脊髓损伤后长期卧床的便秘患者。该手术缺点是增加患者心理压力和术后护理工作。但是,对于不能行结肠灌洗的家庭,采用该手术方式较好。

(2)手术方法:经腹将末端 20 cm 左右的回肠离断,回肠远端关闭,回肠近端造口于右下腹部。

5.结肠旷置术

结肠旷置术主要理论基础是结肠具有蠕动功能,蠕动使得粪便可直接由手术后新建的正常通道通过。此术式虽然阻断了近端肠管内容物的通过,但由于旷置的结肠本身的功能并未丧失,这段结肠的分泌、吸收等功能依然存在,其旷置结肠内的分泌物、黏液等可从远端流出。当粪便进入直肠,在其产生的压力尚未达到排便的反射压时,直肠与旷置结肠间就存在一定压力梯度差,此时直肠压力大于结肠的压力,故少部分粪便反流至旷置结肠,也正因此增加了重吸收水分的肠道黏膜面积,以及扩宽了贮存粪便的空间,故不易发生严重腹泻并发症,避免了从一个极端走向另一个极端。

(1)手术适应证:①有长期便秘病史,病程在 3 年以上,无便意或便意差,伴有腹胀、腹痛等。②经长期(至少半年以上)并且正规系统的保守治疗无效者。③排除结肠器质性疾病。④结肠传输试验明确诊断为结肠慢传输型便秘;钡灌肠提示结肠形态异常或肠管排列异常;排便造影排除出口梗阻型便秘。⑤胃及小肠蠕动功能正常。⑥不伴焦虑、忧郁等精神症状。

(2)手术方法:升结肠切断的结肠旷置、逆蠕动直肠端侧吻合术。①开腹后,探查结肠的情况。可发现病变结肠段充气、扩张明显,管壁菲薄透明,刺激(指叩)肠段均蠕动反应不启动或明显蠕动缓慢。②游离回盲部及部分升结肠,使回盲部能下移到盆腔,于升结肠距回盲瓣 5～10 cm 处切断肠管及其系膜,先将远端肠管的切口封闭,旷置远端结肠。③近端结肠行荷包缝合,将吻合器钉座(头端)纳入近端结肠内,收紧荷包缝合。④直乙交界处作适当游离,打开腹膜反折,在骶前筋膜前间隙分离直肠,直肠前分离时男性患者注意保护精囊腺及前列腺,女性患者注意保护阴道壁,向下继续分离。⑤扩肛并经肛门置入吻合器器身,尖端自腹膜反折处直肠右壁穿出,将近端升结肠及盲肠向内侧翻转,连接钉座与吻合器器身,合拢后收紧至安全刻度,旋紧吻合器时盲肠被牵入盆腔,将保留之回盲部与直肠行端侧吻合,从而使结肠成为一个 Y 状结构,旷置的结肠内容物亦可顺利排出。⑥吻合完成后,将吻合口上方升结肠、盲肠与直肠、乙状结肠并行缝合 5 cm。⑦用生理盐水、甲硝唑反复冲洗腹腔,盆腔置入引流管,关闭腹膜创面后逐层关腹。

升结肠不切断的结肠旷置、逆蠕动盲直肠端侧吻合术:①进腹后适当游离回盲部和部分升结肠,使回盲部能下移到盆腔。②在回盲部结合处以上 7～10 cm 升结肠,用消化道直线闭合器闭合升结肠不切断。③分离系膜,切除阑尾。④距回盲瓣外侧回盲部尖端置入吻合器钉座(头端)于盲肠内,扩肛并经肛门置入吻合器器身。距腹膜反折处 5～8 cm 直肠右前侧壁做为吻合口。⑤旋紧吻合器时盲肠被牵入盆腔,以吻合器吻合盲肠底部和直肠右前侧壁。完成盲直肠端侧吻合。⑥冲洗腹腔,盆腔置入引流管。

结肠旷置、回肠和直肠侧侧吻合术:游离末段回肠和直肠上段,行回肠和直肠侧侧吻合术,关闭肠间裂孔防止内疝。

改良结肠旷置术:①游离回盲部及部分升结肠,距回盲瓣 5～10 cm 切断升结肠及其系膜,远端升结肠关闭,近端升结肠及盲肠向内侧翻转,与直肠中上段行端侧吻合,其余结肠旷置保留。②吻合完成后,将吻合口上方盲肠、升结肠与乙状结肠并行缝合 5 cm。然后人工制作乙状结肠人工瓣膜,手术方法是在吻合口上方乙状结肠缝合形成三处皱襞,每处皱襞的间隔为 3 cm,针间距为 2 cm。本术式对保留回盲瓣的结肠旷置术进行了改良,增加了升结肠与乙状结肠的并行缝合和乙状结肠人工瓣膜。并行缝合改变了结肠内压力传导方向,人工瓣膜对粪便反流有节制作用,可有效防止术后旷置结肠的粪便反流,避免因粪便反流所诱发的腹胀和腹痛等并发症。

腹腔镜结肠旷置回肠直肠侧侧吻合分流术:①自回盲部向下寻找回肠 20～30 cm,牵拉至腹膜反折处,确定无张力。钳夹标记。②取下腹正中切口约 3 cm,进腹提出标记好的回肠,纵行切开,置入 25 mm 吻合器抵钉座,荷包缝合,收紧结扎荷包后还纳腹腔。③重新建立气腹后自肛门置入吻合器,根据结肠慢传输型便秘患者的年龄、症状严重程度和肛门括约肌功能等,调整吻合口的位置。于直肠前壁腹膜反折处上方 2～5 cm 行回肠直肠侧侧吻合。④检查回肠直肠吻合圈完整、吻合口有无血肿、有无张力。⑤关闭切口。

腹腔镜回肠直肠侧侧吻合分流术有望解决盲襻综合征和结肠失用性萎缩。近年结肠旷置、盲肠直肠吻合术治疗顽固性便秘的报道越来越多。该术式具有创伤小、并发症发生率低的优点，Pinedo 等也认为该术式有一定优势。但因旷置结肠为盲襻，术后腹胀、腹痛的症状仍然存在，影响了手术效果，有部分患者需要再次手术。腹腔镜回肠直肠侧侧吻合分流术有望解决盲襻综合征和结肠失用性萎缩的问题。由于进行了分流，减轻了结肠的负担，因此出现潴留的情况较少。钡灌肠也证实可以达到顺行灌肠的效果。

（3）结肠旷置术的优点：①保留回盲部和回盲瓣，保障水、电解质、胆盐和维生素 B_{12} 的吸收。②保留盲肠和部分升结肠能起到类似于储粪袋作用。对排便有缓冲作用，改善术后腹泻症状。③操作方便，疗效可靠。④因只游离回盲部，腹腔干扰小，手术创伤非常轻微，术后恢复快，并发症低，临床效果满意。

（4）手术前后的处理。术前准备：结肠慢传输型便秘患者因其排便障碍，故肠道准备较之普通肠道疾病的手术要提前进行。通常要提前 5 d 以上，用刺激性泻药逐日加量，并在术前一天再结合其他肠道清洁方法达到肠道清洁的目的。

术中注意事项：术中操作要注意吻合口位置不能过高和过低，以吻合口位于直肠上段、腹膜反折以上为适中。因过高临床效果不好，过低易并发腹泻。

术后处理：禁食，持续胃肠减压。肛门排气后，进食流质饮食，第 7 d 后改为半流质饮食。静脉补液，维持水和电解质平衡及营养支持。术后应用抗菌药物，预防感染。

心理治疗：在围术期要不断地给予患者心理治疗，从结肠的生理病理、排便的生理等方面，尽可能解除其对便秘的种种疑虑，增强患者战胜疾病、恢复生活的信心。

（5）术后并发症：部分患者在行结肠旷置术后出现了类似术前的症状，如腹胀、腹痛，尤其是以左侧腹为甚；情绪烦躁；甚至呃逆频频、恶心欲吐等。使用泻剂协助排便之后上述症状则减轻或消失。经肠镜检查发现，旷置的残余结肠段有不同程度的干便积留，甚至有的形成粪石状，我们把这一系列症状称为"旷置结肠综合征"。

从临床上观察，此术式虽然阻断了近端肠管内容物的通过，但由于肠管本身的功能并未丧失，这段肠道的分泌、吸收等功能依然存在，其内的分泌物、黏液等可从远端排出，而远端的粪便在蠕动时也可能反流进入旷置的肠段。又由于它们的神经节、肌肉等病理改变，肠道动力的减弱，致旷置肠段的内容物无法被排出，日久即形成不同程度的干便积留，甚至是形成粪石，从而术后患者会出现左侧腹胀、积便感。

从结肠的病理学研究和临床观察可以得出，结肠旷置术造成的旷置结肠综合征是具有病理学理论支持的。有人对旷置的结肠行钡灌肠检查，结果显示 3 d 内旷置结肠钡剂基本排空，腹部透视亦无异常，说明旷置的肠管在缺乏小肠节段性蠕动张力的推动下仍存在自身运动，不会因"失用"而丧失其运动功能。对出现旷置结肠综合征的患者，我们分析认为这些反流的粪便在进入结肠后，由于水分的吸收，虽然粪质变干，但是毕竟量少，主要还是归因于其结肠本身的病变，由于结肠神经节、肌肉等的病理改变，而导致肠道动力的减弱。

（孙菲菲）

第三节 结 肠 癌

大肠癌为我国常见的恶性肿瘤之一。据全球肿瘤流行病统计2012年数据资料显示,我国结直肠癌发病253 427例,位于肺癌、胃癌、肝癌和乳腺癌之后,居第5位;死亡139 416例,位于肺癌、肝癌、胃癌和食管癌之后,居第5位。从世界肿瘤流行病学调查中可以看出,澳大利亚、新西兰、欧洲和北美的结直肠癌发病率最高,而西非、中非和中南亚发病率最低。我国结直肠癌以50～70岁年龄段的发病率为最高,50岁以下及80岁以上发病率较低,中位发病年龄为45～50岁,男性发病率明显高于女性。近年来的统计资料表明,在胃癌、食管癌发病率下降的同时,大肠癌发病率却在不断增高,其中尤以结肠癌增加更为明显。近年来我国结肠癌的总发病率已超过直肠癌,改变了长期以来大肠癌中以直肠癌为主的格局。目前我国结直肠癌的好发部位依次为直肠、乙状结肠、升结肠、降结肠和横结肠。

一、病因

对于结肠癌的病因目前尚未完全明确。近年来多采用队列及配对调查方法对饮食、生活习惯及体格素质等因素与结肠癌的发病关系进行分析,同时也注意了环境影响、遗传、结肠腺瘤、慢性炎症等癌前状态及免疫功能缺陷因素的影响。

(一)饮食及环境因素

其在北美、西欧和澳大利亚发病率相对高,在非洲和亚洲相对低。根据这个发现提出了Burkitts假说:不同人群中的饮食差异,特定的纤维素和脂肪摄入导致了世界各地不同区域的结直肠癌的发病率的差异。

脂肪和红色肉类:饮食中肉类及脂肪含量高时,刺激肠道大量分泌胆汁,导致肠道中胆汁酸和胆固醇的含量增加,而高浓度的胆汁酸具有促癌作用。其促癌机制:①促进肠黏膜细胞、癌细胞增生;②致DNA损伤及干扰DNA代谢;③抑制肠黏膜固有层淋巴细胞增生,减弱免疫功能等。同时,在胆汁酸增高的情况下摄入高蛋白,会被肠道细菌降解产生致癌性的氨基酸产物。无论在实验性结肠癌或临床结直肠癌病例中,粪便中胆汁酸和胆固醇代谢产物的含量均明显高于对照组或正常人。进食高脂饮食国家的人群的结直肠癌的发病率要高于进食低脂饮食的国家的人群。而同时目前多项研究指出红色肉类的摄入与结直肠癌存在相关。红色肉类富含铁元素,一种促氧化剂。食物中的铁会增加肠道内的自由基产物,而这些自由基会导致肠黏膜的慢性损伤或增加致癌物。在人类,红色肉类的摄入以剂量响应模式刺激N-亚硝基化合物的产物。因为许多N-亚硝基化合物的产物是公认的致癌物,所以这是红色肉类与结直肠癌相关的潜在机制。经过明火烹调或加热完毕的肉类会产生杂环胺和多环芳烃等产物,这些产物在动物实验中是存在致癌性的。已有多篇Meta分析指出,红色肉类的摄入与结直肠癌的发生存在关系。

膳食纤维:饮食中另外一个重要的因素是纤维素的含量。饮食中膳食纤维的含量也是结直肠癌发病的重要因素,高膳食纤维可降低结直肠癌发病机制的可能原因是其可吸收水分,增加粪便体积,稀释粪便中致癌物浓度,纤维可以加快肠道传输,便于其排出。但是,目前关于膳食纤维对预防结肠癌的发生仍存在很多争论,两项美国的大宗队列研究发现,并没有证据证实膳食纤维能减少结肠癌的发生。而有的学者指出全谷物纤维可能对结直肠癌有预防作用。此外,纤维摄入本身可能没有预防作用,但可能与许多其他健康的生活方式及其他健康饮食的成分有关(比如大量蔬菜,低脂肪和低肉类)。与观察实验相比,随机研究缺少实验结果显示这可能是其中的原因。然而干预实验可能因实验周期太短而无法显示其效果。

肠道菌群:随着微生态学的发展,肠道菌群与结直肠癌的发病关系得到了越来越多的重视。健康人体肠道内的细菌种类有成百上千种,这些寄生在人体肠道中的微生物在维持健康方面有重要作用,如营养、能量代谢、免疫功能等。研究表明,结直肠癌患者的肠道菌群出现失调状态,粪便中的检查表现为厌氧菌与需氧菌的比值明显下降。另外,与健康人的肠道标本相比,具核梭杆菌在结直肠癌患者肠道中的比值很高。肠道菌群失调致结直肠癌发生的可能机制为:肠道菌群通过慢性炎症刺激促进结直肠癌发病;肠道菌群通过酶与代谢产物致癌。同时,该学者还提出,益生菌能改善肠道菌群结构,影响肠道代谢,降低诱发结直肠癌的风险。

病例对照研究表明,叶酸和维生素 D 均可降低大肠癌发病的相对危险度。长期叶酸缺乏可导致胃肠道细胞核变形,甚至发生癌前病变。国内有学者通过实验发现,叶酸缺乏可能与结直肠癌的发生有关,其可能的机制是叶酸可导致肠黏膜上皮细胞的 DNA 甲基化状态发生改变。另外,葱、蒜类食品对机体的保护作用越来越受到人们的关注,实验证实大蒜油能减少甲基胆蒽引发的大肠黏膜损伤,临床流行病研究也证实,喜于进食蒜类食品者的大肠癌发病率相对较低。与此相反,进食腌制食品可以造成大肠癌发生的相对危险度增高,从高至低增高危险度的分别是直肠癌、左半结肠癌、右半结肠癌。有学者认为,腌制食品的致癌作用是由于食品腌制中产生的亚硝酸类化合物有关,而高盐摄入只是一种伴随状态。油煎和烘烤食品也可以增加大肠癌的发生风险,蛋白质在高温下所产生的甲基芳香胺可能是导致大肠癌的重要物质。

(二)个体因素

由流行病学研究得到的大肠癌易患因素中,可以归因于个体因素的原因十分复杂,可能需涉及个人体态、生活嗜好、体力活动、既往手术等多个方面。

肥胖似乎会增加男性和绝经期女性的结肠癌风险。在肥胖人群中,结直肠癌风险增加了两倍,其中一项机制是许多肥胖患者存在胰岛素抵抗。胰岛素抵抗会导致外周高血糖并增加胰岛素生长因子肽活性。高 IGH-1 水平与细胞增生有关,并增加结肠肿瘤的风险。

一篇文献的综述显示,吸烟与结直肠腺瘤的关系存在正相关,吸烟者腺瘤的风险是非吸烟者的 2～3 倍,而流行病学研究显示,烟草与结直肠癌风险存在联系,吸烟者所吸入的烟雾中富含肼类烃化合物和苯并芘,这二者均可引起大肠癌的发生,特别是在动物实验中已可复制相关模型。

另外,对照分析结果表明,体力活动较大者罹患大肠癌的可能性较小。研究认为,中等强度的职业体力活动有助于防止结肠癌的发生,体力活动影响结直肠癌发生风险的生物机制并不清楚,增加体育锻炼会导致胰岛素敏感性和 IGF 水平的改变,而且胰岛素和 IGF 潜在参与到结直肠的致癌过程中。其他可能的机制包括体力活动对前列腺素合成的影响,对抗肿瘤免疫防御的影响和减少活动相关的身体中的脂肪。这些机制通常可能是多因素的。

目前国内外很多学者在研究胆囊切除术与结直肠癌的关系,但目前仍存在争论。胆囊切除术后,在粪便中可以检测到的胆酸盐的数量在增加,其可能在结肠致癌过程中起作用,但也可能与发生胆石症相关的饮食和生活方式因素与结直肠癌风险的关系极易混淆。前期的胆囊切除术并不是腺瘤形成的危险因素。其与结直肠癌的联系也是不确定的,但可能与近端结肠癌更相关。

随着心脑血管患者增多，服用阿司匹林与结直肠癌之间的关系也逐渐被人们所关注。研究证据显示，使用阿司匹林或其他非甾体抗炎药对所有分期的结直肠致癌过程（异常隐窝灶，腺瘤，癌症和结直肠癌的死亡）都有保护作用。非甾体抗炎药的抗肿瘤机制并不完全清楚，但可以确定的是，花生四烯酸依赖和花生四烯酸非依赖途径均有所涉及。因为化疗预防药物需要在普通人群广泛应用、以最终减少肿瘤的风险，应用阿司匹林或非甾体抗炎药的化学预防风险可能会超过其益处。正常服用阿司匹林或非甾体抗炎药的患者可能会发生严重的胃肠道并发症。此外，COX-2抑制剂存在潜在的心脏毒性，因此将其用于化学预防是不受支持的。有很多学者评估了用非甾体抗炎药或COX-2抑制剂预防结直肠癌的成本效益，发现这些成分的化学预防作用无法有效地节省成本。

原发性免疫功能缺陷的患者恶性肿瘤发病率约为普通人群的1 000倍。脏器移植患者因长期使用免疫抑制剂，恶性肿瘤发病率也较高。将癌细胞植入健康人体一般较难生长和发展，如机体免疫功能低下或长期使用免疫抑制剂（如硫唑嘌呤、泼尼松、或在脏器移植后施行脾切除术、胸腺切除术、或投入抗淋巴血清等，以增加免疫抑制治疗效果）使体内的免疫监视功能受到破坏，则恶性肿瘤发生机会大为增加。根据美国移植处的资料，脏器移植后恶性肿瘤的发病率为5%～6%，大于同龄普通人群的100倍，术后生存时间越长，恶性肿瘤发生率越高，每年递增5%，9年后可达44%。

（三）癌前病变

结直肠腺瘤与结直肠癌之间关系较为密切，欧美大肠癌高发地区大肠腺瘤的发病率也较高。日本宫城县50岁以上的尸检标本中，有26.8%可见到大肠腺瘤，而大肠癌高发区的夏威夷，50岁以上的日本移民尸检中，63.3%可发现大肠腺瘤。与大肠癌有关的两种腺瘤是绒毛状腺瘤及管状腺瘤。Rhoad观察到有腺瘤的每平方厘米大肠黏膜上发生癌的机会要比正常黏膜高100倍。典型的绒毛状腺瘤基底广，表面呈绒毛状、有显著恶变倾向，40%～50%浸润癌孕育于其中。管状腺瘤与结肠癌的发病年龄、性别及好发部位相同。从病理组织学上也观察到管状腺瘤有不同程度的非典型性增生，随着管状腺瘤的增大，细胞非典型性增生及浸润性癌的发生率也迅速增高。腺瘤直径<1 cm时，非典型细胞占细胞总数的3%，若直径超过2 cm，非典型细胞占28%。Ando用分子生物学方法研究大肠癌发生与腺瘤的关系：正常黏膜及伴轻度非典型增生的腺瘤无C-K-ras2基因密码子12突变；伴中度非典型性增生的腺瘤突变占8.1%；伴重度非典型增生的腺瘤突变占83.3%；原发性大肠癌突变占26%；转移癌突变占23.1%，伴重度非典型性增生的腺瘤的C-K-ras2基因12密码子突变率明显高于原发癌及转移癌，提示大肠癌可能并非由重度非典型增生的腺瘤发展而来。尽管如此，一般认为腺瘤恶变与其病理类型、不典型增生程度、位置、数目及大小有关。

大肠的慢性炎症也是导致大肠癌的重要因素，其主要包括炎症肠病、血吸虫性结肠炎。长期罹患炎性肠病的患者其结直肠癌风险更高，UC存在巨大的癌症风险；对于长期患病，病变广泛的患者来说，全结肠切除术是最有效的预防结直肠癌风险的方式。其他一些手段包括内镜监测异常的病变或使用一些化学预防药物。内镜检查通常适用于全结肠炎病史超过10年并且不希望切除全结肠的患者。有证据显示UC患者给予化学预防结直肠癌是可能的。5-ASA产物可能会减低UC患者发生恶变的比率。其他的一些药物包括叶酸、钙，以及合并原发性硬化性胆管炎患者给予熊去氧胆酸。CD与结直肠癌的进展存在联系的观点是有争议的。一些研究显示，结直肠癌进展的风险在罹患广泛CD的患者中是增加的。其增加的风险似乎与UC相似。然而,最近的一些基于人群的研究却显示其作用要更弱。在血吸虫病流行区,血吸虫感染与大肠癌有明显相关性。据浙江省嘉兴市第一医院报道,在 314 例大肠癌患者中,有 96.1％合并血吸虫病,在 3 678 例晚期血吸虫患者中,发现大肠血吸虫性肉芽肿 241 例,占 6.6％,其中继发性大肠腺癌者占 62.7％。苏州医学院报告的 60 例血吸虫性大肠炎手术切除标本上,53％有Ⅰ～Ⅱ级间变,7％发生原位癌。多数发生于乙状结肠及直肠,即虫卵沉积最多的部位,从病理组织学上尚可观察到从黏膜增生到癌变的渐进过程。

(四)遗传因素

Duke 在 1913 年就注意到结肠癌有家族性集聚现象,据估计 20％～30％的大肠癌患者中家族遗传因素起着重要的作用。与遗传有关的病变,在一项最近的包括 59 项研究的 meta 分析中,一个一级亲属罹患结直肠癌的患者发生结直肠癌的 RR 值为 2.24,超过两个一级亲属罹患结直肠癌的患者其 RR 值为 3.97。有学者曾对 2 例先后发生了 3 次及 6 次癌的患者进行了细胞遗传学检查,发现其染色体结构畸变率达36.5％($P<0.01$)、二倍体数较正常人少($P<0.05$),姐妹染色单体互换率高于正常人($P<0.01$),并伴有免疫功能低下,说明对高危患者应用细胞遗传学方法进行分析,是研究大肠癌病因学的一种有效手段。

二、发病机制

癌的发生是细胞生长、更新的生理过程的病理扩展,正常的结肠黏膜上皮细胞 5～6 d 更新 1 次,新生的细胞在到达黏膜表面时已停止了 DNA 的合成及细胞增殖活动。

大多数大肠癌通常发生在良性腺瘤性肿瘤基础之上。按照 Morson 的观点需经历正常上皮黏膜、异常增生、腺瘤、恶变,直至发生腺癌这样一个漫长的过程,进程长者可达 10 年以上。其发展过程中涉及多种基因的突变和甲基化的发生,癌的发生是原癌基因激活和抑癌基因失活的综合性累积效应。Ras 基因(包括 Ha-ras、KI-ras、N-ras 等)的点突变是伴随恶性病变的重要生物学变化,但与肿瘤的临床生物学行为无明显关系。APC 基因位于 5 号染色体(5q)的长臂上,被认为是结直肠癌致癌过程的管家基因,APC 基因的变异会导致癌症的发生。APC 基因的变异发生在 50％散发的腺瘤和 75％散发的结直肠癌病例中。P53 基因为肿瘤抑癌基因,其缺失或点突变能使该基因失活,对人类恶性肿瘤的发生可能起决定性作用,Shirasawa(1991)用体外基因扩增技术及变性梯度凝胶电泳方法发现 $p53$ 基因在腺瘤型息肉、家族性结肠及结肠癌标本的斑点杂交中均有突变。故 $p53$ 基因突变是大肠癌发生、发展中最常见的基因变化之一。大肠癌是研究肿瘤多步发展的一个很好的模型,腺瘤型息肉是癌的前驱形式,癌家族综合征的特点是结肠上有许多息肉,可利用它做连续分析。第 5 号染色体长臂 2 区 1 带(521)上有 2 个基因:APC、MCC,以及另外一种抑癌基因 DCC 的突变或缺失也与腺瘤向腺癌转变密切相关。

由腺瘤转变为腺癌可能是大肠癌发生的重要途径,但并不能囊括所有大肠癌发病机制。从正常肠黏膜不经腺瘤阶段,直接恶变生成腺癌也是一个不容忽视的发病机制。使用微卫星标志物可以证明存在于 HNPCC 患者的 FCC 基因决定着大肠癌的易感性,与 DNA 频繁发生复制误差有关。

三、病理

结肠癌的发病部位以乙状结肠癌为最高,以下依次为右半结肠、横结肠、降结肠。多为单发,但在结肠不同部位同时发生、在不同时期先后发生或合并其他脏器癌瘤者亦非鲜见。

（一）形态学分类

根据 1982 年全国大肠癌病理研究协会组讨论决定,将大肠癌分为早期癌及中晚期癌两大类,结合其大体形态再分为若干不同类型。

1.早期结肠癌分类

（1）息肉隆起型（Ⅰ型）:多为黏膜内癌（M癌）,又可分为有蒂型（Ip）及广基型（Is）。

（2）扁平隆起型（Ⅱa型）:多为黏膜下癌（SMV癌）,形似盘状。

（3）扁平隆起溃疡型（Ⅲ型）:也有称为Ⅱb+Ⅱc型,呈小盘状隆起,中央凹陷为一浅表溃疡,亦属于黏膜下层癌。

2.进展期结肠癌分类

（1）隆起型:瘤体较大,呈球状、半球状、菜花样或盘状突起,向肠腔内生长,表面易发生溃疡、出血及继发感染,多见于右半结肠。较少累及周围肠壁,肠腔狭窄较少见。临床常见贫血、毒素吸收后的中毒症状及恶病质等。一般生长缓慢,浸润性小,局部淋巴转移也较晚,预后较好。

（2）浸润型:肿瘤沿肠壁周径浸润生长,常见于左半结肠,因含结缔组织较多质较硬,故又称为硬癌。多伴纤维组织反应,引起肠腔狭窄。一般生长较快,易导致急性肠梗阻,淋巴转移较早,恶性度高,预后较差。

（3）溃疡型:50%以上的结肠癌属于溃疡型,可以在肿块型基础上瘤体表面坏死脱落形成溃疡,也可以从开始即表现为溃疡型病变。周围浸润较广,早期侵犯肌层,易发生穿孔、出血等并发症。此型根据溃疡的外形和生长情况又可以分为两类:一类是局限溃疡型,由不规则的溃疡形成,貌似火山口状,边缘隆起外翻,基底为坏死组织,肿瘤向肠壁深层浸润性生长,恶性程度较高;另一类是浸润溃疡型,肿瘤向肠壁深层浸润性发展,与周围组织分界不清,中央坏死,为底大的深在溃疡,边缘黏膜略呈斜坡状抬高,形状与局限性溃疡明显不同。

（二）组织学分类

根据 2010 年 WHO 对结肠肿瘤的组织学分类,结肠癌可分为:①腺癌;②黏液腺癌;③印戒细胞癌;④鳞癌;⑤腺鳞癌;⑥髓样癌;⑦未分化癌;⑧其他;⑨不能确定类型的癌。

（三）恶性程度

根据 Broders 分级,将结肠癌分为 4 级,其中:Ⅰ级指 2/3 以上癌细胞分化良好,属高分化,恶性程度低;Ⅱ级指 1/2~2/3 癌细胞分化良好,属中分化,恶性程度较高;Ⅲ级指癌细胞分化良好者不足 1/4,属低分化,恶性程度高;Ⅳ级指未分化癌。虽然细胞学本身的分化程度是肿瘤恶性程度重要标志,但并不完全,组织结构的异型程度、肿瘤组织浸润能力和血管生成能力都在不同的程度上影响着肿瘤的恶性程度。

（四）播散途径

结直肠癌有多种播散、转移方式,主要包括直接浸润、淋巴转移、血行转移及种植转移等 4 种途径播散。

1.直接浸润

肿瘤可向 3 个方向上发生局部浸润与扩散:①沿肠管纵向扩散,速度较慢,一般局限于 5 cm 范围内,很少超过 8 cm;②沿肠管水平方向环形浸润,一般浸润肠管周径 1/4 需 6 个月,浸润 1/2 周径需 1 年,浸润 1 周约需 2 年;③肠壁深层浸润,从黏膜向黏膜下、肌层和浆膜层浸润,最后穿透肠壁,侵入邻近组织器官,肠壁深层浸润深度是目前常用结肠癌分期的基础,如 Duke 或 TNM 分期。

2.淋巴转移

淋巴转移是扩散和转移的主要方式,结肠的淋巴引流一般通过4组淋巴结,即结肠上淋巴结、结肠旁淋巴结、中间淋巴结及中央淋巴结。结肠壁存在淋巴管,因此,淋巴管浸润与肿瘤肠壁浸润深度有相关性。T_1肿瘤淋巴管浸润率为9%,T_2上升至25%,T_3则达到45%。大多数分期系统都包含了对T分期和淋巴结转移的评价,并且预后与总分期有相关性。结肠淋巴回流与静脉相伴行,最终汇入门静脉流入肝脏。因此结肠癌常出现肝转移。

3.血行转移

结肠癌通常较少侵入动脉,但侵入静脉却十分常见。结肠的静脉回流分别经上、下静脉汇入门静脉。癌细胞继续经门静脉进入体循环,进而播散至全身,如肺、骨、脑等脏器转移。但在极少数病例中也发现了首先出现肺或骨转移的现象。

4.种植播散

浆膜阳性的肿瘤有可能会出现腹膜种植,肿瘤细胞通过盆腔腹膜种植到各种器官组织。最常出现种植的有卵巢、网膜、浆膜或腹膜表面,可形成12 mm大小的白色硬质结节,外观酷似粟粒性结核,广泛的腹膜种植常伴有血性腹水。

此外,还有极少数肿瘤通过浸润神经周围间隙或神经鞘,沿着结肠的神经播散。多项试验证实出现神经侵犯的患者预后变差。

四、分期

最初的直结肠癌分期是由Cuthbert Dukes在1930年提出的,后经过不断地修订,该系统将直结肠癌分为A、B、C、D 4个阶段。

(1)Dukes分期如下。

A期:癌细胞局限于肠壁内。

B期:癌细胞浸出肠壁,其中B1期肿瘤浸润部分肌层,B2期肿瘤渗透全层,均无淋巴结转移。

C期:在A、B的基础上淋巴结有转移,其中癌灶邻近淋巴结转移属C1期,肠系膜淋巴结或肠系膜血管根部淋巴结转移属C2期。

D期:远处有癌细胞转移。

(2)TNM分期如下。

而目前TNM分期是首选的结直肠癌分期标准;TNM分期系统是1950年由国际抗癌联盟(UICC)首先提出,1978年美国癌症分期和疗效总结联合委员会(AJC)建议在人肠癌分期中使用的。其中3个字母分别代表3个系统的首字母,即T为肿瘤浸润深度,N为淋巴结受累,M为远处转移。基于T、N、M的组合,能够对给定肿瘤以相应的Ⅰ至Ⅳ分期。以下为2009年AJCC第7版TNM分期。

原发肿瘤(T)如下。

T_x:原发肿瘤无法评价。

T_0:无原发肿瘤证据。

T_{is}:原位癌,局限于上皮内或侵犯黏膜固有层。

T_1:肿瘤侵犯黏膜下层。

T_2:肿瘤侵犯固有肌层。

T_3:肿瘤穿透固有肌层到达浆膜下层,或侵犯无腹膜覆盖的结直肠旁组织。

T_{4a}:肿瘤穿透腹膜脏层。

T_{4b}:肿瘤直接侵犯或粘连于其他器官或结构。

区域淋巴结(N)如下。

N_x:区域淋巴结无法评价。

N_0:无区域淋巴结转移。

N_1:有1~3枚区域淋巴结转移。

N_{1a}:有1枚区域淋巴结转移。

N_{1b}:有2~3枚区域淋巴结转移。

N_{1c}:浆膜下、肠系膜、无腹膜覆盖结肠或直肠周围组织内有肿瘤种植,无区域淋巴结转移。

N_2:有4枚以上区域淋巴结转移。

N_{2a}:4~6枚区域淋巴结转移。

N_{2b}:7枚及更多区域淋巴结转移。

远处转移(M)如下。

M_0:无远处转移。

M_1:有远处转移。

M_{1a}:远处转移局限于单个器官或部位(如肝脏、肺、卵巢和非区域淋巴结)。

M_{1b}:远处转移分布于1个以上的器官或部位或腹膜转移。

(3)T_{is}包括肿瘤细胞局限于腺体基底膜(上皮内)或黏膜固有层(黏膜内),未穿过黏膜肌层到达黏膜下层。

(4)T_4的直接侵犯包括穿透浆膜侵犯其他肠段,并得到镜下诊断的证实(如盲肠癌侵犯乙状结肠)。或者位于腹膜后或腹膜下肠管的肿瘤,穿破肠壁固有基层后直接侵犯其他脏器或结构。例如,降结肠后壁的肿瘤侵犯左肾或侧腹壁,或者中下段直肠癌侵犯前列腺、精囊腺、宫颈或阴道。

(5)肿瘤肉眼上与其他器官或结构粘连则分期为cT_{4b}。但是,若显微镜下该粘连处未见肿瘤存在则分期为pT_3。V和L亚分期用于表明是否存在血管和淋巴管浸润,而PN则用以表示神经浸润(可以是部位特异性的)。

五、临床表现

结肠癌多见于中老年人,30~69岁占绝大多数,男性多于女性。早期症状不明显,中晚期患者常见的症状有腹痛、消化道刺激症状、腹部肿块、排便习惯及粪便性状改变、贫血及慢性毒素吸收所致的全身症状,以及肠梗阻、肠穿孔等。

(一)腹痛及消化道刺激症状

多数患者有不同程度的腹痛及腹部不适,腹痛的类型、定位及疼痛强度多有不同,如结肠肝曲癌可表现为右上腹阵发性绞痛,类似慢性胆囊炎。一般认为,右半结肠癌疼痛常反射至脐上部;左半结肠癌疼痛常反射至脐下部。当出现肿瘤较大发生梗阻时,此时腹痛多为绞痛,并与进食相关,常在餐后出现,多为脐周或中腹部,而当癌瘤穿透肠壁引起局部炎性粘连,或在慢性穿孔之后形成局部脓肿时,疼痛部位即为癌肿所在部位。

(二)排便习惯及粪便性状改变

其为癌肿坏死形成溃疡及继发感染的结果。首先表现为排便次数增加或减少,有时腹泻与便秘交替出现,排便前可有腹部绞痛,便后缓解,有时出现便中带血,血的颜色则与肿瘤的位置相关。特征性的改变还包括粪便变细,形状不规则,稀便。这一变化主要取决于肿瘤位置,右半结肠肿瘤因管腔大、粪便含水量多故出现症状较晚;但左半结肠因管腔狭小、粪便成形,故出现时间较早。

(三)腹部肿块

腹部肿块一般形状不规则、质地较硬、表面呈结节状。横结肠和乙状结肠癌早期有一定的活动度及轻压痛。升、降结肠癌如已穿透肠壁与周围脏器粘连,慢性穿孔形成脓肿或穿破邻近脏器形成内瘘时,肿块多固定不动,边缘不清楚,压痛明显。但要注意的是,有时梗阻近侧的积粪也可表现为腹部肿块。

(四)贫血及慢性毒素吸收症状

癌肿表面坏死形成溃疡可有持续性少量渗血、血与粪便混合不易引起患者注意,从而导致出现贫血。同时也因毒素吸收及营养不良出现贫血、消瘦、乏力及体质量减轻。晚期患者有水肿、肝大、腹水、低蛋白血症、恶病质等现象。如癌肿穿透胃、膀胱形成内瘘也可出现相应的症状。

(五)肠梗阻和肠穿孔

肠梗阻和肠穿孔多为肿瘤中晚期症状,因肠腔内肿块填塞、肠管本身狭窄或肠腔外粘连、压迫所致。多表现为进展缓慢的不完全性肠梗阻。梗阻的早期患者可有慢性腹痛伴腹胀、便秘,但仍能进食,进食后症状较重。经泻药、洗肠、中药等治疗后症状多能缓解。经过较长时间的反复发作之后梗阻渐趋于完全性。当结肠癌发生完全性梗阻时,因回盲瓣阻挡结肠内容物逆流至回肠而形成闭襻性肠梗阻。从盲肠至梗阻部位的结肠可以极度膨胀,肠腔内压不断增高,迅速发展为绞窄性肠梗阻,甚至肠坏死穿孔,引起继发性腹膜炎。位于盲肠、横结肠、乙状结肠的癌肿在肠蠕动剧烈时可导致肠套叠。

六、诊断

(一)疾病史和家族史

(1)结直肠癌发病可能与以下疾病相关:UC、结直肠息肉病、结直肠腺瘤、CD、血吸虫病等,应详细询问患者相关病史。

(2)遗传性结直肠癌发病率约占总体结直肠癌发病率的6%,应详细询问患者相关家族病史:遗传性非息肉病性结直肠癌、家族性腺瘤性息肉病、黑斑息肉综合征、幼年性息肉病等。

(二)体格检查

腹部体征与病程进展关系密切。早期患者无阳性体征;病程较长者腹部可触及肿块,也可有消瘦、贫血、肠梗阻的体征。对于怀疑结肠癌的患者也应常规行肛门指诊,可明确是否合并有距肛门8 cm以内的病变,同时可明确有无盆腔种植转移。

(三)实验室检查

血常规检查可了解有无贫血。粪常规检查应注意有无红细胞、脓细胞。结肠癌大便潜血试验多为阳性,大便潜血试验简便易行可做为大规模普查的方法,如消化道癌肿行根治术后,大便潜血试验呈持续阳性反应,应高度怀疑癌肿复发或在消化道其他部位又发生新的癌肿。血清肿瘤标志物测定,结肠癌患者在诊断、治疗前、评价疗效、随访时必须检测癌胚抗原(CEA)和糖链抗原19-9(CAI9-9);有肝转移患者建议检测AFP;疑有卵巢转移患者建议检测CA125。目前CEA、CAl9-9在对术后复发监测和预后判定方面的作用得到较好的认可。

(四)内镜检查

乙状结肠镜及纤维结肠镜是诊断结肠癌的重要方法。乙状结肠镜镜身长 30 cm，有 75%～80% 的直肠、乙状结肠癌均能通过乙状结肠镜检查发现，而纤维结肠镜检查可观察整个结肠，对诊断钡灌肠不易发现的较小病变甚为重要，可明确肿物大小、距肛缘位置、形态、局部浸润范围。同时结肠镜可以进行病理活检进行确诊。但要注意的是结肠肠管在检查时可能出现皱缩，因此，内镜所见肿物远侧至肛缘的距离可能存在误差，建议结合 CT、MRI 或钡剂灌肠检查明确病灶部位。

(五)影像学检查

1.结肠钡剂灌肠检查

结肠钡剂灌肠检查特别是气钡双重造影检查是诊断结直肠癌的重要手段，可了解全结肠情况。钡灌肠的 X 线表现与癌肿大体形态有关：肿块型表现为肠壁充盈缺损、黏膜破坏或不规则；溃疡型较小可见龛影，较大时该处黏膜完整性遭到破坏；浸润性累及部分肠壁一侧缩小、僵硬，如病变浸润肠管全周，则呈环形狭窄。但疑有肠梗阻的患者，应当谨慎选择。

2.超声检查

超声检查可分为经腹壁超声检查和内镜超声检查（EUS）。经腹部超声检查可了解患者有无肿瘤复发转移，具有方便快捷的优越性。EUS 可以清晰显示肠壁黏膜、黏膜肌层、黏膜下层、固有肌层和浆膜层，有助于对肿瘤浸润深度的判定，其正确率可达到 80% 左右。

3.CT 与 MRI 检查

CT 检查可以帮助临床医师了解肿瘤的位置、对周围组织、器官有无侵犯，是否合并远处转移，进行术前分期。MRI 可以弥补 CT 的不足，能更易于了解肿瘤对周围脂肪组织的浸润程度。近年来，由 CT 或 MRI 可进行消化道重建成像，被称为"放射内镜"，可以清晰显示肿物的主体状态和向深层的浸润情况。

4.PET/CT 检查

不推荐常规使用，但对于病情复杂、常规检查无法明确诊断的患者可做为有效辅助检查。术前检查提示为Ⅲ期以上肿瘤，为了解有无远处转移，推荐使用。

5.排泄性尿路造影检查

不推荐术前常规检查，仅适用于肿瘤较大可能侵犯泌尿系统的患者。

6.病理组织学检查

病理学活组织检查仍为明确占位性病变性质的金标准，组织病理学检查能对恶性细胞的分化程度、组织结构进行进一步地确认，有助于治疗方案的确定。病理活检诊断为浸润性癌的患者进行规范性结直肠癌治疗。而确定为复发或转移性结直肠癌时，推荐检测肿瘤组织 Ras 基因及其他相关基因状态以指导是否可采取靶向药物治疗。

7.开腹或腹腔镜探查术

当出现下述情况时，则建议行开腹或腹腔镜探查术：①经过各种诊断手段尚不能明确诊断且高度怀疑结直肠肿瘤；②出现肠梗阻，进行保守治疗无效；③可疑出现肠穿孔；④保守治疗无效的下消化道大出血。

七、筛查

目前有明确证据证明，筛查及切除结直肠腺瘤可预防结直肠腺癌，并且监测早期的肿瘤可减低此病的病死率。腺瘤和早期肿瘤通常没有症状。而当肿瘤生长足够大并引起症状时将导致不良预后。因此,对无症状人群的筛查更加重要。而在国外和国内的多地已开展了相关工作。

美国癌症协会建议对平均风险的人群从 50 岁(黑人应在 45 岁)开始进行筛查。筛查建议包括以下几点:①每年 1 次高灵敏度的粪便潜血试验或粪便免疫试验;②每 5 年 1 次乙状结肠镜检查;③每 5 年1 次气钡双重造影检查;④每 5 年 1 次 CT 检查;⑤每 10 年 1 次结肠镜检查;⑥粪便DNA 测试(没有指定的时间间隔)。

八、治疗

以手术切除癌肿为主的综合治疗法仍是当前治疗结肠癌的主要而有效的方法,化学治疗、放疗治疗、生物治疗的效果有待于进一步评价,近年来推崇了术前化疗、术前放疗等新辅助治疗增加了对晚期大肠癌根治切除机会,但对早期和进展期大肠癌是否值得贻误手术时机去完成术前治疗亟待商榷。

(一)治疗原则

就结肠癌的临床治疗水平而言,结肠癌治疗方案各地区或不同等级医院仍难能统一,但以下治疗原则已为多数学者认同,并证实可有效减少患者痛苦,提高生存率。

(1)对于 T1 期的结肠癌建议局部切除。而直径>2.5 cm 的绒毛状腺瘤癌变率高,推荐行结肠切除联合区域淋巴结清扫。

(2)肿瘤局限于肠壁,且无明显淋巴结转移时,进行标准的结肠癌根治性手术就可达到根治目的。而当癌肿侵破肠壁浆膜或已伴有区域淋巴结转移时,在施行根治性手术的基础上还要在术中及术后使用辅助治疗,以除去难以避免的微转移灶或脱落的癌细胞。

(3)对晚期结肠癌,如果患者一般情况允许,也需要采取积极的治疗态度。对局部癌肿比较固定,手术切除比较困难,但无远处转移者,应采用新辅助化疗等方法使局部肿瘤降期,争取完成比较彻底的根治手术,对已有远处转移但原发灶尚能切除的患者,应争取尽量切除原发肿瘤,对癌肿局部情况较好,但伴有单发性远处转移灶者,可力争行转移灶的一期或二期切除;伴有多发性转移灶者,应进行综合治疗。

(4)对于确实无法根治性切除的肿瘤,应争取切除主要瘤体进行姑息性手术;对于无法切除的患者为解除或预防梗阻进行短路手术或造瘘手术等减症性手术。

(二)手术治疗

1.手术适应证和禁忌证

(1)适应证:①全身状态和各脏器功能可以耐受手术;②肿瘤局限于肠壁或侵犯周围脏器,但可以整块切除,区域淋巴结能完整清扫;③已有远处转移(如肝转移、卵巢转移、肺转移等),但可以全部切除,酌情同期或分期切除转移灶;④广泛侵袭或远处转移,伴有梗阻、大出血、穿孔等症状应选择姑息性手术。

(2)禁忌证:①全身状态和各脏器功能不能耐受手术和麻醉;②广泛侵袭和远处转移,无法完整切除,无梗阻、穿孔、大出血等严重并发症。

2.术前准备及术后处理

(1)术前准备:一般性准备,应了解有无出血倾向及药物过敏史,检查及纠正贫血、低蛋白血症以保证吻合口愈合;检查并纠正水、电解质及酸碱失衡;全面了解心、肝、肾等重要脏器功能;对合并高血压、心脏病、糖尿病、甲状腺功能亢进等患者必须使并发症迅速控制后再进行手术治疗。

一直以来肠道准备被认为是患者术前准备必不可少的一部分。机械清肠和口服抗生素能够降低结肠内厌氧菌和需氧菌的浓度,保证术后吻合口一期愈合,并降低伤口感染的发生率。但近年对这种观点存在很多争论甚至是全盘否定。多篇近期前瞻性随机试验质疑,与适时静脉应用恰当的抗生素相比,肠道准备无额外的获益。Bucher 等所做的一项 Meta 分析对比了 565 例进行机械肠道准备的患者和 579 例未行肠道准备的患者,除一项研究外其他所有研究均证实机械肠道准备组有更高的吻合口漏发生率。但在国内外尚未完全一致认同时,仍应重视术前肠道准备。对于无梗阻的患者术前不必禁食,可于术前 2 d 起进食流质,同时给予静脉补液,维持水电解质平衡。术前一天口服泻药,如聚乙二醇电解质散等。对伴有不全性梗阻或慢性梗阻的患者不宜使用泻药。

(2)术后处理。

胃肠减压:胃肠减压应持续进行,直到术后 2~3 d,患者无腹胀,肠鸣音已恢复,已有肛门排气为止。在应用胃肠减压期间,每天应经静脉补充必要水、葡萄糖、电解质、维生素,保持水、电解质平衡,补充血容量,注意各重要脏器功能状态。

饮食:肛门排气后可开始进流质,如无腹胀再改为半流质,一般在 2 周后可进少渣普通饮食。

抗生素:已有许多临床试验证明,术前预防性使用全身抗生素后,术后没有必要再继续应用抗生素。如确实术中发生肠内容物沾染,可在术后极短时间内再应用抗菌药物 1~2 次,但切忌过长时间应用。在选择抗生素时,应根据细菌流行学情况,抗生谱应覆盖革兰氏阴性杆菌和厌氧菌。

引流管的处理:腹部引流一般留置 48~72 h,如渗液量少,非血性、无感染迹象,即可予以拔除。

结肠造口的处理:对单腔造瘘应注意造口处肠黏膜的血运情况,有无出血、缺血、坏死、回缩及周围感染等情况现象。造口周围皮肤用氧化锌软膏保护。术后以低渣饮食为主,防止腹泻,训练患者养成定时排便习惯。

3.手术方式

结肠癌的手术方式和切除范围应根据癌肿的部位、病变浸润和转移的范围及有无肠梗阻等情况而定。就手术方式和手术效果而言,结肠癌手术分为局部切除、根治性手术和包括减荷术、减症手术在内的姑息性手术。

(1)局部切除:对于 $T_1N_0M_0$ 结肠癌,建议局部切除。术前检查属 T_1 或局部切除术后病理提示 T_1,如果切除完整且具有预后良好的组织学特征(如分化程度良好,无脉管浸润),则无论是广基还是带蒂,均不推荐再行根治性手术。如果是带蒂,但具有预后不良的组织学特征,或者未完整切除,或标本破碎、切缘无法评价,则推荐行结肠切除术加区域淋巴结清扫。

(2)根治性手术:应将原发性病灶与所属引流淋巴结整块切除。为了减少及防止肿瘤复发,应遵循以下原则:①切缘应保证足够的无瘤侵犯的安全范围,切除肿瘤两侧包括足够的正常肠段。如果肿瘤侵犯周围组织或器官,需要一并切除,同时要保证切缘足够以清除所属区域的淋巴结。切除肿瘤两侧 5~10 cm 正常肠管已足够,但为了清除可能转移的肠壁上、结肠旁淋巴结,以及清除系膜根部区域淋巴结,结扎主干血管,故实际切除肠段的范围应根据结扎血管后的肠管血运而定。②完全清除区域淋巴结。③避免挤压肿瘤。④防止肠腔内播散。

根治性右半结肠切除术:适用于盲肠、升结肠、结肠肝曲癌。切除范围包括回肠末端 10~15 cm、盲肠、升结肠、横结肠肝曲和部分横结肠,连同有关的肠系膜及其中的淋巴结。在肠系膜根部切断回盲肠动脉、右结肠动脉、结肠中动脉右支或主干,暴露肠系膜上静脉外科干以清扫肠系膜根部淋巴结,然后做回肠与横结肠对端吻合术。根据具体切除肠段情况和离断血管情况,根治性右半结肠切除术也有一些变形。如针对盲肠癌可不切断结肠中血管,并保留肝曲,此术式有学者称为右侧结肠切除术。而在肝曲癌时往往要离断结肠中血管主干,于近脾曲切断肠管,被称为扩大右半结肠切除术。

根治性横结肠切除术:适用于横结肠癌。切除范围包括肝曲、脾曲的整个横结肠,连同系膜及其中淋巴结、胃结肠韧带及其淋巴结一并切除。在根部切断结肠中动脉,然后做升结肠与降结肠对端吻合术。

根治性左半结肠切除术:适用于结肠脾曲、降结肠。切除范围包括横结肠左半、降结肠、部分乙状结肠,自根部切断左结肠动脉、乙状结肠动脉。在乙状结肠全部切除时,也可从根部切断肠系膜下支脉,然后做横结肠与直肠对端吻合术。和结肠肝曲癌手术类似,在处理脾曲癌时可离断结肠中血管左支,近肝曲离断肠管,实行扩大左半结肠切除术。

根治性乙状结肠切除术:适用于乙状结肠癌。切除范围包括降结肠远端、乙状结肠和乙状结肠直肠曲,自根部离断肠系膜下动、静脉,以更方便清扫肠系膜下血管根部淋巴结。做降结肠直肠吻合,如降结肠张力较大,可游离脾曲以保证吻合口处于无张力状态,防止发生吻合口漏。

在实际操作中,如肠襻切除不充分,肠系膜保留过多,或未从血管干根部切除等,都会影响手术的疗效。另一方面,当淋巴管被癌细胞栓塞后,随着淋巴流向的改变可出现逆向性转移或累及邻近肠襻的结肠旁淋巴结,因此必须按照根治性手术的要求去操作才能达到根治目的。在升、降结肠切除时,必须在 Toldt 筋膜深面游离结肠系膜才能保证根治性手术的彻底性,但要十分注意后腹壁血管和输尿管,以防发生损伤,标本的整块切除、Turnbull 等提出的无触瘤手术、顺行结肠切除、术中局部化疗等手段无疑提高了根治性手术的质量,确保了根治的彻底性。凡结肠癌与周围脏器有炎性粘连、癌性浸润、穿破到其他脏器或肝脏有局限性转移时,只要有可能切除均应与原发病灶一起切除。近年来,结肠癌的同时性或异时性肝转移采用肝切除手术积累了许多经验,成绩斐然,患者术后生存时间与 Dukes C 期的预期生存时间相仿,从而改变了长期以来对结肠癌肝转移治疗上的消极态度和预后上的悲观观点。

腹腔镜技术在结直肠手术中应用已超过 15 年。然而直到 2004 年多中心前瞻性随机试验 COST 结果的发表开始,它才广泛应用于结直肠癌的治疗。许多研究证实了腹腔镜技术的短期获益,比如肠道功能的快速恢复、住院时间的缩短,以及麻醉用药的减少。同时 2007 和 2009 年,英国 CLASICC 和欧洲 COLOR 试验均报道结肠癌腹腔镜和开腹结肠切除的各分期生存率和复发率相当。CLASICC 试验包括生存质量评分,而且再次证明腹腔镜与开腹结肠切除术二者无差异。两项试验均证实存在与腹腔镜结肠切除相关的明显的学习曲线。因此在经验充足的情况下,腹腔镜结肠切除术应用于右侧或左侧的结肠癌是安全的,而且提供了与开腹结肠切除术相似的预后。目前尚无关于横结肠癌腹腔镜切除的数据。最新的机器人手术在结直肠癌手术中也逐渐应用,但需要更多的数据。

(3)姑息性手术:如结肠癌已浸润到盆壁、已有腹膜广泛种植、弥漫性肝或肺转移等,均属晚期已无根治的可能。其中95%以上的患者在3年内死亡。姑息性手术只能减轻症状、延长生存时间。姑息性手术包括局部切除、短路手术及近端结肠造瘘等,应根据患者的不同情况加以选用。

(4)紧急性手术:结肠癌所致的完全性肠梗阻或肠穿孔等,应在适当准备(补充血容量、纠正脱水、纠正酸中毒及电解质紊乱、胃肠减压)后紧急手术治疗。

梗阻性结肠癌的手术处理:急性结肠梗阻导致梗阻近端肠管膨胀,其内大量排泄物堆积。与之相关的近端肠管菌群过度繁殖及可能存在的血运破坏,是典型的需要切除和近端造瘘的主要因素。有条件的医院可首先使用内镜下放置自扩张金属支架处理急性结肠梗阻的患者,能做为择期手术的桥梁,使可手术癌症患者的急诊手术转变为择期手术。试验显示支架做为手术的桥梁,有助于减少吻合口漏的发生率、减少伤口感染率,缩短住院时间。

对于无法进行放置肠道支架或放置失败的患者应在胃肠减压,补充容量、纠正水电解质紊乱和酸碱平衡失调后,宜早期进行手术。盲肠癌如引起梗阻时,临床上常表现为低位小肠梗阻的征象。虽然发生坏死穿孔的危险性似乎较小,但梗阻趋向完全性,无自行缓解的可能,故亦以早期手术为宜。在手术处理上可遵循下列原则:①右侧结肠癌并发急性梗阻时应尽量争取做右半结肠切除一期吻合术;②对右侧结肠癌局部确已无法切除时,可选作末端回肠与横结肠侧侧吻合术-内转流术(短路手术);③盲肠造口术由于减压效果不佳,目前已基本被废弃;④左侧结肠癌引起的急性梗阻在条件许可时应尽量一期切除肿瘤。切除手术有 3 种选择:一是结肠次全切除,回肠乙状结肠或回肠直肠吻合术;二是左半结肠切除,一期吻合、近端结肠失功性造口术,二期造口关闭;三是左半结肠切除,近远端结肠造口或近端造口,远端关闭,二期吻合;⑤对肿瘤已无法切除的左侧结肠癌可选作短路手术或横结肠造口术。

结肠癌穿孔的处理:结肠癌并发穿孔大多发生在急性梗阻后,少数亦可发生在癌肿穿透肠壁溃破。不论其发生的机制属哪一种都是极其严重的临床情况,急性梗阻时发生的穿孔大多发生在盲肠,由于肠腔内压力过高导致局部肠壁缺血、坏死而穿孔,此时将有大量粪性肠内容物进入腹腔,产生弥漫性炎性粪性腹膜炎,并迅速出现中毒性休克。因此感染和中毒将成为威胁患者生命的两大因素。至于癌肿溃破性穿孔则除粪汁污染腹腔外,尚有大量癌细胞的腹腔播散、种植。因此即使闯过感染和中毒关,预后仍然不佳。在处理上首先强调一旦明确诊断即应急诊手术,同时加强全身支持和抗生素治疗。手术原则为不论哪一类穿孔,都应争取一期切除癌肿,右侧结肠癌引起穿孔者可一期吻合,左侧结肠癌并发穿孔者切除后,宜近侧造口。对癌肿溃破而不作切除的病例,结肠造口宜尽量选在肿瘤近端,并清除造口远端肠腔内粪便,以免术后粪便随肠蠕动不断进入腹腔。

4.转移灶的处理原则

(1)肝转移:完整切除必须考虑肿瘤范围和解剖部位。切除后,剩余肝脏必须能够维持足够功能。不推荐达不到 R0 切除的减瘤手术。无肝外不可切除病灶。新辅助治疗后不可切除的病灶要重新评估其切除的可能性。当所有已知的病灶均可做消融处理时可考虑应用消融技术。全身化疗无效或化疗期间肝转移进展,可酌情选择肝动脉灌注化疗及栓塞化疗,但不推荐常规应用。当确定原发灶能够得到根治性切除时,某些患者可考虑多次切除转移灶。

(2)肺转移。肺转移的外科治疗原则为:原发灶必须能根治性切除(R0);有肺外可切除病灶并不妨碍肺转移瘤的切除;完整切除必须考虑肿瘤范围和解剖部位,肺切除后必须能维持足够肺功能;某些部分患者可考虑分次切除;无论肺转移瘤能否切除,均应考虑化疗;不可手术切除的病灶,可以消融处理(如能完全消融病灶);必要时,手术联合消融处理;肺外可切除转移病灶,可同期或分期处理;肺外有不可切除病灶不建议行肺转移病灶;推荐多学科讨论后的综合治疗。

5.影响吻合口愈合的因素

为使根治性手术获得成功,除加强术前准备、术后处理、控制感染外,吻合口的安全性尚依赖于保持肠管良好的血运、正确的操作技术及吻合口无张力。结肠由垂直进入肠壁的终末血管所供应,右侧结肠因有回结肠动脉、右结肠动脉及结肠中动脉的右支相互连接成网,故血运较好。左结肠动脉与结肠中动脉左支因联络线太长,与乙状结肠动脉、痔上动脉间侧支吻合更少,在行根治性手术时因结扎血管干及清除动脉旁淋巴结进一步破坏了肠壁的血液供应。由于左半结肠血运较差,在采用离断肠系膜下血管的乙状结肠根治术及直肠癌根治术时,尤应妥善保护降结肠的边缘血管弓,必要时可使用动脉类实验性暂时阻断肠系膜下动脉 30 min,如降结肠近端无缺血表现,再行血管断离。手术时对颜色苍白发暗、终末血管无搏动的肠管应予以切除,肠管的对系膜缘亦多切除些。操作应轻柔,吻合口缝线的疏密应适度,不宜缝扎过紧。

6.手术过程中癌细胞扩散途径及预防

在手术操作过程中,癌细胞可经肠壁、肠腔、静脉、淋巴扩散,也可脱落种植于腹膜及吻合口,因此需要采取必要的预防措施,以提高手术效果。

(1)操作宜轻柔,避免挤压触摸癌肿。先用布带结扎癌肿两端肠管,如技术上可能,在解剖及分离受累肠段之前,先结扎其于根血管,吻合前用抗癌液冲洗肠腔。

(2)肠管切缘应距癌肿 10 cm,以保证断端无癌细胞残留,避免局部复发及肠壁内扩散。

(3)从探查开始即给予抗癌药静脉滴注,可用氟尿嘧啶 10 mg/kg 体质量,以减少经血行扩散。

(4)术中所用之针线用抗癌药液浸泡,减少创面种植,局部以抗癌药或低渗液(无菌水)冲洗以破坏脱落的癌细胞,关闭腹腔前应更换器械手套。

术中严格遵守癌外科原则可显著提高结肠癌根治术的 5 年生存率。

7.术后并发症及其预防和处理

(1)切口裂开及感染:常见于营养不良,贫血及低蛋白血症患者。切口有积血也是导致切口裂开和感染的常见原因,多发生于术后 5～14 d。切口一旦裂开多有粉红色液体渗出或肠管膨出,此时应消除患者的恐惧心理、以无菌纱布垫覆盖伤口防止肠管进一步大量膨出,立即将患者送手术室在适当麻醉下对腹壁皮肤及外露肠管进行消毒,将肠管送回腹腔以张力缝线全层缝合腹壁。如切口部分裂开可将肠管送回后在腹壁无张力的情况下使两侧对合以宽胶布固定。无论是缝合还是固定,切勿将肠管或网膜夹于两侧切缘内。术后应补充全血或清蛋白,用抗生素有效地控制腹腔感染。

切口感染多与切口被肠内容物污染、脂肪或肌肉集束结扎或电刀应用造成坏死有关。术中妥善保护切口、操作细致轻柔、术前规范预防应用抗生素是防止感染发生的关键,一旦发生切口感染,应尽早拆除缝线,敞开伤口充分引流,使用碘伏纱条覆盖被感染的创面有助于伤口的愈合。

(2)非吻合口性肠梗阻:可发生于肠切除、肠造口术时对肠系膜关闭不全,小肠进入孔隙形成的内疝。乙状结肠切除过多时膀胱后出现较大的空腔,若小肠坠入与周围粘连,则可形成梗阻。因此,术中注意缝合肠系膜空隙以防小肠脱出。一旦确诊,应立即手术探查并矫正之。

(3)吻合口漏:为结肠癌手术的严重并发症。多见于结肠癌合并肠梗阻术前肠道准备不充分;患者有贫血或低蛋白血症;吻合口血运不良,吻合口张力过大或缝合不够严密等。常发生于术后 4～9 d。若吻合口漏发生在腹腔内,表现为弥漫性腹膜炎,全身中毒症状十分明显,应立即引流,同时作吻合口近侧结肠造口。若漏发生在盆腔,则出现明显的直肠刺激症状,引流处有粪便排出,但腹痛、发热等症状可不明显。时间较长的可形成盆腔脓肿甚至直肠阴道瘘。处理时应加强局部引流,控制感染,根据破口大小决定是否需要作横结肠造口术。

（4）吻合口绞窄：在结肠癌手术中并不多见，多源于吻合口术后水肿、机体低蛋白性营养不良，一般需 2～3 周多能在水肿消退后自行缓解。吻合手术操作对吻合口绞窄的产生也具有一定的作用。使用断端对合型吻合可有效防止肠壁断端内翻过多，加之水肿造成吻合口绞窄。

（5）结肠造口并发症：由于术中损伤了结肠边缘动脉，腹壁切口太小或拉出肠管及系膜太短，张力太大，均可发生结肠造口坏死。如坏死范围较大，应再次手术切除坏死肠管重新做结肠造口。如腹壁切口太小，或该处感染后瘢痕挛缩可引起造口绞窄。如绞窄处能通过小指可定期扩张造口，如不能通过小指，则需要新造。

（6）假膜性肠炎：多发生于术后 2～5 d。临床表现为剧烈腹泻排出大量暗绿色浑浊的稀薄液体，有时含坏死的黏膜组织。因肠液及电解质大量丢失，患者很快进入脱水、酸中毒、休克。治疗时首先补充血容量；维持水、电解质平衡，纠正酸中毒；停止原来使用的抗生素改用对难辨梭状芽孢杆菌、金黄色葡萄球菌有效的抗生素，如万古霉素和甲硝唑等；严重时可插肛管注入正常人粪便混悬液以恢复肠道内的菌群比例。

8.手术病死率

近年来因对结肠癌的认识不断提高，术前准备比较充分，手术操作的改进及加强术后管理，手术病死率已大为下降。在肿瘤专科医院病死率为 1.7%～1.8%。在综合性医院因患者病情较复杂（如合并心脑血管疾病、高血压、糖尿病等），患者对手术的耐受能力低下，手术病死率可达6%～7%。

（三）化学治疗

做为结肠癌综合性治疗的一部分，化疗亦常被采用，能提高根治术后患者的生存率。化学治疗应根据患者肿瘤原发部位、病理学分期、分子指标及术后恢复状况来决定。推荐术后 8 周内开始。

辅助化疗的原则如下。

1.Ⅰ期（$T_{1～2}N_0M_0$）或者有化疗禁忌的患者

不推荐辅助化疗。

2.Ⅱ期结直肠癌的辅助化疗

Ⅱ期结直肠癌患者，应当确认有无以下高危因素：组织学分化差（Ⅲ或Ⅳ级）、T_4、血管淋巴管浸润、术前肠梗阻或肠穿孔、标本检出淋巴结不足（<12 枚）。

（1）Ⅱ期结直肠癌，无高危因素者，建议随访观察，或者单药氟尿嘧啶类药物化疗。

（2）Ⅱ期结直肠癌，有高危因素者，建议辅助化疗。化疗方案推荐选用氟尿嘧啶/LV、卡培他滨、氟尿嘧啶/LV/奥沙利铂或 CapeOx 方案。

（3）建议有条件者检测组织标本 MMR 或微卫星不稳定性，若为错配修复缺陷或微卫星不稳定性，不推荐氟尿嘧啶类药物的单药辅助化疗。

3.Ⅲ期结直肠癌的辅助化疗

Ⅲ期结肠癌患者，推荐辅助化疗。化疗方案推荐选用氟尿嘧啶/CF、卡培他滨、FOLFOX 或FLOX（奥沙利铂＋氟尿嘧啶＋醛氢叶酸）或 CapeOx 方案。

氟尿嘧啶：是结直肠癌中应用最广、疗效较为可靠的国际公认药物，但单剂治疗的反应率仅为 10%～20%，有效时间持续<1 年，对生存率并无影响。大量资料显示，肿瘤细胞如果暴露在大剂量高浓度氟尿嘧啶中或长时间持续暴露在氟尿嘧啶中，氟尿嘧啶的抗癌活性会明显提高，这些资料支持延长肿瘤细胞暴露于氟尿嘧啶中的给药方法是合理的，但持续静脉滴注的方法仅在

欧洲被广泛接受,而美国则由于静脉推注较之更为方便和花费较低而未被接受,此外,持续静脉滴注还有需留置中央静脉导管,从而产生相关的并发症等缺点。目前国内采用经外周静脉留置导管便携式化疗泵的方法,避免了住院、卧床静脉滴注和留置中心静脉导管及由此引起的并发症。

亚叶酸钙(leucovorin,LV)具有使氟尿嘧啶增效作用,其做为生物化学调节剂的作用越来越为人们所重视,通过对一项包括 9 个临床试验、1 400 例患者的综合分析,表明氟尿嘧啶/LV 联合治疗的反应率为 23%,明显较单用氟尿嘧啶(反应率 11%)高,但二者的中位生存期并无差异。当用于辅助治疗时,氟尿嘧啶/LV 联合治疗可明显提高术后 5 年生存率。故氟尿嘧啶/LV 联合治疗被国际第一个公认做为结直肠癌术后辅助化疗的标准方案和进展期结直肠癌的一线化疗方案。

具体应用时有许多方案,最广泛的为美国 Mayo Clinic 方案和欧洲的 DeGramont 方案。①Mayo Clinic 方案:LV 20 mg/(m²·d)静脉推注,氟尿嘧啶 425 mg/(m²·d)静脉推注,每天 1 次,每 4 周连用 5 d 为 1 个疗程。可以将 5 d 药量溶解于 5% 葡萄糖溶液或生理盐水中至 240 mL,然后灌注在 250 mL 化疗泵中,以 2 mL/h 的速度自动滴注。②De-Gramont 方案:LV 200 mg/(m²·d)静脉滴注 2 h,氟尿嘧啶 400 mg/(m²·d)静脉推注,然后氟尿嘧啶 600 mg/(m²·d)静脉滴注 24 h,每 2 周连续给药 2 d,作为 1 个周期,2 个周期为 1 个疗程。也可以灌注于 250 mL 化疗泵中,以 5 mL/h 的速度自动滴注,但应调整药物剂量,LV 应按 20 mg/(m²·d)给予,因为如果按 200 mg/(m²·d)会引起严重的口腔溃疡,氟尿嘧啶的总剂量也应由原方案中的 1 000 mg/(m²·d)改为 750 mg/(m²·d),避免发生严重的毒副作用。

卡培他滨商品名为希罗达,是新一代的氟尿嘧啶前体(氟尿嘧啶氨基甲酸酯),口服后可以迅速吸收,在肝脏内被代谢成 5′脱氧-5-氟胞苷(5′-DFCR)和 5′脱氧-5-氟尿苷(5′-DFUR)两种没有细胞毒性的中间代谢产物,它们进入肿瘤细胞后,通过胸腺嘧啶磷酸化酶(TP)的作用,迅速转化成氟尿嘧啶,而正常细胞缺乏 TP 酶,不会产生氟尿嘧啶,因此具有选择性产生和发挥作用的特点。此外,卡培他滨还具有模拟持续滴注的作用,疗效高,耐受性好,使用方便,其单药疗效可以与氟尿嘧啶媲美。卡培他滨的给药方案有:①卡培他滨 2 000 mg,每天 2 次,服用 14 d 停 7 d 为 1 个疗程;②卡培他滨 1 250 mg/(m²·d),分 2 次口服,相当于 1 000 mg,每天 2 次,连服 4 周,为 1 个疗程。目前美国 FDA 已经批准卡培他滨作为Ⅲ期结肠癌术后辅助化疗的标准方案之一。

第 3 个被国际批准的是 MOSAIC 的 FOLFOX 方案,即奥沙利铂＋氟尿嘧啶/LV,采用 De-Gramont 的两周方案。两周为 1 个周期,两周期为 1 个疗程,术后应用 6 个疗程。鉴于卡培他滨已被证明不但疗效不比氟尿嘧啶/LV 差,更具毒副作用轻、使用方便等优点,故也可用 XELOX 方案。

化疗注意事项:治疗期间加强营养,配合用升血小板及白细胞的药物,加用激素,如泼尼松以动员处于静止状态的癌细胞(G0 期细胞)进入细胞增殖周期,增强抗癌药的杀伤能力。配合免疫治疗(免疫球蛋白、左旋咪唑等)刺激免疫可提高患者的抵抗力及耐受力。用药期间定期检查血常规、肝功能,如消化道反应明显应暂停给药。

(四)靶向性药物

在过去的几年中,对于转移性结肠癌患者的治疗可以采用针对特定的肿瘤蛋白的单克隆抗体。这些抗体也能用于辅助治疗。已有多处中心进行了表皮生长因子受体抗体(西妥昔单抗)和血管内皮生长因子抗体(贝伐珠单抗)的研究,并取得了一定阳性结果。尤其是对于晚期结直肠肿瘤患者,靶向治疗正发挥着重要的作用。多项Ⅱ、Ⅲ期临床试验结果表明,针对EGFR通路的抗EGFR单克隆抗体和针对VEGF通路的贝伐单抗为代表的两类靶向药物应用于晚期结直肠癌患者,可以延长PFS及OS。应用前应监测相关基因表达及突变情况,如KRAs、EGFR、BRAF等。

(五)放射治疗

当前,辅助放疗在结肠癌治疗中的确切作用仍不确定。目前尚无数据支持把辅助放疗确定为一个公认的结肠癌治疗辅助疗法。放射治疗仅限于以下情况:局部肿瘤外侵固定无法手术;术中局部肿瘤外侵明显,手术无法切净;晚期结肠癌骨转移或其他部位转移时的姑息止痛治疗;术中发现肿瘤无法切除或切净时,可考虑术中局部照射配合术后放疗;除晚期结肠癌姑息止痛治疗外,结肠癌的放疗应基于氟尿嘧啶之上的同步放、化疗。结肠癌辅助放疗的潜在风险,特别是辐射损伤周围器官(如小肠)的风险很大。对存在局部复发高风险的结肠癌患者,根治术后可采用个性化的治疗方案。

(六)生物治疗

所谓生物治疗包括免疫治疗和基因治疗两部分。基因治疗是指用正常或野生型基因矫正或置换致病基因的一种治疗手段,达到基因置换、修正或修饰、失活的目的。基因治疗是目前肿瘤治疗的最为理想方式,但将其应用于临床尚待许多问题的解决。

免疫治疗是以细胞免疫或体液免疫的方法消灭癌细胞,监护癌肿复发,从理论上讲也是治疗癌症的理想方法。它没有手术切除所带来的破坏性及功能障碍,也不像化疗、放疗对正常细胞的普遍杀伤力,因而是一种相对无损伤性治疗。但实践中免疫疗法的效果是有限的,因机体的抗癌能力只能消灭少量的癌细胞$(1\sim10)\times10^5$,如临床发现直径为1 cm的癌肿,其癌细胞数约为10×10^7,早已超过机体免疫所能控制的范围。因此,免疫治疗只能配合手术切除、放疗、化疗以消灭残余的癌细胞。目前多以非特异性免疫佐剂刺激免疫系统,增强患者对自身癌肿的免疫反应。常用的卡介苗(BCG)、棒状杆菌属、卡介苗的甲醇提取残渣(MER)、levamisole、多核苷酸;也可用被动免疫获得抗血清、免疫活性细胞及单克隆抗体等,如LAK细胞、白细胞介素、干扰素,甚至血管生成抑制因子等。

(七)中医中药

目的在于扶正祛邪,配合手术、化疗以增强机体抵抗力。半枝莲、白花蛇舌草、山蘑菇也有抗癌作用。

九、预后

重视结肠癌的高发因素、提高早期结肠癌诊断率,改善进展期结肠癌的发现时间,拓宽晚期结肠癌的治疗手段,是延长结肠癌患者生存时间的关键。随着诊断水平的提高、治疗手段的拓宽,结肠癌患者生存时间多年徘徊的局面即将改变。结肠癌的预后较食管癌、胃癌等为佳。其生长较缓慢,恶性程度较低,转移发生较晚,且肠管游离度大、切除率高。不经治疗的结肠癌,自症状出现后平均生存期为9.5个月(4周到6年)。在影响预后的诸多因素中,以癌细胞分化程度及扩散范围最为重要。分化程度较好的腺癌比黏液癌预后好;低分化癌因病程进展快、淋巴结转移率高,预后最差。有学者统计:I期癌根治切除术后5年生存率为92.5%,10年生存率为53.6%;Ⅱ期癌5年生存率为61.7%,10年生存率为31.7%;Ⅲ期癌5年生存率为33.3%,10年生存率为29.2%。影响预后的其他因素,如患者年龄、癌肿部位、单发或多发、治疗方式及患者的免疫功能等。

十、预防

(一)改变饮食习惯

减少食物中肉类及脂肪含量,食物不宜过于精细,要多吃蔬菜,水果及含粗纤维,维生素 A、C 的食物。同时保持规则排便习惯,忌烟既能减少环境污染,也有助于大肠癌的预防。

(二)早期处理结肠腺瘤

Gilbertsen 对 45 岁以上无症状的人群,每年做 5 次乙状结肠镜检查并切除所发现的腺瘤,25 年中共检查 18 158 人,结果低位大肠癌的发病率比预期的减少了 85%。Lee 报道美国结肠镜发病率上升,但直肠癌的发病率在近 25 年中下降了 26%,这与广泛开展乙状结肠镜检查及积极治疗有关疾病密切相关。

(三)加强对结肠癌高发人群的定期检查

对结肠癌高发人群定期检查有助于降低结肠癌的发病率和病死率。2%～7.8% 的大肠癌患者同时或异时性大肠多发源癌,常见于消化道的其他部位及泌尿生殖系统,可同时发生,也可以先后发生。近年来随着手术病死率的下降及术后生存期延长异时性多发源大肠癌的发生率亦随之增加。结肠癌术后在剩余结肠上发生癌的机会较正常人群增加 3 倍。Pok 报告一组 2 157 例大肠癌患者,其中生存期超过 5 年者约 1/3 继发结肠或结肠以外的恶性肿瘤,发生次数有的达 4～5 次(1 例患者在先后施行手术的两位外科医师都已故去而他还健在)。因此不能忽视大肠癌患者的术后定期随访工作。

(四)积极治疗血吸虫病

在血吸虫病流行地区约有 10.8% 的大肠癌合并血吸虫病,因此积极防治血吸虫病是预防大肠癌的有效措施。

(孙菲菲)

第四节　痔

痔是最常见的肛肠疾病。肛垫的支持结构、静脉丛及动静脉吻合支发生病理性改变或移位称为内痔;齿状线以下静脉丛的病理性扩张或血栓形成称为外痔;内痔通过静脉丛吻合支与相应部位的外痔相互融合称为混合痔。痔确切的发病率很难统计,很多患者已经有了临床症状但并不去就诊,任何年龄都可生痔,随年龄增长,发病率逐渐增高,痔的症状也逐渐加重。据不完全统计,痔手术占肛肠外科手术的 50% 以上,是肛门手术中最基本的手术。

一、病因

痔的致病原因还未完全清楚,静脉回流障碍、肛垫脱垂、饮食结构和行为因素等,均是导致痔症状恶化的因素。

(一)静脉回流障碍

在正常应力情况和排便时痔充血,接着就会恢复正常,但如果患者内痔部分承受应力时间延长,如慢性便秘、妊娠、慢性咳嗽、盆腔肿物、盆底功能障碍或腹水状态等,由于腹内压增高,内痔静脉回流受阻,内痔就会持续淤血。也会呈现和慢性便秘相同的状况。门静脉高压症与痔的发生无直接关系。

(二)肛垫脱垂

1975 年 Thomson 指出痔由肛垫形成,包含血管、结缔组织、Trietz 肌和弹性纤维构成。Trietz 肌起于联合纵肌,对痔起到支撑作用,将痔固定于内括约肌。这些支持组织一旦变弱,痔就会变得越来越有移动性并可以出现脱垂,痔脱垂后,静脉回流受阻,痔体积增大,痔支持组织就会进一步弱化,形成恶性循环。

(三)饮食结构和行为因素

饮食结构和行为方式也是产生痔症状的因素。低纤维饮食使得大便干硬、便秘,从而使痔组织承受过多应力,使痔组织脱垂。干硬大便还能损伤局部组织,引起出血。如厕习惯和排便方式被广泛认为可以影响痔症状的进展,长时间坐便使得痔组织承受更长时间的应力。

便秘可以加重痔的临床症状,而腹泻和肠运动增快也会引起相同的结果。区别于其他因素,高龄是一个独立的影响因素,组织学证据表明,Trietz 肌随着年龄的增长,支持作用逐渐下降。

(四)湿热学说

中医学论痔是湿热所致,大肠湿热应随粪便排出,如排出不畅,蓄积日久,肛门和直肠受其毒害,则生成痔。

二、分类

按痔所在解剖部位分为 3 类。

(一)内痔

内痔发生在齿线上方、被覆直肠黏膜,常位于直肠下端左侧、右前、右后位置。根据痔的脱垂程度将痔分为 4 度:Ⅰ度——内痔位于肛管内,不脱垂;Ⅱ度——大便时内痔脱出肛门外,可自行还纳;Ⅲ度——内痔脱出,需用手协助还纳;Ⅳ度——内痔脱出无法还纳。

(二)外痔

外痔发生在齿线下方,被覆肛管皮肤。外痔分为血栓性外痔、结缔组织性外痔、静脉曲张性外痔和炎性外痔。

(三)混合痔

混合痔发生在齿线附近,有内痔和外痔两种特性。当混合痔逐步发展,痔块脱出在肛周呈梅花状时,称为"环形痔"。

三、临床表现

内痔可能表现为便血、脱出、疼痛、瘙痒和肛周不洁等。

(一)便血

特征性的内痔便血为大便时鲜红色血便,患者往往描述为卫生纸染血、便盆内滴血或者喷血。内痔出血一般发生在排便结束时,由于大便损伤了增大的痔组织从而导致出血。该症状必须和血与大便混合的混合血便相鉴别,后者往往预示着结直肠恶性肿瘤。

(二)痔脱出

内痔内脱垂可引起便后充盈感、便急、或排便不尽感。如果内痔完全脱垂,患者会感到肛门外肿块,常常引起肛周潮湿或污染。当黏膜脱垂时,黏液、血、大便可以污染肛周。脱出的内痔可自动还纳或需用手协助还纳。

(三)疼痛

单纯性内痔无疼痛,可有肛门部坠胀感。如有嵌顿、感染和血栓形成则有疼痛。

(四)瘙痒

痔脱出时分泌物增多,刺激肛门周围皮肤,引起瘙痒。

外痔可以表现为肛周多余组织、包块、便血或者便后清洁困难,另外外痔可以引起肛周炎症,症状往往没有内痔那么严重,部分患者表现为轻微的肛门急性疼痛,这种疼痛往往在腹泻或便秘以后出现,有时也可以没有明显的诱因。

四、诊断和鉴别诊断

痔的诊断主要依靠病史和肛门直肠检查。

(一)病史

详细询问病史,包括排便习惯、便秘、腹泻、便急、便频及便血情况等。比如混合血便和排便习惯改变,往往预示着恶性病变,慢性腹泻引起肛门疼痛往往提示 CD,肛周包块流脓往往提示脓肿或肛瘘,不伴有便血或脱垂的慢性肛门瘙痒往往提示皮肤炎症,大便后肛门疼痛往往提示肛裂等,如有间断性出血或肿块脱出,应想到内痔。

(二)肛门直肠检查

肛门直肠检查时视诊可以分辨外痔、皮赘、内痔脱出、直肠脱垂、皮肤损伤、肛裂、肛瘘、脓肿、肛管癌、皮疹或皮炎。对硬结、压痛区、包块或外痔血栓应仔细触诊。如为痔,可见突出肿块,其下部被覆皮肤,上部被覆黏膜,上方黏膜可见灰白色鳞状上皮,部分严重患者可见局部溃烂。指诊发现肛门松弛,部分患者可触及软块或纵行褶皱。

直肠镜或肛门镜检查发现在齿线上方可见曲张静脉突起或圆形痔块,红紫色,黏膜光滑,有时可见出血点或溃烂。

五、治疗

痔的治疗就是针对痔临床症状的治疗,由于痔组织是正常解剖结构的一部分,没有必要全部去除。痔的治疗措施分为三大类:①保守治疗,包括饮食疗法和行为治疗;②门诊治疗;③手术治疗。治疗时应遵循以下 3 个原则:①无症状的痔无需治疗;②有症状的痔无需根治;③以非手术治疗为主。

(一)保守治疗

在痔的初期,增加纤维进食、增加饮水、改变不良排便习惯即可改善症状,不需特殊治疗。坐浴治疗缺乏客观证据支持,然而,许多患者感到坐浴可以缓解痔的症状,考虑到坐浴成本低、风险小,还是应该继续向患者推荐坐浴疗法。

(二)注射疗法

注射疗法是一种内痔固定技术,这种门诊治疗技术是应用化学药剂来形成局部纤维化并将痔固定于内括约肌,同时,硬化剂破坏内痔血管,使得痔缩小。临床有多种硬化剂,常见硬化剂包括 5%苯酚植物油、5%奎宁尿素水溶液、4%明矾水溶液等。治疗时在齿状线近端 1~2 cm 处的内痔基底部或接近基底部注入 2~3 mL 硬化剂。硬化剂应注入黏膜下层,尽量避免注入黏膜层或肌层,后者会引起局部黏膜脱落,从而导致溃疡形成或引起剧烈疼痛。注射疗法的并发症通常是由于将硬化剂注射到了错误的解剖间隙,从而引起严重的炎性反应,形成脓肿,引起尿潴留,甚至阳痿。

(三)红外线凝固疗法

红外线凝固疗法适用于Ⅰ度、Ⅱ度内痔,红外线凝固疗法采用红外辐射产生热量,使蛋白凝固,局部纤维化、瘢痕形成,从而将内痔固定。该疗法复发率高,且相比套扎疗法昂贵,目前临床应用不多。

(四)胶圈套扎疗法

胶圈套扎疗法适用于Ⅰ度、Ⅱ度及Ⅲ度内痔,是一种最常用的内痔门诊治疗方法。由于其疗效好、安全性高、成本低,临床上被广泛采用。胶圈套扎术的治疗原理是通过将一个橡胶圈置入内痔根部,使痔缺血坏死,诱发炎症反应,局部纤维化,从而将内痔固定。胶圈套扎器种类很多,主要有牵拉套扎器和吸引套扎器两类。一次套扎多个痔核是安全的,没有证据表明会明显增加术后并发症。但一次性套扎多个痔核术后相对较痛,出于这个原因,一些外科医师会选择先套扎一个痔核,间隔一段时间后,再套扎更多的痔核。

(五)手术治疗

1.痔切除术

对于非手术治疗无效、症状进行性加重、不适合非手术治疗或外痔严重需要手术切除的患者及合并其他肛门直肠疾病的患者,如肛裂、肛瘘或脓肿,此时应行痔切除术。另外,无法忍受门诊治疗或抗凝治疗的患者需要确切止血时也适合手术治疗。外科手术治疗方法主要有痔切除术和吻合器痔上黏膜环切术(PPH术),对于血栓性外痔,采用血栓剥离术。

痔切除术的安全性和有效性经受了数十年的考验,相对于其他治疗方法,仍是手术的标准。痔切除术的方法很多,根据切除痔核后肛管直肠黏膜及皮肤是否缝合分为开放式和闭合式痔切除术两大类。由于闭合式痔切除术存在伤口愈合不良需要再次敞开的风险,目前国内主要采用开放式痔切除术,具体方法如下:取截石位、折刀位或侧卧位,骶管麻醉或局麻后扩肛至4~6指,充分显露痔块,钳夹提起痔块,取痔块基底部两侧皮肤V形切口切开,将痔核与括约肌剥离,根部钳夹后贯穿缝扎,离断痔核。齿状线以上黏膜用可吸收线缝合,齿状线以下皮肤创面用凡士林纱布填塞,丁字带加压包扎。

2.PPH术

PPH术主要适用于Ⅲ~Ⅳ度内痔、多发混合痔、环状痔及部分合并大出血的Ⅱ度内痔。另外,对于直肠黏膜脱垂、直肠内套叠及Ⅰ~Ⅱ度直肠前突的患者,也适用于该术式。其方法是通过吻合器环形切除齿状线上2 cm以上的直肠黏膜2~3 cm,从而将下移的肛垫上移并固定。目前该术式已在国内外广泛应用,临床疗效良好。对于不需要完全环形切除直肠黏膜的患者,可采用经该术式改进的选择性痔上黏膜切除术(TST术)。

3.血栓性外痔剥离术

该术式特异性针对血栓性外痔,于局麻下梭形切开痔表面皮肤,通过挤压或剥除的方式将血栓清除,伤口可一期缝合,但大多数外科医师选择伤口内填塞凡士林纱布后加压包扎。

4.其他治疗方法

如内痔插钉术、内痔扩肛术、环状切除术(Whitehead术)及冷冻疗法等,由于其疗效及安全性等原因,在临床上已逐步被淘汰。

(六)手术后并发症的预防与处理

痔切除术后常见并发症包括尿潴留、出血、粪便嵌塞、肛门狭窄、肛门失禁及感染等。

1.尿潴留

由于麻醉、术后疼痛、肛管内填塞纱布、前列腺肥大等因素,术后尿潴留发生率较高。手术后限制液体,尽早取出肛管内纱布,会阴部热敷,鼓励患者站立排尿等方式可减少尿潴留,也可皮下注射新斯的明,必要时导尿。

2.出血

术后严重迟发性出血不到5%,但出血仍是常见的痔切除术后并发症。原发性出血是指手术后48 h内出血,这可能更多和技术因素相关。而迟发性出血主要考虑与感染有关。针对大量出血,需在麻醉下找到出血点,结扎或缝合止血。如弥漫性出血,可采用压迫止血,同时补液及抗感染治疗。

3.粪便嵌塞

因肛门部疼痛不敢排粪,导致直肠内蓄积粪块。手术后半流质粗纤维饮食,口服液状石蜡,可防止便秘。一旦出现粪便嵌塞时可采用液状石蜡保留灌肠,然后用盐水灌肠,必要时手辅助排便。

4.肛门狭窄

肛门狭窄多因过多切除肛门部皮肤或结扎过多黏膜引起。术后10 d左右开始扩肛,每周1～2次,直至大便恢复正常。

5.肛门失禁

肛门失禁多因括约肌损伤过多、大面积损伤黏膜致排便反射器破坏、肛门及周围组织损伤过重至瘢痕形成,肛门闭合功能不全等引起。术中尽量减少组织损伤,避免大范围瘢痕形成,注意保留足够的黏膜皮肤,保留排便感受器,预防术后肛门失禁。对于完全性肛门失禁可行手术治疗,但疗效欠佳。

(周金波)

第五节 肛 周 脓 肿

一、肛周脓肿的概述

(一)概念

肛门直肠周围脓肿是由肛窦、腺体细菌感染而引发的肛管直肠周围间隙化脓性炎症,简称肛周脓肿。本病是肛肠外科的一种常见病、多发病。任何年龄均可发病,但多见于20～40岁的青壮年,婴幼儿也时有发生,男性比女性发病率高,春秋季多发。其临床特点为:多发病急骤、疼痛剧烈伴寒战高热,溃破后大多形成肛瘘。

本病的发展过程较为迅速,如延误治疗可使病情加重,并使病情复杂化。因此,应早期进行一次性根治手术,防止进一步感染,造成局部感染加重,破溃后形成肛瘘,甚至全身感染加重,形成败血症,严重者形成感染性休克。

（二）病因

肛门直肠周围有许多蜂窝组织容易因感染而形成化脓性急性炎症,这种化脓性炎症即肛周脓肿。99％的肛门直肠周围脓肿的发生与肛门腺体感染化脓有关,感染多顺肛腺管沿肛腺及其分支直接蔓延或经淋巴向外周扩散而致。另外,许多疾病如肛裂、直肠炎、直肠狭窄、克隆氏病、内外痔、肛门直肠损伤等,都能引起脓肿。此外,还有营养不良、贫血、糖尿病、结核、痢疾等使身体处于免疫机能低下状态,抵抗力低下也是致病诱因。肛管直肠周围脓肿的发病过程是感染物质首先进入肛窦产生肛窦炎症反应,肛窦炎继续沿肛窦炎-肛腺管-肛管直肠周围炎-肌间脓肿（又称中央间隙脓肿,肛管直肠周围多间隙脓肿的途径进行播散、扩大,最终形成各种脓肿。

（三）分类

肛门直肠脓肿根据位置可分为4种类型:肛周的脓肿、坐骨直肠间的脓肿、括约肌间的脓肿、肛提肌上的脓肿。

因此,肛门直肠周围有7个易发生脓肿的结缔组织间隙,间隙内充满含有丰富小血管和小淋巴管的疏松结缔组织和脂肪。这7个间隙分别是:深部的左、右直肠盆骨间隙,均位于肛提肌上方;浅部的左、右坐骨肛门间隙和皮下间隙,均位于肛提肌下方;位于直肠黏膜与肌层之间的黏膜小间隙。黏膜下间隙脓肿形成时脓液可向上、向下或环绕直肠蔓延;其他各间隙之间也有结缔组织通道,当一个间隙形成的脓肿处理不及时,可因脓液增多、压力增大,扩散到其他的间隙,因此,脓肿诊断一经确立,应按急症进行手术。

二、肛周脓肿的临床表现

（一）病史

患者多喜食醇酒厚味,既往有或无肛门部肿块突起,用药或自然消退史。

（二）症状

1. 肛周脓肿

肛周脓肿常发生于肛管皮下或肛周皮下间隙内。局部呈剧烈持续性跳痛,但全身症状常较轻微。肛门旁皮肤可见一网形或卵形隆起,红肿,触痛明显。若已化脓,可有波动感。有时肛门检查能发现脓肿从肛隐窝排除或位于慢性肛裂上。

2. 坐骨直肠间隙脓肿

本病常发生于坐骨直肠间隙内,是肛门直肠周围肿胀中最常见的一种类型。初起时,肛门部坠胀不适,患者局部疼痛较轻,继而出现发热、寒战、脉速、倦怠、食欲缺乏等全身症状;局部症状也很快加重,肛门部灼痛或跳痛,行走或排便时加剧,有时可有排尿困难。局部观察,患者肛旁皮肤隆起,高于对侧,触之发硬,压痛明显。直肠指诊时,发现肛门括约肌紧张,患者肛管饱满,压痛明显,坐骨直肠间隙穿刺时,有脓液吸出,当脓液穿入皮下组织时,有波动感。

3. 括约肌间脓肿

本病常发生在直肠黏膜下层括约肌间隙内,有人也叫黏膜下脓肿,但脓肿不在黏膜下,有的全身症状较显著,发热、倦怠、食欲缺乏等症状明显。直肠下部有坠胀感及疼痛,行走及排便时加重,并有排便困难。

4. 肛提肌上脓肿

肛提肌上脓肿位于骨盆直肠间隙内,主要症状:急骤,发热、寒战明显,腰骶部酸痛,便意频繁。因部位较深,局部外观无明显变化,严重时会阴部红肿。

5.肛门后深部脓肿

肛门后深部脓肿位于直肠后间隙内,全身症状显著,有周身不适,发热、头疼、倦怠、食欲缺乏等症状。腰骶部酸痛,排便时肛门部有明显坠痛。因部位较深,外观肛门局部无变化,肛门与尾骨之间,可有深压痛。

三、肛周脓肿的诊断与鉴别诊断

(一)诊断要点

肛门直肠周围脓肿在诊断上应明确两点:一是脓肿与括约肌的关系;二是有无内口及内口至脓腔的通道。

本病的临床特征:一是肛门直肠处疼痛、坠胀,局部红肿热痛,或破溃流脓,或有脓自肛门流出;二是有与肛门局部症状相应的全身症状,如全身不适,恶寒、发热或寒热交作,食欲欠佳,大便秘结,小便短赤等,但一般单纯、低位脓肿局部症状较重。因此,根据其临床特征,做出正确的诊断并不困难,但是需要注意的是,深部脓肿局部外观常无明显变化,这时直肠指诊是重要的检查手段。此外,一切辅助检查,常可提供有力的佐证,如血常规检查,可见白细胞计数及中性粒细胞比例明显增高;肛门直肠内超生检查,可发现肛门直肠周围组织内有局限的液性暗区,而且这种技术还可决定近 2/3 患者脓肿与括约肌间的关系,对于多数脓肿找内口有帮助。

(二)鉴别诊断

本病在诊断过程中应注意与以下疾病相鉴别。

1.肛门周围皮肤感染

肛门周围毛囊炎和疖肿等皮肤感染范围局限,顶端有脓栓,容易识别。虽然肛周皮下脓肿局部疼痛明显,但与肛门直肠无关,与肛窦无病理联系,一般无坠胀感,对排便影响不大。臀部疖肿病灶多限于皮下,且一般距肛门较远,破溃后不形成肛瘘。肛旁皮脂腺囊肿感染也可见于肛旁红肿热痛,但追问病史一般在感染前局部即有肿物,呈圆形,表面光滑,肿块中央有堵塞的粗大毛孔形成的小黑点,本病肛内无原发内口,故肛内无压痛点,溃后也不形成肛瘘。

2.骶前囊肿和囊性畸胎瘤感染

成人骶前囊肿和隐匿性骶前囊肿感染也常误诊为肛管后脓肿。详细询问病史一般能发现某些骶前肿物的迹象。较小的畸胎瘤症状与直肠后脓肿早期相似,但指诊盲肠后肿块光滑、分叶,无明显压痛,有囊性感;X线检查时将盲肠推向前方或一侧可见骶骨与直肠之间的组织增厚和肿瘤,内有不定型的散布不均的钙化阴影和尾骨移位。

3.肛周结核性脓肿

少数骶髂关节结核、耻骨坐骨支结核可以出现在肛周,一旦发生混合感染就容易与肛周脓肿混淆。结核性脓肿属"寒性脓肿",初现时没有明确的炎症,病程长,病史清楚,有全身症状、骨质变化,炎症与肛门直肠无病理联系。

4.肛门会阴部急性坏死性筋膜炎

本病为肛门或会阴部、阴囊部由于细菌感染而使肛门部周围组织大面积坏死,有形成瘘管者;本病病变范围广,发病急,常蔓延至皮下组织及筋膜,向前侵及阴囊部,但肛门内无内口。

5.化脓性汗腺脓肿

本病多在肛门与臀部皮下,脓肿较浅而病变范围广,病变区皮肤变硬,急性炎症与慢性瘘管并存,脓液黏稠,呈白粉粥样,有臭味。肛管直肠内无内口。

6.克罗恩病

克罗恩病发生肛周脓肿占肛周脓肿的 20％左右,肛门常有不典型的肛裂与瘘道。局部肿胀、发红,多自溃,但无明显疼痛及全身症状。

四、肛周脓肿的治疗

(一)治疗原则

肛周脓肿的治疗在于早期切开引流,这是控制感染的关键。近年来又主张一次性切开术,但应掌握手术适应证。手术时应注意切口的部位、方向和长度等,并保持引流通畅。

(二)非手术治疗

1.口服药物治疗

根据不同的致病菌株选用敏感的抗生素进行抗感染治疗,可选用磺胺类、青霉素、链霉素、四环素、庆大霉素、卡那霉素等治疗,并适当补充维生素 C 等增强抵抗力。如果结核性脓肿还应配合抗结核药治疗。

2.其他治疗方法

(1)熏洗法:该法选苦参汤,煎水 1 500～2 000 mL,先熏后洗。

(2)外敷法:本病初期,可用金黄散或黄连膏外敷患处,每天一次。属虚证者,以冲和膏外敷。溃脓后期,用提脓丹或九一丹外敷,化腐提脓,祛腐生肌,敛创收口。

(3)微波疗法:该法局部用圆形辐射器,间隔 10 cm;输出功率:浅层用 40～60 W,深层用70～90 W,每天一次,每次 10 min。适用于早期脓肿切开排脓后的创面。

(三)手术治疗

脓成则应尽早切开引流,引流要通畅,不留无效腔。对发生在肛提肌以下的低位脓肿如已找到可靠的内口,应争取一次性手术处理,以防形成肛瘘;对发生在肛提肌以上的脓肿,如尚未找到可靠的内口,宜先切开排脓,待形成肛瘘后再行二次手术。

1.手术方法

(1)低位脓肿单纯切开引流术。

适应证:肛周皮下间隙脓肿,肛管浅间隙脓肿,坐骨直肠间隙脓肿,低位马蹄形脓肿。

禁忌证:血液病者,凝血障碍者。

术前准备:①器械,手术刀或手术剪 1 把,中弯钳 2～4 把,10 mL 注射器上 7 号针头 1 具;②药物与材料,1％普鲁卡因或利多卡因 10～20 mL,灭菌干棉球,无菌纱布块,胶布适量,引流油纱条 1 条。

麻醉:骶管麻醉或腰部麻醉或长效局麻。

体位:取截石位或侧卧位。

手术步骤:①肛周常规消毒,麻醉生效后,于肛缘 1.5 cm 以外脓肿波动处做放射状切口,即见脓液流出,修剪皮瓣使成梭形;②以示指伸入脓腔,分离纤维隔,使引流通畅。清除脓腔内坏死组织,用过氧化氢溶液及生理盐水反复冲洗脓腔后,填引流纱条包扎。

术后处理:合理应用适宜抗生素,配合清热解毒、活血化瘀的中药坐浴。术后前几天,用祛腐生肌的纱条换药,以脱去坏死组织,当肉芽组织生新之际,改用生肌散纱条换药,促进肉芽组织的生长。

术中注意点:放射状切口只切至皮下层,勿深入肌层,以免切断括约肌。

(2)Ⅰ期切扩引流术。

适应证:同低位脓肿单纯切开引流术。

禁忌证:直肠周围间隙脓肿未成者;伴有痢疾者;或腹泻患者;伴有恶性肿瘤者;伴有严重肺结核、高血压、糖尿病、心脑血管疾病、肝脏疾病、肾脏疾病或血液病的患者;临产期孕妇。

术前准备:同低位脓肿切开引流术,加球头软探针及槽探针。

麻醉方法与手术体位:同低位脓肿切开引流术。

手术步骤:①麻醉满意后,常规消毒铺巾。放射状切开皮瓣,方法同切开引流术。②以球头探针自切口伸入,在示指于肛内引导下,查得内口位置并引出肛外。③沿探针切开内、外口间皮肤及皮下组织。清除坏死腐烂组织,修剪皮瓣使引流通畅,结扎出血点,填引流纱条包扎。

术后处理:同低位脓肿切开引流术

术中注意点:探查内口时要认真仔细,不可求速或盲目制造假口,以免复发。

(3)直肠黏膜下间隙脓肿切开引流术。

适应证:患者诉肛内剧痛,指诊触及齿线上直肠黏膜明显隆起,并有波动感者。

禁忌证:同低位脓肿Ⅰ期切扩引流术。

术前准备:同上,免备麻药,加备生理盐水适量。

麻醉方法与手术体位:不需麻醉。侧卧位。

手术步骤:①将肛镜轻轻纳入肛内,在黏膜突起处以针管穿刺抽吸见脓者,即脓肿部位。②固定好肛门镜,拔出针头,改用手术刀纵向切开黏膜,放出脓液。用针管吸生理盐水冲洗脓腔。填痔疮栓及引流油纱条,退出肛镜,纱布敷盖肛门,包扎。

术后处理:同低位脓肿切开引流术。

术中注意:①穿刺吸脓时针尖勿刺入过深;②切开黏膜引流时勿切得过深;③手术刀纵向切开脓肿黏膜要充分,不要遗留袋状窝致引流不畅。

(4)肛周脓肿切开挂线术。

适应证:坐骨直肠窝脓肿,肌间脓肿,骨盆直肠间隙脓肿及脓腔通过肛管直肠环者。

禁忌证:同低位脓肿Ⅰ期切扩引流术。

术前准备:①器械。软质圆头探针1支,肛镜1个,注射器2副,手术刀1把,弯止血钳2把,4号、7号、l0号丝线数根,橡皮筋1根。②药物与材料。络合碘棉球、酒精棉球、无菌纱布、胶布、九华膏、1%利多卡因或普鲁卡因,必要时亚甲蓝1支。③术前清洁灌肠。苯巴比妥0.1 g于术前30 min肌内注射。

麻醉:骶管阻滞麻醉或连续硬膜外麻醉。

体位:侧卧位或截石位。

手术步骤:①络合碘肛周常规消毒3遍,铺无菌孔巾,待麻醉生效肛门松弛后消毒肛内;②在脓肿最高处做一放射状切口,止血钳分开脓腔放出脓液;③一手示指伸入肛内引导,一手持探针从切口处轻轻探入,自内口穿出,切忌操作粗暴造成假内口;④将探针头引出内口后折弯,拉出肛外,在探针尾部系一丝线,丝线下端拴一橡皮筋,然后将探针自肛内完全拉出,使橡皮筋经瘘管从内口引出,另一端留在外口外面;⑤将内、外口之间表面皮肤及皮下组织切开,拉紧橡皮筋;⑥紧贴挂线组织,用止血钳夹住橡皮筋,拉紧,于止血钳下方用粗丝线将拉紧的橡皮筋结扎两次,剪除多余部分,注意橡皮筋末端要留1～2 cm以防滑脱;⑦充分扩创外面切口,以利引流;⑧九华膏纱条压迫创口,无菌纱布敷盖,酒精棉球皮肤脱碘后宽胶布固定。

术后处理:随橡皮筋松紧,适度紧线。余同低位脓肿切开引流术。

术中注意点:①正确寻找内口是手术成败的关键,挂线前可先注射亚甲蓝染色,减少盲目乱探,造成人工假道形成的危险;②术后创口的处理与疗效密切相关,创口需底小口大,引流通畅,防止假性愈合;③对于高位脓肿,术中不仅要切开内、外口之间的皮肤,还须切开高位脓肿的低位部分,对高位部分挂线;④挂线力度不宜太紧,以 10 d 左右脱落为宜。

2.疗效判断

(1)痊愈:治疗后症状、体征消失,伤口完全愈合。

(2)显效:症状、体征消失,伤口基本愈合。

(3)有效:症状、体征改善,伤口愈合欠佳。

(4)无效:症状、体征无改变,伤口不愈。

3.预防与调护

(1)忌食辛辣、油炙煎炒、肥腻、酒等刺激性食物,防止便秘和腹泻。

(2)注意肛门清洁卫生,锻炼身体,增强抗病能力。

(3)积极预防和治疗痢疾、肠炎、肛裂、肛窦炎、肛腺炎、肛乳头炎、直肠炎、内痔、外痔等肛门直肠疾病,防止感染形成脓肿。

(4)肛门会阴部损伤应及时处理。

(5)如肛门部位有坠胀、灼热刺痛、分泌物等症状,应早期治疗。

(6)患病后应注意卧床休息,减少活动,积极配合治疗。

4.体会

门诊遇到部分肛周脓肿患者由于前期不正确治疗而延误病情,造成炎症扩散,使治疗更加困难,增加患者痛苦。对于肛周脓肿治疗采取一次性根治的方法,可以避免二次手术的痛苦,只是需要医师更加细致及丰富经验。术前及术中超声技术的应用使定位准确减少盲目探查及遗漏潜在脓腔。对于脓腔范围大、位置深的部分患者一般采用脓肿切开引流术,待炎症局限或形成瘘管后再行手术治疗,这样可以最大程度较少肛周组织的损伤。

5.总结

肛周脓肿为肛肠科急症,是肛腺受细菌感染后在肛门周围软组织引起的化脓性疾病。这一理论已经被世人广泛认同。这些脓肿通常发生在肛门直肠周围的各个间隙,尤其是多间隙肛周脓肿,一直是外科领域难治性疾病之一,也是目前研究的热点之一,病情急且复杂,成脓后往往需要手术方能根治,如果失治或误治往往形成复杂性肛瘘。手术仍是首选的治疗方法,并提倡一次性根治,以免形成肛瘘。现代医学认为,这种非特异性肛周脓肿和肛瘘是一个疾病发展的两个阶段。据统计,肛周脓肿自溃或切开引流后遗肛瘘发生率为 97%,单纯切开引流术后肛瘘形成或脓肿再发需再次手术者占 42%～65%。对于全身状况欠佳、不能耐受一期切开或切开挂线术的患者,可以考虑先行单纯切开引流术后长期带瘘生存;对于感染内口不明确者,宜先行单纯切开引流术,经 3～6 个月择期行肛瘘手术亦不失为明智之举。因肛周脓肿绝大多数为肛腺感染蔓延所致的瘘管性脓肿,故手术的原则是充分引流,正确处理内口,即彻底清除原发感染的肛窦、肛腺及瘘管是手术的关键。同时手术应权衡括约肌切断的程度、术后治愈和功能损伤程度。如何减少创伤、减轻术后疼痛、促进功能恢复,将现代外科学微创理念与传统中医学治疗方法有机结合,将是未来研究发展的方向。

(周金波)

第六节 肛周湿疹

一、概述

肛周湿疹是专指发生于肛门周围皮肤的一种变态反应性皮肤病,是湿疹的一种类型。病变多局限于肛门口及其周围皮肤,但也有累及臀部、会阴及阴囊等处,临床上具有多形性皮损、明显渗出倾向、反复发作、病程不定、经久不愈及易复发等特点。湿疹是根据皮损的临床特点和形态学特征来命名的疾病,它包含了一群疾病。许多有湿疹样表现的疾病,一旦查明原因,即按独立的疾病进行处理,如接触性皮炎。

二、病因病理

本病病因较为复杂,多由于外因与内因相互作用所致,其他影响因素亦较多,常常难以追寻和去除。

(一)内因

1.体质与遗传

患者具有过敏体质是本病的主要因素,个体素质及健康状况可以导致其对生活和工作环境中的许多物质过敏,有些患者改变环境,经过锻炼,体质增强后,再接受以往刺激因子,可不再发生湿疹,说明湿疹的发生与体质有密切关系。本病与遗传也有一定关系,遗传性过敏体质者对致病因子有较高的敏感性。

2.精神因素与自主神经功能紊乱

精神紧张、失眠、焦虑压抑、过度劳累等,常可诱发湿疹,或使症状加重。

3.消化系统功能障碍

胃肠功能紊乱可造成黏膜的分泌物吸收功能失常,使异性蛋白或变应原进入体内而发生湿疹。

4.内分泌紊乱

女性内分泌紊乱、经不调、糖尿病等也易并发湿疹。

(二)外因

外因包括各种物理和化学因素,如创伤、摩擦、人造纤维、局部环境的湿热或干燥、尘螨、食物中的鱼虾蟹等。在肛肠专科疾病中,痔、直肠脱垂、肛瘘、肛管上皮缺损、肛门失禁等疾病的分泌物刺激肛门周围皮肤也可引起湿疹。

(三)发病机制

肛周湿疹的发病机制复杂,多认为是在内因和外因的作用下引起的一种迟发型变态反应,有些往往无明确的变应原,说明患者反应性的改变,常涉及多方面的因素,有些还不清楚,有待进一步研究。

(四)病理

病变部位多局限于肛门周围皮肤,少数可累及会阴部。根据湿疹发病的不同阶段,可见红斑、丘疹、水疱、脓疱、渗出、糜烂、结痂、脱屑等多形性皮损,常呈对称性分布。

三、临床表现

按发病过程和表现可分为急性湿疹、亚急性湿疹和慢性湿疹。各型湿疹的主要特点有:显著瘙痒,不同程度的红斑,水疱,苔藓样变,脱屑。

(一)急性湿疹

急性湿疹起病迅速,初起在红斑的基础上出现小丘疹、丘疱疹、小水疱并可融合成片,在皮损的周边出现散在的丘疹、水疱,边界不清,在肛门周围呈对称性分布。病程一般为1~2周,愈后容易复发。

(二)亚急性湿疹

亚急性湿疹皮损以小丘疹、鳞屑、结痂为主,糜烂、渗出明显减轻。

(三)慢性湿疹

慢性湿疹可由急性、亚急性湿疹反复发作迁延而来,也可以一开始即为慢性。表现为皮肤粗糙、浸润肥厚、苔藓样变、抓痕、色素沉着,皮损边缘较清楚。

(四)肛周症状

1.肛门瘙痒

肛门瘙痒是肛门湿疹的最主要表现,呈阵发性奇痒,严重者可影响睡眠。

2.肛门潮湿、溢液

水疱和脓疱破裂后,浆液或脓液流出,可引起肛门潮湿不适,甚者导致肛门皮肤磨损或糜烂。

3.肛门疼痛

若肛周皮肤继发感染发炎,可产生肛门疼痛和排便时疼痛。

四、诊断

根据病史,皮疹呈对称性分布,呈红斑、丘疹、丘疱疹、水疱等多形损害,易于渗出,瘙痒剧烈,易复发及慢性期皮肤肥厚、苔藓样变等特征易于诊断。

五、鉴别诊断

肛周湿疹主要与肛周接触性皮炎进行鉴别。肛周接触性皮炎的病因以外因为主,病因明确,而肛周湿疹以内因为主,病因不明;接触性皮炎的疹型多较单一,边界清楚,而湿疹皮疹多形性边界欠清,常对称分布;接触性皮炎的病程具有自限性,而湿疹病程较长,反复发作,容易转为慢性。

六、治疗

肛周湿疹的治疗大多以对症治疗为主,主要有以下几个方面。

(一)一般治疗

1.寻找病因

尽可能对患者的工作环境、饮食习惯、嗜好及思想情绪等方面进入深入的了解,寻找潜在的病因,并对全身情况进行全面检查,了解有无慢性病灶、内脏器官疾病及肛门直肠疾病。

2.避免刺激

避免各种可能致病的外界刺激,如过度的搔抓、洗拭,潮湿,积汗,皮毛制品,刺激性的食物等。

(二)外用疗法

(1)急性期红斑、糜烂、渗出以 1∶20 醋酸铝液湿敷，每天 2～3 次，如渗液过多，可持续湿敷。

(2)亚急性期可选用油剂、霜剂、糊剂，如氧化锌糖皮质激素霜。

(3)慢性湿疹选用软膏剂、糊剂或加焦油制剂，小范围慢性湿疹可应用糖皮质激素软膏。

(三)内服治疗

(1)抗过敏：常选用组胺类药物以止痒，必要时可两种药物配合或交替使用，或配服镇静药。因湿疹多在夜间瘙痒剧烈，服药时间可在晚餐后或睡前；急性或亚急性泛发性湿疹时，可予 5% 溴化钙、10% 葡萄糖酸钙或 10% 硫代硫酸钠溶液静脉注射，每天一次，每次 10 mL，10 次为 1 个疗程。

(2)抗生素的应用：若合并广泛感染者，则应配合应用有效的抗生素治疗。

(3)慎用激素：糖皮质激素虽对消炎、止痒及减少渗出的作用较快，此药口服和注射一般不宜使用，停用后很快复发，长期应用易引起较多不良反应。老年患者滥用糖皮质激素后，易发展成继发性红皮病。

(4)此外，B 族维生素、维生素 C 及调节神经功能的药物亦有帮助。

(四)注射治疗

有人配制蓝罗液(由亚甲蓝、甲磺酸罗哌卡因、2% 利多卡因注射液、生理盐水、地塞米松注射液配合成混合液)在肛周湿疹皮损内呈扇形皮下注射，疗效可靠。

七、预防

(1)参加体育锻炼，增强体质，避免过度疲劳和精神过度紧张。

(2)避免刺激性食物，如鱼、虾、咖啡等，不抽烟、饮酒。

(3)肛门最佳清洁剂是水，冷水冲洗后再用烘干器干燥，对肛门湿疹的预防和治疗颇有益处。勿用热水或肥皂水清洗，不乱用止痒药物。

(4)治愈后应避免各种外界不良刺激，以免复发。

(周金波)

第七节 肛 裂

肛裂是齿状线下肛管皮肤层裂伤后形成的纵形缺血性溃疡，呈梭形或椭圆形，常引起剧烈疼痛，反复发作，难以自愈。肛裂绝大多数是在肛管后正中线上。

肛裂分急性和慢性两种。急性肛裂病史短，裂口创面新鲜，色红，基底浅平，无瘢痕形成。慢性肛裂病史长，裂口色苍白，基底深，底部肉芽组织增生、裂口上端常见肥大肛乳头，下端皮肤水肿增生形成"前哨痔"。此三者被称为肛裂"三联症"。慢性肛裂用非手术治疗很难痊愈。

一、病因

肛裂的发生可能与肛管的特殊解剖有关，肛管外括约肌在肛门后方形成肛尾韧带，该韧带的血供及伸缩性差。肛管向后、向下形成肛管直肠角,排便时肛管后侧所承受压力较大,在后正中位处易受损伤。慢性便秘患者,因大便干硬,排便时用力过猛,容易损伤肛管皮肤。如此反复损伤会使局部裂伤深及皮肤全层,形成一慢性溃疡。此外,齿状线附近的慢性感染,如肛窦炎等向下发展形成皮下脓肿,脓肿破溃后即形成慢性溃疡。

近来研究发现,肛裂的形成与内括约肌痉挛有关。内括约肌痉挛导致肛管压力增高,引起肛管在后壁本身血供差的基础上缺血症状加重。

二、症状与诊断

肛裂常见于中、青年人,常见症状为疼痛、便秘和便血,疼痛是肛裂的主要症状。排便时肛管扩张、干硬的粪块直接刺激肛裂溃疡面的神经末梢及排便后肛管括约肌的长时间痉挛,导致了患者排便时和排便后肛门的剧烈疼痛,患者因肛门疼痛而不愿大便,久而久之引起便秘并使便秘加重,便秘后更为干硬的粪块通过肛管,使肛裂进一步加重,如此形成恶性循环。出血也是肛裂的常见症状,色鲜红,但出血量不多,仅见于粪便表面或在便纸上发现,很少发生大出血。

根据上述典型症状,结合体检发现肛管后正中位上的肛裂溃疡创面或肛裂"三联症",即可明确诊断。若侧方有肛裂或患多处裂口,应考虑克罗恩病、溃疡性结肠炎、结核病、白血病、AIDS或梅毒的可能。若溃疡创面经适当的治疗后难以愈合,则有必要行活检以排除恶性肿瘤。

三、治疗

对肛裂的治疗原则是软化、通畅大便,制止疼痛,解除括约肌痉挛,促进溃疡创面愈合。具体需根据急、慢性肛裂来选择不同的治疗方案。浅表的急性肛裂可采用非手术治疗,多能治愈;慢性肛裂者多需手术治疗。

(一)非手术治疗

1.坐浴、照射

急性肛裂患者可通过软化大便,保持大便通畅,局部用浓度为 1 : 5 000 高锰酸钾温水坐浴,或局部红外线、微波照射进行治疗。肛裂创面可用 20% 的硝酸银烧灼以利于肉芽组织生长。疼痛甚者,局部涂以镇痛油膏。

2.药物治疗

期望通过药物缓解内括约肌痉挛,改善局部血供,达到肛裂溃疡愈合的目的。由此诞生了几类有"化学性内括约肌切开术"作用的药物。

(1)一氧化氮供体:其代表药物为硝酸甘油膏(GTN),局部应用可降低肛管压力,使肛管的血管扩张。主要不良反应是头痛。耐受性和依从性差是影响疗效的重要因素。

(2)钙通道阻滞剂:通过限制细胞的钙离子内流降低心肌和平滑肌的收缩力,从而降低肛门内括约肌张力。常用的有硝苯地平和地尔硫草。硝苯地平局部应用与肛门内括约肌侧切术相比,治愈率分别为 93% 和 100%。但口服钙通道阻滞剂治愈率低,且会出现较多的不良反应。

(3)肉毒杆菌毒素(BT):其注射治疗肛裂的主要机制是阻断神经和肛门内括约肌的联系,缓解内括约肌痉挛,降低肛管压力。1990 年始用于肛裂的治疗。有研究将其与硝酸甘油膏、地尔硫草软膏进行治疗比较,三者的治愈率相近,应用肉毒杆菌毒素的复发较多。主要不良反应是暂时性的肛门失禁。

慢性肛裂的药物治疗大部分学者认为应首选 GTN,GTN 治疗失败时采用 BT 注射疗法。

（二）手术治疗

1.肛管扩张术

该手术适用于急、慢性肛裂不伴有肛乳头肥大或"前哨痔"者。局麻下进行，要求扩肛逐步伸入 4～6 指，以解除括约肌痉挛。优点是操作简便，不需特殊器械，疗效快，术后只需每天坐浴即可。但此法可并发出血、肛周脓肿、痔脱垂及短时间大便失禁，并且复发率较高。

2.肛裂切除术

切除肛裂及周围瘢痕组织，使之形成一新鲜创面而自愈。全部切除"前哨痔"、肛裂和肛乳头肥大，并切断部分内括约肌。目前此法仍常采用，优点是病变全部切除，引流畅，便于创面从基底愈合；缺点是创面大，伤口愈合缓慢。

3.内括约肌切断术

基于慢性肛裂患者内括约肌张力过高的学说，内括约肌发生痉挛及收缩是造成肛裂疼痛的主要原因，故可用括约肌切断术治疗肛裂。自 1959 年 Eisenhammer 提出侧位内括约肌切断术以来，该手术已成为慢性肛裂的首选手术方法。但术者必须有熟练技术，掌握内括约肌切断的程度，否则可能造成肛门失禁的不良反应。有下列两种方法。

（1）侧位开放式内括约肌切断术：在肛管一侧距肛缘 1～1.5 cm 做一横切口，确定括约肌间沟后用弯血管钳由切口伸到括约肌间沟，显露内括约肌后，直视下用电刀切断内括约肌，并切取一小段肌肉送活检，两断端严密止血。可一并切除肥大肛乳头和"前哨痔"。此法优点为直视下手术，切断肌肉完全，止血彻底，并能进行活组织检查。

（2）侧位皮下内括约肌切断术：摸到括约肌间沟，用小尖刀刺入内、外括约肌之间，由外向内将内括约肌切断。此法优点是避免开放性伤口，痛苦少，伤口小，愈合快；缺点是肌肉切断不够完全，有时易并发出血。

上述各术式有各自的特点，二者在治愈率和失禁率方面无明显差异。术者应根据患者病情及自身情况酌情选用。

（周会波）

第七章　神经外科护理

第一节　脑　疝

当颅腔内某分腔有占位性病变时,该分腔的压力大于邻近分腔,脑组织由高压力区向低压力区移位,导致脑组织、血管及脑神经等重要结构受压或移位,产生相应的临床症状和体征,称为脑疝。

根据移位的脑组织及其通过的硬脑膜间隙和孔道,可将脑疝分为以下常见的三类。①小脑幕切迹疝:又称颞叶疝,为颞叶的海马回、钩回通过小脑幕切迹被推移至幕下。②枕骨大孔疝:又称小脑扁桃体疝,为小脑扁桃体及延髓经枕骨大孔被推挤向椎管内。③大脑镰下疝:又称扣带回疝,一侧半球的扣带回经镰下孔被挤入对侧分腔(图 7-1)。

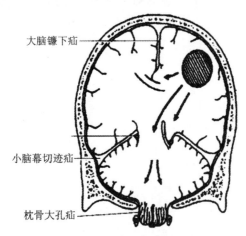

图 7-1　大脑镰下疝(上)、小脑幕切迹疝(中)、枕骨大孔疝(下)

脑疝是颅内压增高的危象和引起死亡的主要原因,常见的有小脑幕切迹疝和枕骨大孔疝。

一、病因与发病机制

(1)外伤所致各种颅内血肿,如硬膜外血肿、硬膜下血肿及脑内血肿。

(2)颅内脓肿。

（3）颅内肿瘤尤其是颅后窝、中线部位及大脑半球的肿瘤。

（4）颅内寄生虫病及各种肉芽肿性病变。

（5）医源性因素,对于颅内压增高患者,进行不适当的操作如腰椎穿刺,放出脑脊液过多过快,使各分腔间的压力差增大,则可促使脑疝形成。

发生脑疝时,移位的脑组织在小脑幕切迹或枕骨大孔处挤压脑干,使脑干受压移位导致其实质内血管受到牵拉,严重时基底动脉进入脑干的中央支可被拉断而致脑干内部出血,出血常为斑片状,有时出血可沿神经纤维走行方向达内囊水平。同侧的大脑脚受到挤压会造成病变对侧偏瘫,同侧动眼神经受到挤压可产生动眼神经麻痹症状。钩回、海马回移位可将大脑后动脉挤压于小脑幕切迹缘上致枕叶皮层缺血坏死。移位的脑组织可致小脑幕切迹裂孔及枕骨大孔堵塞,使脑脊液循环通路受阻,颅内压增高进一步加重,形成恶性循环,使病情迅速恶化。

二、临床表现

（一）小脑幕切迹疝

（1）颅内压增高:剧烈头痛,进行性加重,伴躁动不安,频繁呕吐。

（2）进行性意识障碍:由于阻断了脑干内网状结构上行激活系统的通路,随脑疝的进展,患者出现嗜睡、浅昏迷、深昏迷。

（3）瞳孔改变:脑疝初期由于患侧动眼神经受刺激导致患侧瞳孔变小,对光反射迟钝;随病情进展,患侧动眼神经麻痹,患侧瞳孔逐渐散大,直接和间接对光反射均消失,并伴上睑下垂及眼球外斜;晚期,对侧动眼神经因脑干移位也受到推挤时,则出现双侧瞳孔散大,对光反射消失,患者多处于濒死状态(图 7-2)。

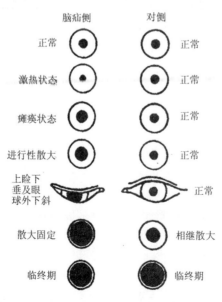

图 7-2　一侧颞叶钩回疝引起的典型瞳孔变化

（4）运动障碍:钩回直接压迫大脑脚,锥体束受累后,病变对侧肢体肌力减弱或麻痹,病理征阳性(图 7-3)。脑疝进展时可致双侧肢体自主活动消失,严重时可出现去皮质强直状,这是脑干严重受损的信号。

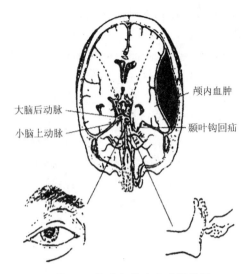

图 7-3　脑疝与临床病症的关系

动眼神经受压导致：同侧瞳孔散大，上睑下垂及眼外肌瘫痪；锥体束
受压导致：对侧肢体瘫痪，肌张力增加，腱反射活跃，病理反射阳性

（5）生命体征变化：若脑疝不能及时解除，病情进一步发展，则患者出现深昏迷，双侧瞳孔散大固定，血压骤降，脉搏快弱，呼吸浅而不规则，呼吸、心跳相继停止而死亡。

（二）枕骨大孔疝

枕骨大孔疝是小脑扁桃体及延髓经枕骨大孔被挤向椎管中，又称小脑扁桃体疝。由于颅后窝容积较小，对颅内高压的代偿能力也小，病情变化更快。患者常有进行性颅内压增高的临床表现：头痛剧烈，呕吐频繁，颈项强直或强迫头位；生命体征紊乱出现较早，意识障碍、瞳孔改变出现较晚。因脑干缺氧，瞳孔可忽大忽小。由于位于延髓的呼吸中枢受损严重，患者早期即可突发呼吸骤停而死亡。

三、治疗要点

关键在于及时发现和处理。

（一）非手术治疗

患者一旦出现典型的脑疝症状，应立即给予脱水治疗，以缓解病情，争取时间。

（二）手术治疗

确诊后，尽快手术，去除病因，如清除颅内血肿或切除脑肿瘤等；若难以确诊或虽确诊但病变无法切除者，可通过脑脊液分流术、侧脑室外引流术或病变侧颞肌下、枕肌下减压术等降低颅内压。

四、急救护理

（1）快速静脉输入甘露醇、山梨醇、呋塞米等强效脱水剂，并观察脱水效果。

（2）保持呼吸道通畅，吸氧。

（3）准备气管插管盘及呼吸机，对呼吸功能障碍者，行人工辅助呼吸。

（4）密切观察呼吸、心跳、瞳孔的变化。

（5）紧急做好术前特殊检查及术前准备。

　　　　　　　　　　　　　　　　　　　　　　　　　　　　　　　　（刘桂芳）

第二节 颅 脑 损 伤

颅脑损伤分为头皮损伤、颅骨损伤与脑损伤,三者可单独或合并存在。其发生率仅次于四肢损伤,占全身损伤的 15%~20%,常与身体其他部位的损伤复合存在,其致残率及致死率均居首位。常见于交通、工矿等事故,自然灾害、爆炸、火器伤、坠落、跌倒以及各种锐器、钝器对头部的伤害。颅脑损伤对预后起决定性作用的是脑损伤的程度及其处理效果。

一、头皮损伤

(一)解剖生理概要

头皮分为 5 层(图 7-4):由外及里依次为皮肤层、皮下组织层、帽状腱膜层、帽状腱膜下层、骨膜层。其中浅部三层紧密连接,不易分离,深部两层之间连接疏松,较易分离。各层解剖特点如下。

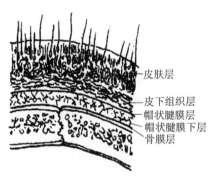

图 7-4 头皮解剖

1.皮肤层

皮肤层厚而致密,内含大量汗腺、皮脂腺、毛囊,具有丰富的血管,外伤时易致出血。

2.皮下组织层

皮下组织层由致密的结缔组织和脂肪组织构成,前者交织成网状,内有血管、神经穿行。

3.帽状腱膜层

帽状腱膜层前连额肌,后连枕肌,两侧达颞肌筋膜,坚韧、富有张力。

4.帽状腱膜下层

帽状腱膜下层是位于帽状腱膜与骨膜之间的疏松结缔组织层,范围较广,前至眶上缘,后达上项线,其间隙内的静脉经导静脉与颅内静脉窦相通,是颅内感染和静脉窦栓塞的途径之一。

5.骨膜层

骨膜层是由致密结缔组织构成的,骨膜在颅缝处贴附紧密,其余部位贴附疏松,故骨膜下血肿易被局限。

头皮血液供应丰富,且动、静脉伴行,由颈内、外动脉的分支供血,左右各五支在颅顶汇集,各分支间有广泛的吻合支,其抗感染及愈合能力较强。

(二)分类与特点

头皮损伤是颅脑损伤中最常见的损伤,严重程度差别较大,可能是单纯损伤,也可能是合并颅骨及脑损伤。

1.头皮血肿

头皮血肿大多由钝器伤所致,按照血肿出现在头皮的层次分为以下三种。

(1)皮下血肿:血肿位于皮肤表层与帽状腱膜之间,因受皮下纤维隔限制,血肿体积小、张力高、压痛明显,有时因周围组织肿胀隆起,中央反而凹陷,易被误认为凹陷性颅骨骨折,需用颅骨X线摄片作鉴别。

(2)帽状腱膜下血肿:头部受到斜向暴力,头皮发生了剧烈滑动,撕裂该层间的导血管所致。由于该层组织疏松,出血易于扩散,严重时血肿边界可与帽状腱膜附着缘一致,覆盖整个穹隆部,蔓延至全头部,似戴一顶有波动的帽子。小儿及体弱者,可导致休克或贫血。

(3)骨膜下血肿:血肿因受到骨缝处骨膜牢固粘连的限制,多局限于某一颅骨范围内,多由颅骨骨折引起。

较小的头皮血肿,一般1~2周可自行吸收,无需特殊处理,早期可给予加压冷敷以减少出血和疼痛,24~48 h后改用热敷以促进血肿吸收,切忌用力揉搓。若血肿较大,则应在严格皮肤准备和消毒下,分次穿刺抽吸后加压包扎。处理头皮血肿同时,应警惕合并颅骨损伤及脑损伤的可能。

2.头皮裂伤

头皮裂伤多为锐器或钝器打击所致,是常见的开放性头皮损伤,由于头皮血管丰富,出血较多,可引起失血性休克。处理时须着重检查有无颅骨和脑损伤。头皮裂伤较浅时,因断裂血管受头皮纤维隔的牵拉,断端不能收缩,出血量反较帽状腱膜全层裂伤者多。现场急救可局部压迫止血,争取在24 h之内实施清创缝合。缝合前要检查伤口有无骨碎片及有无脑脊液或脑组织外溢。缝合前应剃净伤处头发,冲洗消毒伤口,实施清创缝合后,注射破伤风抗毒素。

3.头皮撕脱伤

头皮撕脱伤多因发辫受机械力牵拉,使大块头皮自帽状腱膜下层或连同骨膜一起被撕脱所致。可导致失血性或疼痛性休克。急救时,除加压包扎止血、防止休克外,应保留撕脱的头皮,避免污染,用无菌敷料包裹、隔水放置于有冰块的容器内,随伤员一同送往医院。手术应争取在伤后6~8 h内进行,清创植皮后,应保护植皮片不受压、不滑动,利于皮瓣成活。对于骨膜已撕脱者,在颅骨外板上多处钻孔达板障,待骨孔内肉芽组织生成后再行植皮。

二、颅骨损伤

颅骨骨折指颅骨受暴力作用致颅骨结构改变。颅骨骨折提示伤者受暴力较重,合并脑损伤概率较高。颅骨骨折不一定合并严重的脑损伤,没有骨折也可能合并脑损伤,其临床意义不在于骨折本身。颅骨骨折按骨折部位分为颅盖骨折和颅底骨折。按骨折形态分为线性骨折和凹陷性骨折。按骨折是否与外界相通分为开放性骨折与闭合性骨折。

(一)解剖生理概要

颅骨由颅盖和颅底构成,颅盖、颅底均有左右对称的骨质增厚部分,形成颅腔的坚强支架。

颅盖骨质坚实,由内、外骨板和板障构成。外板厚,内板较薄,内、外骨板表面均有骨膜覆盖,内骨膜也是硬脑膜外层,在颅骨的穹隆部,内骨膜与颅骨板结合不紧密,故颅顶部骨折时容易形成硬脑膜外血肿。

颅底骨面凹凸不平,厚薄不一,有两侧对称、大小不等的骨孔和裂隙,脑神经及血管由此出入颅腔。颅底被蝶骨嵴和岩骨嵴分为颅前窝、颅中窝和颅后窝。颅骨的气窦,如额窦、筛窦、蝶窦及乳突气房等均贴近颅底,气窦内壁与颅脑膜紧贴,颅底骨折越过气窦时,相邻硬脑膜常被撕裂,形成脑脊液外漏,易发生颅内感染。

(二)病因与发病机制

颅腔近似球体,颅骨有一定的弹性,有相当的抗压缩和抗牵张能力。颅骨受到暴力打击时,着力点局部可下陷变形,颅腔也可随之变形。当暴力强度大、受力面积小,颅骨多以局部变形为主,当受力点呈锥形内陷时,内板首先受到较大牵张力而折裂。此时若外力作用终止,则外板可弹回复位保持完整,仅造成内板骨折,骨折片可穿破硬脑膜造成局限性脑挫裂伤。如果外力继续存在,则外板也将随之折裂,形成凹陷性骨折或粉碎性骨折。当外力引起颅骨整体变形较重,受力面积又较大时,可不发生凹陷性骨折,而在较为薄弱的颞骨鳞部或颅底引发线性骨折,局部骨折线往往沿暴力作用的方向和颅骨脆弱部分延伸。当暴力直接打击在颅底平面上或暴力由脊柱上传时常引起颅底骨折。颅前窝损伤时可能累及的脑神经有嗅神经、视神经,颅中窝损伤可累及面神经、听神经,颅后窝少见。

(三)临床表现

1.颅盖骨折

(1)线性骨折:发生率最高,局部有压痛、肿胀。经颅骨 X 线摄片确诊。单纯线性骨折本身不需要特殊处理,但应警惕合并脑损伤或颅内出血,尤其是硬脑膜外血肿,有时可伴发局部骨膜下血肿。

(2)凹陷性骨折:局部可扪及局限性下陷区。若凹陷骨折位于脑重要功能区浅面,可出现偏瘫、失语、癫痫等病症。X 线摄片可见骨折片陷入颅内的深度,CT 扫描有助于骨折情况和合并脑损伤的诊断。

2.颅底骨折

多为强烈的间接暴力作用于颅底或颅盖骨折延伸到颅底所致,常为线性骨折。依骨折的部位不同可分为颅前窝、颅中窝和颅后窝骨折,临床表现各异。

(1)颅前窝骨折:骨折累及眶顶和筛骨,可有鼻出血、眶周("熊猫眼"征)及球结膜下淤血斑。若脑膜、骨膜均破裂,则合并脑脊液鼻漏,即脑脊液经额窦或筛窦由鼻孔流出。若筛板或视神经管骨折,可合并嗅神经或视神经损伤。

(2)颅中窝骨折:骨折累及蝶骨,也可有鼻出血或合并脑脊液鼻漏。若累及颞骨岩部,且脑膜、骨膜及鼓膜均破裂时,则合并脑脊液耳漏,即脑脊液经中耳由外耳道流出;若鼓膜完整,脑脊液则经咽鼓管流向鼻咽部,常被误认为是鼻漏。颅中窝骨折常合并第Ⅶ、Ⅷ对脑神经损伤。若累及蝶骨和颞骨的内侧部,还可能损伤垂体或第Ⅱ、Ⅲ、Ⅳ、Ⅴ、Ⅵ对脑神经。若骨折伤及颈动脉海绵窦段,可因动静脉瘘的形成而出现搏动性突眼及颅内杂音。破裂孔或颈内动脉管处的破裂,可发生致命性的鼻出血或耳出血。

(3)颅后窝骨折:骨折累及颞骨岩部后外侧时,一般在伤后1～2 d出现乳突部皮下淤血斑(Battle 征)。若累及枕骨基底部,可在伤后数小时出现枕下部肿胀及皮下淤血斑;枕骨大孔或岩尖后缘附近的骨折,可合并后组脑神经(第Ⅸ～Ⅻ对脑神经)损伤。

(四)辅助检查

1.X 线片

可显示颅内积气,但仅 30%～50% 病例能显示骨折线。

2.CT 检查

有助于眼眶及视神经管骨折的诊断,且显示有无脑损伤。

3.尿糖试纸测定

鉴别是否为脑脊液。

(五)诊断要点

外伤史、临床表现和颅骨 X 线摄片、CT 检查基本可以明确诊断和定位,对脑脊液外漏有疑问时,可收集流出液做葡萄糖定量来测定。

(六)治疗要点

1.颅盖骨折

(1)单纯线性骨折:无需特殊处理,仅需卧床休息,对症治疗,如止痛、镇静等。但须注意有无继发颅内血肿等并发症。

(2)凹陷性骨折:若凹陷性骨折位于脑重要功能区表面,有脑受压症状或大面积骨折片下陷,直径大于 5 cm,深度超过 1 cm 时,应手术整复或摘除碎骨片。

2.颅底骨折

颅底骨折无需特殊治疗,主要观察有无脑损伤及处理脑脊液外漏、脑神经损伤等并发症。一旦出现脑脊液外漏即属开放性损伤,应使用 TAT 及抗生素预防感染,大部分漏口在伤后 1～2 周自愈。若 4 周以上仍未自愈,可行硬脑膜修补术。若骨折片压迫视神经,应尽早手术减压。

(七)护理评估

1.健康史

了解受伤过程,如暴力大小、方向、受伤时有无意识障碍及口鼻出血情况,初步判断是否伴有脑损伤。同时了解患者有无合并其他疾病。

2.目前身体状况

(1)症状和体征:了解患者目前的症状和体征可判断受伤程度和定位,观察患者有无"熊猫眼"征、Battle 征,明确有无脑脊液外漏。鉴别血性脑脊液外漏与耳鼻损伤出血时,可将流出的血性液体滴于白色滤纸上,如见血迹外围有月晕样淡红色浸润圈,可判断为脑脊液外漏。有时颅底骨折虽伤及颞骨,且骨膜及脑膜均已破裂但鼓膜尚完整时,脑脊液可经咽鼓管流至咽部而被患者咽下,故应询问患者是否有腥味液体流至咽部。

(2)辅助检查:颅骨 X 线及 CT 检查结果,确定骨折的部位和性质。

3.心理、社会状况

了解患者可因头部外伤而出现的焦虑、害怕、恐惧等心理反应,以及对骨折能否恢复正常的担心程度。同时也应了解家属对疾病的认识及心理反应。

(八)常见护理诊断/问题

1.疼痛

疼痛与损伤有关。

2.有感染的危险

感染与脑脊液外漏有关。

3.感知的改变

感知的改变与脑神经损伤有关。

4.知识缺乏

缺乏有关预防脑脊液外漏逆行感染的相关知识。

5.潜在并发症

潜在并发症为颅内出血、颅内压增高、颅内低压综合征。

(九)护理目标

(1)患者疼痛与不适程度减轻。

(2)患者生命体征平稳,无颅内感染发生。

(3)颅神经损伤症状减轻。

(4)患者能够叙述预防脑脊液外漏逆行感染的注意事项。

(5)患者病情变化能够被及时发现和处理。

(十)护理措施

1.脑脊液外漏的护理

(1)保持外耳道、鼻腔和口腔清洁,清洁时注意棉球不可过湿,以免液体逆流入颅。

(2)在鼻前庭或外耳道口松松地放置干棉球,随湿随换,同时记录 24 h 浸湿的棉球数,以估计脑脊液外漏量。

(3)避免用力咳嗽、打喷嚏、擤鼻涕及用力排便,以免颅内压骤然升降导致脑脊液逆流。

(4)脑脊液鼻漏者不可经鼻腔吸痰或放置胃管,禁止耳、鼻滴药、冲洗和堵塞,禁忌做腰穿。

(5)取头高位及患侧卧位休息,将头抬高 15°至漏液停止后 3～5 d,借重力作用使脑组织移至颅底硬脑膜裂缝处,促使局部粘连而封闭漏口。

(6)密切观察有无颅内感染迹象,根据医嘱预防性应用抗生素及破伤风抗毒素。

2.病情观察

观察有无颅内继发性损伤,如脑组织、脑膜、血管损伤引起的癫痫、颅内出血、继发性脑水肿、颅内压增高等。脑脊液外漏可推迟颅内压增高症状的出现,应严密观察意识、生命体征、瞳孔及肢体活动等情况,及时发现颅内压增高及脑疝的早期迹象。注意颅内低压综合征,若脑脊液外漏多,可使颅内压过低而导致颅内血管扩张,出现剧烈头痛、眩晕、呕吐、厌食、反应迟钝、脉搏细弱、血压偏低等。

(十一)护理评价

(1)患者疼痛是否缓解。

(2)患者有无颅内感染发生,脑脊液外漏是否如期愈合,护理措施是否得当。

(3)脑神经损伤症状是否减轻。

(4)患者能否叙述预防脑脊液外漏逆行感染的注意事项,遵医行为如何。

(5)患者病情变化是否被及时发现,并发症是否得到及时控制与预防和处理。

(十二)健康指导

对于颅底骨折合并脑脊液外漏者,主要是预防颅内感染,要劝告患者勿挖外耳道、抠鼻孔和擤鼻;注意预防感冒,以免咳嗽、打喷嚏;同时合理饮食,防止便秘,避免屏气、用力排便。

三、脑损伤

脑的被膜自外向内依次为硬脑膜、蛛网膜和软脑膜。硬脑膜坚韧且有光泽,由两层合成,外层兼具颅骨内膜的作用,内层较坚厚,两层之间有丰富的血管和神经。蛛网膜薄而透明,缺乏血管和神经,与硬脑膜之间有硬膜下腔,与软脑膜之间有蛛网膜下腔,充满脑脊液。脑脊液为无色透明液体,内含各种浓度不等的无机盐、葡萄糖、微量蛋白和淋巴细胞,对中枢神经系统起缓冲、保护、运输代谢产物及调节颅内压等作用。软脑膜薄且富有血管,覆盖于脑的表面并深入沟裂内。

脑损伤是指由于暴力作用使脑膜、脑组织、脑血管以及脑神经的损伤。根据伤后脑组织与外界是否相通,将脑损伤分为开放性和闭合性两类,前者多由锐器或火器直接造成,有头皮裂伤、颅骨骨折和硬脑膜破裂,常伴有脑脊液外漏;后者由头部接触较钝物体或间接暴力造成,脑膜完整,无脑脊液外漏。根据脑损伤机制及病理改变分为原发性脑损伤和继发性脑损伤,前者指暴力作用于头部时立即发生的脑损伤,且不再继续加重,主要有脑震荡、脑挫裂伤及原发性脑干损伤等;后者指受伤一定时间后出现的脑受损病变,主要有脑水肿和颅内血肿,颅内血肿往往需要开颅手术。

(一)病因与发病机制

颅脑损伤的程度和类型多种多样。引起脑损伤的外力除可直接导致颅骨变形外,也可使头颅产生加速或减速运动,致使脑组织受到压迫、牵张、滑动或负压吸附等多种应力。由于暴力作用部位不同,脑在颅腔内产生的超常运动也各异,其运动方式可以是直线性也可以是旋转性。如人体坠落时,运动的头颅撞击于地面,受伤瞬间头部产生减速运动,脑组织会因惯性力作用撞击于受力侧的颅腔内壁,造成减速性损伤(图7-5)。大而钝的物体向静止的头部撞击时,引起头部的加速运动而产生惯性力。当暴力过大并伴有旋转力时,可使脑组织在颅腔内产生旋转运动,不仅使脑组织表面在颅腔内摩擦、撞击引起损伤,而且在脑组织内不同结构间产生剪应力,引起更为严重的损伤。惯性力引起的脑损伤分散且广泛,常有早期昏迷的表现。由于颅前窝和颅中窝的凹凸不平,各种不同部位和方式的头部损伤,均易在额极、颞极及其底面发生惯性力的脑损伤。

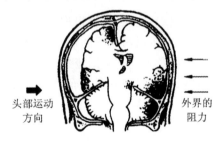

图7-5 头部作减速运动时的脑损伤机制

(二)临床表现

1.脑震荡

脑震荡是最常见的轻度原发性脑损伤,为受伤后立即出现短暂的意识障碍,可为神志不清或完全昏迷,持续数秒或数分钟,一般不超过 30 min,较重者出现皮肤苍白、出汗、血压下降、心动徐缓、呼吸微弱、肌张力减低、各种生理反射迟钝或消失。清醒后大多不能回忆受伤当时乃至伤前一段时间内的情况,临床称为逆行性遗忘。可能会伴有头痛、头昏、恶心、呕吐等症状,短期内可自行好转。神经系统检查无阳性体征,显微镜下可见神经组织结构紊乱。

2.脑挫裂伤

脑挫裂伤是常见的原发性脑损伤。它包括脑挫伤及脑裂伤,前者指脑组织遭受破坏较轻,软脑膜尚完整;后者指软脑膜、血管和脑组织同时有破裂,伴有外伤性蛛网膜下腔出血。两者常同时存在,临床上又不易区别,合称为脑挫裂伤。脑挫裂伤可单发,也可多发,好发于额极、颞极及其基底。临床表现如下。

(1)意识障碍:是脑挫裂伤最突出的临床表现。伤后立即出现,其程度和持续时间与脑挫裂伤的程度、范围直接相关。多数患者在半小时以上,严重者可长期持续昏迷。

(2)局灶症状和体征:受伤当时立即出现与伤灶区功能相应的神经功能障碍或体征,如运动区损伤出现锥体束征、肢体抽搐、偏瘫等;若仅伤及"哑区",可无神经系统缺损的表现。

(3)头痛、恶心、呕吐:与颅内压增高、自主神经功能紊乱或外伤性蛛网膜下腔出血有关。后者还可出现脑膜刺激征,腰穿脑脊液检查有红细胞。

(4)颅内压增高与脑疝:因继发颅内血肿或脑水肿所致,使早期的意识障碍或偏瘫程度加重,或意识障碍好转后又加重,同时有血压升高、心率减慢、瞳孔不等大以及锥体束征等表现。

3.原发性脑干损伤

原发性脑干损伤其症状与体征在受伤当时即已出现。单独的原发性脑干损伤较少,常与弥漫性损伤共存。患者常因脑干网状结构受损、上行激活系统功能障碍而持久昏迷,昏迷程度较深。伤后早期常出现严重生命体征变化,表现为呼吸节律紊乱,心率及血压波动明显。双侧瞳孔时大时小,对光反射无常,眼球位置歪斜或同向凝视。出现病理反射、肌张力增高、去皮质强直等。

4.弥散性轴索损伤

弥散性轴索损伤属于惯性力所致的弥散性脑损伤,由于脑的扭曲变形,脑内产生剪切或牵拉作用,造成脑白质广泛性轴索损伤。病变可分布于大脑半球、胼胝体、小脑或脑干。显微镜下所见为轴突断裂结构改变。可与脑挫裂伤合并存在或继发脑水肿,使病情加重。它主要表现为受伤当时立即出现的较长时间昏迷。它是由广泛的轴索损害,皮层与皮层下中枢失去联系所致。若累及脑干,患者出现一侧或双侧瞳孔散大,对光反应消失,或同向凝视等。神志好转后,可因继发脑水肿而再次昏迷。

5.颅内血肿

颅内血肿是颅脑损伤中最多见、最危险、却又是可逆的继发性病变。其严重性在于引起颅内压增高导致脑疝危及生命,早期发现和及时处理可改善预后。根据血肿的来源和部位可分为:硬脑膜外血肿、硬脑膜下血肿和脑内血肿。根据血肿引起颅内压增高及早期脑疝症状所需时间分为3种类型。①急性型:72 h内出现症状。②亚急性型:3 d至3周出现症状。③慢性型:3周以上才出现症状。

(1)硬脑膜外血肿:是指出血积聚于颅骨与硬脑膜之间。与颅骨损伤有密切关系,症状取决于血肿的部位及扩展的速度。①意识障碍:可以是原发性脑损伤直接导致,也可由血肿本身导致颅内压增高、脑疝引起,前者较轻,最初的昏迷时间很短,与脑疝引起昏迷之间有一段意识清醒时间。后者常发生于伤后数小时至1~2 d。经过中间清醒期,再度出现意识障碍,并渐次加重。如果原发性脑损伤较严重或血肿形成较迅速,也可不出现中间清醒期。少数患者可无原发性昏迷,而在血肿形成后出现昏迷。②颅内压增高及脑疝表现:出现头痛、恶心、呕吐剧烈、烦躁不安、淡漠、嗜睡、定向不准等症状。一般成人幕上血肿大于20 mL,幕下血肿大于10 mL,即可引起颅内压增高症状。幕上血肿者大多先经历小脑幕切迹疝,然后合并枕骨大孔疝,故严重的呼吸循环障碍常发生在意识障碍和瞳孔改变之后。幕下血肿者可直接发生枕骨大孔疝,瞳孔改变、呼吸骤停几乎同时发生。

（2）硬脑膜下血肿：硬脑膜下血肿是指出血积聚在硬脑膜下腔，是最常见的颅内血肿。急性硬脑膜下血肿症状类似硬脑膜外血肿，脑实质损伤较重，原发性昏迷时间长，中间清醒期不明显，颅内压增高与脑疝的其他征象多在伤后 1～3 d 内进行性加重。由于病情发展急重，一经确诊，应尽早手术治疗。慢性硬脑膜下血肿好发于老年人，大多有轻微头部外伤史，有的患者伴有脑萎缩、血管性或出血性疾病。由于致伤外力小，出血缓慢，患者可有慢性颅内压增高表现，如头痛、恶心、呕吐和视盘水肿等；血肿压迫症状，如偏瘫、失语和局限性癫痫等；有时可有智力下降、记忆力减退和精神失常。

（3）脑内血肿：有两种类型。①浅部血肿，出血均来自脑挫裂伤灶，少数与颅骨凹陷性骨折部位相应，好发于额叶和颞叶，常与硬脑膜下和硬膜外血肿并存。②深部血肿，多见于老年人，血肿位于白质深部，脑表面可无明显挫伤。临床表现以进行性意识障碍为主，若血肿累及重要脑功能区，可出现偏瘫、失语、癫痫等局灶症状。

（三）辅助检查

一般采用 CT、MRI 检查。脑震荡无阳性发现，可显示脑挫裂伤的部位、范围、脑水肿的程度及有无脑室受压及中线结构移位等；弥散性轴索损伤 CT 扫描可见大脑皮质与髓质交界处、胼胝体、脑干、内囊区域或第三脑室周围有多个点状或小片状出血灶；MRI 能提高小出血灶的检出率；硬脑膜外血肿 CT 检查表现为颅骨内板与脑表面之间有双凸镜形或弓形密度增高影，常伴颅骨骨折和颅内积气；硬脑膜下血肿 CT 检查示颅骨内板下低密度的新月形、半月形或双凸镜形影；脑内血肿 CT 检查在脑挫裂伤灶附近或脑深部白质内见到圆形或不规则高密度血肿影，周围有低密度水肿区。

（四）诊断要点

患者外伤史、意识改变、瞳孔的变化、锥体束征，以及 CT、MRI 检查可明确诊断。

1.非手术治疗

（1）脑震荡：通常无需特殊治疗。一般卧床休息 1～2 周，可完全恢复。适当给予镇痛、镇静等对症处理，禁用吗啡及哌替啶。

（2）脑挫裂伤：以非手术治疗为主。①一般处理：静卧、休息，床头抬高，宜取侧卧位；保持呼吸道通畅；维持水、电解质、酸碱平衡；应用抗生素预防感染；对症处理；严密观察病情变化。②防治脑水肿：是治疗脑挫裂伤的关键。可采用脱水、激素或过度换气等治疗对抗脑水肿、降低颅内压；吸氧、限制液体入量；冬眠低温疗法降低脑代谢率等。③促进脑功能恢复：应用营养神经药物，如 ATP、辅酶 A、细胞色素 C 等，以供应能量，改善细胞代谢，促进脑细胞功能恢复。

2.手术治疗

（1）重度脑挫裂伤：经非手术治疗无效，颅内压增高明显甚至出现脑疝迹象时，应做脑减压术或局部病灶清除术。

（2）硬脑膜外血肿：一经确诊，应立即手术，清除血肿。

（3）硬脑膜下血肿：多采用颅骨钻孔冲洗引流术，术后引流 48～72 h。

（4）脑内血肿：一般经手术清除血肿。

（5）常见手术方式：开颅血肿清除术、去骨瓣减压术、钻孔探查术、脑室引流术、钻孔引流术。

（五）护理评估

1.健康史

详细了解受伤过程,如暴力大小、方向、性质、速度、患者当时有无意识障碍,其程度及持续时间,有无中间清醒期、逆行性遗忘,受伤当时有无口鼻、外耳道出血或脑脊液外漏发生,是否出现头痛、恶心、呕吐等情况;初步判断是颅伤、脑伤或是复合损伤;同时应了解现场急救情况;了解患者既往健康状况。

2.目前身体状况

评估患者的症状和体征,了解有无神经系统病征及颅内压增高征象;根据观察患者的意识、瞳孔、生命体征及神经系统体征的动态变化,区分脑损伤是原发的还是继发的;结合 X 线、CT 以及 MRI 检查结果判断损伤的严重程度。

3.心理、社会状况

了解患者及其家属对颅脑损伤及其术后功能恢复的心理反应,常见心理反应有焦虑、恐惧等;了解家属对患者的支持能力和程度。

（六）常见护理问题

1.清理呼吸道无效

清理呼吸道无效与脑损伤后意识障碍有关。

2.疼痛

疼痛与颅内压增高和手术切口有关。

3.营养失调/低于机体需要量

其与脑损伤后高代谢、呕吐、高热、不能进食等有关。

4.体温过高

体温过高与脑干损伤有关。

5.潜在并发症

潜在并发症为颅内压增高、脑疝及癫痫发作。

（七）护理目标

(1)患者意识逐渐恢复,生命体征平稳,呼吸道通畅。

(2)患者的疼痛减轻,舒适感增加。

(3)患者营养状态能够维持或接近正常水平。

(4)患者体温维持正常。

(5)患者颅内压增高、脑疝的早期迹象及癫痫发作能够得到及时预防、发现和处理。

（八）护理措施

1.现场急救

及时而有效的现场急救,在缓解致命性危险因素的同时(如窒息、大出血、休克等)为进一步治疗创造了有利条件,如预防或减少感染机会,提供确切的受伤经过。

(1)维持呼吸道通畅:颅脑损伤患者常有不同程度的意识障碍,失去正常的咳嗽反射和吞咽功能,呼吸道分泌物不能有效排除,舌根后坠可引起严重呼吸道梗阻。应及时清除口咽部分泌物、呕吐物,将患者侧卧或放置口咽通气道,必要时行气管切开,保持呼吸道畅通。

(2)伤口处理:单纯头皮出血,清创后加压包扎止血;开放性颅脑损伤应剪短伤口周围头发,伤口局部不冲洗、不用药;外露的脑组织周围可用消毒纱布卷保护,外加干纱布适当包扎,避免局部受压。若伤情许可宜将头部抬高以减少出血。尽早进行全身抗感染治疗及破伤风预防注射。

（3）防治休克：有休克征象者，应查明有无颅外部位损伤，如多发性骨折、内脏破裂等。患者平卧，注意保暖，及时补充血容量。

（4）做好护理记录：准确记录受伤经过、初期检查发现、急救处理经过及生命体征、意识、瞳孔、肢体活动等病情，为进一步处理提供依据。

2.病情观察

动态的病情观察是鉴别原发性与继发性脑损伤的重要手段。观察内容包括意识、瞳孔、生命体征、神经系统体征等。

（1）意识状态：意识障碍是脑损伤患者最常见的变化之一。通过意识障碍的程度可判断颅脑损伤的轻重；意识障碍出现的迟早和有无继续加重，可作为区别原发性和继发性脑损伤的重要依据。

传统意识分法：分为清醒、模糊、浅昏迷、昏迷和深昏迷五级。①意识清醒：正确回答问题，判断力和定向力正确。②意识模糊：为最轻或最早出现的意识障碍，因而也是最需要关注的，能简单回答问题，但不确切，判断力和定向力差，呈嗜睡状。③浅昏迷：意识丧失，对疼痛刺激有反应，角膜、吞咽反射和病理反射尚存在，重的意识模糊与浅昏迷的区别仅在于前者尚能保持呼之能应或呼之能睁眼这种最低限度的合作；④昏迷：指痛觉反应已经迟钝、随意运动已完全丧失的意识障碍阶段，可有鼾声、尿潴留等表现，瞳孔对光反应与角膜反射尚存在。⑤深昏迷：对痛刺激无反应，各种反射消失，呈去皮质强直状态。

Glasgow昏迷评分法：评定睁眼、语言及运动反应，以三者积分表示意识障碍程度，最高15分，表示意识清醒，8分以下为昏迷，最低3分（表7-1）。

表7-1　Glasgow昏迷评分法

睁眼反应		语言反应		运动反应	
能自行睁眼	4	回答正确	5	遵嘱活动	6
呼之能睁眼	3	回答错误	4	刺痛定位	5
刺痛能睁眼	2	语无伦次	3	躲避刺痛	4
不能睁眼	1	只能发声	2	刺痛肢屈	3
		不能发声	1	刺痛肢伸	2
				无反应	1

（2）生命体征：生命体征紊乱是脑干受损征象。为避免患者躁动影响准确性，应先测呼吸，再测脉搏，最后测血压。颅脑损伤患者以呼吸变化最为敏感和多变，注意节律、深浅。若伤后血压上升，脉搏缓慢有力，呼吸深慢，提示颅内压升高，应警惕颅内血肿或脑疝发生；伤后，与意识障碍和瞳孔变化同时出现心率减慢和血压升高，为小脑幕切迹疝；枕骨大孔疝患者可未经明显的意识障碍和瞳孔变化阶段而突然发生呼吸停止。伤后早期，由于组织创伤反应，可出现中等程度发热；若累及间脑或脑干可导致体温调节紊乱，出现体温不升或中枢性高热。

（3）瞳孔变化：可因动眼神经、视神经以及脑干部位的损伤引起。正常瞳孔等大、圆形，在自然光线下直径为3～4 mm，直接、间接对光反应灵敏。伤后一侧瞳孔进行性散大，对侧肢体瘫痪伴意识障碍加重，提示脑受压或脑疝；伤侧瞳孔先短暂缩小继之散大，伴对侧肢体运动障碍，提示伤侧颅内血肿；双侧瞳孔散大、对光反应消失、眼球固定伴深昏迷或去皮质强直，多为原发性脑干损伤或临终表现。观察瞳孔时应排除某些药物、剧痛、惊骇等对瞳孔变化的影响。

（4）其他：观察有无脑脊液外漏、呕吐，有无剧烈头痛或烦躁不安等颅内压增高的表现或脑疝先兆。注意 CT 和 MRI 扫描结果及颅内压监测情况。

3.一般护理

（1）体位：抬高床头 15°～30°，以利脑静脉回流，减轻脑水肿。深昏迷患者取侧卧位或侧俯卧位，以利于口腔内分泌物排出。保持头与脊柱在同一直线上，头部过伸或过屈均会影响呼吸道通畅以及颈静脉回流，不利于降低颅内压。氧气吸入，做好气管插管、气管切开准备。

（2）营养与补液：及时、有效补充能量和蛋白质以减轻机体损耗。不能进食者在伤后 48 h 后可行全胃肠外营养。评估患者营养状况，如体质量、氮平衡、血浆蛋白、血糖、血电解质等，以便及时调整营养素供给量和配方。

（3）卧床患者基础护理：加强皮肤护理、口腔护理、排尿排便等生活护理，尤其是意识不清昏迷患者预防各种并发症的发生。

（4）根据病情做好康复护理：重型颅脑损伤患者生命体征平稳后要及早进行功能锻炼，可减少日后的并发症和后遗症，主要通过姿势治疗、按摩、被动运动、主动运动等。

4.高热患者的护理

高热可造成脑组织相对缺氧，加重脑损害，故须采取积极降温措施。常用物理降温法有冰帽，或头、颈、腋、腹股沟等处放置冰袋或冰水毛巾等。如体温过高物理降温无效或引起寒战时，需采用冬眠疗法。常用氯丙嗪、异丙嗪各 25 mg 或 50 mg 肌内注射或静脉滴注，用药 20 min 后开始物理降温。降温速度以每小时下降 1 ℃为宜，降至肛温为 32 ℃～34 ℃较为理想。可每 4～6 h 重复用药，一般维持 3～5 d。低温期间应密切观察生命体征并记录，若收缩压低于13.3 kPa（100 mmHg），呼吸次数减少或不规则时，应及时通知医师停止冬眠疗法或更换冬眠药物。观察局部皮肤、肢体末端和耳郭处血液循环情况，以免冻伤，并防止肺炎、压疮的发生。停用冬眠疗法时，应先停物理降温，再逐渐停冬眠药物。

5.脑室引流管的护理

对有脑室引流管患者护理时应注意以下方面：①应严格无菌操作。②引流袋最高处距侧脑室的距离为10～15 cm。③注意引流速度，禁忌流速过快，避免颅内压骤降造成危险。④控制脑脊液引流量，每天不超过 500 mL 为宜。⑤注意观察脑脊液性状，若有大量鲜血则提示脑室内出血，若为混浊则提示有感染。

（九）护理评价

（1）患者意识状态是否逐渐恢复，患者呼吸是否平稳，有无误吸发生。

（2）患者疼痛是否减轻。

（3）患者的营养状态如何，营养素供给是否得到保证。

（4）患者体温是否恢复正常。

（5）患者是否出现颅内压增高、脑疝以及癫痫发作等并发症，若出现是否得到及时发现和处理。

（十）健康指导

（1）康复训练：根据脑损伤遗留的语言、运动或智力障碍程度，制定康复训练计划，以改善患者生活自理能力以及社会适应能力。

（2）外伤性癫痫患者应定期服用抗癫痫药物，不能单独外出，以防发生意外。

(3)骨瓣去除患者应做好自我保护,防止因重物或尖锐物品碰撞患处而发生意外,尽可能取健侧卧位以防止膨出的脑组织受到压迫。经3~6个月视情况可作颅骨修补术。

(刘桂芳)

第三节　颅内压增高症

颅内压增高症是由于颅内任何一种主要内容物(血液、脑脊液、脑组织)容积增加或者有占位性病变时,其所增加的容积超过代偿限度所致。正常人侧卧位时,测定颅内压(ICP)为 0.8~1.8 kPa(6~13.5 mmHg),>2.0 kPa(15 mmHg)为颅内压增高,2.0~2.6 kPa(15~20 mmHg)为轻度增高,2.6~5.3 kPa(20~40 mmHg)为中度增高,>5.3 kPa(>40 mmHg)为重度增高。

一、病因与发病机制

引起颅内压增高的疾病很多,但发生颅内压增高的主要因素如下。

(一)脑脊液增多

(1)分泌过多:如脉络丛乳头状瘤。

(2)吸收减少:如交通性脑积水,蛛网膜下腔出血后引起蛛网膜粘连。

(3)循环交通受阻:如脑室及脑中线部位的肿瘤引起的梗阻性脑积水或先天性脑畸形。

(二)脑血液增多

(1)脑外伤后<24 h 的脑血管扩张、充血,以及呼吸道梗阻,呼吸中枢衰竭引起的二氧化碳蓄积,高碳酸血症和丘脑下部、鞍区或脑干部位手术,使自主神经中枢或血管运动中枢受刺激引起的脑血管扩张充血。

(2)颅内静脉回流受阻。

(3)出血。

(三)脑容积增加

正常情况下颅内容积除颅内容物体积外有 8%~10% 的缓冲体积即代偿容积。因此颅内容积很大,但代偿调节作用很小。常见脑水肿如下。①血管源性脑水肿:多见于颅脑损伤、脑肿瘤、脑手术后。②细胞毒性脑水肿:多见于低氧血症,高碳酸血症,脑缺血和缺氧。③渗透性脑水肿:常见于严重电解质紊乱(Na^+丢失)渗透压降低,水中毒。

(四)颅内占位病变

常见于颅内血肿、颅内肿瘤、脑脓肿和脑寄生虫等。

二、临床表现

(一)头痛

头痛是颅内压增高最常见的症状,有时是唯一的症状。可呈持续性或间歇性,当用力、咳嗽、负重,早晨清醒时和较剧烈活动时加重,其原因是颅内压增高使脑膜、血管或神经受挤压、牵扯或炎症变化的刺激所致。急性和重度的颅内压增高可引起剧烈的头痛并常伴喷射性呕吐。

(二)恶心呕吐

多数颅内压增高患者都伴有恶心、不思饮食,重度颅内压增高可引起喷射性呕吐,呕吐之后头痛随之缓解,小儿较成人多见,其原因是迷走神经中枢和神经受刺激所引起。

(三)视力障碍和眼底变化

长期颅内压增高,使视神经受压,眼底静脉回流受阻。引起视神经萎缩造成视力下降、模糊和复视,眼底视盘水肿,严重者出现失明和眼底出血。

头痛、恶心呕吐、视盘水肿为颅内压增高的三大主要症状。

(四)意识障碍

意识障碍是反映脑受压的可靠及敏感指标,当大脑皮质、脑干网状结构广泛受压和损害即可出现意识障碍。颅内压增高早期患者可出现烦躁、嗜睡和定向障碍等意识不清的表现,晚期则出现朦胧和昏迷。末期出现深昏迷。梗阻性脑积水所引起的颅内压增高一般无意识障碍。

(五)瞳孔变化

由于颅内压不断增高而引起脑移位,中脑和脑干移位压迫和牵拉动眼神经可引起瞳孔对光反射迟钝。瞳孔不圆,瞳孔忽大忽小,一侧瞳孔逐渐散大,光反射消失;末期出现双侧瞳孔散大、固定。

(六)生命体征变化

颅内压增高,早期一般不会出现生命体征变化,急性或重度的颅内压增高可引起血压增高,脉压增大,呼吸、脉搏减慢综合征。随时有呼吸骤停及生命危险。常见于急性脑损伤患者,而脑肿瘤患者则很少出现血压升高。

(七)癫痫发作

约有 20% 的颅内压增高患者发生癫痫,为局限性癫痫小发作,如口角、单侧上、下肢抽搐,或癫痫大发作,大发作时可引起呼吸道梗阻,加重脑缺氧、脑水肿而加剧颅内压增高。

(八)颅内高压危象(脑疝形成)

1.颞叶钩回疝

即幕上肿瘤、水肿、血肿引起急剧的颅内压力增高,挤压颞叶向小脑幕裂孔或下方移位,同时压迫动眼神经、大脑后动脉和中脑,使脑干移位,产生剧烈的头痛、呕吐,血压升高,呼吸、脉搏减慢、不规则。很快进入昏迷,一侧瞳孔散大,光反射消失,对侧肢体偏瘫,去脑强直。此时若未进行及时的降颅内压处理,则会出现呼吸停止,双侧瞳孔散大、固定、血压下降、心跳停止。

2.枕骨大孔疝

枕骨大孔疝又称小脑扁桃体疝,主要是幕下肿瘤、血肿、水肿致颅内压力增高,挤压小脑扁桃体进入压力偏低的枕骨大孔,压迫延脑和颈 1～2 颈髓,患者出现剧烈头痛、呕吐、呼吸不规则、血压升高、心跳缓慢,随之很快出现昏迷、瞳孔缩小或散大、固定、呼吸停止。

三、护理

(一)护理目标

(1)了解引起颅内压增高的原因,及时对症处理。

(2)通过监测及早发现病情变化,避免意识障碍发生。

(3)颅内压得到控制,脑疝危象得以解除。

(4)患者主诉头痛减轻,自觉舒适,头脑清醒,睡眠改善。

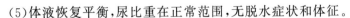
(5)体液恢复平衡,尿比重在正常范围,无脱水症状和体征。

(二)护理措施

(1)观察神志、瞳孔变化 1 次/小时。如出现神志不清及瞳孔改变,预示颅内压力增高,需及时报告医师进行降颅内压处理。

(2)观察头痛的程度,有无伴随呕吐对剧烈头痛应及时对症降颅内压处理。

(3)监测血压、脉搏、呼吸 1 次/1～2 h,观察有无呼吸、脉搏慢,血压高即"两慢一高"征。

(4)保持呼吸道通畅:呼吸道梗阻时,因患者呼吸困难,可致胸腔内压力增高、$PaCO_2$ 增高致脑血管扩张、脑血流量增多进而使颅内压增高。护理时应及时清除呼吸道分泌物和呕吐物。抬高床头 15°～30°,持续或间断吸氧,改善脑缺氧,减轻脑水肿。

(5)如脱水治疗的护理:应用高渗性脱水剂,使脑组织间的水分通过渗透作用进入血循环再由肾脏排出,可达到降低颅内压的目的。常用 20% 甘露醇 250 mL,15～30 min 内滴完,2～4 次/天;呋塞米 20～40 mg,静脉或肌内注射,2～4 次/天。脱水治疗期间,应准确记录 24 h 出入液量,观察尿量、色,监测尿素氮和肌酐含量,注意有无水电解质紊乱和肝肾功能损害。脱水药物应严格按医嘱执行,并根据病情及时调整脱水药物的用量。

(6)激素治疗的护理:肾上腺皮质激素通过稳定血-脑屏障,预防和缓解脑水肿,改善患者症状。常用地塞米松 5～10 mg,静脉注射;或氢化可的松 100 mg 静脉注射,1～2 次/天;由于激素有引起消化道应激性溃疡出血、增加感染机会等不良反应,故用药的同时应加强观察,预防感染,避免发生并发症。

(7)颅内压监护。①监护方法:颅内压监护有植入法和导管法两种。植入法:将微型传感器植入颅内,传感器直接与颅内组织(硬脑膜外、硬脑膜下、蛛网膜下腔、脑实质等)接触而测压。导管法:以引流出的脑脊液或生理盐水充填导管,将传感器(体外传感器)与导管相连接,藉导管内的液体与传感器接触而测压。两种方法的测压原理均是利用压力传感器将压力转换为与颅内压力大小成正比的电信号,再经信号处理装置将信号放大后记录下来。植入法中的硬脑膜外法及导管法中的脑室法优点较多,使用较广泛。②颅内压监护的注意事项:监护的零点参照点一般位于外耳道的位置,患者需平卧或头抬高 10°～15°;监护前注意记录仪与传感器的零点核正,并注意大气压改变而引起的"零点飘移";脑室法时在脑脊液引流期间每 4～6 h 关闭引流管测压,了解颅内压真实情况;避免非颅内情况而引起的颅内压增高,若出现呼吸不畅、躁动、高热或体位不舒适、尿潴留时,应及时对症处理;监护过程严格无菌操作,监护时间以 72～96 h 为宜,防止颅内感染。③颅内压监护的优点:颅内压增高早期,由于颅内容积代偿作用,患者无明显颅内压增高的临床表现,而颅内压监护时可发现颅内压提高和基线不平稳;较重的颅内压升高[ICP>5.3 kPa(40 mmHg)]时,颅内压监护基线水平与临床症状出现及其严重程度一致;有些患者临床症状好转,但颅内压逐渐上升,预示迟发性(继发性)颅内血肿的形成;根据颅内压监护使用脱水剂,可以避免盲目使用脱水剂及减少脱水剂的用量,减少急性肾衰竭及电解质紊乱等并发症的发生。

(8)降低耗氧量:对严重脑挫裂伤、轴索损伤、脑干损伤的患者进行头部降温,降低脑耗氧量。有条件者行冬眠低温治疗。①冬眠低温的目的:降低脑耗氧量,维持脑血流和脑细胞能量代谢,减轻乳酸堆积,降低颅内压;保护血-脑屏障功能,抑制白三烯 B_4 生成及内源性有害因子的生成,减轻脑水肿反应;调节脑损伤后钙调蛋白酶 Ⅱ 活性和蛋白激酶活力,保护脑功能;当体温降至 30 ℃,脑的耗氧量约为正常的 55%,颅内压力较降温前低 56%。②降温方法:根据医嘱首先给予足量冬眠药物,如冬眠Ⅰ号合剂(包括氯丙嗪、异丙嗪及哌替啶)或冬眠Ⅱ号合剂(哌替啶、异丙嗪、双氢麦角碱),待自主神经充分阻滞,御寒反应消失,进入昏睡状态后,方可加用物理降温措施。物理降温方法可采用头部戴冰帽,在颈动脉、腋动脉、肱动脉、股动脉等主干动脉表浅部放置冰袋,此外还可采用降低室温、减少被盖、体表覆盖冰毯等方法。降温速度以每小时下降 1 ℃ 为宜,体温降至肛温 33 ℃～34 ℃,腋温 31 ℃～33 ℃ 较为理想。体温过低易诱发心律失常、低血压、凝血障碍等并发症;体温＞35 ℃,则疗效不佳。③缓慢复温:冬眠低温治疗一般为 3～5 d,复温应先停物理降温,再逐步减少药物剂量或延长相同剂量的药物维持时间直至停用;加盖被毯,必要时用热水袋复温,严防烫伤;复温不可过快,以免出现颅内压"反跳"、体温过高或中毒等。④预防并发症:定时翻身拍背、吸痰、雾化吸入,防止肺部感染;低温使心排血量减少,冬眠药物使外周血管阻力降低,在搬动患者或为其翻身时,动作应轻稳,以防发生直立性低血压;观察皮肤及肢体末端,冰袋外加用布套,并定时更换部位,定时局部按摩,以防冻伤。

(9)防止颅内压骤然升高:对烦躁不安的患者查明原因,对症处理,必要时给予镇静剂,避免剧烈咳嗽和用力排便;控制液体摄入量,成人每天补液量＜2 000 mL,输液速度应控制在 30～40 滴/分钟;保持病室安静,避免情绪紧张,以免血压骤升而增加颅内压。

(刘桂芳)

第四节 脊髓损伤

脊髓损伤为脊柱骨折或骨折脱位的严重并发症。损伤高度以下的脊神经所支配的身体部位的功能会丧失。直接与间接的外力对脊柱的重击是造成脊髓损伤的主要原因,常见的原因有交通事故、枪伤、刀伤、自高处跌落,或是被掉落的东西击中脊椎,以及现在流行的一些水上运动,诸如划水、冲浪板、跳水等,也都可能造成脊髓损伤。

一、护理评估

(一)病因分析

脊髓损伤是一种致残率高、后果严重的疾病,直接或间接暴力作用于脊柱和脊髓皆可造成脊髓损伤,间接暴力损伤比较常见,脊髓损伤的节段常发生于暴力作用的远隔部位,如从高处坠落,两足或臀部着地,或暴力作用于头顶、肩背部,而脊椎骨折发生在活动度较大的颈部和腰骶部,造成相应部位的脊髓损伤。脊柱骨折造成的脊髓损伤可分为屈曲型损伤、伸展型损伤、纵轴型损伤和旋转型损伤。

(二)临床观察

1.脊髓性休克期

脊髓损伤后,在损伤平面以下立即出现肢体的弛缓性瘫痪,肌张力减低,各种感觉和反射均消失,病理反射阴性,膀胱无张力,尿潴留,大便失禁,低血压。脊髓休克是损伤平面以下的脊髓节段失去高级中枢调节的结果,一般持续 2～4 周,再合并压疮或尿路感染时持续时间还可延长。

2.完全性的脊髓损伤

在损伤平面以下,各种感觉均消失,肢体弛缓性瘫痪,深浅反射均消失,括约肌功能亦消失,经 2～4 周脊髓休克过后,损伤平面以下肌张力增高,腱反射亢进,病理反射阳性,出现总体反射,即受刺激时,髋、膝关节屈曲,踝关节跖屈,两下肢内收,腹肌收缩,反射性排尿和阴茎勃起等,但运动、感觉和括约肌功能无恢复。

3.不完全性的脊髓损伤

在脊髓休克消失后,可见部分感觉、运动和括约肌功能恢复,但肌张力仍高,腱反射亢进,病理反射可为阳性。

4.脊髓瘫痪

(1)上颈段脊髓损伤:膈肌和肋间肌瘫痪,呼吸困难,四肢瘫痪,死亡率很高。

(2)下颈髓段损伤:两上肢的颈髓受损节段神经支配区,呈下运动神经元损害的表现,该节段支配的肌肉萎缩,呈条状感觉减退区,二头肌或三头肌反射减退;即上肢可有下神经元和上神经元两种损害症状同时存在,而两下肢为上运动神经元损害,表现为痉挛性截瘫。

(3)胸段脊髓损伤:有一清楚的感觉障碍平面,脊髓休克消失后,损伤平面以下、两下肢呈痉挛性瘫痪。

(4)胸腰段脊髓损伤:感觉障碍平面在腹股沟韧带上方或下方,如为第 11～12 胸椎骨折,脊髓为腰段损伤,两下肢主要呈痉挛性瘫痪;第 1～2 腰椎骨折,脊髓骶节段和马尾神经上部损伤,两下肢主要呈弛缓性瘫痪,并由于直肠膀胱中枢受损、尿失禁,不能建立膀胱反射性,直肠括约肌松弛,大便亦失禁。

(5)马尾神经损伤:第 3～5 腰椎骨折,马尾神经损伤大多为不全性,两下肢大腿以下呈弛缓性瘫痪,尿便失禁。

(三)辅助诊断

1.创伤局部检查

了解损伤的原因,分析致伤方式,检查局部有无肿胀、压痛,有无脊柱后突畸形,棘突间隙是否增宽等。

2.神经系统检查

急诊患者反复多次检查,及时发现病情变化。

(1)感觉检查:以手接触患者损伤平面以下的皮肤,如患者有感觉,为不完全性脊髓损伤,然后分别检查触觉、痛觉、温冷觉和深部感觉,划出感觉障碍的上缘,并定时复查其上缘的变化。

(2)运动检查:了解患者肢体有无随意运动,记录肌力的等级,并重复检查,了解肌力变化的情况。

(3)反射检查:脊髓横断性损伤,休克期内所有深浅反射均消失,经 2～4 周休克消失后,腱反射亢进,病理反射阳性。

(4)括约肌功能检查:了解尿潴留和尿失禁,必要时作膀胱测压。肛门指诊,检查括约肌能否收缩或呈弛缓状态。

3.X 线片检查

检查脊柱损伤的水平和脱位情况,较大骨折位置及子弹或弹片在椎管内滞留位置及有无骨折,并根据脊椎骨受损位置估计脊椎受损的程度。

4.CT 检查

CT 检查可显示骨折部位,有无椎管内血肿。

5.MRI 检查

MRI 检查是目前对脊柱脊髓检查最理想的手段,不仅能直接看到脊髓是否有损伤,还能够判定其损伤的程度、类型及治疗后的估计。同时可清晰地看到椎间盘以及脊椎损伤压迫脊髓的情况。

二、常见护理问题

(一)肢体麻痹及下半身瘫痪

因脊髓完全受损的部位不同,故肢体麻痹的范围也不同。

(1)第 4 颈椎以上损伤,会引起完全麻痹,即躯干和四肢麻痹。

(2)第 1 胸椎以上损伤,会引起不完全麻痹,上肢神经支配完全,但躯干稳定力较差,下肢完全麻痹。

(3)第 6 胸椎以下受伤,会造成下半身瘫痪。

(二)营养摄入困难

(1)在脊髓受损后 48 h 之内,胃肠系统的功能可能会减低。

(2)脊髓损伤后,患者可能会出现消化功能障碍,以至患者对食物的摄取缺乏耐力,易引起恶心、呕吐,且摄入的食物也不易消化吸收。

(三)排泄问题

1.排尿功能障碍

(1)尿潴留:在脊髓休克期膀胱括约肌功能消失,膀胱无收缩功能。

(2)尿失禁:脊髓休克过后,损伤平面以下肌张力增高,膀胱中枢受损不能建立反射性膀胱,尿失禁。

2.排便功能障碍

由于脊髓受损,直肠失去反射,以至大便排出失去控制或不由自主地排出大便,而造成大便失禁。

(四)焦虑不安

患者在受伤后,突然变成下半身麻痹或四肢瘫痪,患者会出现伤心、失望及抑郁等心理反应,而不能面对现实,或对医疗失去信心。

三、护理目标

(1)护士能及时观察患者呼吸、循环功能变化并给予急救护理。

(2)患者知道摆放肢体良肢位的重要性。

(3)患者有足够的营养供应。

(4)患者能规律排尿。

(5)减轻焦虑。

(6)预防并发症。

四、护理措施

(一)做好现场急救护理

对患者迅速及较准确地作出判断,有无合并伤及重要脏器损伤,并根据其疼痛、畸形部位和功能障碍情况,判断有无脊髓损伤及其性质、部位。对颈段脊髓损伤者,首要是稳定生命体征。高位脊髓损伤患者,多有呼吸浅,呼吸困难,应配合医师立即气管切开,气管内插管。插管时特别注意,有颈椎骨折时,头部制动,绝对不能使头颈部多动;气管插管时,宜采用鼻咽插管,借助纤维喉镜插管。

(二)正确运送患者,保持脊柱平直

现场搬运患者时至少要三人蹲在患者一侧,协调一致平起,防止脊柱扭转屈曲,平放在硬板单架上。对有颈椎骨折者,有一人在头顶部,双手托下颌及枕部,保持轻度向头顶牵引,颈部中立位,旁置沙袋以防扭转。胸腰段骨折者在胸腰部垫一软垫,切记不可一人抱腋下,另一人抱腿屈曲搬动,而致脊髓损伤加重。

(三)定时翻身,给予适当的卧位

(1)脊髓损伤患者给其提供硬板床,加用预防压疮的气垫床。

(2)翻身时应采用轴线翻身,保持脊柱呈直线,两人动作一致,防止再次脊髓损伤。每隔两小时翻身1次。

(3)仰卧位:患者仰卧位时髋关节伸展并轻度外展。膝伸展,但不能过伸。踝关节背屈,脚趾伸展。在两腿之间可放一枕头,可保持髋关节轻度外展。肩应内收,中立位或前伸,勿后缩。肘关节伸展,腕背屈约45°。手指轻度屈曲,拇指对掌。患者双上肢放在身体两侧的枕头上,肩下垫枕头要足够高,确保两肩部后缩,亦可将两枕头垫在前臂或手下,使手的位置高于肩部,可以预防重力性肿胀。

(4)侧卧位:髋膝关节屈曲,两腿之间垫上软枕,使上面的腿轻轻压在下面的枕头上。踝背屈,脚趾伸展。下面的肩呈屈曲位,上肢放于垫在头下和胸背部的两个枕头之间,以减少肩部受压。肘伸展,前臂旋后。上面的上肢也是旋后位,胸壁和上肢之间垫一枕头。

(四)供给营养

(1)在脊髓损伤初期,先给患者静脉输液,并插入鼻胃管以防腹胀。

(2)观察患者肠蠕动情况,当肠蠕动恢复后,可经口摄入饮食。

(3)给予高蛋白、高维生素、高纤维素的食物,以及足够的水分。

(4)若患者长期卧床不动,应限制含钙的食物的摄取,以防泌尿道结石。

(5)若患者有恶心、呕吐,应注意防止患者发生吸入性肺炎。

(五)大小便的护理

(1)脊髓损伤后最初几天即脊髓休克期,膀胱呈弛缓性麻痹,患者出现急性尿潴留,应立即留置导尿管引流膀胱的尿液,导尿采用密闭式引流,使用抗反流尿袋。随时保持会阴部的清洁,每天消毒尿道口,定期更换管导尿管,以防细菌感染。

(2)患者出现便失禁应及时处理,并保持肛周皮肤清洁、干燥无破损,在肛周涂皮肤保护剂。患者出现麻痹性肠梗阻或腹胀时,给予患者脐周顺时针按摩。可遵医嘱给予肛管排气或胃肠减压,必要时给予缓泻剂,使用热水袋热敷脐部。

(3)饮食中少食或不食产气过多的食物,如甜食、豆类食品等。指导患者食用含纤维素多的食物。鼓励患者多饮用热果汁。

(4)训练患者排便、排尿功能恢复。对痉挛性神经性膀胱患者的训练是:定时喝一定数量的水,使膀胱充盈,定时开放导尿管,引流膀胱内尿液。也可定期刺激膀胱收缩排出尿液,如轻敲患者的下腹部(耻骨上方)、用手刺激大腿内侧,以刺激膀胱收缩。间歇性导尿,即4个小时导尿

1次,这种方法可以使膀胱有一定的充盈,形成对排尿反应的生理刺激,这种冲动传到脊髓的膀胱中枢,可促进逼尿肌的恢复。

训练患者排便,应先确定患者患病前的排便习惯,并维持适当的高纤维素饮食与水分的摄取,以患者的习惯,选择一天中的一餐后,进行排便训练,因患者饭后有胃结肠反射,可在患者臀下垫便盆,教导患者有效地以腹部压力来引发排便。若无效,则可戴手套,伸入患者肛门口刺激排便,或再加甘油灌肠,每天固定时间训练。

(六)做好基础护理

患者脊髓受损后可出现四肢瘫或截瘫,生活自理能力缺陷,其一切生活料理均由护理人员来完成。每天定时翻身,变换体位,观察皮肤,保护皮肤完整性。保持床单位的平整。

(七)做好呼吸道管理

(1)$C_{1\sim4}$受损者,膈神经、横膈及肋间肌的活动均丧失,并且无法深呼吸及咳嗽,为了维持生命,而行气管切开,并使用呼吸机辅助呼吸。及时吸痰保持呼吸道通畅。

(2)在损伤后48 h应密切观察患者呼吸形态的变化,呼吸的频率和节律。

(3)监测血氧饱和度及动脉血气分析的变化,以了解其缺氧的情况是否加重。

(4)在病情允许的范围内协助患者翻身,并指导患者深呼吸与咳嗽,以预防肺不张及坠积性肺炎等并发症。

(八)观察神经功能的变化

(1)观察脊髓受压的征象,在受伤的24~36 h内,每隔2~4 h就要检查患者四肢的肌力,肌张力、痛触觉等,以后每班至少检查1次。并及时记录患者感觉平面、肌张力、痛温触觉恢复的情况。

(2)检查发现患者有任何变化时,应立即通知医师,以便及时进行手术减压。

(九)脊髓手术护理

1.手术前护理

(1)观察脊髓受压的情况,特别注意维持患者的呼吸。

(2)观察患者脊柱的功能,以及活动与感觉功能的丧失或恢复情况。

(3)做好患者的心理护理,解除患者的恐惧、忧虑和不安的心理。

(4)遵医嘱进行术前准备,灌肠排除肠内粪便。可减少手术后的肿胀和压迫。

2.手术后护理

(1)手术后搬运患者时,应保持患者背部平直,避免不必要的震动、旋转、摩擦和任意暴露患者;若为颈椎手术,则应注意颈部的固定,戴颈托。

(2)颈部手术后,应该去掉枕头平卧。必要时使用沙袋固定头部,保持颈椎平直。

(3)观察患者的一般情况,如皮肤的颜色、意识状况、定向力、生命体征以及监测四肢运动、肌力和感觉。

(4)颈椎手术时,由于颈部被固定,不能弯曲。常使口腔的分泌物不易咳出,应及时吸痰保持呼吸道的通畅。

(5)观察伤口敷料是否干燥,有无出血、有无液体自伤口处渗出,观察术后应用止痛泵的效果。

(十)颅骨牵引患者护理

(1)随时观察患者有无局部肿胀或出血的情况。

(2)由于颅骨牵引,时间过长枕部及肩胛骨易发生压疮,可根据情况应用减压贴。

(3)定期检查牵引的位置、功效是否正确,如有松动,及时报告医师。

(4)牵引时使用便器要小心,不可由于使用便器不当造成牵引位置、角度及功效发生改变。

(十一)预防并发症护理

脊髓损伤后常发生的并发症是压疮、泌尿系统感染和结石、肺部感染、深静脉血栓形成和肢体挛缩。

1.压疮

定时评估患者皮肤情况采用诺顿评分,护士按照评分表中五项内容分别打分并相加总分小于 14 分,可认为患者是发生压疮的高危人群,必须进行严格的压疮预防。可应用气垫床,定时翻身缓解患者的持续受压,对于危险区域的皮肤应用减压贴、透明贴、皮肤保护剂赛肤润,保持床单位平整、清洁,每班加强检查。

2.肺部护理

鼓励患者咳嗽,压住胸壁或腹壁辅助咳嗽。不能自行咳痰者进行气管内吸痰。变换体位、进行体位引流,雾化吸入。颈段脊髓损伤者,必要时行气管切开,辅助呼吸。

3.防深静脉血栓形成

深静脉血栓形成常发生在伤后 10~40 d,主要原因是血流缓慢。临床表现为下肢肿胀、胀痛、皮肤发红,亦可肢体温度降低。防治的方法有患肢被动活动,穿预防深静脉血栓的弹力袜。定期测下肢周径,发现肿胀,立即制动。静脉应用抗凝剂,亦可行彩色多普勒检查,证实为血栓者可行溶栓治疗,可用尿激酶或东凌克栓酶等。

4.预防痉挛护理

痉挛是中枢神经系统损害后出现的以肌肉张力异常增高为表现的综合征,痉挛可出现在肢体整体或局部,亦可出现在胸、背、腹部肌肉。有些痉挛对患者是有利的,比如:股四头肌痉挛有助于患者的站立和行走,下肢肌痉挛有助于防止直立性低血压,四肢痉挛有助于防止深静脉血栓形成。但严重的肌痉挛会给患者带来很大的痛苦,妨碍自主运动的恢复,成为功能恢复的主要障碍。痉挛在截瘫患者常表现为以伸肌张力异常增高的痉挛模式,持续的髋膝踝的伸展,最后出现跟腱缩短、踝关节旋前畸形及内收肌紧张。患者从急性期开始采用抗痉挛的良肢体位摆放,下肢伸肌张力增高将下肢摆放为屈曲位。对肢体进行主动运动和被动运动,主动运动:作痉挛肌的拮抗肌适度的主动运动,对肌痉挛有交替性抑制作用。被动运动与按摩:进行肌肉按摩,或温和地被动牵张痉挛肌,可降低肌张力,有利于系统康复训练。冷疗或热疗可使肌痉挛一过性放松。水疗温水浸浴有利于缓解肌痉挛。

(十二)康复护理

(1)在康复医师的指导下,给予患者日常生活活动训练,使患者能自行穿脱衣服,进食、盥洗、大小便、沐浴及开关门窗,电灯、水龙头等增进患者自我照顾的能力。

(2)按照运动计划做肢体运动。颈椎以下受伤的患者,运用各种支具下床行走。

(3)指导患者及其家属如何把身体自床上移到轮椅或床边的便器上。

(4)教导患者使用辅助的运动器材,如轮椅、助行器、手杖来加强自我照顾能力。

(十三)健康教育

患者和家属对突然遭受到脊髓外伤所带来的四肢瘫或截瘫事实不能接受,患者和家属都比较紧张,因此对患者和家属的健康教育就非常重要。

(1)教导患者需保持情绪稳定,向患者简单的解释所有治疗的过程。

(2)鼓励家属参加康复治疗活动。

(3)告知患者注意安全,以防发生意外。

(4)教导运动计划的重要性,并能切实执行。

(5)教导家属能适时给予患者协助及心理支持,并时常给予鼓励。

(6)教导患者及其家属,重视日常生活的照顾,预防并发症。

(7)定期返院检查。

五、评价

对脊髓损伤的患者,在提供必要的护理措施之后,应进行下列评价。

(1)患者的脊柱是否保持平直。

(2)患者的呼吸功能和循环功能,是否维持在正常状态。

(3)是否提供足够的营养。

(4)是否为患者摆放良肢位,定时为患者翻身。

(5)患者的大小便排泄功能是否已经逐渐恢复正常;是否已经提供必要的协助和训练。

(6)患者是否经常保持皮肤清洁干燥;皮肤是否完整无破损。

(7)患者的运动、感觉、痛温触觉功能是否逐渐恢复。

(8)对脊髓手术的患者,是否提供了完整的手术前及手术后的护理。

(9)对患者是否进行了健康教育,患者接受的程度如何,是否掌握。

(10)对实施颅骨牵引的患者,是否提供了必要的牵引护理。

(11)在护理患者过程中是否避免了并发症的发生。

(12)患者及其家属是否能够接受脊髓损伤这种心理冲击,是否提供了心理护理。

(刘桂芳)

第五节 脑动静脉畸形

脑动静脉畸形是指脑血管发育障碍引起的脑局部血管数量和结构异常,并对正常脑血流产生影响。动静脉畸形是一团异常的畸形血管,其间无毛细血管,常有一支或数支增粗的供血动脉,引流动脉明显增粗曲张,管壁增厚,内为鲜红动脉血,似动脉,故称之为静脉的动脉化。动静脉畸形引起的继发性病变有出血、盗血。手术为治疗脑动静脉畸形的根本方法,目的在于减少或消除脑动静脉畸形再出血的机会,减轻盗血现象。手术方法包括血肿清除术、畸形血管切除术、供应动脉结扎术、介入栓塞术。

一、护理措施

(一)术前护理

(1)患者要绝对卧床,并避免情绪激动,防止畸形血管破裂出血。

(2)监测生命体征,注意瞳孔变化,若双侧瞳孔不等大,表明有血管破裂出血的可能。

(3)排泄的管理:向患者宣教合理饮食,嘱其多食富含纤维素的食物,如水果、蔬菜等,以防止便秘。观察患者每天粪便情况,必要时给予开塞露或缓泻剂。

(4)注意冷暖变化,以防感冒后用力打喷嚏或咳嗽诱发畸形血管破裂出血。

(5)注意安全,防止患者癫痫发作时受伤。

(6)危重患者应做好术前准备,如剃头。若有出血,应进行急诊手术。

(二)术后护理

(1)严密监测患者生命体征,尤其应注意血压变化情况,如有异常,立即通知医师。

(2)给予患者持续低流量氧气吸入,并观察肢体活动及感觉情况。

(3)按时予以脱水及抗癫痫药物,防止患者颅内压增高或癫痫发作。

(4)如有引流,应保持引流通畅,并观察引流量、颜色及性质变化。若短时间内引流出大量血性物质,应及时通知医师。

(5)如果患者癫痫发作,应保持呼吸道通畅,并予以吸痰、氧气吸入,防止坠床等意外伤害,用床档保护并约束四肢,口腔内置口咽通气导管,配合医师给予镇静及抗癫痫药物。

(6)长期卧床、活动量较少的患者,应注意其肺部情况,及时给予拍背,促进有效咳痰,防止发生肺部感染,还须定期拍胸部 X 线片,根据胸片有重点有选择性地进行拍背。

(7)术后应鼓励患者进食高蛋白食物,以增加组织的修复能力,保证机体的营养供给。

(8)清醒患者保持头高位(床头抬高 30°),以利血液回流,减轻脑水肿。

(9)准确记录出入量,保证出入量平衡。

(10)对有精神症状的患者,适当给予镇静剂,并注意患者有无自伤或伤害他人的行为。

(11)给予患者心理上的支持,使其对疾病的痊愈有信心,从而减轻患者的心理负担。

(三)健康指导

(1)定期测量血压,复查病情,及时治疗可能并存的血管病变。

(2)保持大小便通畅。

二、主要护理问题

(1)脑出血:与手术伤口有关。

(2)脑组织灌注异常:与脑水肿有关。

(3)有受伤的危险:与癫痫发作有关。

(4)疼痛:与手术创伤有关。

(5)睡眠型态紊乱:与疾病产生的不适有关。

(6)便秘:与术后长期卧床有关。

(7)活动无耐力:与术后长期卧床有关。

(刘桂芳)

第六节 颅内动脉瘤

颅内动脉瘤是颅内局部动脉血管壁异常而产生的囊性膨出物。常见于40～60岁的中老年人。在脑血管意外中,颅内动脉瘤破裂出血居于第三位,仅次于脑梗死及高血压脑出血。未破裂动脉瘤蛛网膜下腔出血的危险率为1%～2%,其中50%～60%的破裂是致命的。流行病学研究表明在颅内动脉瘤破裂中60%出现死亡或是发生严重残疾,其余患者中一半有神经、精神或是认知障碍。

一、专科护理

(一)护理要点

密切观察患者生命体征,预防脑血管痉挛,绝对卧床,加强患者的心理护理,避免情绪波动。

(二)主要护理问题

(1)知识缺乏:缺乏颅内动脉瘤破裂的相关知识和注意事项。

(2)有受伤害的危险与颅内动脉瘤破裂有关。

(3)潜在并发症:颅内出血、颅内压增高、脑疝等。

(三)护理措施

1.一般护理

病室环境安静、整洁,室内光线柔和。避免各种不良刺激,减少探视人员,集中护理操作,保持患者情绪稳定。

2.对症护理

(1)向患者告知有关颅内动脉瘤破裂的知识,发放入院指导、健康宣教手册,对患者提出的问题有针对性地进行解答。

(2)动脉瘤患者应绝对卧床休息,将血压控制在稳定状态,避免血压大幅度波动而致动脉瘤破裂;保持大便通畅,可适当使用缓泻剂;勿用力咳嗽,避免剧烈运动。

(3)患者外出时要有人陪伴,不可单独或锁门洗澡,以免发生跌倒、头部创伤等意外。

(4)如发现有头痛、呕吐、意识障碍或偏瘫等动脉瘤破裂出血的表现时,要及时通知医师诊治。

(5)密切观察患者的生命体征、意识、瞳孔、肌力等变化。

(6)给予清淡易消化的饮食,多食蔬菜水果及粗纤维食物。

二、健康指导

(一)疾病知识指导

1.概念

颅内动脉瘤是由于颅内动脉血管壁局部的缺陷及腔内压力的增高而致缺陷的局部高度扩张,形成向外膨出的囊状物。因其瘤体很小,在破裂出血之前很少被发现,有80%以上的自发性蛛网膜下腔出血与颅内动脉瘤破裂有关。

2.主要的临床症状

(1)前驱症状和体征,包括头痛、单侧眼眶疼痛或球后痛伴动眼神经麻痹、恶心、呕吐、头晕等症状。半数前驱症状和体征在大出血发生后一周内出现,90%在6周内发生。

(2)典型表现:动脉瘤破裂出血引起蛛网膜下腔出血的临床症状和体征,如突发头痛、意识障碍、癫痫、发热等。

(3)非典型表现:老年、儿童和少数成人患者无头痛,仅表现为全身不适、胸背痛、发热、视力或听力突然丧失等。

(4)脑血管痉挛可造成脑供血不足而致中枢神经系统功能紊乱,出现意识障碍、偏身感觉障碍、失语,甚至发生脑疝而死亡。

3.动脉瘤的诊断

(1)动脉瘤的分类:颅内动脉瘤可依据位置的不同分为颈内动脉系统和椎-基底动脉系统动脉瘤,发生在颈内动脉系统的动脉瘤占90%,椎-基底动脉系统动脉瘤占10%。其中,颈内动脉系统动脉瘤包括颈内动脉-后交通动脉瘤、前动脉-前交通动脉瘤和中动脉动脉瘤。椎-基底动脉系统动脉瘤包括椎动脉瘤、基底动脉瘤和大脑后动脉瘤;依据动脉瘤的大小可分为小型、一般型、大型和巨大型动脉瘤。动脉瘤直径<0.5 cm为小型动脉瘤,直径在0.6~1.5 cm为一般型动脉瘤,大型动脉瘤瘤体直径在1.6~2.5 cm,直径>2.5 cm为巨大型动脉瘤;按照形态可分为囊状动脉瘤、梭形动脉瘤和壁间动脉瘤,分别约占动脉瘤的95%、4%和1%。

(2)辅助检查:①头颅CT检查的敏感性取决于出血的时间及临床分级,可明确蛛网膜下腔出血及其程度,提供出血部位的线索,并了解伴发的脑内或脑室内出血以及阻塞性脑积水等。②腰椎穿刺检查可明确有无蛛网膜下腔出血,颅内压升高及血性脑脊液。③头颅MRI对颅后窝、颅内系统少量出血及动脉瘤内血栓的形成具有辅助诊断意义。④DSA可判断动脉瘤的位置、形态、数目、内径、血管痉挛以及侧支循环情况。

4.颅内动脉瘤的处理原则

(1)非手术治疗:主要是防止出血或再出血及控制血管痉挛。应给予绝对卧床休息,控制血压并降低颅内压。

(2)手术治疗:开颅夹闭动脉瘤蒂是首选的治疗方法,也可以采用动脉瘤介入治疗栓塞技术。其中动脉瘤栓塞技术包括载瘤动脉闭塞和动脉瘤腔内填塞两种。目前选择性腔内闭塞动脉瘤的方法是电解脱铂微弹簧圈(guglielmo detachable coil,GDC)。

5.动脉瘤的预后

颅内动脉瘤若任其发展,可自行破裂并引起急性蛛网膜下腔出血、瘤腔内形成血栓而自行愈合,或者处于静止期。但动脉瘤一旦破裂,死亡率较高,为30%~40%。动脉瘤大小是直接影响手术效果及术后并发症的重要因素。研究证明,直径<0.5 cm的未破裂的动脉瘤死亡率为2%,直径0.6~1.5 cm的动脉瘤死亡率约为7%,直径>1.5 cm的动脉瘤死亡率占14%。直径<1.0 cm的动脉瘤患者,99%的预后较好,故动脉瘤的直径越大预后越差。

(二)用药指导

按照医嘱适当使用镇静剂、抗癫痫药物及缓解血管痉挛的药物,同时按照药物的剂量、方法准确服药,定期复查。抗凝血药物如肝素,在每次注射前应测定凝血时间,因用药过量可导致自发性出血;应用双香豆素衍生物时,应注意皮炎、脱发、荨麻疹、恶心、腹泻等不良反应,避免用药过量;应用罂粟碱可扩张血管、增加血流量、改善血管造影效果等作用。应用降压药物如硝普钠静脉滴注时滴注系统须用黑纸包盖避光,并应控制药物滴注速度。

(三)饮食指导

(1)低胆固醇饮食,少食动物脂肪。指导患者每天胆固醇摄取量不宜超过300 mg。

(2)饮食宜清淡,不食过咸和甜食,避免过饱。

(3)保持大便通畅,便秘者可多进食维生素丰富的水果、蔬菜及谷类,如芦笋、海藻、洋葱、大蒜、蘑菇等。

(4)保持食物新鲜,少食油炸、烧烤食品。

(四)预防指导

(1)避免情绪激动。

(2)不可提重物、进行剧烈运动。

(3)沐浴时水温不宜过高。

(4)戒除烟、酒。

(5)加强肢体活动,防止深静脉血栓形成。

三、循证护理

颅内动脉瘤是由于颅内局部血管壁异常产生的囊性膨出,好发年龄为 40～60 岁,是造成蛛网膜下腔出血的首位病因。研究结果显示,要做好动脉瘤患者的心理护理及保证患者正确的体位、配合抗凝及解除脑血管痉挛等护理措施,尤其是对于动脉瘤未破裂的患者,由于临床症状较轻,护士应告知患者疾病的危险性及注意事项。当护士发现患者术后出现剧烈头痛、颈项强直、血压升高、意识变化等症状时要警惕血管痉挛。有学者在研究中提到术后患者穿刺肢体宜制动 12 h,不可屈曲,以防穿刺针眼血凝块脱落造成出血。

(刘桂芳)

第八章　妇科护理

第一节　闭　经

　　闭经是妇科常见症状,分为原发性闭经和继发性闭经两类。原发性闭经是指年龄超过16岁,第二性征已发育,或年龄超过14岁,第二性征尚未发育,且无月经来潮者;继发性闭经指正常月经建立后,因病理性原因月经停止6个月,或按自身原来月经周期计算停经3个周期以上者。青春期以前、妊娠期、哺乳期以及绝经后的无月经,均属生理现象。

一、护理评估

(一)健康史

　　原发性闭经较少见,常由于遗传性因素或先天性发育缺陷所致,评估时应注意患者生殖器官和第二性征发育情况及家族史。继发性闭经发病率高,病因复杂,评估时应详细询问患者月经史,已婚者应注意有无产后大出血、不孕及流产史。根据控制正常月经周期的四个环节,按病变部位将闭经分为下丘脑性闭经、垂体性闭经、卵巢性闭经及子宫性闭经。

　　1.下丘脑性闭经

　　下丘脑性闭经最常见,以功能性原因为主。

　　(1)精神因素:精神创伤、紧张忧虑、环境改变、过度劳累、盼子心切或畏惧妊娠等可使内分泌调节功能紊乱而发生闭经。闭经多为一时性,可自行恢复。

　　(2)剧烈运动、体质量下降和神经性厌食:均可诱发闭经。因初潮发生和月经维持有赖于一定比例(17%～20%)的机体脂肪,中枢神经对体质量下降极为敏感。

　　(3)药物:一般在停药后3～6个月月经恢复。

　　2.垂体性闭经

　　垂体器质性病变或功能失调可影响卵巢功能而引起闭经。

　　(1)垂体梗死:常见于产后出血使垂体缺血坏死,出现闭经、性欲减退、毛发脱落和第二性征衰退等希恩综合征。

　　(2)垂体肿瘤:可引起闭经溢乳综合征。

3.卵巢性闭经

因性激素水平低落,子宫内膜不发生周期性变化而导致闭经。

(1)卵巢功能早衰:40岁前绝经者称卵巢功能早衰,常伴有围绝经期综合征的表现。

(2)卵巢功能性肿瘤、卵巢切除或组织破坏。

(3)多囊卵巢综合征:表现为闭经、不孕、多毛、肥胖和双侧卵巢增大。

4.子宫性闭经

月经调节功能及第二性征发育正常,但子宫内膜受到破坏或对卵巢激素不能产生正常的反应而引起闭经。

(1)先天性子宫发育不良或子宫切除术后者。

(2)子宫内膜损伤:子宫腔放射治疗后、结核性子宫内膜炎和子宫腔粘连综合征,后者因人工流产刮宫过度,使子宫内膜损伤粘连而无月经产生。

5.其他内分泌功能异常

甲状腺功能减退或亢进、肾上腺皮质功能亢进和糖尿病等可引起闭经。

(二)身体状况

了解患者的闭经类型、时间及伴随症状。注意观察患者精神状态、智力发育和营养与健康状况;检查全身发育状况,测量身高、体质量及四肢与躯干比例;第二性征如音调、毛发分布和乳房发育状况,挤压乳腺有无乳汁分泌;妇科检查生殖器官有无发育异常和肿瘤等。

(三)心理-社会状况

患者担心闭经对自己的健康、性生活及生育能力有影响,病程过长及治疗效果不佳会加重患者及其家属的心理压力,产生情绪低落、焦虑,反过来又加重闭经。

(四)辅助检查

1.子宫功能检查

(1)诊断性刮宫:适用于已婚妇女,必要时可在宫腔镜直视下检查。

(2)子宫输卵管碘油造影:了解子宫腔及输卵管情况。

(3)药物撤退试验:①孕激素试验可评估内源性雌激素水平;②雌、孕激素序贯疗法。

2.卵巢功能检查

通过B超检查、基础体温测定、宫颈黏液结晶检查、阴道脱落细胞检查、血清激素测定和诊断性刮宫,了解排卵情况及体内性激素水平。

3.垂体功能检查

如垂体兴奋试验等。

4.其他检查

B超检查、染色体检查及内分泌检查等。

(五)处理要点

(1)全身治疗积极治疗全身性疾病,增强体质,加强营养,保持正常体质量。

(2)心理治疗精神因素所致闭经,应行心理疏导。

(3)病因治疗子宫腔粘连、先天畸形、卵巢及垂体肿瘤等采取相应手术治疗。

(4)性激素替代疗法:根据病变部位及病因,给予相应激素治疗,常用雌激素替代疗法,雌、孕激素序贯疗法和雌、孕激素合并疗法。

（5）诱发排卵常用氯米芬、HCG。

二、护理问题

（一）焦虑
其与担心闭经对健康、性生活及生育的影响有关。

（二）功能障碍性悲哀
其与长期闭经及治疗效果不佳、担心丧失女性形象有关。

三、护理措施

（一）一般护理
1.鼓励患者增加营养

营养不良引起的闭经者，应供给足够的营养。

2.保证睡眠

工作紧张引起的闭经者，鼓励患者加强锻炼，增强体质，注意劳逸结合。如为肥胖引起的闭经，指导患者进低热量饮食，但需要富有维生素和矿物质，嘱咐患者适当增加运动量。

（二）病情观察
（1）观察患者情绪变化，有无引起闭经的精神因素，如工作、家庭和生活等情况。

（2）对有人工流产、剖宫产史的闭经患者，应监测阴道流血情况及月经变化。

（3）注意患者体质量增加或减少的数据和时间，与闭经前、后的关系。

（4）观察患者甲状腺有无肿大、有无糖尿病症状。

（三）用药护理
指导患者合理使用性激素，说明性激素的作用、不良反应、用药方法及注意事项。

（四）心理护理
讲解月经的生理知识，使患者了解闭经与女性特征、生育及健康的关系，减轻心理压力，避免闭经加重。对原发性闭经者，特别是生殖器官畸形者进行心理疏导，保持心情舒畅，正确对待疾病，提高对自我形象的认识。

（五）健康指导
（1）告知患者要耐心坚持规范治疗，在医师的指导下接受全身系统检查。

（2）短期治疗效果可能不明显，要有心理准备，不要放弃治疗，树立战胜疾病的信心。

（刘金苗）

第二节　经前紧张综合征

经前紧张综合征是指妇女在月经来潮前出现的一系列异常现象，如头痛、乳房胀痛、失眠、情绪不稳定、抑郁、焦虑和全身水肿等。严重时影响正常的生活和社会活动。

一、护理评估

(一)病史

经前紧张综合征常发生于 30～40 岁的妇女,年轻女性很少出现。症状在排卵后即开始,月经来潮前几天达高峰,经血出现后消失。

(二)身心状况

主要表现为紧张、烦躁易怒、抑郁、焦虑、失眠、注意力不集中、疲乏无力和头痛等。有些妇女出现手足及面部水肿、乳房胀痛,少数妇女因肠黏膜水肿而出现腹泻现象。

(三)检查

盆腔检查及实验室检查均属正常。

二、护理诊断

(一)焦虑

其与一系列精神症状及不被人理解有关。

(二)体液过多

其与水钠潴留有关。

三、护理目标

让患者正确认识经前紧张综合征,以减轻症状。

四、护理措施

(1)进行关于经前紧张综合征的有关知识的教育和指导,避免经前过度紧张,注意休息和充足的睡眠。

(2)帮助患者适当控制食盐和水的摄入。

(3)给患者服用适当的镇静剂如安定,也可服用谷维素来控制神经和精神症状,还可服用适当的利尿剂减轻水肿,以改善头痛等不适。

(4)遵医嘱用孕激素或雄激素拮抗雌激素与醛固酮的作用。

五、评价

(1)患者能够了解经前紧张综合征的相关知识。

(2)患者症状减轻,自我控制能力增强。

(刘金苗)

第三节 阴 道 炎

一、滴虫性阴道炎

滴虫性阴道炎是由阴道毛滴虫引起的最常见的阴道炎。阴道毛滴虫主要寄生于女性阴道,也可存在于尿道、尿道旁腺及膀胱。男性可存在于包皮皱襞、尿道及前列腺内。滴虫适宜生长在温度为 25 ℃～40 ℃,pH 为 5.2～6.6 的潮湿环境。月经前后,阴道内酸性减弱,接近中性,隐藏在腺体及阴道皱襞中的滴虫常得以繁殖,而发生滴虫性阴道炎。此病的传播途径有经性交的直接传播及经游泳池、浴盆、厕所、衣物和器械等途径的间接传播。

(一)护理评估

1.健康史

(1)病因评估:阴道毛滴虫呈梨形,体积为多核白细胞的 2～3 倍。滴虫顶端有 4 根鞭毛,体部有波动膜,后端尖并有轴柱凸出。活的滴虫透明无色,如水滴,鞭毛随波动膜的波动而活动。阴道毛滴虫极易传播,pH 在 4.5 以下时便受到抑制甚至致死。pH 上升至 7.5 时,其繁殖可完全被抑制。在妊娠期和月经来潮前后,阴道 pH 升高,可使阴道毛滴虫的感染率和发病率升高。

(2)病史评估:评估发作与月经周期的关系,既往阴道炎病史,个人卫生情况;分析感染经过;了解治疗经过。

2.身心状况

(1)症状:主要症状为白带呈稀薄泡沫状,量多及伴有外阴、阴道口瘙痒。如有其他细菌混合感染,白带可呈黄绿色、血性和脓性且有臭味。局部可有灼热、疼痛、性交痛。合并尿路感染,可有尿频、尿痛和血尿。阴道毛滴虫能吞噬精子,阻碍乳酸生成,影响精子在阴道内存活,可致不孕。

(2)体征:妇科检查时可见阴道黏膜充血,严重时有散在的出血点。有时可见阴道后穹隆处有液性或脓性泡沫状分泌物。

(3)心理-社会状况:患者常因炎症反复发作而烦恼,出现无助感。

(二)辅助检查

(1)悬滴法:在玻片上加 1 滴温生理盐水,自阴道后穹隆处取少许分泌物混于生理盐水中,用低倍镜检查,如有滴虫,可见其活动。阳性率可达 80%～90%。取分泌物检查前 24～48 h,避免性交、阴道灌洗及阴道上药。

(2)培养法:适于症状典型而悬滴法未见滴虫者,可用培养基培养,其准确率可达 98%。

(三)护理诊断及合作性问题

(1)知识缺乏:缺乏对疾病传染途径的认识及缺乏阴道炎治疗的知识。

(2)舒适改变:与外阴瘙痒、分泌物增多有关。

(3)组织完整性受损:与分泌物增多、外阴瘙痒和搔抓有关。

(四)护理目标

(1)患者能说出疾病传染的途径、阴道炎的治疗与日常防护知识。

(2)患者分泌物减少.舒适度提高。保持组织完整性,无破损。

(五)护理措施

1.一般护理

注意个人卫生,保持外阴部清洁、干燥,避免搔抓外阴导致皮肤破损。

2.心理护理

解除患者因疾病带来的烦恼,减轻其对确诊后的心理压力,增强治疗疾病的信心。告知患者夫妇滴虫性阴道炎的传播途径、临床表现、治疗方法和注意事项,减轻他们的焦虑心理,同时鼓励他们积极配合治疗。

3.病情观察

观察患者的外阴瘙痒症状、阴道分泌物的量及颜色等。

4.治疗护理

(1)治疗原则:杀灭阴道毛滴虫,保持阴道的自净作用,防止复发,夫妻双方要同时治疗,切断直接传染途径。

(2)治疗配合。①局部治疗:增强阴道酸性环境,用1％乳酸溶液、0.5％醋酸溶液或1∶5 000高锰酸钾溶液冲洗阴道后,每晚睡前用甲硝唑200 mg,置于阴道后穹隆,每天1次,10 d为1个疗程;②全身治疗:甲硝唑200～400 mg/次,每天3次口服,10 d为1个疗程;③指导患者正确用药,按疗程坚持用药,注意冲洗液的浓度、温度;④观察用药后反应:甲硝唑口服后偶见胃肠道反应,如食欲缺乏、恶心、呕吐及白细胞减少、皮疹等,一旦发现,应报告医师并停药。妊娠期、哺乳期妇女应慎用,因为药能通过胎盘进入胎儿体内,并可由乳汁排泄。

(六)健康指导

(1)做好卫生宣教,积极开展普查普治,消灭传染源,严格禁止滴虫阴道炎或带虫者进入游泳池。医疗单位做好消毒隔离,防止交叉感染。治疗期间勤换内裤,内裤、坐浴及洗涤用物应煮沸消毒5～10 min以消灭病原体,禁止性生活,避免交叉或重复感染的机会。哺乳期妇女在用药期间或用药后24 h内不宜哺乳。经期暂停坐浴、阴道冲洗及阴道用药。

(2)夫妻应双双检查,男方若查出毛滴虫,夫妻应同治,有助于提高疗效,治疗期间应禁止性生活。

(3)治愈标准:治疗后应在每次月经干净后复查1次,连续3次均为阴性,方为治愈。

(七)护理评价

(1)患者自诉外阴不适症状减轻,舒适感增加,悬滴法试验连续3个周期复查为阴性。

(2)患者正确复述预防及治疗此疾病的相关知识。

二、外阴阴道假丝酵母菌病

外阴阴道假丝酵母菌病也称外阴阴道念珠菌病,是一种常见的外阴、阴道炎,80％～90％的病原体为白假丝酵母菌,其发病率仅次于滴虫阴道炎。白假丝酵母菌是真菌,不耐热,加热至60 ℃,持续1 h,即可死亡;但对干燥、日光、紫外线及化学制剂的抵抗力较强。

(一)护理评估

1.健康史

(1)病因评估:念珠菌为条件致病菌,可存在口腔、肠道和阴道而不引起症状。当阴道内糖原增多、酸度增加和局部细胞免疫力下降时,念珠菌可繁殖并引起炎症,故外阴阴道假丝酵母菌病多见于孕妇、糖尿病患者及接受大量雌激素治疗者。此外,长期应用抗生素、服用皮质类固醇激素或免疫缺陷综合征等,可以改变阴道内微生物之间的相互制约关系,易发此症;紧身化纤内裤、肥胖可使会阴局部的温度及湿度增加,也易使念珠菌得以繁殖而引起感染。

(2)传播途径评估:①内源性感染为主要感染,假丝酵母菌除寄生阴道外,还可寄生于人的口腔、肠道,这些部位的假丝酵母菌可互相传染;②通过性交直接传染;③通过接触感染的衣物等间接传染。

(3)病史评估:了解有无糖尿病及长期使用抗生素、雌激素和类固醇皮质激素病史,了解个人卫生习惯及有无不洁性生活史。

2.身心状况

(1)症状:外阴、阴道奇痒,坐卧不安,痛苦异常,可伴有尿痛、尿频和性交痛。阴道分泌物为干酪样或豆渣样。

(2)体征:妇科检查见小阴唇内侧、阴道黏膜红肿并附着白色块状薄膜,容易剥离,下面为糜烂及溃疡。

(3)心理-社会状况:患者常因外阴瘙痒痛苦不堪,由于影响休息与睡眠,产生忧虑与烦躁,评估患者心理障碍及影响疾病治疗的原因。

3.辅助检查

(1)悬滴法:在玻片上加1滴温生理盐水,自阴道后穹隆处取少许分泌物混于生理盐水中,用低倍镜检查。若找到白假丝酵母菌的芽孢和假菌丝,即可确诊。

(2)培养法:适于症状典型而悬滴法未见白假丝酵母菌者,可用培养基培养。

(二)护理诊断及合作性问题

1.焦虑

其与易复发、影响休息与睡眠有关。

2.组织完整性受损

其与分泌物增多、外阴瘙痒和搔抓有关。

(三)护理目标

(1)患者情绪稳定,积极配合治疗与护理。

(2)患者病情改善,舒适度提高。

(3)保持组织完整性,组织无破损。

(四)护理措施

1.一般护理

注意个人卫生,保持外阴部清洁、干燥,避免搔抓外阴以免皮肤破损。

2.心理护理

向患者讲解外阴阴道假丝酵母菌病的病因、治疗方法和注意事项等,消除患者的顾虑和焦虑心理,使其积极配合治疗。

3.病情观察

观察患者的外阴瘙痒症状、阴道分泌物的量及颜色等。

4.治疗护理

(1)治疗原则:消除诱因,改变阴道酸碱度,根据患者情况选择局部或全身应用抗真菌药杀灭致病菌。

(2)用药护理。①局部治疗:用2%~4%碳酸氢钠溶液冲洗阴道或坐浴,再选用制霉菌素栓剂、克霉唑栓剂和咪康唑栓剂等置于阴道内,一般7~10 d为1个疗程。②全身用药:若局部用药效果较差或病情顽固者,可选用伊曲康唑、氟康唑、酮康唑等口服。③用药注意:孕妇要积极治疗,否则阴道分娩时新生儿易感染发生鹅口疮。妊娠期坚持局部治疗,禁用口服唑类药物;勤换内裤,内裤、坐浴及洗涤用物应煮沸消毒5~10 min以消灭病原体,避免交叉和重复感染的机会。④用药护理:嘱阴道灌洗或坐浴应注意药液浓度和治疗时间,灌洗药物要充分溶化,温度一般为40 ℃,切忌过烫,以免烫伤皮肤。

(五)健康指导

(1)做好卫生宣教,养成良好的卫生习惯,每天洗外阴、换内裤。切忌搔抓。

(2)约有 15％ 男性与女性患者接触后患有龟头炎,对有症状男性,也应进行检查与治疗。

(3)鼓励患者坚持用药,不随意中断疗程。

(4)嘱积极治疗糖尿病等疾病,正确使用抗生素、雌激素,以免诱发外阴阴道假丝酵母菌病。

(六)护理评价

(1)患者分泌物减少,性状转为正常,舒适感增加。

(2)患者正确复述预防及治疗此疾病的相关知识,做到积极配合并坚持治疗。

三、萎缩性阴道炎

萎缩性阴道炎属非特异性阴道炎,常见于绝经后及卵巢切除后或盆腔放射治疗者。绝经后的萎缩性阴道炎又称老年性阴道炎。

(一)护理评估

1.健康史

(1)病因评估:①妇女绝经后;②手术切除卵巢;③产后闭经;④药物假绝经治疗;⑤盆腔放射治疗后等。由于雌激素水平降低,阴道上皮萎缩变薄,上皮细胞内糖原减少,阴道内 pH 增高,阴道自净作用减弱,局部抵抗力降低,致病菌入侵后易繁殖引起炎症。

(2)病史评估:了解有无糖尿病及长期使用抗生素、雌激素和类固醇皮质激素病史;了解个人卫生习惯及有无不洁性生活史;了解有无进行盆腔放疗等。

2.身心状况

(1)症状:白带增多,多为黄水状,严重感染时可呈脓性,有臭味。黏膜有浅表溃疡时,分泌物可为血性,有的患者可有点滴出血,可伴有外阴瘙痒、灼热、尿频、尿痛和尿失禁等症状。

(2)体征:妇科检查可见阴道皱襞消失,上皮菲薄,黏膜出血,表面可有小出血点或片状出血点;严重时可形成浅表溃疡,阴道弹性消失、狭窄,慢性炎症、溃疡还可引起阴道粘连,导致阴道闭锁。

(3)心理-社会状况:老年人常因思想比较保守,不愿就医而出现无助感。其他患者常因知识缺乏而病急乱投医,因此,应注意评估影响患者不愿就医的因素及家庭支持系统。

3.辅助检查

取分泌物检查,悬滴法排除滴虫性阴道炎和外阴阴道假丝酵母菌病;有血性分泌物时,常需做宫颈刮片或分段诊刮排除宫颈癌和子宫内膜癌。

(二)护理诊断及合作性问题

(1)舒适改变:与外阴瘙痒、疼痛、分泌物增多有关。

(2)知识缺乏:与缺乏绝经后妇女预防保健知识有关。

(3)有感染的危险:与局部分泌物增多、破溃有关。

(三)护理目标

(1)患者分泌物减少,性状转为正常,舒适感增加。

(2)患者正确复述预防及治疗此疾病的相关知识,做到积极配合并坚持治疗。

(3)患者无感染发生体温、血象正常。

(4)患者有感染发生或感染被及时发现和控制,体温、血象正常。

（四）护理措施

1.一般护理

嘱患者保持外阴清洁，勤换内裤。穿棉织内裤，减少刺激等。

2.心理护理

使患者了解老年性阴道炎的病因和治疗方法，减轻其焦虑；对卵巢切除、放疗者给予心理安慰与相关医学知识解释，增强其治疗疾病的信心；解释雌激素替代疗法可缓解症状，帮助其建立治愈疾病的信心。

3.病情观察

观察白带性状、量和气味，有无外阴瘙痒、灼热及膀胱刺激症状等。

4.治疗护理

（1）治疗原则：增强阴道黏膜的抵抗力，抑制细菌生长繁殖。

（2）治疗配合。①增加阴道酸度：用 0.5％醋酸或 1％乳酸溶液冲洗阴道，每天 1 次。阴道冲洗后，将甲硝唑 200 mg 或氧氟沙星 200 mg，放入阴道深部，每天 1 次，7～10 d 为 1 个疗程。②增加阴道抵抗力：针对病因给予雌激素制剂，可局部用药，也可全身用药。将己烯雌酚0.125～0.25 mg，每晚放入阴道深部，7 d为 1 个疗程。③全身用药：可口服尼尔雌醇，首次4 mg，以后每2～4 周 1 次，每晚 2 mg，维持 2～3 个月。

（五）健康指导

（1）对围绝经期、老年妇女进行健康教育，使其掌握预防老年性阴道炎的措施及技巧。

（2）指导患者及其家属阴道灌洗、上药的方法和注意事项。用药前洗净双手及会阴，减少感染的机会。自己用药有困难者，指导其家属协助用药或由医务人员帮助使用。

（3）告知使用雌激素治疗可出现的症状，嘱乳癌或子宫内膜癌患者慎用雌激素制剂。

（六）护理评价

（1）患者分泌物减少，性状转为正常，舒适感增加。

（2）患者正确复述预防及治疗此疾病的相关知识，做到积极配合并坚持治疗。

（刘金苗）

第四节　慢性宫颈炎

慢性宫颈炎是妇科常见病之一。正常情况下，宫颈具有多种防御功能，但宫颈易受性交、分娩及宫腔操作的损伤，引起感染，一旦发生感染，病原体很难被完全清除，久而导致慢性宫颈炎。近年来随着性传播疾病的增加，宫颈炎已经成为妇科常见疾病。由于长期慢性宫颈炎症可诱发宫颈癌，故应及时诊断与治疗。

一、护理评估

（一）健康史

1.病因评估

主要见于感染性流产、产褥期感染、宫颈损伤和阴道异物并发感染，多由急性宫颈炎未治疗或治疗不彻底导致。主要致病菌是葡萄球菌、链球菌、大肠埃希菌和厌氧菌,其次为性传播疾病的病原体,如沙眼衣原体、淋病奈瑟菌,单纯疱疹病毒与慢性宫颈炎的发生也有关系。

2.病史评估

了解婚育史、分娩史、流产及妇科手术后有无损伤;有无性传播疾病的发生;有无急性盆腔炎的感染史及治疗情况;有无不良卫生习惯。

3.病理评估

(1)宫颈糜烂:宫颈糜烂是慢性宫颈炎最常见的病理类型。由于宫颈外口处鳞状上皮坏死脱落,由颈管柱状上皮增生覆盖,宫颈外口处的宫颈阴道部外观呈细颗粒状的红色区,称为宫颈糜烂。根据病理组织形态结合临床,宫颈糜烂可分以下 3 种类型:①单纯型糜烂,炎症初期,鳞状上皮脱落后,仅由单层柱状上皮覆盖,表面平坦;②颗粒型糜烂,炎症继续发展,柱状上皮过度增生并伴有间质增生,糜烂面凹凸不平,呈颗粒状;③乳突型糜烂,柱状上皮和间质继续增生,糜烂面高低不平更加明显,呈乳突状突起。根据糜烂面的面积大小,宫颈糜烂分为 3 度(图 8-1):糜烂面积小于宫颈面积的 1/3 为轻度糜烂;糜烂面积占宫颈面积的 1/3～2/3 为中度糜烂;糜烂面积大于宫颈面积的 2/3 为重度糜烂。根据糜烂深度,宫颈糜烂分为单纯型、颗粒型、乳突型。描写宫颈糜烂时,应同时表示糜烂的面积和深度,如中度糜烂颗粒型。

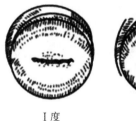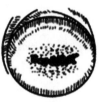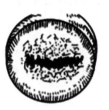

Ⅰ度 　　　　　　 Ⅱ度 　　　　　　 Ⅲ度

图 8-1　宫颈糜烂分度

(2)宫颈肥大:由于慢性炎症的长期刺激,宫颈组织充血、水肿,腺体及间质增生,使宫颈肥大,但表面光滑,由于结缔组织增生而使宫颈硬度增加。

(3)宫颈息肉:慢性炎症长期刺激使宫颈局部黏膜增生,子宫有排出异物的倾向,使增生的黏膜逐渐自基底层向宫颈外口突出而形成息肉。息肉为一个或多个不等,色鲜红、质脆及易出血(图 8-2)。由于炎症持续存在,息肉去除后常有复发。

(4)宫颈腺囊肿:在宫颈糜烂愈合的过程中,新生的鳞状上皮覆盖宫颈腺管口或伸入腺管,将腺管口堵塞。腺管周围的结缔组织增生或瘢痕形成,压迫腺管,使腺管变窄甚至堵塞,腺体分泌物引流受阻、潴留而形成囊肿(图 8-3)。囊肿表面光滑,呈白色或淡黄色。

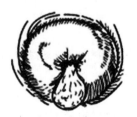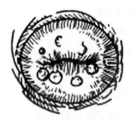

图 8-2　宫颈息肉 　　　　　　　　　　　 图 8-3　宫颈腺囊肿

(5)宫颈黏膜炎:宫颈黏膜炎又称宫颈管炎,病变局限于宫颈管黏膜及黏膜下组织充血、红、肿,向外突出。

(二)身心状况

1.症状

白带增多,多数呈乳白色黏液状,也可为淡黄色脓性。如有宫颈息肉时为血性白带或性交后出血。一旦炎症沿宫骶韧带扩散至盆腔时,患者可有腰骶部疼痛、下坠感,因黏稠脓性白带不利于精子穿透而致不孕。

2.体征

妇科检查可见宫颈有不同程度的糜烂、囊肿、肥大或息肉。

3.心理-社会状况

由于白带增多、腰骶部不适,加之病程长、有异味及外阴不适等,患者常常焦虑不安,接触性出血者担心癌变,思想压力大,因此,应详细评估患者的心理-社会状态及家属态度。

(三)辅助检查

宫颈刮片细胞学检查,排除宫颈癌,必要时宫颈活检,协助明确宫颈病变性质。

二、护理诊断及合作性问题

(1)焦虑及恐惧:与缺乏相关知识及担心癌变有关。
(2)舒适改变:与分泌物增多、下腹及腰骶部不适有关。
(3)组织完整性受损:与宫颈糜烂有关。

三、护理目标

(1)产妇的情绪稳定,能配合护理人员与家人采取有效应对措施。
(2)患者分泌物减少,性状转为正常,舒适感增加。
(3)患者病情得到及时控制,无组织完整性受损。

四、护理措施

(一)一般护理

告知患者注意外阴清洁卫生,每天更换内裤,定期妇科检查。

(二)心理护理

让患者了解慢性宫颈炎的发病原因、临床表现、治疗方法及注意事项,解除患者焦虑心理,鼓励患者积极配合治疗。

(三)治疗护理

1.治疗原则

治疗原则以局部治疗为主,根据临床特点选用物理治疗、药物治疗、手术治疗。在治疗前先排除宫颈癌。

2.治疗配合

(1)物理治疗:物理疗法是目前治疗慢性宫颈炎效果较好、疗程最短的方法,因而较为常用。用物理方法将宫颈糜烂面上皮破坏。使之坏死脱落后,由新生的鳞状上皮覆盖。常用的方法有宫颈激光、冷冻、红外线凝结疗法及微波疗法等。治疗时间是月经干净后 7 d 之内。

（2）手术治疗：宫颈息肉可手术摘除，宫颈肥大、宫颈糜烂较深者且累及宫颈管者可做宫颈锥形切除。

（3）药物治疗：适宜于糜烂面小、炎症浸润较浅者，可局部涂硝酸银、铬酸和中药等，现已少用。目前临床多用康妇特栓剂，简便易行，疗效满意，每天放入阴道 1 枚，连续 7～10 d。

3.病情监护

物理治疗后分泌物增多，甚至有多量水样排液，术后 1～2 周脱痂时可有少量出血，创口愈合需4～8周。故应嘱患者保持外阴清洁，注意 2 个月内禁止性生活和盆浴。2 次月经干净后复查，效果欠佳者可进行第二次治疗。

五、健康指导

向患者传授防病知识，积极治疗急性宫颈炎；告知患者定期做妇科检查，发现炎症排除宫颈癌后予以积极治疗；避免分娩或器械损伤宫颈；产后发现宫颈裂伤应及时缝合。此外，应注意个人卫生，加强营养，增强体质。

六、护理评价

（1）患者主要症状是否明显改善，甚至完全消失。

（2）患者焦虑情绪是否缓解，是否能正确复述预防及治疗此疾病的相关知识。

（刘金苗）

第五节　子宫内膜异位症

子宫内膜异位症是指具有生长功能的子宫内膜生长在子宫腔内壁以外引起的症状和体征。异位的子宫内膜绝大多数局限在盆腔内的生殖器官和邻近器官的腹膜面，故临床上称为盆腔子宫内膜异位症。当子宫内膜生长在子宫肌层内称子宫腺肌病，部分患者两者可合并存在。

近年来子宫内膜异位症的发病率明显增高，是目前常见的妇科病之一。多见于 30～40 岁的妇女。本病为良性病变，但有远距离转移和种植能力。初潮前无发病者，绝经后异位的子宫内膜组织可逐渐萎缩吸收，妊娠或使用性激素抑制卵巢功能可暂时阻止本病的发展，因此，子宫内膜的发病与卵巢的周期性变化有关。也发生周期性出血，引起周围组织纤维化、粘连，病变局部形成紫蓝色硬结或包块。卵巢的子宫内膜异位症最为常见，卵巢内的异位内膜因反复出血而形成多个囊肿，但以单个多见，故又称为卵巢子宫内膜异位囊肿。囊肿内含暗褐色黏稠的陈旧血，状似巧克力液体，故又称为卵巢巧克力囊肿。

一、护理评估

（一）病史

1.月经史

初潮年龄，月经周期、经期和经量是否正常，有无痛经或其他伴随症状。痛经的性质，是否为进行性加重。

2.婚育史

结婚年龄,婚次,夫妻性生活情况,有无经期性交,生育情况,足月产、早产和流产次数,现有子女数等。

3.既往病史

有无先天性生殖道畸形、子宫手术或经期盆腔检查等情况。

(二)身心状态

1.身体状态

(1)痛经:痛经是子宫内膜异位症的典型症状,其特点为继发性和进行性加重。疼痛多位于下腹部和腰骶部,可放射至阴道、会阴、肛门或大腿,常于月经来潮前1～2 d开始,经期第1天最为剧烈,以后逐渐减轻,至月经干净时消失。

(2)月经失调:部分患者有经量增多和经期延长,少数出现经前期点滴出血。月经失调可能与卵巢无排卵、黄体功能不足等有关。

(3)性交痛:由于异位的内膜出现在子宫直肠陷凹或病变导致子宫后倾固定,性交时子宫颈受到碰撞及子宫收缩和向上提升,可引起疼痛。

(4)不孕:占40%左右,其不孕的原因可能与盆腔内器官和组织广泛粘连和输卵管的蠕动减弱,影响卵子的排出、摄取和受精卵的运行有关。

2.心理状态

由于疼痛、不孕造成患者顾虑重重,心理压力大,需要手术的患者会有紧张、恐惧等心理问题。

(三)诊断性检查

1.妇科检查

典型者子宫后倾固定,盆腔检查可扪及盆腔内有触痛性结节或子宫旁有不活动的囊性包块。

2.辅助检查

(1)B型超声检查:可确定卵巢子宫内膜异位囊肿的位置、大小和形状。

(2)腹腔镜检查:可发现盆腔内器官或子宫直肠陷凹、子宫骶骨韧带等处有紫蓝色结节。

二、护理诊断

(一)焦虑

其与不孕和需要手术有关。

(二)知识缺乏

其与缺乏自我照顾及与手术相关的知识有关。

(三)舒适改变

其与痛经及手术后伤口有关。

三、护理目标

(1)患者能正确认识疾病的性质及发生原因,解除紧张、恐惧的心理,坚定治疗信心。

(2)患者自觉疼痛症状缓解。

四、护理措施

(1)心理护理:许多年轻患者因顽固的痛经、不孕等情况而焦虑。护理人员应多关心和理解患者,说明该病只要坚持用药或采取必要的手术便可改善症状,鼓励患者树立信心,积极配合治疗,对尚未生育的患者应给予指导和帮助,促使其尽早受孕。

(2)做好卫生宣传教育工作,防止经血逆流,如有先天性生殖道畸形或后天性炎性阴道狭窄、宫颈粘连等,应及时手术。凡进入宫腔内的经腹手术,应保护腹壁切口和子宫切口,防止子宫内膜种植到腹壁切口或子宫切口。经期应避免盆腔检查和性交。

(3)使用激素治疗患者,应介绍服药的注意事项及用后可能出现的反应(恶心、食欲缺乏、闭经、乏力或体质量增加等),使其解除思想顾虑,提高治疗效果。

(4)用药期间注意有无卵巢子宫内膜异位囊肿破裂的征象。如出现急性腹痛,应及时通知医师,并做好剖腹探查的各项准备。

(5)对需要手术者应按腹部手术做好术前准备和术后护理。

(6)出院健康教育,加强患者对病程及治疗的认识,指导伤口处理和康复教育,术后6周避免盆浴和性生活,6周后来院复查。

五、评价

(1)患者无焦虑的表现、并对治疗充满信心。

(2)患者能按时服药并了解药物的反应。

(3)自觉症状缓解和消失。

(刘金苗)

第六节 子宫肉瘤

子宫肉瘤是来源于子宫肌层或肌层内结缔组织和子宫内膜间质的恶性程度较高的女性生殖器官肿瘤。

一、护理评估

(一)临床表现
早期症状不明显,随着病情发展,可出现下列表现。

(1)阴道不规则出血。

(2)阴道分泌物增多或排液。

(3)原有子宫肌瘤短期内增大,腹痛、腹部包块。

(4)可有膀胱或直肠压迫症状。

(5)体征:子宫增大外形不规则,可见脱出宫颈口及阴道内赘生物,晚期可呈冰冻骨盆,腹水,贫血及恶病质。

(二)治疗
治疗以手术为主,术后加用放疗或化疗。

(三)康复
(1)做好心理护理,鼓励患者表达自己感受。

(2)遵医嘱用药。

(3)定期随访,及时发现异常。

二、护理诊断

(一)绝望

其与疾病的诊断有关。

(二)疼痛

其与疾病及手术有关。

(三)睡眠形态紊乱

其与疾病的诊断及环境改变有关。

(四)知识缺乏

其与对疾病知识及术前术后注意事项不了解有关。

三、护理目标

(1)患者能提高对本病的认识,消除绝望心理,增强治疗信心。

(2)减轻缓解疼痛。

(3)改善睡眠质量,适应术前术后环境。

(4)了解疾病知识及术前术后注意事项。

四、护理措施

(一)术前护理

(1)向患者介绍有关子宫肉瘤的医学常识,介绍诊治过程中出现的各种情况及应对措施。

(2)遵医嘱做好术前护理,饮食以高蛋白、易消化为主。

(二)协助术后康复

(1)连续心电监护,每小时观察并记录一次生命体征及血氧饱和度。

(2)注意输液速度,记录出入量。

(3)保持尿管、盆腔引流管通畅,认真观察引流物性状及量。

(4)观察伤口有无渗出,腹带松紧适宜,减轻伤口张力。

(5)遵医嘱给予止痛剂。

(6)指导患者进行床上肢体活动,防止静脉血栓及压疮发生。

(三)健康指导

(1)保持外阴清洁干燥。

(2)术后禁止性生活3个月。

(3)遵医嘱每个月入院化疗。

(4)应定期进行肺部检查。

五、评价

(1)患者能列举常用的缓解心理应激的措施,心情平稳,积极配合治疗。

(2)患者术后疼痛逐渐缓解或消失。

（3）患者能叙述影响睡眠的因素及应对技巧。

（4）患者出院时，能列举康复期随访事宜。

（刘金苗）

第七节 卵 巢 肿 瘤

卵巢肿瘤是女性生殖系统常见肿瘤之一，可发生于任何年龄。由于卵巢位于盆腔深部，卵巢肿瘤早期无症状，又缺乏早期诊断的有效方法，患者就医时，恶性肿瘤多为晚期，预后差。其死亡率已居妇科恶性肿瘤的首位，严重地威胁着妇女生命和健康。

一、分类

卵巢肿瘤的分类方法较多，世界卫生组织（WHO）于1973年制定的卵巢肿瘤组织学分类方法，将卵巢肿瘤分为卵巢上皮性肿瘤、性索间质肿瘤、生殖细胞肿瘤和转移性肿瘤。

二、常见肿瘤及病理特点

（一）卵巢上皮性肿瘤

卵巢上皮性肿瘤是最常见的卵巢肿瘤，占卵巢肿瘤的2/3，来源于卵巢表面的生发上皮。可分良性、交界性、恶性3种。交界性肿瘤是一种低度潜在恶性肿瘤，无间质浸润，生长缓慢，转移率低，复发迟。

1.浆液性囊腺瘤

浆液性囊腺瘤约占卵巢良性肿瘤的25%。多为单侧，分单纯性和乳头状两种。前者中等大小，囊壁光滑。单房，囊内为淡黄色清亮液体，后者多房，囊壁上有乳头状物生长，穿透囊壁可发生腹腔种植。镜下可见囊壁内为单层立方上皮或柱状上皮，间质内见砂粒体。

2.浆液性囊腺癌

浆液性囊腺癌最常见的卵巢恶性肿瘤，占40%～50%。多为双侧，实性或囊实性，表面光滑，或有乳头状生长，有出血坏死。镜下见瘤细胞大小不一，复层，排列紊乱，并向间质浸润。恶性度高，预后差。

3.黏液性囊腺瘤

黏液性囊腺瘤约占卵巢良性肿瘤的20%。常为单侧多房，表面光滑，灰白色，囊壁较厚，内为胶冻状黏液，可长成巨大卵巢肿瘤。镜下见囊壁内衬单层柱状上皮，产生黏液，可见杯状细胞和嗜银细胞。如囊壁破裂，瘤细胞可广泛种植于腹膜上，继续生长并分泌黏液，形成结节状，称腹膜黏液瘤。

4.黏液性囊腺癌

黏液性囊腺癌约占卵巢恶性肿瘤的10%，由黏液性囊腺瘤恶变而来，多为单侧，表面光滑，实性或囊实性。镜下见腺体密集，间质较少，瘤细胞复层排列，有间质浸润。预后较好。

（二）卵巢生殖细胞肿瘤

卵巢生殖细胞肿瘤为来源于生殖细胞的一组肿瘤，其发生率仅次于上皮性肿瘤，多见于儿童及青少年。

1.畸胎瘤

通常由 2～3 个胚层组织组成,这些组织可以是成熟的或不成熟的,肿瘤可以是囊性,也可以是实性。其恶性程度与组织分化程度有关。

(1)成熟畸胎瘤:又称皮样囊肿,是最常见的卵巢良性肿瘤。可发生于任何年龄。单侧为主,中等大小,圆形或椭圆形,表面光滑呈灰白色,囊腔内充满油脂及毛发,有时可见牙齿或骨组织。

(2)未成熟畸胎瘤:由分化程度不同的未成熟的胚胎组织组成,多为原始神经组织。多为实性,转移及复发率均较高,预后差。

2.无性细胞瘤

属中度恶性肿瘤。单侧居多,中等大小,实性,表面光滑,切面呈淡棕色。间质中常有淋巴浸润。对放疗极敏感。

3.内胚窦瘤

又称卵黄囊瘤,较罕见。瘤体较大,单侧,呈圆形或卵圆形。切面实性为主,灰黄色,常有出血坏死。瘤细胞可产生甲胎蛋白(AFP)。生长迅速,早期即出现转移,故恶性度极高,预后差。

(三)卵巢性索间质肿瘤

来源于原始性腺中的性索及间质,占卵巢恶性肿瘤的 5%～8%。本组肿瘤多具有内分泌功能,可分泌性激素。

1.颗粒细胞瘤

颗粒细胞瘤占性索间质肿瘤的 80% 左右,为低度恶性肿瘤,任何年龄均可发生,以 45～55 岁常见。多为单侧,圆形或卵圆形,大小不一,表面光滑。切面组织脆而软,伴有出血坏死灶。一般预后良好,5 年生存率达 80% 以上。

2.卵泡膜细胞瘤

卵泡膜细胞瘤为实质性的良性肿瘤,单侧,大小不一,呈圆形或卵圆形,切面灰白色,瘤细胞呈短梭形,胞浆中含有脂质,排列呈漩涡状。可分泌雌激素,故有女性化作用。

3.纤维瘤

纤维瘤为良性肿瘤,多发生于中年妇女,常为单侧,中等大小,实性,表面光滑。切面灰白色,质地坚硬,纤维组织呈编织状排列。可伴有胸腔积液或腹水,称为梅格斯综合征,肿瘤切除后,胸腔积液、腹水可自然消退。

4.支持细胞-间质细胞瘤

支持细胞-间质细胞瘤又称睾丸母细胞瘤,是一种能分泌男性激素的肿瘤,为低度恶性,罕见,多发生于 40 岁以下的妇女。单侧,实性,较小,表面光滑,有时呈分叶状,切面灰白色。镜下可见不同程度的支持细胞及间质细胞。患者常有男性化症状。5 年存活率为 70%～90%。

(四)卵巢转移性肿瘤

占卵巢肿瘤的 5%～10%。身体各部位的肿瘤均可能转移到卵巢,以乳腺、胃肠道和子宫的肿瘤最多见。库肯勃瘤是来自胃肠道的卵巢转移癌,呈双侧性、实性、中等大小及表面光滑。镜下可见印戒细胞。恶性度高,预后极差。

三、恶性肿瘤的分期

采用国际妇产科联盟(FIGO,2 000)的手术病理分期(表 8-1)。

表 8-1 原发性卵巢恶性肿瘤的手术病理分期(FIGO,2 000)

期别	肿瘤累及范围
Ⅰ期	肿瘤局限于卵巢
ⅠA	肿瘤局限于一侧卵巢,包膜完整,表面无肿瘤,腹水或腹腔冲洗液中未查见恶性细胞
ⅠB	肿瘤局限于两侧卵巢,包膜完整;表面无肿瘤;腹水或腹腔冲洗液中未查见恶性细胞
ⅠC	肿瘤局限于单侧或两侧卵巢,伴有以下任何一项者:包膜破裂、卵巢表面有肿瘤、腹水或腹腔冲洗液中查见恶性细胞
Ⅱ期	肿瘤累及一侧或双侧卵巢,伴盆腔内扩散
ⅡA	蔓延和/或转移到子宫和/或输卵管,腹水或冲洗液中无恶性细胞
ⅡB	蔓延到其他盆腔组织,腹水或冲洗液中无恶性细胞
ⅡC	ⅡA或ⅡB病变,但腹水或冲洗液中查见恶性细胞
Ⅲ期	一侧或双侧卵巢肿瘤,镜检证实有盆腔外的腹膜转移和/或区域淋巴结转移,肝表面转移为Ⅲ期
ⅢA	淋巴结阴性,组织学证实盆腔外腹膜表面有镜下转移
ⅢB	淋巴结阴性,腹腔转移灶直径≤2 cm
ⅢC	腹膜转移灶直径>2 cm 和/或腹膜后区域淋巴结阳性
Ⅳ期	远处转移(胸腔积液有癌细胞,肝实质转移)

四、临床表现

(一)症状

卵巢肿瘤早期多无自觉症状,常在妇科检查或做 B 超时发现。随着肿瘤的增大,出现腹胀不适、尿频、便秘、心悸和气急等压迫症状,腹部触及肿块。若为恶性肿瘤,腹部肿块短期内迅速增大,出现腹胀、腹水;若肿瘤压迫神经、血管或向周围组织浸润,可引起腹痛、腰痛、下肢疼痛及水肿。晚期可出现恶病质。

(二)体征

妇科检查在子宫一侧或双侧扪及囊性或实质性肿物,良性肿瘤包块多囊性、表面光滑、活动与子宫不相连;恶性肿瘤包块多为双侧、实性、表面高低不平及固定不动,子宫直肠陷凹可触及大小不等的结节。

(三)卵巢良、恶性肿瘤的鉴别

具体鉴别见表 8-2。

表 8-2 卵巢良性肿瘤与恶性肿瘤的鉴别

	卵巢良性肿瘤	卵巢恶性肿瘤
病史	生长缓慢,病程长,多无症状,生育期多见	生长迅速,病程短,幼女、青春期或绝经后妇女多见
体征	多为单侧,囊性,表面光滑,活动,一般无腹水	多为双侧,实性或囊性表面不规则,固定,直肠陷凹可触及结节,常伴腹水,且为血性,可查见癌细胞
一般情况	良好,多无不适	逐渐出现恶病质
B超检查	边界清楚,液性暗区,有间隔光带	肿块边界不清,液性暗区,光点杂乱

五、常见并发症

(一)破裂

破裂有外伤性破裂和自发性破裂两种。外伤性破裂可因腹部受到重击、分娩、性交、妇科检查及穿刺引起,自发性破裂则可由肿瘤生长过快所致或恶性肿瘤浸润穿透囊壁。其症状轻重与破口大小、流入腹腔囊液的性质、数量有关。轻者仅有轻度腹痛,重者致剧烈腹痛伴恶心、呕吐,有时导致内出血、腹膜炎。

(二)感染

感染多继发于蒂扭转或破裂后,也可由邻近器官感染蔓延所致。主要表现为发热、腹痛,肿块压痛、腹肌紧张,白细胞数升高。

(三)恶变

恶变早期多无症状,若肿瘤短时间内迅速增大,应疑有恶变。若出现腹水,已属晚期。因此,确诊为卵巢肿瘤者应尽早手术。

六、治疗原则

(一)良性肿瘤

一经确诊,即应手术治疗。可根据患者的年龄、有无生育要求及对侧卵巢情况决定手术范围。年轻、单侧良性肿瘤可行卵巢肿瘤剥出术、卵巢切除术或患侧附件切除术。围绝经期妇女可行全子宫及双附件切除术。

(二)恶性肿瘤

恶性肿瘤以手术为主,辅以化疗、放疗。

1.手术

手术是恶性卵巢肿瘤的首选方法。首次手术尤为重要。疑为恶性肿瘤者,应尽早剖腹探查。早期患者一般做全子宫、双附件加大网膜切除及盆腔和腹主动脉旁淋巴结清扫术。晚期可行肿瘤细胞减灭术。

2.化疗

化疗为主要的辅助治疗方法。卵巢恶性肿瘤对化疗比较敏感,可用于预防肿瘤复发、消除残留病灶,或已无法施行手术的晚期患者。常用的化疗药物有顺铂、环磷酰胺、多柔比星、氟尿嘧啶和放线菌素 D 等。多采用联合化疗。

3.放疗

放疗常作为手术后的辅助治疗,无性细胞瘤对放疗最敏感;颗粒细胞瘤中度敏感,上皮性癌也有一定的敏感性。

七、护理评估

(一)健康史

卵巢肿瘤的病因目前尚不清楚,一般认为与遗传和家族史有关,据相关分析,20%～25%卵巢恶性肿瘤患者都有家族史。此外,还与饮食习惯(如长期食用高胆固醇食物)及内分泌因素有关。所以,需评估患者年龄、生育史、有无其他肿瘤疾病史及卵巢肿瘤的家族史。了解有无相关的内分泌、饮食等高危因素。

（二）身体状况

1.症状

卵巢肿瘤体积较小或发病初期常无症状。产生激素的卵巢肿瘤在发病初期可以引起月经紊乱。随着卵巢肿瘤体积增大，患者会有肿胀感，继续长大可出现尿频、便秘等压迫症状。晚期卵巢肿瘤患者出现消瘦、贫血、恶病质表现。

2.体征

评估患者妇科检查的结果，注意有无腹围增大、有无腹水、卵巢肿瘤的性质、肿瘤的部位及其大小等情况。

（三）心理、社会状况

卵巢肿瘤性质确定之前，患者及其家属多表现为紧张不安和焦虑，既想得到确切的结果，又怕诊断为恶性肿瘤。而一旦确诊为恶性，因手术和反复化疗影响其正常生活、疾病可能导致死亡等原因，患者常表现为悲观、抑郁甚至绝望的情绪。

（四）辅助检查

1.B超检查

B超检查可了解肿块的位置、大小、形态和性质，与子宫的关系，并可鉴别卵巢肿瘤、腹水或结核性包裹性积液。

2.细胞学检查

腹水或腹腔冲洗液找癌细胞，可协助诊断及临床分期。

3.腹腔镜检查

腹腔镜检查可直接观察肿块的部位、形态、大小和性质，并可行活检或抽取腹腔液进行细胞学检查。

4.肿瘤标志物检查

卵巢上皮性癌患者血清中癌抗原（CA125）水平升高，黏液性卵巢癌时癌胚抗原（CEA）升高，卵巢绒癌时绒毛膜促性腺激素（HCG）升高；甲胎蛋白（AFP）则对内胚窦瘤、未成熟畸胎瘤有诊断意义；颗粒细胞瘤、卵泡膜细胞瘤患者体内雌激素水平升高。睾丸母细胞瘤患者尿中17-酮、17-羟类固醇升高。

八、护理诊断

（1）疼痛：与卵巢肿瘤蒂扭转或肿瘤压迫有关。

（2）营养失调，低于机体需要量：与恶性肿瘤、治疗不良反应及产生腹水有关。

（3）预感性悲哀：与卵巢癌预后不佳有关。

九、护理目标

（1）患者疼痛减轻或消失。

（2）患者营养摄入充足。

（3）患者能正确面对疾病，焦虑程度减轻。

（4）患者及其家属能积极配合治疗。

十、护理措施

(一)心理护理

护理人员应有同情心,关心体贴患者,建立良好的护患关系,详细了解患者的疑虑和需求,认真听取患者的诉说,并对患者所提出的各种疑问给予明确答复;鼓励患者尽可能参与护理计划,鼓励家属参与照顾患者,让患者能感受到来自多方面的关爱,尤其是确定肿瘤是良性者,要及时将诊断结果告诉患者,消除其紧张焦虑心理,从而增强战胜疾病的信心。

(二)饮食护理

疾病及化疗通常会使患者营养失调。应鼓励患者进食高蛋白、高维生素和营养素全面且易消化的饮食。进食不足和全身营养状况极差者,遵医嘱静脉补充高营养液及成分输血等,保证治疗效果。

(三)病情观察

术后注意观察切口及阴道残端有无渗血、渗液并及时更换敷料与会阴血垫。对切口疼痛者遵医嘱应用镇痛剂。对行肿瘤细胞减灭术者,术后一般放置腹膜外引流管与腹腔化疗管各1根。对留置的化疗管末端用无菌纱布包扎,固定于腹壁,防止脱落,以备术后腹腔化疗所用。引流管接负压引流袋,固定好,保持引流通畅,记录引流量与引流液性质。

(四)接受各种检查和治疗的护理

1.手术后一般护理

见腹部手术后护理。一般,术后第2天血压稳定后取半卧位,利于腹腔及阴道分泌物的引流,减少炎症与腹胀发生。对行肠切除患者应暂禁食,根据医嘱行持续胃肠减压,保持通畅,记录引流量及性质。对未侵及肠管者,可于第2天给流质饮食,同时服用胃肠动力药,促进肠蠕动恢复,3 d后根据肠蠕动恢复情况改半流质饮食或普通饮食,保持大便通畅。卧床期间,做好皮肤护理,避免压疮。鼓励床上活动,叩背,及时清除痰液,防止肺部并发症,待病情许可后,协助患者离床活动。

2.腹腔插管化疗的护理

卵巢癌患者术中往往发现盆腹腔各脏器浆膜表面广泛播散粟粒样或较大的植入病灶,经肿瘤减灭术后仍存散在病灶,术后腹腔插管化疗可使化疗药物与病灶直接接触,使局部药物浓度升高,而体循环的药物浓度较低。腹腔化疗能提高疗效并减少因化疗引起的全身反应。化疗方案根据组织学分类而定,多在腹部切口拆除缝线后行第1个疗程,或术中腹腔即放置化疗药,待1个月后再行第2个疗程。腹腔灌注化疗药物时应严格无菌操作,防止感染,注药前先注入少量生理盐水,观察注药管是否通畅,有无外渗。灌注药液量多时,应先将液体适当加温,避免药液过凉,导致患者寒战。灌注完毕,注药管末端包扎,嘱患者翻身活动,使药物在腹腔内均匀分布。

3.并发症观察与护理

同腹部手术后并发症观察与护理。

(五)健康教育

1.预防

30岁以上妇女,应每年进行1次妇科检查。高危人群不论年龄大小,最好每半年接受1次检查,以排除卵巢肿瘤。

2.出院指导

对手术后患者出院前应进行康复指导,对单纯一侧附件切除的患者也可因性激素水平波动而出现停经、潮热等症状。让患者了解这些症状,有一定心理准备,必要时可在医师指导下接受雌激素补充治疗,以缓解症状。对行卵巢癌根治术后患者应根据病理报告的组织学类型、临床分期和组织学分级,告知其家属,并讲清后期化疗的必要性,化疗既可用于预防复发,也可用于手术未能全部切除者。化疗多需 8～10 个疗程,一般为每月 1 次,化疗应在医院进行,以便随时进行各系统化疗不良反应的监测,护士应督促、协助患者克服实际困难,正确指导患者减轻化疗反应,顺利完成治疗计划。

3.做好随访

未手术的患者 3～6 个月随访 1 次,观察肿瘤的大小变化情况。良性肿瘤术后按一般腹部手术后 1 个月常规进行复查。恶性肿瘤术后易于复发,应长期随访。术后 1 年每月 1 次;术后第 2 年每 3 个月 1 次;术后 3～5 年每 3～6 个月 1 次;以后可每年 1 次。

十一、结果评价

(1)患者能说出应对疼痛的方法,自述疼痛减轻。

(2)患者合理膳食,能维持体质量。

(3)患者能正常与人交往,树立正确自我形象。

(刘金苗)

第九章　儿科护理

第一节　急性上呼吸道感染

急性上呼吸道感染是小儿最常见的疾病,主要侵犯鼻、鼻咽和咽部,常诊断为"急性鼻咽炎(普通感冒)""急性咽炎""急性扁桃体炎"等,也可统称为上呼吸道感染。

一、病因

各种病毒和细菌都可引起上呼吸道感染,尤以病毒为多见,占上呼吸道感染发病病原体的60%甚至90%以上,常见有鼻病毒、腺病毒、副流感病毒、流感病毒、呼吸道合胞病毒等,其他病毒如冠状病毒、肠道病毒、单纯疱疹病毒、EB病毒等也可引起。细菌感染常继发于病毒感染之后,其中溶血性链球菌占重要地位,其次为肺炎链球菌、葡萄球菌、嗜血流感杆菌,偶尔也有革兰氏阴性杆菌。亦有报道肺炎支原体菌亦可引起上呼吸道感染。

二、病理改变

病变部位早期表现为毛细血管和淋巴管扩张,黏膜充血水肿、腺体及杯状细胞分泌增加及单核细胞和吞噬细胞浸润,以后转为中性粒细胞浸润,以及上皮细胞和纤毛上细胞坏死脱落。恢复期上皮细胞新生、黏膜修复、恢复正常。

三、临床表现

本病多为散发,偶然亦见流行。婴幼儿患病症状较重,年长儿较轻。婴幼儿患病时可有或无流涕、鼻塞、喷嚏等呼吸道症状,常突发高热、呕吐、腹泻,甚至因高热而引起惊厥。年长儿患者常有流涕、鼻塞、喷嚏、咽部不适、发热等症状,可伴有轻度咳嗽与声嘶。部分患儿发病早期可出现脐周围阵痛、咽炎、咽痛等症状,咽黏膜充血。若咽侧索也受累,则在咽两外侧壁上各见一纵行条索状肿块突出。疱疹性咽峡炎,在咽弓、软腭、悬雍垂黏膜上可见数个或数十个灰白色小疱疹,直径为1～3 mm,周围有红晕,1～2 d破溃成溃疡。咽结合膜热患者,临床特点为发热39 ℃左右,咽炎及结膜炎同时存在,而有别于其他类型的上呼吸道感染。急性扁桃体炎除了发热咽痛外,扁桃体可见明显红肿,表面有黄白色脓点,可融合成假膜状。

四、实验室检查

病毒感染时白细胞计数多偏低或正常,粒细胞不增高。病因诊断除病毒分离与血清反应外,近年来广泛利用免疫荧光、酶联免疫等方法开展病毒学的早期诊断,对初步鉴别诊断有一定帮助。细菌感染时白细胞计数及中性粒细胞可增高;由链球菌引起者血清抗链球菌溶血素"O"滴度增高,咽拭子培养可有致病菌生长。

五、诊断

急性上呼吸道感染具有典型症状,如发热、鼻塞、咽痛、扁桃体肿大等全身和局部症状,结合季节、流行病学特点等,临床诊断并不困难,但对病原学的诊断则需依靠病毒学和细菌学检查。

六、鉴别诊断

(1)症状中以高热惊厥和腹痛严重者,须与中枢神经系统感染和急腹症等疾病相鉴别。

(2)很多急性传染病早期,也有上呼吸道感染的症状,虽然现在预防接种比较普遍及传染病发病率明显下降,但在传染病流行季节要仔细询问麻疹、猩红热、腮腺炎、百日咳、流感及脊髓灰质炎的流行接触史。夏季时尤其要注意和中毒性疾病的早期相鉴别。

(3)如有高热、流涎、拒食、咽后壁及扁桃体周围有小疱疹及小溃疡者,可诊断为疱疹性咽峡炎;如高热、咽红伴眼结膜充血,可诊断为咽结膜热;扁桃体红肿且有渗出者,可诊断为急性扁桃体炎或化脓性扁桃体炎;如有明显流行史、高热、四肢酸痛、头痛等全身症状而较鼻咽部症状更重时,要考虑为流感。

七、治疗

(一)一般治疗

充分休息,多饮水,注意隔离,预防并发症。世界卫生组织在急性呼吸道感染的防治纲要中指出,关于感冒的治疗主要是家庭护理和对症处理。

(二)对症治疗

1.高热

高热时口服阿司匹林类药物,剂量为每次 10 mg/kg,持续高热可每 4 h 口服 1 次;亦可用对乙酰氨基酚,剂量为每次5～10 mg/kg,市场上多为糖浆剂,便于小儿服用。高热时还可用赖氨酸阿司匹林或复方氨林巴比妥等肌内注射,同时亦可用冷敷、温湿敷、乙醇擦浴等物理方法降温。

2.高热惊厥

出现高热惊厥可针刺人中、十宣等穴位或肌内注射苯巴比妥为每次 4～6 mg/kg,有高热惊厥史的小儿可在服退热剂同时服用苯巴比妥等镇静药。

3.鼻塞

乳儿鼻塞妨碍喂奶时,可在喂奶前用 0.5%麻黄碱 1～2 滴滴鼻,年长儿亦可加用氯苯那敏等脱敏剂。

4.咽痛

疱疹性咽峡炎时可用冰硼酸、锡类散、金霉素鱼肝油或碘甘油涂抹口腔内疱疹或溃疡处;年长儿可口含碘喉片及其他中药利咽喉片,如华素片、度美芬、四季润喉片、草珊瑚、西瓜霜润喉片等。

(三)病因治疗

如诊断为病毒感染,目前常用1‰利巴韦林滴鼻,每2～3 h双鼻孔各滴2～3滴,或口服利巴韦林口服液(威乐星),或用利巴韦林口含片。亦有用口服金刚烷胺、吗啉双呱片,但疗效不肯定。如明确腺病毒或单纯性溃疡病毒感染,亦有用碘苷、阿糖胞苷。近年来有报道用干扰素治疗重症病毒性感染取得较好疗效。如诊断为细菌感染,大多合并有中耳炎、鼻窦炎、化脓性扁桃体炎、淋巴结炎及下呼吸道炎症时,可选用复方新诺明、氨苄西林、阿莫西林或其他抗生素。但多数上呼吸道感染病例不应滥用抗生素。

(四)风热两型

风热两型治法以清热解表为主,常用中成药有银翘解毒片、桑菊感冒片、感冒退热冲剂、板蓝根冲剂及双黄连口服液等。

八、预防

减少上呼吸道感染的根本办法在于预防。平时要多户外活动,增强体质,要避免交叉感染,特别是在感冒流行季节要少去公共场所或串门;注意气候骤变,及时添减衣服;对体弱患儿及反复呼吸道感染的患儿,可服玉屏风散或左旋咪唑,0.25～3 mg/(kg·d),每周服2 d停5 d,3个月为1个疗程,亦可口服卡慢舒。这些治疗目的多是增强机体抵抗力,预防呼吸道感染复发。

九、并发症

正常5岁以下小儿平均每年患急性呼吸道感染4～6次。但有的患儿患呼吸道感染的次数过于频繁,可称为反复呼吸道感染。

(一)影响因素

由于小儿正处在生长发育之中,身体的免疫系统还未发育完善,缺乏抵御微生物侵入的能力,故很容易患急性呼吸道感染,但有的患儿由于环境或机体本身条件比一般小儿更易患急性呼吸道感染,影响因素有以下几点。

1.机体条件

如患儿长期营养不良,婴儿母乳不足又未及时添加辅食,体内缺乏必需的蛋白质、脂肪及热量不足,影响器官组织的正常发育致抵抗力低下;也有的家庭经济条件并不差,但父母缺乏科学育儿知识,偏食或喂养不合理,特别是只喝牛奶、巧克力,缺乏多种维生素和微量元素如铁、锌等,也会对免疫系统造成损害,导致患儿抗病能力下降而易患病。

2.环境因素

环境因素特别是大气污染或被动吸烟。如冬天屋内生炉子,空气中大量烟雾、粉尘及有害物质进入小儿呼吸道;同样被动吸烟也是致病因素。这些有害物质不但损伤呼吸道正常黏膜,而且还可降低抵抗力,诱发呼吸道感染。有报道在吸烟家庭中生长的婴儿比无吸烟家庭的小儿患急性呼吸道感染的机会大数倍至近10倍。

3.先天因素

小儿患有先天的免疫缺陷病或暂时性免疫低下也可造成反复呼吸道感染。

(二)诊断

根据1987年全国小儿呼吸道疾病学术会议讨论标准作出诊断(表9-1)。

表 9-1　小儿反复呼吸道疾病诊断标准

年龄(岁)	上呼吸道感染(次/年)	下呼吸道感染(次/年)
0～2	7	3
3～5	5	2
6～12	5	2

(三)治疗

急性感染可参照上述方法外,还要针对引起反复上呼吸道感染的原因,如增加营养、改善环境因素。应该指出患先天性免疫缺陷的小儿是极少数,大部分还是护理问题,因此,增强患儿体质是治疗及预防的根本。加强体育锻炼及注意户外活动,使患儿增强适应外界环境及气候变化的能力;同时注意对反复呼吸道感染患儿的生活护理,随气候变化增减衣服,切忌过捂过饱,这些都是治疗反复呼吸道感染的关键。

十、护理评估

(一)健康史

询问发病情况,注意有无受凉史或当地有无类似疾病的流行,患儿发热开始的时间、程度,伴随症状及用药情况;了解患儿有无营养不良、贫血等病史。

(二)身体状况

观察患儿精神状态,注意有无鼻塞、呼吸困难,测量体温,检查咽部有无充血和疱疹,扁桃体及颈部淋巴结是否肿大,结合咽喉膜有无充血,皮肤有无皮疹,腹痛及支气管、肺受累的表现。了解血常规等实验室检查结果。

(三)心理社会状况

了解患儿及其家长的心理状态和对该病因、预防及护理知识的认识程度;评估患儿家庭环境及经济情况,注意疾病流行趋势。

十一、常见护理诊断与合作性问题

(一)体温过高

体温过高与上呼吸道感染有关。

(二)潜在并发症(惊厥)

其与高热有关。

(三)有外伤的危险

发生外伤与发生高热惊厥时抽搐有关。

(四)有窒息的危险

窒息与发生高热惊厥时胃内容物反流或痰液阻塞有关。

(五)有体液不足的危险

其与高热大汗及摄入减少有关。

(六)低效性呼吸形态

这与呼吸道炎症有关。

(七)舒适的改变

此与咽痛、鼻塞等有关。

十二、护理目标

(1)患儿体温降至正常范围(36 ℃~37.5 ℃)。

(2)患儿不发生惊厥或惊厥时能被及时发现。

(3)患儿维持于舒适状态无自伤及外伤发生。

(4)患儿呼吸道通畅无误吸及窒息发生。

(5)患儿体温正常,能接受该年龄组的液体入量。

(6)患儿呼吸在正常范围,呼吸道通畅。

(7)患儿感到舒适,不再哭闹。

十三、护理措施

(1)保持室内空气新鲜,每天通风换气 2~4 次,保持室温 18 ℃~22 ℃,湿度 50%~60%,空气每天用过氧乙酸或含氯制剂喷雾消毒 2 次。有患儿居住的房间最好用空气消毒机消毒、净化空气。

(2)密切观察体温变化,体温超过 38.5 ℃时给予物理降温,如头部冷敷、腋下及腹股沟处放置冰袋,温水或乙醇擦浴。冷盐水灌肠,必要时给予药物降温。

(3)发热者卧床休息直到退热 1 d 以上可适当活动,做好心理护理,提供玩具、画册等有利于减轻焦虑、不安情绪。

(4)防止发生交叉感染,患儿与正常小儿分开,接触者戴口罩,防止继发细菌感染。

(5)保持口腔清洁,每天用生理盐水漱口 1~2 次,婴幼儿可经常喂少量温开水以清洗口腔,防止口腔炎的发生。

(6)保持鼻咽部通畅,鼻腔分泌物和干痂及时清除,鼻孔周围应保持清洁,避免增加鼻腔压力,使炎症经咽管向中耳发展引起中耳炎。鼻腔严重时于清洁鼻腔分泌部后用 0.5%麻黄碱液滴鼻,每次 1~2 滴;对鼻塞而妨碍吸吮的婴幼儿,宜在哺乳前 10~15 min 滴鼻,使鼻腔通畅,保持吸吮。

(7)多饮温开水,以加速毒物排泄和降低体温,患儿衣着、被子不宜过多,出汗后及时给患儿用温水擦干汗液,更换衣服。

(8)每 4 h 测体温 1 次,体温骤升或骤降时要随时测量并记录,如患儿病情加重,体温持续不退,应考虑并发症的可能,需要及时报告医师并及时处理。如病程中出现皮疹,应区别是否为某种传染病的早期征象,以便及时采取措施。

(9)注意观察咽部充血、水肿等情况,咽部不适时给予润喉含片或雾化吸入(雾化吸入药物可用利巴韦林、糜蛋白酶、地塞米松加 20~40 mL 注射用水 2 次/天)。

(10)保持室内安静,减少刺激,发生高热惊厥时按惊厥护理常规。

(11)给予易消化和富含维生素的清淡饮食,必要时静脉补充营养和水分。

(12)患儿安置在有氧气、吸痰器的病室内。

(13)平卧、头偏向一侧,注意防止舌咬伤。防止呕吐物误吸,防止舌后倒引起窒息,应托起患儿下颌同时解开衣物及松开腰带,以减轻呼吸道阻力。

(14)密切观察病情变化,防止发生意外,如坠床或摔伤等。

(15)抽搐时上、下牙之间放牙垫,防止舌及口唇咬伤,患儿持续发作时,可按照医嘱给予对症处理。

(16)按医嘱用止痉药物,如地西泮、苯巴比妥等,观察患儿用药后的反应,并记录。

(17)治疗、护理等集中进行,保持安静,减少刺激。

(18)保持呼吸道通畅,及时吸痰,发绀者给予吸氧,窒息者给予人工呼吸并注射呼吸兴奋剂。

(19)高热者给予物理降温或退热剂降温;严重感染并伴有循环衰竭、抽搐、高热者,可行冬眠疗法,冬眠期间不能搬动患儿或突然竖起,防止直立性休克。

(20)详细记录发作时间及抽动的姿势、次数、特点,因有的患儿抽搐时间相当短暂,虽有几秒钟,抽搐姿势也不同,有的像眨眼一样,有的口角微动,有的肢体像无意乱动一样等,因此需仔细注视才能发现。

(21)密切观察血压、呼吸、脉搏、瞳孔的变化,并做好记录。

(杜莉莉)

第二节 肺 炎

肺炎是指不同病原体或其他因素所致的肺部炎症,以发热、咳嗽、气促、呼吸困难和肺部固定湿啰音为共同临床表现,该病是儿科常见疾病中能威胁生命的疾病之一。据联合国儿童基金会统计,全世界每年约有 350 万<5 岁儿童死于肺炎,占<5 岁儿童总死亡率的 28%;我国每年<5 岁儿童因肺炎死亡者约 35 万,占全世界儿童肺炎死亡数的 10%。因此积极采取措施降低小儿肺炎的死亡率,是 21 世纪世界儿童生存、保护和发展纲要规定的重要任务。

目前,小儿肺炎的分类尚未统一,常用方法有 4 种,各种肺炎可单独存在,也可 2 种同时存在。①病理分类:可分为支气管肺炎、大叶性肺炎、间质性肺炎等。②病因分类:感染性肺炎,如病毒性肺炎、细菌性肺炎、支原体肺炎、衣原体肺炎、真菌性肺炎、原虫性肺炎;非感染性肺炎,如吸入性肺炎、坠积性肺炎等。③病程分类:急性肺炎(病程<1 个月)、迁延性肺炎(病程 1~3 个月)、慢性肺炎(病程>3 个月)。④病情分类:轻症肺炎(主要为呼吸系统表现)、重症肺炎(除呼吸系统受累外,其他系统也受累,且全身中毒症状明显)。

临床上若病因明确,则按病因分类,否则按病理分类。

一、病因与发病机制

引起肺炎的主要病原体为病毒和细菌,病毒中最常见的为呼吸道合胞病毒,其次为腺病毒、流感病毒等;细菌中以肺炎链球菌多见,其他有葡萄球菌、链球菌、革兰氏阴性杆菌等。低出生体质量、营养不良、维生素 D 缺乏性佝偻病、先天性心脏病等患儿易患本病,且病情严重,容易迁延不愈,死亡率也较高。

病原体多由呼吸道入侵,也可经血行入肺,引起支气管、肺泡、肺间质炎症,支气管因黏膜水肿而管腔变窄,肺泡壁因充血水肿而增厚,肺泡腔内充满炎症渗出物,影响了通气和气体交换;同时由于小儿呼吸系统的特点,当炎症进一步加重时,可使支气管管腔更加狭窄,甚至阻塞,造成通气和换气功能障碍,导致低氧血症及高碳酸血症。为代偿缺氧,患儿呼吸与心率加快,出现鼻翼翕动和三凹征,严重时可产生呼吸衰竭。由于病原体作用,重症常伴有毒血症,引起不同程度的感染中毒症状。缺氧、二氧化碳潴留及毒血症可导致循环系统、消化系统、神经系统的一系列症状,以及水、电解质和酸碱平衡紊乱。

(一)循环系统

缺氧使肺小动脉反射性收缩,肺循环压力增高,形成肺动脉高压;同时病原体和毒素侵袭心肌,引起中毒性心肌炎。肺动脉高压和中毒性心肌炎均可诱发心力衰竭。重症患儿常出现微循环障碍、休克甚至弥散性血管内凝血。

(二)中枢神经系统

缺氧和高碳酸血症使脑血管扩张、血流减慢、血管通透性增加,致使颅内压增高。严重缺氧和脑供氧不足使脑细胞无氧代谢增加,造成乳酸堆积、ATP 生成减少和 Na^+-K^+ 泵转运功能障碍,引起脑细胞内水钠潴留,形成脑水肿。病原体毒素作用亦可引起脑水肿。

(三)消化系统

低氧血症和毒血症可引起胃黏膜糜烂、出血、上皮细胞坏死脱落等应激性反应,导致黏膜屏障功能破坏,使胃肠功能紊乱,严重者可引起中毒性肠麻痹和消化道出血。

(四)水、电解质和酸碱平衡紊乱

重症肺炎可出现混合性酸中毒,因为严重缺氧时体内需氧代谢障碍、酸性代谢产物增加,常可引起代谢性酸中毒;而二氧化碳潴留、碳酸增加又可导致呼吸性酸中毒。缺氧和二氧化碳潴留还可导致肾小动脉痉挛而引起水钠潴留,重症者可造成稀释性低钠血症。

二、临床表现

(一)支气管肺炎

支气管肺炎为小儿最常见的肺炎。多见于 3 岁以下婴幼儿。

1.轻症

以呼吸系统症状为主,大多起病较急。主要表现为发热、咳嗽和气促。

(1)发热:热型不定,多为不规则热,新生儿或重度营养不良患儿可不发热,甚至体温不升高。

(2)咳嗽:较频,早期为刺激性干咳,以后有痰,新生儿则表现为口吐白沫。

(3)气促:多发生在发热、咳嗽之后,呼吸频率加快,每分钟可达 40~80 次,可有鼻翼翕动、点头呼吸、三凹征、唇周发绀。肺部可听到较固定的中、细湿啰音,病灶较大者可出现肺实变体征。

2.重症

重症肺炎常有全身中毒症状及循环、神经、消化系统受累的临床表现。

(1)循环系统:常见心肌炎、心力衰竭及微循环障碍。心肌炎患者表现为面色苍白、心动过速、心音低钝、心律不齐,心电图显示 ST 段下移和 T 波低平、倒置。心力衰竭患者表现为呼吸突然加快,>60 次/分钟;极度烦躁不安,明显发绀,面色发灰;心率增快,>180 次/分钟,心音低钝有奔马律;颈静脉曲张,肝脏迅速增大,尿少或无尿,颜面或下肢水肿等。

(2)神经系统:表现为烦躁或嗜睡,脑水肿时出现意识障碍、反复惊厥、前囟膨隆、脑膜刺激征等。

(3)消化系统:常有食欲缺乏、腹胀、呕吐、腹泻等;重症可引起中毒性肠麻痹和消化道出血,表现为严重腹胀、肠鸣音消失、便血等。

若延误诊断或病原体致病力强,可引起脓胸、脓气胸、肺大疱等并发症,多表现为体温持续不退或退而复升,中毒症状或呼吸困难突然加重。

(二)几种不同病原体所致肺炎的特点

1.呼吸道合胞病毒性肺炎

其由呼吸道合胞病毒感染所致,多见于2岁以内婴幼儿,尤以2～6个月婴儿多见。常于上呼吸道感染后2～3 d出现干咳、低至中度发热,喘憋为突出表现,2～3 d后病情逐渐加重,出现呼吸困难和缺氧症状。肺部听诊可闻及哮鸣音、呼气性喘鸣,肺基底部可听到细湿啰音。喘憋严重时可合并心力衰竭、呼吸衰竭。临床上有两种类型。

(1)毛细支气管炎:有上述临床表现,但中毒症状不严重,当毛细支气管接近完全阻塞时,呼吸音可明显减低,胸部X线常显示不同程度的梗阻性肺气肿和支气管周围炎,有时可见小点片状阴影或肺不张。

(2)间质性肺炎:全身中毒症状较重,呼吸困难明显,肺部体征出现较早,胸部X线呈线条状或单条状阴影增深,或互相交叉成网状阴影,多伴有小点状致密阴影。

2.腺病毒性肺炎

此为腺病毒引起,在我国以3、7两型为主,11、12型次之。本病多见于6个月至2岁的婴幼儿。起病急骤,呈稽留高热,全身中毒症状明显,咳嗽较剧烈,可出现喘憋、呼吸困难、发绀等。肺部体征出现较晚,常在发热后经4～5 d出现湿啰音,以后病变融合而呈现肺实变体征,少数患儿可并发渗出性胸膜炎。胸部X线改变的出现较肺部体征为早,可见大小不等的片状阴影或融合成大病灶,并多见肺气肿,病灶吸收较缓慢,需数周至数月。

3.葡萄球菌肺炎

这主要包括金黄色葡萄球菌及白色葡萄球菌所致的肺炎,多见于新生儿及婴幼儿。临床起病急、病情重、进展迅速;多呈弛张高热,婴儿可呈稽留热;中毒症状明显,面色苍白、咳嗽、呻吟、呼吸困难,皮肤常见一过性猩红热样或荨麻疹样皮疹,有时可找到化脓灶,如疖肿等。肺部体征出现较早,双肺可闻及中、细湿啰音,易并发脓胸、脓气胸等,可合并循环、神经及胃肠功能障碍。胸部X线常见浸润阴影,易变性是其特征。

4.流感嗜血杆菌肺炎

此类肺炎由流感嗜血杆菌引起。近年来,由于广泛使用广谱抗生素和免疫抑制剂,加上院内感染等因素,流感嗜血杆菌感染有上升趋势,多见于<4岁的小儿,常并发于流感病毒或葡萄球菌感染者。临床起病较缓、病情较重,全身中毒症状明显,有发热、痉挛性咳嗽、呼吸困难、鼻翼翕动、三凹征、发绀等。体检肺部有湿啰音或肺实变体征,易并发脓胸、脑膜炎、败血症、心包炎、中耳炎等。胸部X线表现多种多样。

5.肺炎支原体肺炎

本型肺炎由肺炎支原体引起,多见于年长儿,婴幼儿发病率也较高。以刺激性咳嗽为突出表现,有的酷似百日咳样咳嗽,咳出黏稠痰,甚至带血丝;常有发热,热程1～3周。年长儿可伴有咽痛、胸闷、胸痛等症状,肺部体征不明显,常仅有呼吸音粗糙,少数闻及干、湿啰音。婴幼儿起病急,呼吸困难、喘憋和双肺哮鸣音较突出。部分患儿出现全身多系统的临床表现,如心肌炎、心包炎、溶血性贫血、脑膜炎等。胸部X线检查可分为4种改变:①肺门阴影增浓;②支气管肺炎改变;③间质性肺炎改变;④均一的实变影。

6.衣原体肺炎

沙眼衣原体肺炎多见于 6 个月以下的婴儿,可于产时或产后感染,起病缓,先有鼻塞、流涕,后出现气促、频繁咳嗽,有的酷似百日咳样阵咳,但无回声,偶有呼吸暂停或呼气喘鸣,一般无发热,可同时患有结膜炎或有结膜炎病史。胸部 X 线呈弥漫性间质性改变和过度充气。肺炎衣原体肺炎多见于 5 岁以上小儿,发病隐匿,体温不高,咳嗽逐渐加重,两肺可闻及干、湿啰音。X 线显示单侧肺下叶浸润,少数呈广泛单侧或双侧浸润。

三、治疗要点

采取综合措施,积极控制感染,改善肺的通气功能,防止并发症。

(一)控制感染

根据不同病原体选用敏感抗生素积极控制感染,使用原则为早期、联合、足量、足疗程,重症宜静脉给药。

世界卫生组织推荐的 4 种第一线抗生素为复方磺胺甲基异噁唑、青霉素、氨苄西林、阿莫西林,其中青霉素为首选药,复方磺胺甲基异噁唑不能用于新生儿。怀疑有金黄色葡萄球菌肺炎者,推荐用氨苄西林、氯霉素、苯唑西林或氯唑西林和庆大霉素。我国卫生健康委员会对轻症肺炎推荐使用头孢氨苄(头孢菌素Ⅳ)。大环内酯类抗生素如红霉素、交沙霉素、罗红霉、阿奇霉素素等对支原体肺炎、衣原体肺炎等均有效;除阿奇霉素外,用药时间应持续至体温正常后 5~7 d,临床症状基本消失后 3 d。支原体肺炎至少用药 2 周。应用阿奇霉素 3~5 d 为 1 个疗程,根据病情可再重复 1 个疗程,以免复发。葡萄球菌肺炎比较顽固,疗程宜长,一般于体温正常后继续用药 2 周,总疗程为 6 周。

病毒感染尚无特效药物,可用利巴韦林、干扰素、聚肌胞、乳清液等,中药治疗有一定疗效。

(二)对症治疗

止咳、止喘、保持呼吸道通畅;纠正低氧血症及水、电解质与酸碱平衡紊乱;对于中毒性肠麻痹者,应禁食、胃肠减压,皮下注射新斯的明。对有心力衰竭、感染性休克、脑水肿、呼吸衰竭者,采取相应的治疗措施。

(三)肾上腺皮质激素的应用

若中毒症状明显,或严重喘憋,或伴有脑水肿、中毒性脑病、感染性休克、呼吸衰竭等,以及胸膜有渗出者,可应用肾上腺皮质激素,常用地塞米松,每天 2~3 次,每次 2~5 mg,疗程 3~5 d。

(四)防治并发症

对并发脓胸、脓气胸者及时抽脓、抽气;对年龄小、中毒症状明显、脓液黏稠且经反复穿刺抽脓不畅者,以及有张力气胸者进行胸腔闭式引流。

四、护理措施

(一)改善呼吸功能

(1)保持病室环境舒适、空气流通、温湿度适宜,尽量使患儿安静,以减少氧的消耗。不同病原体肺炎患儿应分室居住,以防交叉感染。

(2)置患儿于有利于肺扩张的体位并经常更换,或抱起患儿,以减少肺部淤血和防止肺不张。

(3)给氧:凡有低氧血症、呼吸困难、喘憋、口唇发绀、面色灰白等情况,应立即给氧;婴幼儿可用面罩法给氧,年长儿可用鼻导管法;若出现呼吸衰竭,则使用人工呼吸器。

(4)正确留取标本,以指导临床用药;遵医嘱使用抗生素治疗,以消除肺部炎症,促进气体交换;注意观察治疗效果。

（二）保持呼吸道通畅

(1)及时清除患儿口鼻分泌物,经常协助患儿转换体位,同时轻拍背部,边拍边鼓励患儿咳嗽,以促使肺泡及呼吸道的分泌物借助重力和震动易于排出;病情许可的情况下可进行体位引流。

(2)给予超声雾化吸入,以稀释痰液,利于咳出,必要时予以吸痰。

(3)遵医嘱给予祛痰药,如复方甘草合剂等;对严重喘憋者,遵医嘱给予支气管解痉药。

(4)给予易消化、营养丰富的流质、半流质饮食,少食多餐,避免过饱影响呼吸;喂养时应耐心,防止呛咳引起窒息;重症不能进食者,给予静脉营养。保证液体的摄入量,以湿润呼吸道黏膜,防止分泌物干结,利于痰液排出;同时可以防止发热导致的脱水。

（三）加强体温监测

观察体温变化并警惕高热惊厥的发生,对高热者给予降温措施,保持口腔及皮肤清洁。

（四）密切观察病情

(1)如患儿出现烦躁不安、面色苍白、气喘加剧、心率加速(＞160次/分钟)、肝脏在短时间内急剧增大等心力衰竭的表现,及时报告医师,给予氧气吸入并减慢输液速度,遵医嘱给予强心、利尿药物,以增强心肌收缩力,减慢心率,增加心搏出量,减轻体内水钠潴留,从而减轻心脏负荷。

(2)若患儿出现烦躁或嗜睡、惊厥、昏迷、呼吸不规则等,提示颅内压增高,立即报告医师并共同抢救。

(3)患儿腹胀明显伴低钾血症时,及时补钾;若有中毒性肠麻痹,应禁食,予以胃肠减压,遵医嘱皮下注射新斯的明,以促进肠蠕动,消除腹胀,缓解呼吸困难。

(4)如患儿病情突然加重,出现剧烈咳嗽、烦躁不安、呼吸困难、胸痛、面色发绀、患侧呼吸运动受限等,提示并发脓胸或脓气胸,应及时配合进行胸膜腔穿刺或胸腔闭式引流。

（杜莉莉）

第三节 腹 泻

一、护理评估

（一）健康史

应详细询问喂养史,是母乳喂养还是人工喂养,喂何种乳品,冲调浓度、喂哺次数及量,添加辅食及断奶情况。并了解当地有无类似疾病的流行。并注意患儿有无不洁饮食史、肠道内外感染史、食物过敏史、外出旅游和气候变化史等。询问患儿腹泻开始时间、次数、颜色、性质、量、气味,并是否伴随发热、呕吐、腹胀、腹痛及里急后重等症状。既往有无腹泻史、其他疾病史和长期服用广谱抗生素史等。

（二）身体状况

观察患儿生命体征,有无腹痛、里急后重、大便性状为松散或水样,密切观察患儿生命体征、体质量、出入量、尿量、神志状态、营养状态,以及有无皮肤弹性下降、眼窝凹陷、口舌黏膜干燥、神经反射减弱等脱水表现。并评估脱水的程度和性质,检查肛周皮肤有无发红、破损;了解大便常规、大便致病菌培养等实验室检查结果。

(三)心理社会状况

腹泻是小儿的常见病、多发病,年龄越小,发病率越高,特别是在贫困和卫生条件较差的地区,家长缺乏喂养及卫生知识是导致小儿易患腹泻的重要原因。故应了解患儿家长的心理状况及对疾病的病因、护理知识的认识程度,注意评估患儿家庭的经济状况、聚居条件、卫生习惯、家长的文化程度及家长对病因、护理知识的了解程度,认识疾病流行趋势。

(四)实验室检查

了解大便常规及致病菌培养等化验结果。分析血常规、红细胞计数、血清电解质、血尿素氮、二氧化碳结合力等可了解体内酸碱平衡紊乱性质和程度。

二、护理诊断

(一)体液不足

体液不足与腹泻、呕吐丢失过多和摄入量不足有关。

(二)体温过高

体温过高与肠道感染有关。

(三)有皮肤黏膜完整性受损的危险

有皮肤黏膜完整性受损的危险与腹泻大便次数增多刺激臀部皮肤及尿布使用不当有关。

(四)知识缺乏(家长)

与喂养知识、卫生知识及腹泻患儿护理知识缺乏有关。

(五)营养失调

营养低于机体需要量与呕吐、腹泻等消化功能障碍有关。

(六)排便异常:腹泻

腹泻与喂养不当、感染导致胃肠道功能紊乱有关。

(七)有交叉感染的可能

交叉感染与免疫力低下有关。

(八)潜在并发症

1.酸中毒

酸中毒与腹泻丢失碱性物质及热能摄入不足有关。

2.低血钾

低血钾与腹泻、呕吐丢失过多和摄入不足有关。

三、护理目标

(1)患儿腹泻、呕吐、排便次数逐渐减少至正常,大便的次数、形状、颜色恢复正常。

(2)患儿脱水、电解质紊乱纠正,体质量恢复正常,尿量正常,获得足够的液体和电解质。

(3)体温逐渐恢复正常。

(4)住院期间患儿能保持皮肤的完整性,不再有红臀发生。

(5)家长能说出婴儿腹泻的病因、预防措施和喂养知识,能协助医护人员护理患儿。

(6)患儿不发生酸中毒、低血钾等并发症。

(7)避免交叉感染的发生。

(8)保证患儿营养的补充,将患儿体质量保持不减或有增加。

四、护理措施

新入院的患儿首先要测量体质量,便于了解患儿脱水情况和计液量。以后每周测1次,了解患儿恢复和体质量增长情况。

(一)体液不足的护理

1.口服补液疗法的护理

该方法适用于无脱水、轻中脱水或呕吐不严重的患儿,可采用口服方法,它能补充身体丢失的水分和盐,执行医嘱给予口服补液盐时,应在4~6 h间少量多次喂,同时可以随意喂水,口服液盐一定用冷开水或温开水溶解。

(1)一般轻度脱水需50~80 mL/kg,中度脱水需80~100 mL/kg,于8~12 h内将累积损失量补足;脱水纠正后,将余量用等量水稀释,按病情需要随时口服。对无脱水患儿,可在家进行口服补液的护理,可将口服补液盐溶液加等量水稀释,每天50~100 mL/kg,少量频服,以预防脱水,有明显腹胀、休克、心功能不全或其他严重并发症者及新生儿不宜口服补液。在口服补液过程中,如呕吐频繁或腹泻、脱水加重,应改为静脉补液。服用口服补液盐溶液期间,应适当增加水分,以防高钠血症。

(2)护理中的注意事项:①向家长说明和示范口服液的配制方法。②向家长示范喂服方法,2岁以下的患儿每1~2 min喂1小勺,约5 mL,大一点的患儿可用杯子直接喝,如有呕吐,停10 min后再慢慢喂服(每2~3 min喂1勺)。③对于在家进行口服补液的患儿,应指导家长病情观察方法。口服补液可直到腹泻停止,并继续喂养。如病情不见好转或加重,应及时到医院就诊。④密切观察病情,如患儿出现眼睑水肿,应停止服用口服补液盐溶液,改用白开水或母乳,水肿消退后再按无脱水的方案服用。4 h后应重新估计患儿脱水状况,然后选择上述适当的方案继续治疗护理。

2.禁食、静脉补液

该方法适用于中度以上脱水,吐、泻重或腹胀的患儿。在静脉输液前协助医师取静脉血做钾、钠、氯、二氧化碳结合力等项目检查。

(1)第1天补液。①输液总量:按医嘱要求安排24 h的液体总量(包括累积损失量、继续损失量和生理需要量)。并本着“急需先补、先快后慢、见尿补钾”的原则分批输入。如患儿烦躁不安,应检查原因,必要时可遵医嘱给予适量的镇静药,如氯丙嗪、10%水合氯醛,以防患儿因烦躁不安而影响静脉输液。一般补液量轻度脱水为90~120 mL/kg,中度脱水为120~150 mL/kg,重度脱水为150~180 mL/kg。②溶液种类:根据脱水性质而定,若临床判断脱水困难,可先按等渗脱水处理。对于治疗前6 h内无尿的患儿,首先要在30 min内输入2:1液,一定要记录输液后首次排尿时间,见尿后给含钾液体。③输液速度:主要取决于脱水程度和继续损失的量与速度,遵循先快后慢原则。明确每小时的输入量,一般茂菲氏滴管14~15滴为1 mL,严格执行补液计划,保证输液量的准确,掌握好输液速度和补液原则。注意防止输液速度过速或过缓。注意输液是否通畅,保护好输液肢体,随时观察针头有无滑脱,局部有无红肿渗液及寒战、发绀等全身输液反应。对重度脱水有明显周围循环障碍者应先快速扩容;累积损失量(扣除扩容液量)一般在前8～12 h内补完,每小时8～10 mL/kg;后12～16 h补充生理需要量和异常的损失量,每小时约5 mL/kg;若吐泻缓解,可酌情减少补液量或改为口服补液。④对于少数营养不良、新生儿及伴心、肺疾病的患儿,应根据病情计算,每批液量一般减少20%,输液速度应在原有基础减慢2～4 h,把累积丢失的液量由8 h延长到10～12 h输完。如有条件最好用输液泵,以便更精确地控制输液速度。

（2）第2天及以后的补液:脱水和电解质紊乱已基本纠正,主要补充生理需要量和继续损失量,可改为口服补液,一般生理需要量为每天60～80 mL/kg,用1/5张含钠液;继续损失量是丢多少补多少,用1/3～1/2张含钠液,将这两部分相加于12～24 h内均匀静脉滴注。

3.准确记录出入量

准确记录出入量,是医师调整患儿输液质和量的重要依据。

（1）大便次数、量(估计)及性质、气味、颜色、有无黏液、脓血等。留大便常规并做培养。

（2）呕吐次数、量、颜色、气味及呕吐与其他症状的关系,体现了患儿病情发展情况。比如:呕吐加重但无腹泻;补液后脱水纠正。由于呕吐次数增多而效果不满意,这时要及时报告医师,以及早发现肠道外感染或急腹症。

4.严密观察病情,细心做好护理

（1）注意观察生命体征:包括体温、脉搏、血压、呼吸、精神状况。若出现烦躁不安、脉率加快、呼吸加快等,应警惕是否输液速度过快,是否发生心力衰竭和肺水肿等情况。

（2）观察脱水情况:注意患儿的神志、精神、皮肤弹性、有无口渴,皮肤、黏膜干燥程度,眼窝及前囟凹陷程度,机体温度及尿量等临床表现,估计患儿脱水程度,同时要动态观察经过补充液体后脱水症状是否得到改善。如补液合理,一般于补液后3～4 h排尿,此时说明血容量恢复,所以应注意观察和记录输液后首次排尿的时间、尿量。补液后24 h皮肤弹性恢复,眼窝凹陷消失,则表明脱水已被纠正。补液后眼睑出现水肿,可能是钠盐过多;补液后尿多而脱水未能纠正,则可能是葡萄糖液补入过多,宜调整溶液中电解质比例。

（3）密切观察代谢性酸中毒的表现:中、重度脱水患者多有不同程度的酸中毒,当pH下降、二氧化碳结合力在25%容积以下时,酸中毒表现明显。当患儿出现呼吸深长、精神萎靡、嗜睡、严重者意识不清、口唇樱红、呼吸有丙酮味时,应准备碱性液,及时使用碱性药物纠正,应补充碳酸氢钠或乳酸钠。注意碱性液体有无漏出血管外,以免引起局部组织坏死。

（4）密切观察低血钾表现:常发现于输液后脱水纠正时,当发现患儿尿量异常增多,精神萎靡、全身乏力、不哭或哭声低下、吃奶无力、肌张力低下、反应迟钝、恶心呕吐、腹胀及听诊肠鸣音减弱或消失,呼吸频不规整,心电图显示T波平坦或倒置、U波明显、S-T段下移(或心律失常,提示有低血钾存在,应及时补充钾盐)等临床表现,及时报告医师,做血生化检查。如是低血钾症,应遵医调整液体中钾的浓度。补充钾时应按照见尿补钾的原则,严格掌握补钾的速度,绝不可做静脉推入,以免发生高血钾引起心搏骤停。一般按每天3～4 mmol/kg(相当于氯化钾200～300 mg/kg)补给,缺钾明显者可增至4～6 mmol/kg,轻度脱水时可分次口服,中、重度脱水给予静脉滴入,并观察记录好治疗效果。

（5）密切观察有无低钙、低镁、低磷血症:当脱水和酸中毒被纠正时,大都表现为钙、磷缺乏,少数可有镁缺乏。低血钙或低血镁时表现为手足抽搐、惊厥;重症低血磷时出现嗜睡、精神错乱或昏迷,肌肉、心肌收缩无力(营养不良或佝偻病活动期患儿更甚),这时要及时报告医师。静脉缓慢注射10%葡萄糖酸钙或深部肌内注射25%硫酸镁。

(6)低钠血症:低钠血症多见于静脉输液停止后的患儿。这是因为患儿进食后水样便次数再次增多。主要表现为患儿前囟及眼窝凹陷、肢端凉、精神弱、尿少等。要及时报告医师并继续补充丢失液体。

(7)高钠血症:高钠血症出现在按医嘱禁食补液或口服补液后,患儿出现烦躁不安、口渴、尿少、皮肤弹性差,甚至惊厥。这时应报告医师,必要时取血查生化,待结果出来后根据具体情况调整液体的质和量。

(8)泌尿系统感染:患儿腹泻渐好,但仍发热,阵阵哭闹不安,此时要报告医师,根据医嘱留尿常规,并寻找感染病灶。并发泌尿系统感染的患儿多见于女婴,在护理和换尿布时一定要注意女婴儿会阴部的清洁,防止上行尿路感染。

5.计算液体出入量

24 h 液体入量包括口服液体量和胃肠道外补液量。液体出量包括尿、大便和不显性失水。呼吸增快时,不显性失水增加 4～5 倍,体温每升高 1 ℃,不显性失水每小时增加0.5 mL/kg;环境湿度大小可分别减少或增加不显性失水;体力活动增多时,不显性失水增加 30%。补液过程中,计算并记录 24 h 液体出入量,是液体疗法护理工作的重要内容。婴幼儿大小便不易收集,可用"秤尿布法"计算液体排出量。

(二)腹泻的护理

控制腹泻,防止继续失水。

1.调整饮食

根据世界卫生组织的要求,对于轻中度脱水的患儿不必禁食,腹泻期间和恢复期适宜的营养对促进恢复、减少体质量下降和生长停滞的程度、缩短腹泻后康复时间、预防营养不良非常重要。故腹泻脱水患儿除严重呕吐者暂禁食 4～6 h(不禁水)外,均应继续喂养进食是必要的治疗与护理措施。但因同时存在着消化功能紊乱,故应根据患儿病情适当调整饮食,达到减轻胃肠道负担、恢复消化功能的目的。继续给予母乳喂养;人工喂养出生 6 个月以内的小儿,牛奶(或羊奶)应加米汤或水稀释,或用发酵奶(酸奶),也可用奶谷类混合物,每天 6 次,以保证足够的热量。腹泻次数减少后,出生 6 个月以上的婴儿可用平常已经习惯的饮食,选用稀粥、面条,并加些熟的植物油、蔬菜、肉末等,但需由少到多,随着病情稳定和好转,应逐渐过渡到正常饮食。幼儿应给一些新鲜、味美、碎烂、营养丰富的食物。病毒性肠炎多有双糖酶缺乏,应限制糖量,并暂停乳类喂养,改为豆制代用品或发酵奶,对牛奶和大豆过敏者应该用其他饮食,以减轻腹泻,缩短病程。腹泻停止后,继续给予营养丰富的饮食,并每天加餐 1 次,共 2 周,以赶上正常生长。双糖酶缺乏者,不宜用蔗糖,并暂停乳类喂养。对少数严重且口服营养物质不能耐受者,应加强支持疗法,必要时全静脉营养治疗。

2.控制感染

感染是引起腹泻的重要原因,细菌性肠炎需用抗生素治疗。病毒性肠炎用饮食疗法和支持疗法常可痊愈。严格消毒隔离,防止感染传播,按肠道传染病隔离,护理患儿前后要认真洗手,防止感染,遵医嘱给予抗生素治疗。

3.观察排便情况

注意大便的变化,观察记录大便次数、颜色、性状、气味、量,及时送检,并注意采集黏液脓血部分,做好动态比较,根据大便常规检验结果,调整治疗和输液方案,为输液方案和治疗提供可靠依据。

(三)发热的护理

(1)保持室内安静、空气新鲜、通风良好,保持室温为 18 ℃~22 ℃,相对湿度为 55%~65%,衣被适度,以免影响机体散热。

(2)让患儿卧床休息限制活动量,利于机体康复和减少并发症的发生。多饮温开水或选择喜欢的饮料,以加快毒素排泄带走热量和降低体温。

(3)密切观察患儿体温变化,每 4 h 测体温 1 次,体温骤升或骤降时要随时测量并记录降温效果。体温超过 38.5 ℃时给予物理降温:温水擦浴;用 30%~50%的乙醇擦浴;冰枕、冷毛巾敷患儿前额,或冷敷腹股沟、腋下等大血管处;冷盐水灌肠。物理降温后 30 min 测体温,并记录于体温单上。

(4)按医嘱给予抗感染药及解热药,并观察记录用药效果,药物降温后,密切观察,防止虚脱。

(5)患儿出汗后及时擦干汗液,更换衣服,并注意保暖,在严重情况下给予吸氧,以免惊厥、抽搐发生。

(6)加强口腔护理,鼓励多漱口,口唇干燥时可涂护唇油。

(四)维持皮肤完整

由于腹泻频繁,大便呈酸性或碱性,含有大量肠液及消化酶,臀部皮肤常处于被大便腐蚀的状态,容易发生肛门周围皮肤糜烂,严重者引起溃疡及感染,要注意每次换尿布、大便后须用温水清洗臀部及肛周并吸干,局部皮肤发红处涂以 5%鞣酸软膏或 40%氧化锌油并按摩片刻,促进血液循环。应选用消毒软棉尿布并及时更换。避免使用不透气塑料布或橡皮布,防止尿布皮炎发生。局部有糜烂者可在便后用温水洗净后用灯泡照烤,待烤干局部渗液后,再涂紫草油或 1%甲紫效果更好。

(五)做好床边隔离

护理患儿前后均要认真洗手,防止交叉感染。

(六)减轻患儿的恐惧

医护人员的检查、治疗应相对集中进行以减少患儿的哭闹,可根据患儿年龄给予不同玩具,减少其恐惧心理。若患儿哭闹不安、影响静脉输液的顺利进行,必要时可根据医嘱适当应用镇静药物。

(七)对症治疗

腹胀明显者用肛管排气或肌内注射新斯的明。呕吐严重者针刺足三里、内关或肌内注射氯丙嗪等。

(八)注意口腔清洁

禁食患儿每天做口腔护理两次。主要是因为长时间应用抗生素可发生鹅口疮。如口腔黏膜有乳白色分泌物附着即为鹅口疮,可涂制霉菌素;若发生溃疡性口炎时,可用 3%双氧水洗净口腔后,涂复方甲紫、金霉素鱼肝油。

(九)恢复期患儿护理

(1)新入院患儿分室居住,预防交叉感染。

(2)患儿消化功能恢复时,逐渐增加奶的质和量,细心添加辅食,避免小儿腹泻再次复发。

(十)健康教育

(1)宣传母乳喂养的优点,鼓励母乳喂养,尤其是出生后最初数月及出生后每个夏天更为重要,避免在夏季断奶。按时逐步加辅食,防止过食、偏食及饮食结构突然变动。

（2）指导患儿家长配置和使用口服补液盐溶液。

（3）注意饮食卫生，培养良好的卫生习惯；注意食物新鲜、清洁和奶具、食具应定时煮沸消毒，避免肠道内感染。教育儿童养成饭前、便后洗手及勤剪指甲的良好习惯。

（4）及时治疗营养不良、维生素 D 缺乏性佝偻病等，加强体格锻炼，适当进行户外活动。防止受凉或过热、营养不良、预防感冒、肺炎及中耳炎等并发症的发生，避免长期滥用广谱抗生素。

（5）气候变化时及时增减衣物，防止受凉或过热，冬天注意保暖，夏天多喝水。尤其是应做好腹部的保暖。集体机构中如有腹泻的流行，应积极治疗患儿，做好消毒隔离工作，防止交叉感染。

（杜莉莉）

第四节 惊 厥

惊厥的病理生理基础是脑神经元的异常放电和过度兴奋，是由多种原因所致的大脑神经元暂时性功能紊乱的一种表现。发作时全身或局部肌群突然发生阵挛或强直性收缩，多伴有不同程度的意识障碍。惊厥是小儿最常见的急症，有 5%～6% 的小儿曾发生过高热惊厥。

一、病因

小儿惊厥可由众多因素引起，凡能造成脑神经元兴奋性功能紊乱的因素，如脑缺氧和缺血、低血糖、脑炎、水肿、中毒变性、坏死等，均可导致惊厥的发生。将其病因归纳为以下几类。

（一）感染性疾病

1.颅内感染性疾病

（1）细菌性脑膜炎、脑血管炎、颅内静脉窦炎。

（2）病毒性脑炎、脑膜脑炎。

（3）脑寄生虫病，如脑肺吸虫病、脑血吸虫病、脑囊虫病、脑棘球蚴病等。

（4）各种真菌性脑膜炎。

2.颅外感染性疾病

（1）呼吸系统感染性疾病。

（2）消化系统感染性疾病。

（3）泌尿系统感染性疾病。

（4）全身性感染性疾病及某些传染病。

（5）感染性病毒性脑病、脑病合并内脏脂肪变性综合征。

（二）非感染性疾病

1.颅内非感染性疾病

（1）癫痫。

（2）颅内创伤、出血。

（3）颅内占位性病变。

（4）中枢神经系统畸形。

（5）脑血管病。

（6）神经皮肤综合征。

（7）中枢神经系统脱髓鞘病和变性疾病。

2.颅外非感染性疾病

（1）中毒：如食用有毒动、植物，氰化钠、铅、汞中毒，急性酒精中毒及各种药物中毒等。

（2）缺氧：如新生儿窒息、溺水、麻醉意外、一氧化碳中毒、心源性脑缺血等。

（3）先天性代谢异常疾病：如苯丙酮尿症、黏多糖病、半乳糖血症、肝豆状核变性、尼曼-匹克病等。

（4）水、电解质紊乱及酸碱失衡：如低血钙、低血钠、高血钠及严重代谢性酸中毒等。

（5）全身及其他系统疾病并发症：如系统性红斑狼疮、风湿病、肾性高血压脑病、尿毒症、肝昏迷、糖尿病、低血糖、胆红素脑病等。

（6）维生素缺乏症：如维生素 B_6 缺乏症、维生素 B_6 依赖症、脚气病等。

二、临床表现

(一)惊厥发作形式

1.强直-阵挛发作

其发作时突然意识丧失、摔倒、全身强直、呼吸暂停、角弓反张、牙关紧闭、面色发绀，持续 $10\sim20$ s，转入阵挛期；不同肌群交替收缩，致肢体及躯干有节律地抽动，口吐白沫（若咬破舌头可吐血沫）；呼吸恢复但不规则，数分钟后肌肉松弛而缓解，可有尿失禁，然后入睡，醒后可有头痛、疲乏，对发作不能回忆。

2.肌阵挛发作

这是由肢体或躯干的某些肌群突然收缩（或称电击样抽动）而引起，表现为头、颈、躯干或某个肢体快速抽搐。

3.强直发作

强直发作表现为肌肉突然强直性收缩，肢体可固定在某种不自然的位置持续数秒钟，躯干四肢姿势可不对称，面部强直表情，眼及头偏向一侧，睁眼或闭眼，瞳孔散大，可伴呼吸暂停、意识丧失，发作后意识较快恢复，不出现发作后嗜睡。

4.阵挛性发作

其发作时全身性肌肉抽动，左右可不对称，肌张力可增高或减低，有短暂意识丧失。

5.局限性运动性发作

此发作时无意识丧失，常表现为下列形式。

（1）某个肢体或面部抽搐：由于口、眼、手指在脑皮层运动区所代表的面积最大，因而这些部位最易受累。

（2）杰克逊癫痫发作：发作时大脑皮质运动区异常放电灶逐渐扩展到相邻的皮层区。抽搐也按皮层运动区对躯干支配的顺序扩展，如从面部抽搐开始→手→前臂→上肢→躯干→下肢；若进一步发展，可成为全身性抽搐，此时可有意识丧失；常提示颅内有器质性病变。

（3）旋转性发作：发作时头和眼转向一侧，躯干也随之强直性旋转，或一侧上肢上举，另一侧上肢伸直、躯干扭转等。

6.新生儿轻微惊厥

这是新生儿期常见的一种惊厥形式，发作时呼吸暂停、两眼斜视、眼睑抽搐、频频眨眼动作，伴流涎、吸吮或咀嚼样动作,有时还出现上、下肢类似游泳或蹬自行车样的动作。

(二)惊厥的伴随症状及体征

1.发热

发热为小儿惊厥最常见的伴随症状,如为单纯性或复杂性高热惊厥患儿,于惊厥发作前均有38.5 ℃,甚至 40 ℃以上高热。由上呼吸道感染引起者,还可有咳嗽、流涕、咽痛、咽部出血、扁桃体肿大等表现。如为其他器官或系统感染所致惊厥,绝大多数均有发热及其相关的症状和体征。

2.头痛及呕吐

此为小儿惊厥常见的伴随症状之一,年长儿能正确叙述头痛的部位、性质和程度,婴儿常表现为烦躁、哭闹、摇头、抓耳或拍打头部。多伴有频繁喷射状呕吐,常见于颅内疾病及全身性疾病,如各种脑膜炎、脑炎、中毒性脑病、瑞氏综合征、颅内占位性病变等。同时还可出现程度不等的意识障碍、颈项抵抗、前囟饱满、颅神经麻痹、肌张力增高或减弱,以及克尼格征、布鲁津斯基征及巴宾斯基征阳性等体征。

3.腹泻

如遇重度腹泻病,可致水、电解质紊乱及酸碱失衡,出现严重低钠或高钠血症,低钙、低镁血症,以及由于补液不当,造成水中毒也可出现惊厥。

4.黄疸

新生儿溶血症,当出现胆红素脑病时,不仅皮肤巩膜高度黄染,还可有频繁性惊厥;重症肝炎患儿,当肝衰竭时,出现惊厥前即可见到明显黄疸;在瑞氏综合征、肝豆状核变性等病程中,均可出现不同程度的黄疸,此类疾病初期或中末期均能出现惊厥。

5.水肿、少尿

水肿、少尿是各类肾炎或肾病儿童时期的常见多发病,水肿、少尿为该类疾病的首发表现,当其中部分患儿出现急性、慢性肾衰竭,或肾性高血压脑病时,均可有惊厥。

6.智力低下

智力低下常见于新生儿窒息所致缺氧、缺血性脑病,颅内出血患儿,病初即有频繁惊厥,其后有不同程度的智力低下。智力低下亦见于先天性代谢异常疾病,如苯丙酮尿症、糖尿病等氨基酸代谢异常病。

三、诊断依据

(一)病史

了解惊厥的发作形式、持续时间、有无意识丧失、伴随症状、诱发因素及有关的家族史。

(二)体检

全面的体格检查,尤其神经系统的检查,如神志、头颅、头围、囟门、颅缝、脑神经、瞳孔、眼底、颈抵抗、病理反射、肌力、肌张力、四肢活动等。

(三)实验室及其他检查

1.血尿粪常规

血白细胞计数显著增高,通常提示细菌感染。红细胞血色素很低、网织红细胞增高,提示急性溶血。尿蛋白及细胞数增高,提示肾炎或肾盂肾炎。大便镜检,除外痢疾。

2.血生化等检验

除常规查肝、肾功能和电解质外,应根据病情选择有关检验。

3.脑脊液检查

凡怀疑有颅内病变的惊厥患儿,尤其是颅内感染时,均应做脑脊液常规、生化、培养或有关的特殊化验。

4.脑电图

脑电图阳性率可达 80%～90%,小儿惊厥,尤其无热惊厥,其中不少为小儿癫痫。脑电图上可表现为阵发性棘波、尖波、棘慢波、多棘慢波等多种波形。

5.CT 检查

怀疑有颅内器质性病变的惊厥患儿,应做脑 CT 扫描,高密度影见于钙化、出血、血肿及某些肿瘤;低密度影常见于水肿、脑软化、脑脓肿、脱髓鞘病变及某些肿瘤。

6.MRI 检查

MRI 对脑、脊髓结构异常反应较 CT 更敏捷,能更准确反映脑内病灶。

7.单光子反射计算机体层成像

其可显示脑内不同断面的核素分布图像,对癫痫病灶、肿瘤定位及脑血管疾病提供诊断依据。

四、治疗

(一)止痉治疗

1.地西泮

每次 0.25～0.5 mg/kg,最大剂量≤10 mg,缓慢静脉注射,1 min≤1 mg。必要时可在 15～30 min后重复静脉注射 1 次,以后可口服维持。

2.苯巴比妥

新生儿首次剂量 15～20 mg 静脉注射,维持量为 3～5 mg/(kg·d),婴儿、儿童首次剂量为 5～10 mg/kg,静脉注射或肌内注射,维持量为 5～8 mg/(kg·d)。

3.水合氯醛

每次 50 mg/kg,加水稀释成 5%～10%溶液,保留灌肠。惊厥停止后改用其他镇静、止痉药维持。

4.氯丙嗪

剂量为每次 1～2 mg/kg,静脉注射或肌内注射,2～3 h后可重复 1 次。

5.苯妥英钠

每次 5～10 mg/kg,肌内注射或静脉注射。遇有癫痫持续状态时可给予 15～20 mg/kg,速度不超过 1 mg/(kg·min)。

6.硫苯妥钠

硫苯妥钠可催眠,大剂量有麻醉作用。每次 10～20 mg/kg,稀释成 2.5%溶液肌内注射;也可缓慢静脉注射,边注射边观察,痉止即停止注射。

(二)降温处理

1.物理降温

物理降温可用 30%～50%乙醇擦浴,头部、颈、腋下、腹股沟等处可放置冰袋,亦可用冷盐水灌肠,或用低于体温 4 ℃的温水擦浴。

2.药物降温

一般用安乃近每次 5～10 mg/kg,肌内注射;亦可用其滴鼻,>3 岁患儿,每次 2～4 滴。

(三)降低颅内压

惊厥持续发作时,引起脑缺氧、缺血,易致脑水肿;如惊厥由颅内感染炎症引起,疾病本身即有脑组织充血水肿、颅内压增高,因而及时应用脱水降颅内压治疗。常用20％甘露醇溶液每次5～10 mL/kg,静脉注射或快速静脉滴注(10 mL/min),6～8 h重复使用。

(四)纠正酸中毒

惊厥频繁或持续发作过久,可致代谢性酸中毒,如血气分析发现血 pH＜7.2,碱剩余为15 mmol/L时,可用5％碳酸氢钠3～5 mL/kg,稀释成1.4％的等张液静脉滴注。

(五)病因治疗

对惊厥患儿应通过病史、全面体检及必要的化验检查,争取尽快明确病因,给予相应治疗。对可能反复发作的患者,还应制定预防复发的防治措施。

五、护理

(一)护理诊断

(1)有窒息的危险。

(2)有受伤的危险。

(3)潜在并发症:脑水肿。

(4)潜在并发症:酸中毒。

(5)潜在并发症:呼吸、循环衰竭。

(6)知识缺乏。

(二)护理目标

(1)不发生误吸或窒息,适当加以保护,防止受伤。

(2)保护呼吸功能,预防并发症。

(3)患儿家长情绪稳定,能掌握止痉、降温等应急措施。

(三)护理措施

1.一般护理

(1)将患儿平放于床上,取头侧位。保持安静,治疗操作应尽量集中进行,动作轻柔敏捷,禁止一切不必要的刺激。

(2)保持呼吸道通畅:头侧向一边,及时清除呼吸道分泌物。有发绀时应供给患者氧气,窒息时施行人工呼吸。

(3)控制高热:物理降温可用温水或冷水毛巾湿敷额头部,每5～10 min更换1次,必要时用冰袋放在额部或枕部降温。

(4)注意安全,预防损伤,清理好周围物品,防止坠床和碰伤。

(5)协助做好各项检查,及时明确病因。根据病情需要,于惊厥停止后,配合医师做血糖、血钙或腰椎穿刺、血气分析及血电解质等针对性检查。

(6)加强皮肤护理:保持皮肤清洁干燥,衣、被、床单清洁、干燥、平整,以防皮肤感染及压疮的发生。

(7)心理护理:关心体贴患儿,处置操作熟练、准确,以取得患儿信任,消除其恐惧心理。说服患儿及家长主动配合各项检查及治疗,使诊疗工作顺利进行。

2.临床观察内容

(1)惊厥发作时,观察惊厥患儿抽搐的时间和部位,有无其他伴随症状。

(2)观察病情变化,尤其随时观察呼吸、面色、脉搏、血压、心音、心率、瞳孔大小、对光反射等重要的生命体征,发现异常及时通报医师,以便采取紧急抢救措施。

(3)观察体温变化,如有高热,及时做好物理降温及药物降温;如体温正常,应注意保暖。

3.药物观察内容

(1)观察止痉药物的疗效。

(2)使用地西泮、苯巴比妥等止痉药物时,注意观察患儿呼吸及血压的变化。

4.预见性观察

若惊厥持续时间长、频繁发作,应警惕有无脑水肿、颅内压增高的表现。若收缩压升高、脉率减慢、呼吸节律慢而不规则,则提示颅内压增高。如未及时处理,可进一步发生脑疝,表现为瞳孔不等大、对光反射消失、昏迷加重、呼吸节律不整甚至骤停。

六、康复与健康指导

(1)做好患儿的病情观察,准备好急救物品,教会家属正确的退热方法,提高家长的急救知识和技能。

(2)加强患儿营养与体育锻炼,做好基础护理等。

(3)向家长详细交代患儿的病情、惊厥的病因和诱因,指导家长掌握预防惊厥的措施。

(杜莉莉)

第五节 急性白血病

白血病是造血组织中某一系造血细胞滞留于某一分化阶段并克隆性扩增的恶性增生性疾病。它的主要临床表现为贫血、出血、反复感染及白血病细胞浸润各组织、器官引起的相应症状。根据白血病细胞的形态及组织化学染色表现,可分为急性淋巴细胞性白血病和急性非淋巴细胞性白血病两大类。小儿以急性淋巴细胞性白血病为主(占75%)。病因及发病机制尚不完全清楚,可能与病毒感染、电离辐射、化学因素、遗传因素等引起免疫功能紊乱有关。

一、临床特点

(一)症状与体征

主要表现为乏力、苍白、发热、贫血、出血,白血病细胞浸润的表现为肝、脾、淋巴结肿大、骨关节疼痛。白血病细胞侵犯脑膜时可出现头痛及中枢神经系统体征。

(二)辅助检查

(1)血常规:白细胞总数明显增高或不高甚至降低,原始细胞比例增加,白细胞数正常或减少者可无幼稚细胞,血红蛋白和血小板数常降低。

(2)骨髓象:细胞增生明显或极度活跃,原始及幼稚细胞占有核细胞总数的30%以上。红细胞系及巨核细胞系极度减少。

(3)脑脊液:脑膜白血病时脑脊液压力＞2.0 kPa(200 mmH₂O),白细胞数＞10×10⁶/L,蛋白＞450 mg/L,涂片找到原始或幼稚细胞。

二、护理评估

(一)健康史

询问患儿乏力、面色苍白出现的时间及体温波动情况。询问家族史,了解患儿接触的环境,家庭装修情况,既往感染史,所服的药物及饮食习惯。

(二)症状、体征

评估全身出血的部位、程度和相关伴随症状,有无头痛及恶心、呕吐,有无骨关节疼痛尤其是胸骨疼痛情况。评估患儿生命体征、脸色。

(三)心理-社会评估

评估家长对本病的了解程度及心理承受能力,评估患儿的理解力及战胜疾病的信心,评估家庭经济状况及社会支持系统情况。

(四)辅助检查

了解血常规、骨髓检查及脑脊液化验结果。

三、常见护理问题

(1)活动无耐力:与骨髓造血功能紊乱、贫血有关。

(2)疼痛:与白血病细胞浸润有关。

(3)营养失调:低于机体需要量,与疾病及化学治疗致食欲下降、营养消耗过多有关。

(4)有出血的危险:与血小板计数减少有关。

(5)有全身感染的危险:与中性粒细胞减少,机体抵抗力差有关。

(6)焦虑:与疾病预后有关。

(7)知识缺乏:缺乏白血病相关知识。

四、护理措施

(1)病情较轻或经治疗缓解者,可适当下床活动;严重贫血、高热及有出血倾向者,应绝对卧床休息。

(2)根据患者病情和生活自理能力为患者提供生活护理,如洗脸、剪指甲、洗头、床上擦浴、洗脚、剃胡子等。

(3)给予高蛋白、离热量、高维生素、易消化的食物。化学治疗期间饮食应清淡,鼓励患者多饮水。

(4)正确执行医嘱,密切观察各种药物疗效和不良反应。

(5)观察有无感染发生,监测体温,有无口腔溃疡、咽部及肺部感染的体征。

(6)保持口腔清洁卫生,进食后漱口,预防口腔黏膜溃疡。若化学治疗后出现口腔炎,可给予口腔护理及局部用溃疡散。

(7)保持大便通畅,必要时便后用1∶5 000的高锰酸钾溶液坐浴,防止发生肛裂及肛周感染。

(8)观察有无出血倾向,皮肤有无出血点,观察有无呕血、便血及颅内出血表现等。

（9）使用化学治疗药物时注意观察药物的不良反应，注意保护静脉。

（10）保持病室空气清新，每天定时开窗通风。严格限制探视和陪护人员，若患儿白细胞数低于$1.0 \times 10^9/L$，应实施保护性隔离。

（11）做好心理疏导，引导患者积极配合治疗与护理。

（杜莉莉）

第六节　再生障碍性贫血

再生障碍性贫血简称再障，是一种由多种原因引起的骨髓造血功能代偿不全，临床上出现全血细胞减少而肝、脾、淋巴结大多不肿大的一组综合征。它可继发于药物、化学品、物理或病毒感染等因素。按病程长短及症状轻重可分为急性再障和慢性再障。其发病机制可归纳为造血干细胞缺陷、造血微环境损害及免疫性造血抑制等。

一、临床特点

（一）症状

急性再障起病急，病程短，一般为 1～7 个月，贫血呈进行性加重，感染时症状严重，皮肤黏膜广泛出血，重者内脏出血。慢性再障起病缓慢，病程长，达 1 年以上，贫血症状轻，感染轻，皮肤黏膜散在出血，内脏出血少见。

（二）体征

急性再障 1/3 患儿可有肝轻度肿大（肋下 1～2 cm），脾、淋巴结不肿大；慢性再障肝、脾、淋巴结均不肿大。

（三）辅助检查

（1）血常规：急性再障除血红蛋白下降较快外，须具备以下 3 项之中 2 项：①网织红细胞$<1\%$、绝对值$<15 \times 10^9/L$。②白细胞总数明显减少，中性粒细胞绝对值$<0.5 \times 10^9/L$。③血小板$<20 \times 10^9/L$。慢性再障血红蛋白下降速度较慢，网织红细胞、白细胞、中性粒细胞及血小板常较急性型为多。

（2）骨髓象：急性型多部位增生减低。慢性型至少一个部位增生不良，巨核细胞减少。均有三系血细胞不同程度减少。

（3）其他：骨髓造血干细胞减少。淋巴细胞亚群改变，出现 $CD4^+/CD8^+$ 比值下降或倒置（$CD4^+ \downarrow$，$CD8^+ \uparrow$），慢性型主要累及 B 淋巴细胞。

二、护理评估

（一）健康史

询问家族史，了解母亲怀孕时期和患儿出生后服用过的各种药物、暴露过的环境、感染情况等。询问患儿乏力、面色苍白出现的时间，高热时的体温，鼻出血的程度及其他部位出血的伴随症状。

（二）症状、体征

测量生命体征，评估患儿贫血程度，皮肤、黏膜出血情况及有无内脏出血征象。

（三）心理-社会评估

评估患儿对疾病的耐受状况，评估患儿家长对本病的了解程度和焦虑程度，评估家庭经济状况及社会支持系统的情况。

（四）辅助检查

了解血常规、骨髓等各项检查结果，判断疾病的种类及严重程度。

三、常见护理问题

（1）活动无耐力：与骨髓造血功能不良、贫血有关。

（2）有出血的危险：与血小板计数减少有关。

（3）有感染的危险：与白细胞低下，机体抵抗力差有关。

（4）焦虑：与疾病预后有关。

（5）知识缺乏：缺乏疾病相关知识。

（6）自我形象紊乱：与服用雄性激素及环孢霉素引起容貌改变有关。

四、护理措施

（1）按出血性疾病护理常规。

（2）做好保护性隔离，保持床单、衣服清洁和干燥，白细胞计数低时嘱戴口罩，减少探视，避免交叉感染，有条件者进层流室。

（3）特殊药物的应用及观察。

环孢霉素 A（CsA）：总疗程至少为 3 个月，应用时应注意以下几点。①密切监测肝肾功能情况，并及时反馈给医师。②减轻药物胃肠道反应：大孩子可于饭后服，婴幼儿可将 CsA 滴剂掺入牛奶、饼干、果汁内摇匀服用。③正确抽取血液以检测血药浓度：应在清晨未服药前抽取 2 mL 血液，盛于血药浓度特殊试管内摇匀及时送检。④服药期间应避免进食高钾食物、含钾药物及保钾利尿剂，以防高血钾发生。⑤密切监测血压变化，注意有无头痛、恶心、痉挛、抽搐、惊厥等，以防高血压脑病的发生。

抗胸腺细胞免疫球蛋白（ATG）：本制剂适用于血小板计数＞10×10^9/L 的病例。常见的不良反应有变态反应和血清病样反应。在应用 ATG 时应注意以下几点：①静脉输注 ATG 前，应遵医嘱先用日需要量的皮质醇和静脉抗组织胺类药物，如氢化可的松、异丙嗪等。②选择大静脉缓慢滴注，开始时速度宜慢，根据患儿对药物的反应情况调节速度，使总滴注时间不短于 4 h。③密切观察患儿面色、生命体征变化，观察有无寒战、高热、心跳过速、呕吐、胸闷、气急、血压下降等，如有不适应及时通知医师，减慢滴速或暂停输液，必要时予心肺监护、吸氧、降温等。一般这些反应经对症处理后逐渐好转。④输液过程中应注意局部有无肿胀外渗。一旦渗出应重新穿刺，局部用 25% 的硫酸镁湿敷，尽量选择粗大的静脉，以避免血栓性静脉炎的发生。⑤观察血清病样反应发生：于初次使用后经 7～15 d，患儿若出现发热、瘙痒、皮疹、关节痛、淋巴结肿大，严重者出现面部及四肢水肿、少尿、喉头水肿、哮喘、神经末梢炎、头痛、谵妄，甚至惊厥，应考虑血清病样反应。一旦发生，应立即报告医师，及时处理。

（4）健康教育。①疾病相关知识宣教：疾病确诊后应向家长讲解引起再障的各种可能因素，尽可能找到致病因素,避免再次接触,向家长宣传再障治疗的新进展,树立战胜疾病的信心。②宣传做好各种自我防护的必要性:如白细胞数低时能使患儿自觉戴上口罩或进层流室隔离,血小板数降至 $50×10^9/L$ 以下时减少活动,卧床休息。③做好各种治疗、用药必要性的宣教:向家长详细说明使用免疫抑制剂及雄激素等药物可能会出现的各种并发症及应对措施,以减轻患儿及家长的顾虑,积极配合治疗。

五、出院指导

(1)饮食指导:除遵守饮食护理原则外,可吃些红枣、带衣花生、黑木耳等补血食物,以促进造血;多食菌类食物及大蒜等,增强机体抵抗力,应用激素时需补充钙剂及含钙丰富的食物。

(2)运动指导:适当运动,劳逸结合,促进骨髓血循环,促进造血。

(3)环境及温度:居室及周边环境空气新鲜,温度适宜,定时通风换气。不去公共场所,注意冷暖,及时增减衣服,防止感冒、发热。

(4)卫生指导:注意个人卫生,勤换内衣,勤剪指甲,不用手指甲挖鼻,不用力搔抓皮肤。

(5)就医指导:定时复查血常规,如有异常及时就医。按医嘱定时服药,正确掌握服药的方法,不随意增减药量,用药过程如出现较严重的不良反应,应及时来院咨询。

(6)告知药物不良反应:长期应用环孢霉素及雄激素类药物会出现容貌改变及多毛、皮肤色素沉着、牙龈肿胀、乳腺增生、水、钠潴留、手足烧灼感、震颤、肌肉痉挛及抽搐、高血压及头痛等,告知家长对于药物引起的体形及容貌方面的改变停药后会逐渐恢复,不必为此担忧而擅自停药,其他不良反应严重时应及时来院就诊。

(7)病情稳定时可予中药调理。

(杜莉莉)

第七节　溶血性贫血

溶血性贫血是由于红细胞破坏增多、增快,超过造血代偿能力所发生的一组贫血。按发病机制可分为葡萄糖-6-磷酸脱氢酶缺陷症、免疫性溶血性贫血等。

一、临床特点

(一)葡萄糖-6-磷酸脱氢酶缺陷症

葡萄糖-6-磷酸脱氢酶(G-6-PD)缺陷症是一种伴性的不完全显性遗传性疾病,因缺乏 G-6-PD 致红细胞膜脆性增加而发生红细胞破坏,男性多于女性。临床上可分为无诱因的溶血性贫血、蚕豆病、药物诱发和感染诱发等溶血性贫血及新生儿黄疸 5 种类型。该病在我国广西壮族自治区、海南岛黎族、云南省傣族为最多。

1.症状和体征

发病年龄越小,症状越重。患儿常有畏寒、发热、恶心、呕吐、腹痛和背痛等,同时出现血红蛋白尿,尿呈酱油色、浓茶色或暗红色。血红蛋白迅速下降,多有黄疸。极重者甚至出现惊厥、休克、急性肾衰竭和脾脏肿大,如不及时抢救,可于 1～2 d 内死亡。

2.辅助检查

(1)血常规:溶血发作时红细胞与血红蛋白迅速下降,白细胞数可增高,血小板数正常或偏高。

(2)骨髓象:粒系、红系均增生,粒系增生程度与发病年龄呈负相关。

(3)尿常规:尿隐血试验60%～70%呈阳性。严重时可导致肾功能损害,出现蛋白尿、红细胞尿及管型尿,尿胆原和尿胆红素增加。

(4)血清游离血红蛋白增加,结合珠蛋白降低,Coombs试验阴性,高铁血红蛋白还原率降低。

(二)免疫性溶血性贫血

由于免疫因素如抗体、补体等导致红细胞损伤、寿命缩短而过早地破坏。产生溶血和贫血症状者称为免疫性溶血性贫血,常见为自身免疫性溶血性贫血。

1.症状和体征

多见于2～12岁的儿童,男性多于女性,常继发于感染尤其是上呼吸道感染后,起病大多急骤,伴有虚脱、苍白、黄疸、发热、血红蛋白尿等。病程呈自限性,通常2周内自行停止,最长不超过6个月。溶血严重者可发生急性肾功能不全。

2.辅助检查

(1)血常规:大多数病例贫血严重,血红蛋白<60 g/L,网织红细胞可高达50%。慢性迁延型者严重时可发生溶血危象或再生障碍性贫血危象,可出现类白血病反应。

(2)红细胞脆性试验:病情进展时红细胞脆性增加,症状缓解时脆性正常。

(3)Coombs试验:大多数直接试验强阳性,间接试验阴性或阳性。

二、护理评估

(一)健康史

询问家族中有无类似患儿;有无可疑药物、食物接触史,如注射维生素K或接触樟脑丸或食用过蚕豆及其蚕豆制品;最近有无上呼吸道感染史;发病季节。

(二)症状、体征

评估患儿有无畏寒、发热、面色苍白、黄疸、茶色尿和腹痛、背痛及其程度与性质,有无脏器衰竭的表现。

(三)心理-社会评估

评估患儿家长对本病的了解程度,家庭经济状况及社会支持系统。

(四)辅助检查

了解血红蛋白、红细胞、网织细胞数量、骨髓化验结果、尿常规等。

三、常见护理问题

(1)活动无耐力:与贫血致组织缺氧有关。

(2)体温过高:与感染、溶血有关。

(3)有肾脏受损危险:与血红蛋白尿有关。

(4)焦虑:与病情急、重有关。

(5)知识缺乏:家长及患儿缺乏该疾病相关知识。

（6）自我形象紊乱：与长期应用大剂量糖皮质激素，引起库欣貌有关。

四、护理措施

（1）急性期卧床休息，保持室内空气新鲜，避免受凉，血红蛋白低于 70 g/L 者应绝对卧床休息，减少耗氧量。

（2）明确疾病诊断及发病原因后，G-6-PD 缺陷者应避免该病可能的诱发因素如感染，服用某些具有氧化作用的药物、蚕豆等。

（3）溶血严重时要密切观察生命体征、尿量、尿色的变化并记录。若每天尿量少于250 mL/m^2，或学龄儿童每天＜400 mL，学龄前儿童＜300 mL，婴幼儿＜200 mL，应警惕急性肾衰竭的可能，要控制水的入量（必要时记 24 h 出入液量），注意水、电解质紊乱，防止高钾血症，遵医嘱纠正酸中毒，及时碱化尿液以防急性肾衰竭。

（4）自身免疫性溶血性贫血患儿应遵嘱及时应用免疫抑制剂，并观察免疫抑制剂，如糖皮质激素、环孢霉素 A（CsA）、环磷酰胺（CTX）等药物的不良反应。

（5）溶血严重时应立即抽取血交叉，遵嘱输洗涤红细胞并做好输血相关护理。

（6）行脾切除的患儿应做好术前、术后的护理。

（7）健康教育：①疾病确诊后应向家长讲解引起溶血性贫血的各种可能因素，尽可能找到致病因素，避免感染，G-6-PD 缺乏患儿应避免服用氧化类药物、蚕豆，避免接触樟脑丸等，以免引起疾病复发。②告知家长该病的相关症状及干预措施，如血红蛋白低时应绝对卧床休息，出现腹痛、腰酸、背痛、尿色变化时应及时告知医护人员。②做好各种治疗、用药知识的宣教，向家长详细说明使用激素及其他免疫抑制剂等药物可能会出现的各种并发症及应对措施，以减轻患儿及家长的顾虑，积极配合治疗。②做好脾切除的术前、术后健康宣教。

五、出院指导

（1）饮食指导：给以营养丰富，富含造血物质的食物。G-6-PD 缺陷患儿（蚕豆黄）应避免食用蚕豆及其制品，避免应用氧化类的药物（磺胺类、呋喃类、奎宁、解热镇痛类、维生素 K 等），小婴儿要暂停母乳喂养（疾病由母亲食用蚕豆后引起者），防止接触樟脑丸。

（2）脾大的患儿平时生活中要注意安全，防止外伤引起脾破裂。脾切除患儿免疫功能较低，应注意冷暖，做好自身防护，避免交叉感染。

（3）定期检查血常规（包括网织细胞计数），如发现面色发黄、血红蛋白低于 70 g/L 应来院复诊，必要时输血治疗。

（4）G-6-PD 缺陷症的患儿要随身携带禁忌药物卡。

（5）自身免疫性溶血病患儿要按医嘱继续正确用药，注意激素药物的不良反应（高血压、高血糖、精神兴奋、库欣貌、水肿等）。告知家长，服药后引起的容貌改变是暂时的，不能擅自停药或减药，以免病情反复或出现其他症状；如出现发热及严重药物不良反应应及时来院就诊。

（杜莉莉）

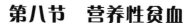

第八节 营养性贫血

贫血是指单位容积中红细胞数、血红蛋白量低于正常或其中一项明显低于正常。营养性贫血是由于各种原因导致造血物质缺乏而引起的贫血,如缺铁引起营养性缺铁性贫血,缺乏叶酸、维生素 B_{12} 引起营养性巨幼红细胞贫血等。

一、临床特点

(一)营养性缺铁性贫血

营养性缺铁性贫血是体内铁缺乏致使血红蛋白合成减少而发生的一种小细胞低色素性贫血。临床上除出现贫血症状外,还可因含铁酶活性降低而出现消化道功能紊乱、循环功能障碍、免疫功能低下,出现精神神经症状及皮肤黏膜病变等一系列非血液系统的表现。可由早产、喂养不当、摄入不足、偏食、吸收障碍、失血等原因引起。

1.症状和体征

发病高峰年龄在 6 个月～2 岁,贫血呈渐进性,患儿逐渐出现面色苍白,不爱活动,食欲缺乏,甚至出现异食癖。新生儿或小婴儿可有屏气发作;年长儿童可诉头晕、目眩、耳鸣、乏力等,易患各种感染。患儿毛发干枯,缺乏光泽,脉搏加快,心前区可有收缩期吹风样杂音,贫血严重时可有心脏扩大和心功能不全,肝脾淋巴结可轻度肿大。

2.辅助检查

(1)血常规:红细胞、血红蛋白低于正常,血红蛋白减少比红细胞减少更明显。红细胞体积小、含色素低。白细胞和血小板计数正常或稍低。

(2)骨髓象:涂片见幼红细胞内、外可染铁明显减少或消失。幼红细胞比例增多,有核细胞增生活跃。

(3)其他:血清铁蛋白减少($<12\ \mu g/L$),血清铁减低($<50\ \mu g/dL$),总铁结合力增高($>62.7\ \mu mol/L$),运铁蛋白饱和度降低($<15\%$),红细胞游离原卟啉增高($>9\ \mu mol/L$)。

(二)营养性巨幼红细胞性贫血

营养性巨幼红细胞性贫血又称大细胞性贫血,主要由叶酸和/或维生素 B_{12} 直接或间接缺乏所致,大多因长期单一母乳喂养而导致直接缺乏引起。临床除有贫血表现外,还常伴有精神、神经症状。

1.症状、体征

好发于 6 个月至 2 岁的婴幼儿,病程进展缓慢,逐渐出现贫血,面部水肿,常有厌食、恶心、呕吐、腹泻,偶有吞咽困难、声音嘶哑。患儿面色蜡黄,烦躁不安,表情呆滞,舌、肢体颤抖,食欲差,疲乏无力,呼吸、脉搏快,舌面光滑,头发稀黄。肝脾淋巴结及心脏病变同缺铁性贫血。维生素 B_{12} 缺乏可出现明显的精神神经症状及智力障碍。

2.辅助检查

(1)血常规:红细胞较血红蛋白降低得更明显,红细胞体积增大,中央淡染区缩小。粒细胞及血小板数量减少,出血时间延长。

(2)骨髓象:骨髓细胞大多数代偿性增生旺盛,均有红细胞巨幼变。

(3)其他:血清叶酸及维生素 B_{12} 含量减低,胃酸常减低,个别内因子缺乏。

二、护理评估

(一)健康史

询问母亲怀孕时期的营养状况及患儿出生后的喂养方法和饮食习惯,有无饮食结构不合理或患儿偏食导致铁、叶酸、维生素 B_{12} 长期摄入不足。对小婴儿则应询问有无早产、多胎、胎儿失血等引起先天储铁不足的因素,了解有无因生长发育过快造成铁相对不足及有无慢性疾病如慢性腹泻、肠道寄生虫、反复感染使铁丢失、消耗过多或吸收减少等现象。了解患儿乏力、面色苍白出现的时间。

(二)症状、体征

评估贫血程度,注意患儿面色、皮肤、毛发色泽,评估有无肝、脾大等其他系统受累的表现。

(三)心理-社会评估

了解家长对本病相关知识的熟知程度,评估家长的焦虑水平及患儿对疾病的承受能力。

(四)辅助检查

了解各项相关检查如血红蛋白值、红细胞数量及形态变化、骨髓变化等。

三、常见护理问题

(1)活动无耐力:与贫血致组织缺氧有关。

(2)营养失调:低于机体需要量,与相关元素供应不足、吸收不良、丢失过多或消耗增加有关。

(3)有感染的危险:与营养失调、免疫功能低下有关。

(4)知识缺乏:缺乏营养知识。

四、护理措施

(一)注意休息,适当活动

应根据患儿的病情制订适合个体的运动方案。贫血较轻者,对日常活动均可耐受,但应避免剧烈运动,以免疲乏而致头晕目眩;严重贫血或因贫血已引起心功能不全者,应注意休息,减少活动,有缺氧者酌情吸氧。

(二)饮食护理

应予高蛋白、高维生素、适量脂肪的食物,营养搭配应均衡,纠正患儿偏食、挑食等不良饮食习惯,多吃含铁或含叶酸、维生素 B_{12} 丰富的食物。积极治疗原发病如胃炎、腹泻、感染等,促进营养物质的吸收和利用。巨幼红细胞性贫血患儿伴有吞咽困难者要耐心喂养,防止窒息。

(三)铁剂应用的注意事项

(1)铁剂对胃肠道有刺激,可引起胃肠道反应及便秘或腹泻,故口服铁剂应从小剂量开始,在两餐之间服药。

(2)可与稀盐酸和/或维生素 C 同服以利吸收,忌与抑制铁吸收的食物同服,如茶、咖啡、牛奶等。

(3)注射铁剂时应精确计算剂量,分次深部肌内注射,每次应更换注射部位,以免引起组织坏死。首次注射后应观察 1 h,以免个别患儿因应用右旋糖酐铁引起过敏性休克的发生。

(4)疗效的观察:铁剂治疗 1 周后可见血红蛋白逐渐上升,血红蛋白正常后继续服用铁剂 2 个月,以增加储存铁,但需防止铁中毒。如用药 3～4 周无效,应查找原因。

(四)安全护理

巨幼红细胞性贫血患儿伴有精神、神经症状者要做好安全防护工作,防止摔伤、跌伤、烫伤等;对智障者要有同情心和耐心,积极争取患儿配合治疗和护理。

(五)输血护理

严重贫血(Hb<70 g/L)或因贫血引起心功能不全者,应少量多次输血,以减轻慢性缺氧。输血时注意点滴速度要缓慢(<20 滴/分钟),并注意观察输血不良反应。

(六)健康教育

(1)疾病相关知识:疾病确诊后应向家长讲解引起营养性贫血的各种因素,积极查找和治疗原发病,宣教合理饮食的重要性,纠正不良饮食习惯。

(2)治疗与用药相关知识:向家长详细说明骨髓穿刺的重要性,使家长积极配合,尽快明确病因;说明应用铁剂可能会出现的不良反应,如胃肠道反应、便秘、腹泻、牙黑染、大便呈黑色等,以消除患儿及家长的顾虑,积极配合治疗;告知减轻或避免服用铁剂不良反应的应对措施,如餐后服,用吸管吸取,避免与牙齿接触。

(3)教育和培训:对于智力低下、身材矮小、行为异常的患儿应耐心教育和培训,不应歧视和谩骂,帮助患儿提高学习成绩,过正常儿童的生活,养成良好的性格和行为。

五、出院指导

(一)饮食指导

遵守饮食护理原则,多吃些含铁丰富的食物,如红枣、花生、黑木耳、猪肝、各种动物蛋白、豆类等以促进造血。维生素 C、氨基酸、果糖、脂肪酸可促进铁吸收,可与铁剂或含铁食品同时进食,忌与抑制铁吸收的食物如茶、咖啡、牛奶、蛋类等同服。婴幼儿时应及时添加含铁丰富的辅食,提倡母乳喂养。富含叶酸及维生素 B_{12} 的食物有红苋菜、龙须菜、菠菜、芦笋、豆类、酵母发酵食物及苹果、柑橘等。应用叶酸时需补充铁剂及含钾丰富的食物。

(二)运动指导

适当运动,劳逸结合,增强机体抵抗力,促进骨髓血循环,促进造血。

(三)环境及温度

居室及周边环境空气新鲜,温度适宜,定时通风换气。不去公共场所,注意冷暖,及时增减衣服,防止感冒、发热。

(四)用药就医指导

定时复查血常规,如有异常及时就医。按医嘱定时服药,正确掌握服药的方法,不随意增加药量,以防铁中毒。巨幼红细胞性贫血者须每 3 d 肌内注射维生素 B_{12} 1 次,共 2～3 周,伴有神经系统症状者可加用维生素 B_6,适当加服铁剂以供制造红细胞所用,多食含钾丰富的食物,如香蕉、橘子、含钾饮料等。用药过程如出现较严重的不良反应,应及时来院咨询。

(杜莉莉)

第九节　维生素 D 缺乏性佝偻病

维生素 D 缺乏性佝偻病(简称佝偻病)是由于体内维生素 D 不足而使钙、磷代谢失常,钙盐不能正常沉积于骨骼的生长部分,造成以骨骼病变为特征的一种慢性营养缺乏性疾病。其主要见于婴幼儿,发病的主要原因是日光照射不足、维生素 D 摄入不足、食物中钙磷比例不当、生长过快、对维生素 D 需要量增多、疾病影响。我国患本病者北方多于南方。

一、临床特点

本病常见于 3 个月至 2 岁的小儿,临床上将其分为 3 期,即活动期(初期、激期)、恢复期和后遗症期。

(一)活动期

初期多于出生后 3 个月左右开始起病,主要表现为易激惹、烦躁、睡眠不安、易惊、夜啼、多汗、枕秃等非特异性症状,骨骼改变轻。激期除上述非特异的神经精神症状外,骨骼改变加重,出现颅骨软化、方颅、前囟增宽、闭合延迟、出牙延迟、牙釉质缺乏、手镯、足镯、肋骨串珠、鸡胸或漏斗胸、肋膈沟。常久坐者有脊柱后突或侧突畸形;下肢可见"O"型或"X"型腿;肌肉发育不良、肌张力低下、韧带松弛,故坐、立、行等运动功能落后。条件反射形成缓慢,表情淡漠,免疫功能低下,常伴感染。

(二)恢复期

临床症状减轻或消失。

(三)后遗症期

多见于 3 岁以后,仅留下不同程度的骨骼畸形。

(四)辅助检查

1.活动期

血钙正常或稍低、血磷减低,钙、磷乘积常低于 30,碱性磷酸酶增高。X 线检查显示长骨骺端膨大,临时钙化带模糊或消失,有杯口状改变;骨骺软骨明显增宽,骨质疏松。

2.恢复期

血钙、血磷浓度、碱性磷酸酶水平恢复正常,X 线检查显示骨骼异常明显改善。

3.后遗症期

血生化及 X 线检查正常。

二、护理评估

(一)健康史

注意询问患儿每天户外活动的时间、饮食情况、生长发育的速度,有无肝、肾及胃肠疾病。母亲怀孕晚期有无严重缺乏维生素 D 的情况,小儿开始补充维生素 D 的时间和量。

(二)症状、体征

评估患儿有无骨骼病变体征,如有无方颅、颅骨软化、前囟过大或闭合延迟,胸部有无肋骨串珠、鸡胸、漏斗胸改变,四肢有无"O"型"X"型腿改变。

（三）心理-社会评估

评估家长对疾病了解程度、心理需求和对患儿的关注程度。

（四）辅助检查

了解血钙、血磷及钙磷乘积,碱性磷酸酶是否增多,X线长骨有无异常等。

三、护理问题

（一）营养失调:低于机体需要量

与户外活动过少、日光照射不足和维生素D摄入不足有关。

（二）潜在并发症

骨骼畸形、药物不良反应。

（三）有感染的危险

与免疫功能低下有关。

（四）知识缺乏

家长缺乏对佝偻病的预防及护理知识。

四、护理措施

（一）增加内源性维生素D合成

指导家长带小儿定期户外活动,直接接受阳光照射。一般来说户外活动越早越好,初生儿可在满1～2个月开始,时间由少到多,从数分钟增加至1h,以上午9～10时、下午3～4时为合适,避免太阳直射。

（二）增加外源性维生素D供给量

提倡母乳喂养,指导按时添加辅食,帮助家长选择含维生素D丰富的婴儿食品。活动期供给维生素D制剂,使每天维生素D的摄入量能满足患儿需要。口服法:每天给维生素D 0.5万～2万U,连服1月后改预防量,直至2岁。突击治疗常用于重症或合并肺炎、腹泻、急性传染病者,维生素D_3 10万～30万U,注射1次,同时给予钙剂,1个月后复查。痊愈后改预防量口服,直至2岁。

（三）限制活动

活动性佝偻患儿在治疗期间应限制其立、坐、走等,以免加重脊柱弯曲、"O"形、"X"形腿畸形。护理操作时动作轻柔,换尿布拉抬小儿双腿时要轻而慢,以免发生骨折。

（四）预防感染

重度佝偻病患儿免疫功能低下,胸廓畸形致肺扩张不良,故易患呼吸道感染性疾病,应避免与感染性疾病患儿同一病室,防止交叉感染。

（五）健康教育

(1)对患儿父母进行佝偻病护理知识教育,讲述佝偻病病因、护理及预防方法。

(2)指导家长加强患儿的体格锻炼,对骨骼畸形可采用主动和被动运动的方法进行矫正。

(3)3岁后的佝偻病骨畸形者,应予矫形疗法。若遗留胸廓畸形,可做俯卧位抬头展胸运动;下肢畸形可施行肌肉按摩,"O"型腿按摩外侧肌,"X"型腿按摩内侧肌,以增加肌张力,矫正畸形。

(4)遗留严重骨骼畸形者,可于 4 岁后行外科手术矫治,此时应督促家长正确使用矫形器具。

五、出院指导

(1)维生素 D 过量中毒的观察及指导:维生素 D 中毒,多在连续服用过量维生素 D 制剂 1～3 个月出现,中毒早期症状有厌食、体质量减轻、低热、精神不振、恶心、呕吐、顽固性便秘、腹泻,甚至脱水、酸中毒。如遇过量应立即停服维生素 D。

(2)出院后患儿应每天坚持户外活动至少 2 h。指导家长给予小儿正确的户外活动。给家长示教日光浴。

(3)指导家长学习按摩肌肉纠正畸形的方法。

(4)指导正确服用维生素 D,冬春季补充预防量维生素 D 400 U/d,直到 2 岁。

(5)对小婴儿要强调母乳喂养,合理添加辅食,食物中应富有维生素 D、钙、磷和蛋白质。及早治疗腹泻及其他慢性疾病。

(杜莉莉)

第十节　维生素 D 缺乏性手足搐搦症

维生素 D 缺乏性手足搐搦症又称佝偻性手足搐搦症或佝偻性低钙惊厥。因维生素 D 缺乏而甲状旁腺调节反应迟钝,骨钙不能及时游离入血,致使血钙降低。当总血钙<1.75 mmol/L(7～7.5 mg/dL)或离子钙<1 mmol/L 时,可导致神经肌肉兴奋性增高,出现全身惊厥、喉痉挛或手足搐搦等症状。该病多见于婴幼儿期。

一、临床特点

典型的临床表现为惊厥、手足搐搦、喉痉挛发作,常伴有烦躁、睡眠不安、易惊、夜啼、多汗等症状,常不伴发热。

(一)惊厥

多见于婴儿,表现为突然四肢抽动,两眼上翻,面肌抽动,短暂意识丧失,大小便失禁,发作时间持续数秒至数分钟,发作可数天 1 次或 1 d 数次。发作停止后意识恢复,但精神萎靡而入睡,醒后精神正常。

(二)喉痉挛

多见于婴儿,声门及喉部肌肉痉挛表现为吸气性呼吸困难,可出现喉鸣,哭闹时加剧,严重者可窒息。

(三)手足搐搦

手足搐搦多见于>2 岁的小儿。其表现为腕部屈曲、手指伸直、拇指贴近掌心;足痉挛时,踝关节伸直、足趾弯曲向下,似"芭蕾舞"足。

(四)辅助检查

血钙降低而血磷正常或升高。

二、护理评估

(一)健康史

同佝偻病。

(二)症状、体征

评估除佝偻病体征外,有无神经肌肉兴奋性增高的体征。惊厥时小儿有无两眼上翻、面肌抽动,甚至四肢抽动;有无吸气性呼吸困难,面色有无发绀;手足搐搦发作时两手腕部、足部有无异常。此外,无发作时有无神经肌肉兴奋性增高的隐性体征,如面神经征阳性、腓反射或陶瑟征阳性。

(三)心理-社会评估

评估家长对疾病了解程度、恐惧心理和对患儿的关注程度。

(四)辅助检查

了解血清钙降低情况。

三、护理问题

(一)神经肌肉兴奋性增高

与血钙降低有关。

(二)有窒息的危险

与喉痉挛有关。

(三)有受伤的危险

与惊厥、静脉注射钙剂外漏有关。

四、护理措施

(一)控制惊厥、喉痉挛发作

遵医嘱首先给予苯巴比妥钠,每次 5～7 mg/kg 肌内注射,或 10% 水合氯醛每次 40～50 mg/kg 保留灌肠,或地西泮 0.1～0.3 mg/kg 肌内或静脉注射。同时应用 10% 葡萄糖酸钙 5～10 mL 稀释后静脉推注或滴注。惊厥、喉痉挛发作控制后,可给 10% 氯化钙或 10% 葡萄糖酸钙口服。

(二)防止窒息

惊厥和喉痉挛是维生素 D 缺乏性手足搐搦症患儿发生窒息的危险因素。对有惊厥和喉痉挛发作的患儿应置于监护病房,密切观察,做好气管插管或气管切开的准备。一旦发现症状,应及时抢救。患儿头偏向一侧,保持呼吸道通畅,避免窒息。喉痉挛一旦发生应立即将患儿舌头拉出口外,进行人工呼吸,给氧,必要时行气管插管或气管切开。

(三)避免组织损伤

(1)惊厥发生时为防止舌咬伤,可在上下磨牙之间放置用纱布包裹的压舌板或牙垫,但应避免强行塞入,同时可在腋下置一纱布以防皮肤擦伤。

(2)静脉注射钙剂时应先用生理盐水针筒穿刺,穿刺成功后再接钙剂针筒;推注钙剂的浓度和速度不能过高过快,以防心搏骤停;推注时密切观察局部有无红肿,随时回抽血液,避免药液外漏引起组织坏死;一旦渗漏,立即用 0.25% 普鲁卡因局部封闭或 20% 硫酸镁湿敷。

（四）健康教育

（1）给家长讲解本病的病因，惊厥及喉痉挛发作的护理知识和本病预防知识。

（2）告诉家长在惊厥发作时保持冷静，勿大哭大叫，勿摇晃及搬动患儿，应让患儿平卧，松开衣领，头偏向一侧，保持呼吸道通畅，并及时呼叫医护人员。

五、出院指导

指导家长科学合理喂养，改进喂养方法，按时添加辅食，及时补充维生素 D 制剂，适量补充钙，小儿户外活动每天达 2 h 左右。

（杜莉莉）

第十一节　锌缺乏症

锌缺乏症是由各种原因引起体内必需微量元素锌缺乏所致的疾病。近年来经调查发现，锌缺乏症在某些地区小儿中发病率有增高，越来越受到人们重视。锌为人体必需微量元素之一，在体内参与 90 多种酶的合成，与 200 多种酶活性有关，在核酸与蛋白质代谢中发挥重要作用。锌缺乏症主要表现为食欲下降、生长发育迟缓、免疫功能低下、性成熟延迟等。造成锌缺乏的主要原因是摄入不足，需要量增加，体内吸收障碍、机体丢失增多所致。

一、临床特点

（一）机体多种生理功能紊乱

患儿常有食欲减退、味觉异常、异食癖、毛发易脱落、怠倦、精神抑郁、暗适应力减低。由于锌缺乏可影响核酸及蛋白质的合成，使脑垂体生长激素分泌减低，引起发育停滞，骨骼发育障碍，第二性征发育不全，致使患儿身材矮小。锌缺乏时，肠腺、脾脏萎缩，免疫功能减低，易发生各种感染，尤其是呼吸道感染。此外，患儿伤口愈合延迟，常出现口腔溃疡。少数患儿有抗维生素 A 夜盲症。

（二）辅助检查

血清锌 $<11.47\ \mu mol/L(75\ \mu g/dL)$ 提示锌缺乏。毛发锌测定干扰因素多，结果波动大，仅作为过去体内锌营养状况的参考，一般不做个体锌缺乏的诊断依据。

二、护理评估

（一）健康史

注意询问患儿出生史，有无早产、双胎、小样儿等情况，喂养史中有无动物性食物缺乏史。年长儿有无偏食、挑食等不良饮食习惯，有无慢性腹泻、多汗、反复失血等疾病史。

（二）症状、体征

评估小儿有无生长发育延迟，毛发有无枯黄脱落，智能发育与第二性征发育情况；评估食欲、味觉、免疫情况、创伤愈后情况，有无口腔溃疡及暗适应情况的改变。

(三)心理-社会评估

评估家长对喂养知识及本病预后的了解程度,有无焦虑心理,有条件还应了解居住地是否为锌缺乏地区。

(四)辅助检查

及时了解血锌检查结果。

三、常见护理问题

(一)营养失调:低于机体需要量

与锌摄入不足或疾病影响有关。

(二)有感染的危险

与免疫力低下有关。

(三)知识缺乏

家长缺乏喂养知识及不了解本病。

四、护理措施

(一)饮食护理

鼓励患儿多进食含锌丰富的食物,如鱼、肝脏、肉类、蛋黄、牡蛎、花生、豆类、面筋等,在缺锌地区可在生长发育迅速时期给予锌强化乳制品。

(二)按医嘱补锌剂

补给量每天按元素锌计算,为 $0.5\sim1$ mg/kg(相当于葡萄糖酸锌 $3.5\sim7$ mg/kg),常用葡萄糖酸锌,也可用硫酸锌、醋酸锌等,疗程一般为 $2\sim3$ 个月,注意勿长期过量使用。

(三)健康教育

(1)介绍喂养知识,提倡母乳喂养,尤其是初乳不要随意丢弃。合理添加辅食,注意培养小儿良好的饮食习惯,为小儿提供平衡饮食,多吃富含锌的食品。

(2)介绍锌剂服用的剂量,防止过量使用引起中毒症状,如恶心、呕吐、腹泻、腹痛等消化道症状,脱水、电解质紊乱、急性肾衰竭等表现。

五、出院指导

(1)让家长了解导致患儿缺锌的原因,以配合治疗,防止复发。

(2)由于锌缺乏使患儿免疫功能受损而易发生感染,故应保持居室空气清新,注意口腔护理,告知家长少带患儿去拥挤的公共场所,积极参加户外活动,坚持合理喂养,合理安排膳食,并养成良好的饮食习惯。

(杜莉莉)

第十章　针灸科护理

第一节　一般护理

中医一般护理涉及患者日常生活的各个方面,直接影响着疾病的治疗效果和预后,做好一般护理,在疾病的治疗和康复过程中有着重要的意义。一般护理包括病情观察、生活起居护理、情志护理、饮食调护、用药护理等方面。

一、病情观察

中医护理学的基本特点是整体观念和辨证施护。密切观察病情,收集有关病史、症状和体征,进行分析、综合,辨清疾病的原因、性质、部位及邪正关系,概括判断为某种性质的证;根据辨证的结果,才能确立相应的治疗和护理方法。

(一)内外详察

人体是一个有机的整体,在疾病状态下,局部的病变可以影响全身,精神的刺激可以导致气机的变化。在观察病情时,必须从整体上进行多方面的考察,对病情进行详细的询问及检查,广泛而详细地收集临床资料,才能为护理提供客观依据。这是一种从局部到整体、从现象到本质的辨证思维方法。

(二)四诊合参

望、闻、问、切四诊是中医收集病情资料的基本方法,每一种方法都各有特点,同时也存在一定的局限性。所以观察病情时必须四诊合参,才能对病证作出正确的判断,从而制订正确的护理措施。

(三)病证结合

“病”和“证”不是同一个概念。辨病是对疾病的认识,有利于从疾病的全过程和体征上认识疾病;辨证则是对疾病的进一步深化,重在从疾病当前的表现中明确病变的部位和性质。只有将二者有机结合,才能准确认识疾病的发展规律,为正确的护理指明方向。“病证结合”是中医临床的自然选择。

(四)甄别真假

由于病情的发展、病机的变化、邪正消长的差异、机体的表现不同或处于不同的发展阶段,护理时应密切观察病情变化,具体问题具体分析,运用不同的方法进行护理。一般情况下,疾病的临床表现与其本质属性是一致的,但有的疾病却出现某些和本质相矛盾,甚至相反的临床症状,即在证候上出现假象,临床护理时应细加甄别,勿犯虚虚实实之弊。

二、生活起居护理

生活起居护理是指针对患者的病情给予特殊的环境安排和生活照料。

(一)顺应自然

1.顺应四时

春、夏、秋、冬四季交替变化,人体的生理活动也会随之变化。春季阳气生发,应早起健身以舒发气机,吸取新鲜空气;但初春天气寒暖不一,应防止风寒侵袭,随时增减衣服。夏季阳气旺盛,应晚卧早起,保持心境平和;但由于暑湿较重,白天当避暑,夜晚不贪凉。秋天万物成熟,人体阳气逐渐内收,阴气渐长,应注意收敛精气;由于燥气较甚,昼夜温差悬殊,还要注意冷暖适宜,保养阴津。冬季阴寒极盛,阳气闭藏,应注意养精固阳,防寒保暖。

2.调适昼夜

人体的阳气随着昼夜晨昏的变化,呈现朝生夕衰的规律。患者机体阴阳失去平衡,自身调节能力随之减弱,对于昼夜晨昏的变化,也会出现较为敏感的反应,从而出现"昼安""夜甚"的现象。特别对一些危重的患者应加强夜间观察,防止出现意外的情况。

3.平衡阴阳

人体患病的根本原因,则是阴阳失去了平衡。因此,护理疾病,首要的是调理阴阳,应根据机体阴阳偏盛偏衰的具体情况去制订护理措施,从日常起居、生活习惯、居处环境等方面贯彻平衡阴阳的思想,以使人体达到"阴平阳秘,精神乃治"的境地。

(二)适宜环境

1.病室环境

病室应安静、整洁、舒适,使患者身心愉快。如心脏疾病患者,常可因突闻巨响而引起心痛发作;失眠患者稍有声响就难以入眠或易醒等。因此,病室的陈设要简单、适用,保持地面、床、椅子等生活用品的清洁卫生;出入病室人员应做到"四轻",即说话轻、走路轻、关门轻、操作轻。

2.病室通风

保持空气清新是病室应有的基本条件之一,室内应经常通风。通风应根据季节和室内的空气状况,决定每天通风的次数和每次持续的时间,一般每天应通风1~2次,每次30 min左右。通风时应注意勿使患者直接当风。

3.病室温度、湿度

病室温度一般以18 ℃~20 ℃为宜,阳虚和寒证患者多畏寒肢冷,室温宜稍高;阴虚及热证患者多燥热喜凉,室温可稍低。病室的相对湿度以50%~60%为宜。阴虚证和燥证患者,湿度可适当偏高;阴虚证和湿证患者,湿度宜偏低。

4.病室光线

一般病室要求光线充足,以使患者感到舒适愉快。但应根据病情不同宜适当调节,如感受风寒、风湿、阳虚及里寒证患者,室内光线宜充足;感受暑热之邪的热证、阴虚证、肝阳上亢、肝风内动的患者,室内光线宜稍暗;长期卧床的患者,床位尽量安排到靠近窗户的位置,以得到更多的阳光,有利于患者早期康复。

(三)生活规律

起居有常即日常生活有一定规律并合乎人体的生理功能活动。

1.作息合理

作息时间的制订应因时、因地、因人、因病情而不同。一般应遵循"春夏养阳,秋冬养阴"的原则。具体言之,春季宜晚睡早起,以应生发之气;夏季宜晚睡早起,以应长养之气;秋季宜早睡早起,以应收敛之气;冬季宜早睡晚起,以应潜藏之气。常言道"日出而作,日入而息",在护理患者时,要督促其按时起居,养成有规律的睡眠习惯。

2.睡眠充足

充足的休息和睡眠,可促进患者身体康复,每天睡眠时间一般不少于 8 h,故有"服药千朝,不如独眠一宿"之说。睡眠时间过长会导致精神倦怠,气血郁滞;睡眠时间过短则易使正气耗伤。更要避免以夜作昼,阴阳颠倒。

3.劳逸适度

在病情允许的情况下,凡能下地活动的患者,每天都要保持适度的活动,以促进气血流畅,增强抵御外邪的能力,有利于机体功能的恢复。患者的活动要遵循相因、相宜的原则,根据不同的病证、病期、体质、个人爱好以及客观环境等进行安排。活动场地以空气清新为好,应避免剧烈运动。

三、情志护理

七情六欲,人皆有之,情志活动属于人类正常生理现象,是机体对外界刺激和体内刺激的保护性反应,有益于身心健康。

情志护理是指在护理工作中,注意观察、了解患者的情志变化,观察其心理状态,减少或消除不良情绪的影响,使患者处于治疗中的最佳心理状态,以利于身体的康复。

(一)关心体贴

患者的情志状态和行为不同于正常人,常常会产生各种心理反应,如依赖性增强,猜疑心加重,主观感觉异常,情绪容易激动或不稳定,表现为寂寞、苦闷、忧愁、悲哀、焦虑等。护理人员应善于体察患者的疾苦,态度要和蔼,语言要亲切,动作要轻盈,衣着要整洁,使患者从思想上产生安全感,从而以乐观的情绪、良好的精神状态面对自己的病情,增强战胜疾病的信心。

(二)因人制宜

患者的体质有强弱之异,性格有刚柔之别,年龄有长幼之殊,性别有男女之分,同时家庭背景、生活阅历、文化程度、所从事的职业和所患疾病等都有不同,面对同样的情志刺激,会有不同的情绪反应。

1.体质差异

患者的体质有阴阳禀赋之不同,对情志刺激反应也各有不同,阳质多恼怒,阴质多忧愁;体质瘦弱之人,多郁而寡欢,而体质强悍之人,则感情易于暴发。

2.性格差异

一般而言,性格开朗乐观之人,心胸宽广,遇事心气平静而自安,故不易生病,病后也易于康复;性格抑郁之人,心胸狭窄,感情脆弱,情绪易于波动,易酿成疾病,病情缠绵。

3.年龄差异

儿童脏腑娇嫩,形气未充,易为惊、恐致病;成年人血气方刚,又处在各种复杂的环境中,易为怒、思致病;老年人,常有孤独感,易为忧郁、悲伤、思虑致病。

4.性格差异

男性属阳,以气为主,感情粗犷,刚强豪放,易为狂喜大怒而致病;女性属阴,以血为先,感情细腻而脆弱,一般比男性更易为情志所患,多易因忧郁、悲哀而致病。

(三)清静养神

七情六欲是人之常情,然喜、怒、忧、思、悲、恐、惊七情过激,均可引起人体气血紊乱,导致疾病的发生或加重。因此,精神调摄非常重要,要采取多种措施,保持患者情绪稳定,及时提醒探视者不要给患者不必要的精神刺激,危重患者尽量谢绝探视。

(四)移情易性

针对不同患者,应分别施予不同的情志护理方法。如情志相胜法、以情制情法、发泄解郁法、移情疗法、暗示疗法、释疑疗法等,以消除患者对疾病的疑惑,解除或减轻患者的不良情绪,转移其对疾病的注意力,给予其合理的宣泄渠道,促进机体的康复。

(五)怡情畅志

保持乐观愉快的情绪能使人体气血调和,脏腑功能正常,有益于健康。对于患者而言,不管其病情如何,乐观的心情均可以促使病情的好转,所以,医护人员要从言语、行为等各个方面,给予患者全方位的关心,使其能保持乐观的情绪和愉悦的心情。

四、饮食调护

利用饮食调护配合治疗,是中医护理的一大特色。在疾病治疗过程中,饮食调护得当,可以缩短疗程,提高疗效,有的食物还具有直接治疗疾病的作用。

(一)饮食宜忌

一般来讲,患病期间宜食清淡、易消化、营养丰富的食品,忌食生冷、油腻、辛辣等食物;具体而言应根据患者的证型进行合理的饮食指导。如寒证患者宜食温热性食物,忌食寒凉和生冷之品;热证患者宜食寒凉及平性食物,忌食辛辣、温燥之品;虚证患者饮食宜清淡而营养,忌食滋腻、硬固之品;实证患者饮食宜疏利、消导,忌食补益之品。

(二)辨证施食

1.因人、因病施食

饮食调护应根据不同的年龄、体质、个性等方面的差异,分别予以不同的调摄。体胖者多痰湿,饮食宜清淡,宜多食健脾除湿、润肠通便的食物;体瘦者多阴虚内热,宜食滋阴生津的食物;妊娠期妇女,宜食性味甘平、甘凉的补益之品,即所谓"产前宜凉";哺乳期宜食富有营养、易消化、温补而不腻之物,即所谓"产后宜温";小儿身体娇嫩,为稚阴稚阳之体,宜食性味平和,易于消化,又能健脾开胃的食物,而且食物宜品种多样,粗细结合,荤素搭配;老年人脾胃功能虚弱,运化无力,气血容易亏损,宜食清淡、熟软之物。

2.因时、因地施食

由于春、夏、秋、冬四时气候的变化对人体的生理、病理有很大影响,因此,应当在不同的季节合理选择调配不同的饮食。如春季应适当食用辛温升散的食品;夏季应进食清淡、解暑、生津之品;秋季饮食应以滋阴润肺为主,可适当食用一些柔润食物,以益胃生津;冬季宜食用具有滋阴补阳作用且热量较高的食物,而且宜热饮热食,以保护阳气。此外,饮食调护还应注意地理位置的差异,如南北不仅温差较大,生活习惯也不相同,应灵活调配饮食。

(三)调配食物

1.荤素搭配

各种食物中所含的营养成分各有不同,只有做到食物的合理搭配,才能使人体得到均衡的营养,满足各种生理活动的需要。《素问·脏气法时论》中指出:"五谷为养,五果为助,五畜为益,五菜为充,气味合而服之,以补精益气",就说明了饮食护理和全面概括了谷类、肉类、蔬菜、果品等饮食物在体内补益精气的作用。

2.饮食调和

饮食调和包括五味调和、寒热调和。饮食是否调和,对于人的身体健康至关重要。

(1)谨和五味:五味调和是中国传统饮食的最高法则。《吕氏春秋》记载:"调合之事,必以甘、酸、苦、辛、咸。"五行学说认为五味与五脏有密切的关系,即酸入肝,苦入心,甘入脾,辛入肺,咸入肾。五脏可因饮食五味的太过或不及而受到影响,五味调和适当,机体就会得到充分的营养;反之,如果长期偏食,就会引起机体阴阳平衡失调而导致疾病。如过食酸味的食物,可致肝木旺盛乘脾土,而见皮肉变皱、变厚,口唇肥厚等。另一方面饮食不当则会加重病情,如根据五行相克理论,肝病忌食辛味食物,否则会使肝气更盛,病必加剧。

(2)寒热调和:食物有寒热温凉之异,若过分偏嗜寒或热,会导致人体阴阳的失调,发生某些病变。如过食生冷、寒凉之物,可以损伤脾胃阳气,使寒湿内生,发生腹痛、泄泻等症;多食煎炸、温热之物,可以耗伤脾胃阴液,使肠胃积热,发生口渴、口臭、嘈杂易饥、便秘等症。因此,饮食须注意寒热调和,不可凭自己的喜恶而偏嗜。

(四)饮食有节

《黄帝内经》有"饮食有节,度百岁乃去",而"饮食自倍,脾胃乃伤"之记载。饮食有节包括定时和定量:定时是指进食要有相对固定的时间,有规律的定时进食,可以保证消化、吸收功能有节奏地进行,脾胃可协调配合,纳运正常。定量是指进食宜饥饱适中恰到好处,不可忍饥不食,更不可暴饮暴食。过饥则机体营养来源不足,无以保证营养供给,使机体逐渐衰弱,影响健康;过饱则会加重胃肠负担,使食物停滞于胃肠,不能及时消化,影响营养的吸收和输布。

(五)饮食卫生

新鲜清洁的食物,可以补充机体所需要的营养,而腐烂变质的食物易使人出现腹痛、泄泻、呕吐等中毒症状,严重者可出现昏迷或死亡。大部分食物需经过烹调加热后方可食用,其目的在于使食物更容易被机体消化吸收,同时,食物在加热过程中,通过清洁、消毒,可祛除一些致病因素。

(六)饮食有方

1.进食宜缓

进食时应该从容和缓,细嚼慢咽,这样既有利于各种消化液的分泌,又能稳定情绪。

2.进食宜专致

进食时,应尽量将头脑中的各种琐事抛开,把注意力集中到饮食上来,这样有利于消化吸收。

3.进食宜乐

进食前后应保持良好的环境和愉快的心情。进食的环境宜宁静整洁,进食的气氛宜轻松愉快,进食时可适当配以轻松舒缓的音乐。

五、用药护理

药物治疗是中医治疗疾病最常用的手段,护理人员除了要具备中药的基本知识外,更要正确地掌握给药时间和用药方法。

（一）用药原则

1.遵医嘱用药

药物不同,剂型不同,用药的途径、方法和时间也各有不同,用药时应严格遵医嘱。

2.执行查对制度

用药时查对的内容包括患者的姓名、住院号、病名、药物种类和剂型、给药途径、煎煮方法、给药时间及饮食宜忌等,对于药性峻烈甚至有毒的药物,尤其要加以注意。

3.正确安全用药

用药是否正确,不仅关系到药物疗效,还可能出现毒副反应。用药时要特别注意了解患者有无药物过敏史及配伍禁忌,用药后要密切观察患者的用药反应,一旦发现毒副反应,应立即停药,报告医师,配合抢救。

（二）药物的用法及护理

1.解表类药物的用药护理

服药时宜热服,服药后即加盖衣被休息,并啜热饮,以助药力。发汗应以遍身微汗为宜,即汗出邪去为度,不可发汗太过。汗出过多时,应及时用干毛巾或热毛巾擦干,注意避风寒。如果出现大汗不止,易致伤阴耗阳,应及时报告医师,采取相应措施。

2.泻下类药的用药护理

服用寒下剂,不能同时服用辛燥及滋补药;逐水剂有恶寒表证或正气虚者忌服;润下剂宜在饭前空腹或睡前服;攻下剂苦寒、易伤胃气,应以邪去为度,得效即止,慎勿过剂。用药期间,应密切观察生命体征及病情变化,注意排泄物的色、量、质等,如果泻下太过,出现虚脱,应及时报告医师,配合抢救。

3.温里类药的用药护理

使用温里药时,要因人、因时、因地制宜。若素体火旺之人,或属阴虚失血之体,或夏天炎暑之季,或南方温热之域,剂量一般宜轻,且中病即止;若冬季气候寒冷或素体阳虚之人,剂量可适当增加。温中祛寒药适用于久病虚证,由于药力缓,见效时间长,应嘱咐患者坚持服药。温经散寒药适用于寒邪凝滞经脉之证,服药后,应注意保暖,尤以四肢及腹部切忌受凉。回阳救逆药适用于阳气衰微,阴寒内盛而致的四肢厥逆、阳气将亡之危证。

4.清热类药的用药护理

宜饭后服药,服药后应注意休息,调畅情志,以助药力顺达。清热类药多属苦寒,易伤阳气,故服药期间,应注意观察病情变化,热清邪除后宜停药,以免久服损伤脾胃。饮食宜清淡,忌食黏腻厚味之品。脾胃虚寒者及孕妇禁用或慎用。

5.消导类药的用药护理

消食剂不可与补益药及收敛药同服,以免降低药效。服药期间,观察大便次数和形状,若泻下如注或出现伤津脱液,应立即报告医师。服药期间,饮食宜清淡,勿过饱,鼓励适当运动,有助于脾的升清和胃的降浊。

6.补益类药的用药护理

补益药宜饭前空腹服用,以利药物吸收。服药期间,应注意观察精神、面色、体质量等变化,随时增减药量。由于补益药见效缓慢,故应做好心理护理,鼓励患者坚持用药,同时要注意饮食调护,忌食白萝卜和纤维素含量多的食物。

7.化痰止咳平喘类药的用药护理

温肺化痰类药物大多有毒,服用剂量不可过大;祛痰药物系行消之品,宜饭后服用,中病即止;平喘药宜在哮喘发作前或发作时服用;治疗咽喉疾病宜少量多次频服,缓缓咽下。用药期间注意观察病情变化,指导患者进行适度的户外活动,呼吸新鲜空气,使肺气通达。忌食生冷、辛辣、肥腻及过咸、过甜等助湿生痰之品,严禁烟酒。

8.安神类药的用药护理

安神类药宜在睡前半小时服用,病室应保持安静,做好情志护理,尤其是睡前要消除紧张和激动的情绪。

(高卫卫)

第二节　疾病防治与护理原则

一、预防

中医学对疾病的预防非常重视,"治未病""防患于未然""圣人不治已病治未病,不治已乱治未乱",这些理念较为明确地反映了防重于治的思想。所谓治未病,包括未病先防和既病防变两方面的内容。

(一)未病先防

未病先防,就是在疾病未发生之前,采取各种措施来防止疾病的发生。疾病的发生,关系到邪正两个方面,正气不足是疾病发生的内在因素,邪气入侵是发病的重要条件。因此,未病先防就必须从增加人体正气和防止病邪侵害两方面入手。

1.养生

养生又称摄生,即通过各种方法来增强正气,预防疾病,延年益寿。

(1)调养情志:人的情绪变化与疾病的发生有着密切的关系。七情致病可使人体气机逆乱,气血失和,阴阳失调,脏腑功能紊乱。在疾病过程中,情绪波动也能使疾病恶化。因此,减少不良的精神刺激和过度的情志波动,保持乐观精神和愉快的心情,使气机调畅,气血平和,对防止疾病的发生有着十分积极的意义。

(2)坚持锻炼:经常锻炼身体,可以调畅气机,平衡阴阳,通行气血,疏通经络,协调精、气、神、血的相互关系,从而增强体质,减少或防止疾病的发生,以达到"正气存内,邪不可干",提高健康水平的目的。

(3)顺应自然:"人与天地相应"。人类生活在自然界中,与自然界息息相关。自然界的四时气候变化,必然会影响人体,使之发生相应的生理和病理反应。因此,必须根据自然界气候变化的不同,采取相应的措施,如冬天防寒保暖,夏天防暑降温等。顺应自然是预防疾病和养生所必须遵循的重要原则。

(4)注意饮食起居:饮食有节,起居有常,劳逸适度,生活规律,与人体的正气强弱有很大的关系。

(5)药物预防及人工免疫:我国早在16世纪中期就发明了水痘接种法以预防天花,成为世界医学"人工免疫法"的先驱。此外,还有用苍术、雄黄等烟熏来预防疾病等方法。近年来运用中药预防疾病的方法很多,如用贯众消毒饮用水,用板蓝根、大青叶等预防感冒,用大蒜预防肠道疾病,用茵陈、山栀预防肝炎等。

2.防止病邪侵害

病邪是导致疾病发生的重要原因。防止病邪侵害是指平时要讲究卫生,保护环境,防止空气、水源和食物的污染,注意气候的变化,提倡"虚邪贼风,避之有时",注意患者的消毒隔离,以避其传染等。

(二)既病防变

既病防变,主要是指两点:一是早期治疗,二是防止疾病的发展与转变。

1.早期治疗

疾病初期,病情较轻,正气未衰,较易治愈,应积极治疗。如治疗不及时,病邪就会由表入里,疾病也会由轻而重。因此,既病之后,就应及早诊治。《素问·阴阳应象大论》指出:"故善治者治皮毛,其次治肌肤,其次治筋脉,其次治六腑,其次治五脏。治五脏者,死半生也。"说明了早期诊治的重要性。

2.控制传变

控制传变是指应根据不同疾病的传变途径与发展规律,先安未受邪之地,做好预防。外感热病多以六经或卫气营血传变,内伤杂病则多以脏腑五行生克乘侮规律和经络传变。掌握了疾病的传变规律,在治疗时就可以采取有效的措施,将疾病控制在早期阶段。

二、治疗与护理原则

治疗原则是在整体观念和辨证论治理论指导下制定的治疗疾病的最基本法则。治疗原则与治疗方法不同,治则是用以指导治法的总则,治法则是治则的具体化。因此,任何具体的治疗方法,都是在治疗原则的指导下产生,并从属于一定治疗原则的。

护理原则是中医学中"治疗原则"在护理方面的延伸。临床上,根据不同的护理原则提出相应的护理措施,护理原则与治疗原则是一致的。

治疗与护理原则有治病求本、扶正祛邪、相因制宜和调整阴阳四个方面。

(一)治病求本

治病求本,就是寻求并针对疾病的根本原因进行治疗,它是辨证论治的一个基本原则。临床运用治病求本这一法则时,必须正确遵循"治标与治本""正治与反治"及"病治异同"等原则,才能分清主次,正确处理原则性和灵活性的关系。

1.治标与治本

由于疾病变化的复杂性,标本与矛盾双方的主次关系往往在不停地运动变化,因而在治疗时就有先后缓急的区别。临床运用标本治则时须遵循"急则治其标""缓则治其本"和"标本同治"的原则。

(1)急则治其标:急则治其标是在"标"病危急的情况下如不及时治疗其标病,就会危及患者生命或影响对"本"病治疗所采取的一种暂时的治疗措施。急则治标的最终目的,是为了创造治本的条件,更好地治本。

(2)缓则治其本:缓则治其本是在病情不急的情况下,针对疾病本质进行治疗,是一般情况下的常规治疗原则。凡标病不急,均应治本,本既除,则标自愈。

（3）标本同治：标本同治是在标本俱重时，标本兼治的方法。

2.正治与反治

一般情况下，疾病发生发展的过程中现象和本质是一致的，但有时也出现一些假象，即现象与本质完全相反的表现，如真热假寒、真寒假热证等。因此，针对疾病的现象（包括假象）而言，就有正治与反治的区别。

（1）正治：正治又称"逆治"，是指在疾病临床表现的性质与疾病本质相一致（如寒证表现寒象）的情况下，逆其证候性质而治的一种治则。如对寒证见寒象，热证见热象，虚证见虚象，实证见实象的疾病分别采用"寒者热之""热者寒之""虚则补之""实则泻之"的治则，都属正治法，是临床常用的治疗法则。①寒者热之：是指寒证出现寒象，用温热药治疗。②热者寒之：是指热证出现热象，用寒凉药治疗。③虚则补之：是指虚证出现虚象，用补益法治疗。④实则泻之：是指实证出现实象，用攻逐法治疗。

（2）反治：又称"从治"，是指在疾病临床表现的性质与疾病本质不相一致的情况下，顺从疾病的假象而治的一种治则。所谓"从"，即是指采用的药物的性质与疾病临床表现性质相顺从，故又称"从治法"。从治法的具体应用，有"热因热用""寒因寒用""塞因塞用""通因通用"等。①寒因寒用：指用寒性药物治疗假寒症状的病证，适用于"真热假寒"证的治疗。②热因热用：指用热性药物治疗假热症状的病证，适用于"真寒假热"证的治疗。③塞因塞用：用补益的药物治疗闭塞不通的病证，适用于因虚而闭阻的"真虚假实"证的治疗。④通因通用：用通利的药物治疗有通泄症状之实证。

3.病治异同

病治异同，包括"同病异治"与"异病同治"两个方面。

（1）同病异治：就是对同一种疾病发生发展过程中，由于病因、疾病所处阶段的不同所表现出的不同证候，采用不同的治法。

（2）异病同治：就是对不同疾病发生发展过程中，由于病机相同所表现出的相同证候，采取同样的方法进行治疗。

（二）扶正祛邪

疾病的演变过程，从邪正关系来说，是正气与邪气矛盾双方相互斗争的过程。邪正斗争的胜负，决定着疾病的转归和预后。邪正之间的盛衰，决定着疾病的虚实变化。"邪气盛则实，精气夺则虚"，邪胜则病进，正胜则病退。通过扶正祛邪，可以改变邪正双方的力量对比，使疾病向有利于痊愈的方向转化。所以扶正祛邪是临床治疗的一个重要法则。

扶正，即扶助正气，增强体质，提高机体抗病能力。扶正适用于正虚为主的病证，临床上可根据患者的具体情况，分别运用益气、养血、滋阴、壮阳等治法。

祛邪，即祛除邪气，使邪去正安。祛邪适用于邪实为主的病证，临床上可根据患者的具体情况，分别运用发汗、攻下、清热、散寒、消导等治法。

扶正与祛邪，两者相互为用，相辅相成。临床中必须全面分析正邪双方消长盛衰的情况，根据其在疾病中的地位，决定扶正与祛邪的主次和先后。或以单纯扶正为主，或以单纯祛邪为主，或扶正与祛邪兼用，或先扶正后祛邪，或先驱邪后扶正。总之，要机动灵活，辨证施治，做到"扶正不留邪，驱邪而不伤正"。

（三）相因制宜

相因制宜，是指治疗和护理时，针对疾病发生发展的具体情况，因时、因地、因人制宜。

1.因时制宜

因时制宜是指根据不同的季节、气候特点,来决定治疗原则。气候的变化,对人体的生理和病理均有重要影响。

2.因地制宜

因地制宜是指根据不同的地理环境,来确定治疗原则。不同地区,不仅有不同的地理特点,而且其环境、气候、生活习俗、生活条件等也各不相同,因而人的生理活动和病理变化的特点也不尽相同。

3.因人制宜

因人制宜是指根据患者的年龄、性别、体质、生活习惯等,来确定治疗原则。如老年人气机渐减,气血亏虚,治宜偏于补益,实证攻之宜慎;小儿生机旺盛,气血未充,脏腑娇嫩,易寒易热,易虚易实,病情变化较快,故治疗忌投峻攻,少用补益,药量宜轻;妇女用药当常虑其经、带、胎、产等情况,妊娠期者,禁用或慎用峻下、破血、滑利、走窜、有毒之品,产后则应考虑气血亏损及恶露情况。此外,肥人多痰,瘦人多火,均应于治疗时予以考虑。

(四)调整阴阳

疾病的发生,其本质是机体阴阳的相对平衡遭到破坏,出现阴阳偏盛偏衰的结果。因而,调整阴阳,补偏救弊,恢复阴阳的相对平衡,是治疗疾病的根本法则之一。

1.损其有余

即对阴或阳一方过盛、有余的病证,采用"实则泻之"的治疗法则。

2.补其不足

即对阴或阳一方偏衰、不足的病证,采用"虚则补之"的治疗法则。

但是,在阴阳偏盛偏衰的疾病过程中,一方的偏盛偏衰,亦可导致另一方的相对有余或不足。故在调整阴阳盛衰时,还应兼顾其另一方面,以免矫枉过正,造成新的失衡。

三、治法

治法,即治疗疾病的方法。治法与治则不同,治则指导治法,治法是治则的具体体现。

治法包括治疗大法和具体治法两个内容。治疗大法又称基本治法,概括了多种具体治法的共性,在临床上具有普遍的指导意义,如汗、吐、下、和、温、清、消、补八法。而具体治法是针对具体病证进行治疗的方法,属于治疗大法的具体体现。

(一)汗法

汗法,又称解表法,是运用解表发汗的方药开泄腠理,驱邪外出,解除表证的一种治疗大法。其主要适用于一切外感表证,某些水肿和疮疡病初起,以及麻疹透发不畅而兼表证者。

根据外感病寒热性质的不同,汗法又分为辛凉解表和辛温解表法。汗法的应用以汗出邪去为度,不可发汗太过,以防伤津耗气。对于表邪已尽,或自汗、盗汗、失血、吐泻、热病后期津亏者,均不宜用汗法。

(二)吐法

吐法,又称催吐法,是运用涌吐方药以引邪或毒物从口吐出的一种治疗大法。其主要适用于误食毒物尚在胃中,宿食停留胃脘不化或痰涎壅盛,阻塞气道者。

吐法是一种急救措施,用之得当,收效迅速,但易伤正气。凡体质素弱、年老体衰或孕妇、产妇及出血患者,均不宜用吐法。

（三）下法

下法，又称泻下法，是运用具有泻下作用的方药，通过泻下通便，以攻逐实邪，排除滞而治疗里实证的一种治疗大法。主要适用于胃肠积滞，实热内结，胸腹积水，瘀血内停大便不通者。因病情的缓急，病邪性质的不同，下法又分为攻下、润下、逐水通瘀等法。

下法易伤正气，应以邪去为度，不可过量。对于老年体虚，产后血亏，月经期、妊娠及脾胃虚弱者均应慎用或禁用。

（四）和法

和法，又称和解法，是运用具有和解疏泄作用的方药，以祛除病邪，调理脏腑气血等，使表里、上下、脏腑、气血和调的一种治疗大法。

根据病邪的位置和性质，以及脏腑功能失调的不同情况，和法的具体应用又分为和解少阳、调和肝脾、调和胃肠等法。凡邪在肌表而未入少阳，或邪已入里而阳明热盛者，均不宜使用和法。

（五）温法

温法，又称温里法、祛寒法，是运用温热性质的方药，达到补益阳气，驱除寒邪以治里寒证的一种治疗大法。其主要用于中焦虚寒、阳衰阴盛、亡阳欲脱、寒凝经脉等证。

根据寒邪所在部位的不同，以及人体阳气盛衰的程度差异，温法有温中散寒、回阳救逆、温化痰饮、温经散寒等法。温法所用的药物，性多燥热，易耗阴血。故凡阴亏、血热妄行而致出血等证，不宜用温法。孕妇亦当慎用。

（六）清法

清法，又称清热法，是运用寒凉性质的方药，通过清热、泻火、凉血、解毒等作用，以清除热邪的一种治法，适用于各种里热证。

根据热邪所犯脏腑和病情发展的不同阶段，清法又分为清热泻火、清热解毒、清热血、清热养阴以及清脏腑热等具体治法。清热法所用方药多属寒凉之品，常有损伤脾胃阳气之弊，故不宜久用。

（七）补法

补法，又称补益法，是运用具有补益作用的方药，扶助正气，消除虚弱证候的一治法。

根据作用的不同，补法分为补气、补血、补阴、补阳四大类。若多种虚证同时出现时，还可以几法兼用，如气血双补，阴阳双补等。补气助阳之品，性多温燥，肝阳上亢、阴虚内热者应慎用。滋阴养血之品性多滋腻，脾胃虚弱者，应佐以健脾益胃药同用。补能扶正疗虚，但用之不当亦能助邪，故无虚不用法，以免有"闭门留寇"之患。

（八）消法

消法又称消散法，是运用具有消导、消散、软坚、化积等作用的方药，消除体内积滞、癥瘕、痞块等病证的一种治疗大法。根据不同作用，消法又分为消食导滞、软坚散结、行气化瘀等法。

消法，属于攻邪的范围，用于治疗实证。体质较虚者，使用消法时，应攻补兼施，以防损伤正气。

以上八法，根据临床病证之具体情况，可单用，亦可两法或多法互相配合应用。

（高卫卫）

第三节　毫针疗法与护理

一、毫针的构造、规格、检查

（一）毫针的构造

毫针分为针尖、针身、针根、针柄、针尾5个部分（图10-1）。

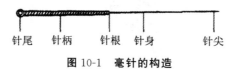

针尾　针柄　针根　针身　针尖

图 10-1　毫针的构造

针尖亦称针芒，是针身的尖端锋锐部分；针身亦称针体，是针尖至针柄间的主体部分；针根是针身与针柄连接的部分；针柄是针根至针尾的部分；针尾亦称针顶，是针柄的末端部分。

（二）毫针的规格

毫针的规格，是以针身的直径和长度区分的。毫针的长度规格见表10-1。毫针的粗细规格见表10-2。

表 10-1　毫针的长度规格

规格（寸）		0.3	1	1.5	2	2.5	3	4	4.5	5	6
针身长度（mm）		15	25	40	50	65	75	100	115	125	150
针柄长	长柄（mm）	25	35	40	40	40	40	55	55	55	56
	中柄（mm）	—	30	35	35	—	—	—	—	—	—
	短柄（mm）	20	25	25	30	30	30	40	40	40	40

表 10-2　毫针的粗细规格

号数	26	27	28	29	30	31	32	33	34	35
直径（mm）	0.45	0.42	0.38	0.34	0.32	0.30	0.28	0.26	0.24	0.22

一般临床以粗细为28～32号（0.38～0.28 mm），长短为1～3寸（25～75 mm）的毫针最为常用。

（三）毫针的检查

1.检查针尖

检查针尖主要检查针尖有无卷毛或钩曲现象。

2.检查针身

检查针身主要检查针身有无弯曲或斑剥现象。

二、针刺法的练习

针刺法的练习，主要包括指力练习、手法练习和实体练习。

(一)指力练习

用松软的纸张,折叠成长约为 8 cm、宽约为 5 cm、厚为 2～3 cm 的纸块,用线如"井"字形扎紧,做成纸垫。练针时,左手平执纸垫,右手拇、示、中三指持针柄,如持笔状地持 1～1.5 寸毫针,使针尖垂直地抵在纸块上,然后右手拇指与示、中指交替捻动针柄,并渐加一定的压力,待针穿透纸垫后另换一处,反复练习。纸垫练习主要是锻炼指力和捻转的基本手法(图 10-2)。

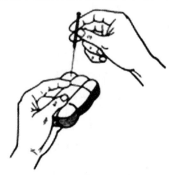

图 10-2　纸垫练习法

(二)手法练习

手法的练习主要在棉团上进行。

取棉团,用棉线缠绕,外紧内松,做成直径为 6～7 cm 的圆球,外包白布一层缝制即可练针。可练习提插、捻转、进针、出针等各种毫针操作手法。做提插练针时,以执笔式持针,将针刺入棉球,在原处做上提下插的动作,要求深浅适宜,幅度均匀,针身垂直。在此基础上,可将提插与捻转动作配合练习,要求提插幅度上下一致,捻转角度来回一致,操作频率快慢一致,达到动作协调、得心应手、运用自如、手法熟练的程度(图 10-3)。

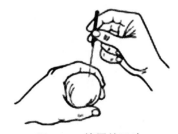

图 10-3　棉团练习法

(三)实体练习

通过纸垫、棉团练针掌握了一定的指力和手法后,可以在自己身上进行试针练习,亲身体会指力的强弱、针刺的感觉、行针的手法等。自身练针时,要求能逐渐做到进针无痛或微痛,针身挺直不弯,刺入顺利,提插、捻转自如,指力均匀,手法熟练。同时仔细体会指力与进针、手法与得气的关系以及持针手指的感觉和受刺部位的感觉。

三、针刺前的准备

(一)针具选择

选择针具时,应根据患者的性别、年龄、形体的肥瘦、体质的强弱、病情的虚实、病变部位的表里深浅和腧穴所在的部位,选择长短、粗细适宜的针具。《灵枢·官针》曰:"九针之宜,各有所为,长短大小,各有所施也"。

(二)体位选择

针刺时,患者体位的选择原则是要有利于腧穴的正确定位,便于针灸的施术操作和较长时间的留针而不致疲劳。临床常用体位主要有以下几种。

1.仰卧位

指患者身体平卧于床,头面、胸腹朝上的体位。适宜于取头、面、胸、腹部腧穴和上、下肢部腧穴(图 10-4)。

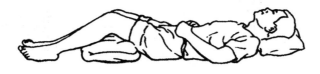

图 10-4　仰卧位

2.侧卧位

指患者身体一侧着床,头面、胸腹朝向一侧的体位。适宜于取身体侧面少阳经腧穴和上、下肢部分腧穴(图 10-5)。

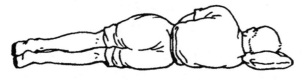

图 10-5　侧卧位

3.俯卧位

指患者身体俯伏于床,头面、胸腹朝下的体位。适宜于取头、项、脊背、腰骶部腧穴和下肢背侧及上肢部分腧穴(图 10-6)。

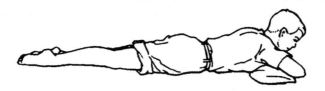

图 10-6　俯卧位

4.仰靠坐位

指患者身体正坐,背靠于椅,头后仰,面朝上的体位。适宜于取前头、颜面和颈前等部位的腧穴(图 10-7)。

5.俯伏坐位

指患者身体正坐,两臂屈伏于案上,头前倾或伏于臂上,面部朝下的体位。适宜于取后头和项、背部的腧穴(图 10-8)。

6.侧伏坐位

指患者身体正坐,两臂侧屈伏于案上,头侧伏于臂,面部朝向一侧的体位。适宜于取头部的一侧、面颊及耳前后部位的腧穴(图 10-9)。

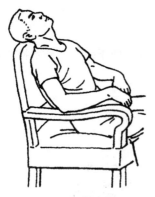

图 10-7　仰靠坐位

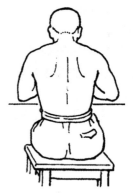

图 10-8　俯伏坐位

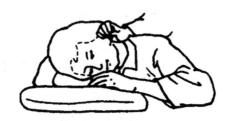

图 10-9　侧伏坐位

在临床上除上述常用体位外,对某些腧穴则应根据腧穴的具体不同要求采取不同的体位。同时也应注意根据处方所取腧穴的位置,尽可能用同一种体位针刺取穴。如因治疗要求和某些腧穴定位的特点而必须采用两种不同体位时,应根据患者的体质、病情等具体情况灵活掌握。对初诊、精神紧张或年老、体弱、病重的患者,有条件时应尽量采取卧位,以防患者感到疲劳或晕针等。

(三)消毒

针刺治病要有严格的无菌观念,切实做好消毒工作。针刺前的消毒范围包括针具器械、医者的双手、患者的施术部位、治疗室用具等。

1.针具器械消毒

目前国内外在有条件的地区提倡使用一次性针具,对于普通针具、器械的消毒以高压蒸汽灭菌法较常用。

(1)高压蒸汽灭菌法:将毫针等针具用布包好,放在密闭的高压蒸汽锅内灭菌。一般是在 $1\sim1.4$ kg/cm^2 的压力、115 ℃~123 ℃的高温下,保持 30 min 以上,可达到消毒灭菌的要求。

(2)药液浸泡消毒法:将针具放入 75％乙醇内浸泡 30~60 min,取出用消毒巾或消毒棉球擦干后使用。也可置于器械消毒液内浸泡,如"84"消毒液,可按规定浓度和时间进行浸泡消毒。直接和毫针接触的针盘、针管、针盒、镊子等,可用 2％戊二醛溶液浸泡 15~20 min 后,达到消毒目的时才能使用。经过消毒的毫针,必须放在消毒过的针盘内,并用消毒巾或消毒纱布遮盖好。

(3)环氧乙烷气体消毒法:根据国际 ISO 标准,提倡使用环氧乙烷气体消毒。一般多采用小型环氧乙烷灭菌器。灭菌条件为:温度 55 ℃~60 ℃,相对湿度 60％~80％,浓度800 mg/L,时间 6 h。已消毒的毫针,应用时只能一针一穴,不能重复使用。

2.医者手指消毒

针刺前,医者应先用肥皂水将手洗刷干净,待干,再用75％乙醇棉球擦拭后,方可持针操作。持针施术时,医者应尽量避免手指直接接触针身,如某些刺法需要触及针身时,必须用消毒干棉球作隔物,以确保针身无菌。

3.针刺部位消毒

在患者需要针刺的穴位皮肤上用75％乙醇棉球擦拭消毒,或先用2％碘酊涂擦,稍干后,再用75％乙醇棉球擦拭脱碘。擦拭时应从腧穴部位的中心点向外绕圈消毒。当穴位皮肤消毒后,切忌接触污物,保持洁净,防止重新污染。

4.治疗室内的消毒

针灸治疗室内的消毒,包括治疗台上的床垫、枕巾、毛毯、垫席等物品,要按时换洗晾晒,如采用一人一用的消毒垫布、垫纸、枕巾则更好。治疗室也应定期消毒净化,保持空气流通,环境卫生洁净。

四、进针法

针刺操作时,一般应双手协同操作,紧密配合。《难经·七十八难》说:"知为针者信其左,不知为针信其右"。《标幽赋》更进一步阐述其义:"左手重而多按,欲令气散;右手轻而徐入,不痛之因"。临床上一般用右手持针操作,主要是拇、示、中指夹持针柄,其状如持笔(图10-10),故右手称为"刺手"。左手爪切按压所刺部位或辅助针身,故称左手为"押手"。

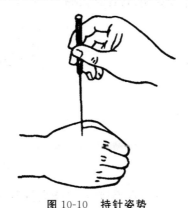

图10-10　持针姿势

刺手的作用主要是掌握针具,施行手法操作;进针时,运指力于针尖,而使针刺入皮肤,行针时便于左右捻转、上下提插和弹震刮搓以及出针时的手法操作等。

押手的作用主要是固定腧穴的位置,夹持针身协助刺手进针,使针身有所依附,保持针垂直,力达针尖,以利于进针、减少疼痛和协助调节、控制针感。

临床常用进针方法有以下几种。

(一)单手进针法

单手进针法多用于较短的毫针。右手拇、示指持针,中指端紧靠穴位,指腹抵住针体中部,当拇、示指向下用力时,中指也随之屈曲,将针刺入,直至所需的深度(图10-11)。此法三指并用,尤适宜于双穴同时进针。此外,还有用拇、示指夹持针体,中指尖抵触穴位,拇、示指所夹持的针沿中指尖端迅速刺入,不施捻转。针入穴位后,中指即离开应针之穴,此时拇、示、中指可随意配合,施行补泻。

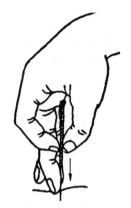

图 10-11　基本单手进针法

(二)双手进针法

1.指切进针法

指切进针法又称爪切进针法,用左手拇指或示指端切按在腧穴位置的旁边,右手持针,紧靠左手指甲面将针刺入腧穴(图 10-12)。此法适用于短针的进针。

2.夹持进针法

夹持进针法或称骈指进针法,即用左手拇、示二指持捏消毒干棉球,夹住针身下端,将针尖固定在所刺腧穴的皮肤表面,右手捻动针柄,将针刺入腧穴(图 10-13)。此法适用于长针的进针。

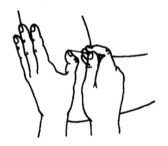

图 10-12　指切进针法

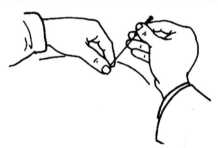

图 10-13　夹持进针法

临床上也有采用插刺进针的,即单用右手拇、示二指夹持消毒干棉球,夹住针身下端,使针尖露出 2~3 分,对准腧穴的位置,将针迅速刺入腧穴,然后将针捻转刺入一定深度,并根据需要适当配合押手行针。

3.舒张进针法

用左手拇、示二指将针刺入腧穴部位的皮肤向两侧撑开,使皮肤绷紧,右手持针,使针从左手拇、示二指的中间刺入。此法主要用于皮肤松弛部位的腧穴(图 10-14)。

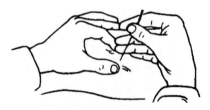

图 10-14　舒张进针法

4.提捏进针法

用左手拇、示二指将针刺入腧穴部位的皮肤提起,右手持针,从捏起的上端将针刺入。此法主要用于皮肉浅薄部位的腧穴,如印堂穴等(图 10-15)。

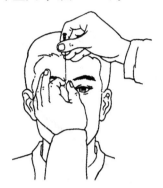

图 10-15 提捏进针法

(三)针管进针法

针管进针法即备好塑料、玻璃或金属制成的针管,针管长度比毫针短 2～3 cm,以便露出针柄。针管的直径,以能顺利通过针尾为宜。进针时左手持针管,将针装入管内,针尖与针管下端平齐,置于应刺的腧穴上,针管上端露出针柄 2～3 cm,用右手示指叩打针尾或用中指弹击针尾,即可使针刺入,然后退出针管,再运用行针手法(图 10-16)。

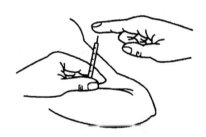

图 10-16 针管进针法

五、针刺的方向、角度和深度

(一)针刺的方向

针刺的方向是指进针时针尖对准的某一方向或部位,一般依经脉循行的方向、腧穴的部位特点和治疗的需要而定。

1.依循行定方向

依循行定方向即根据针刺补泻的需要,为达到"迎随补泻"的目的,在针刺时结合经脉循行的方向,或顺经而刺,或逆经而刺。一般认为,当行补法时,针尖与经脉循行的方向一致;行泻法时,针尖与经脉循行的方向相反。

2.依腧穴定方向

为保证针刺安全,根据腧穴所在部位的特点,某些部位必须朝向某一特定方向或部位。如针刺哑门穴时,针尖应朝向下颌方向缓慢刺入;针刺廉泉穴时,针尖应朝向舌根方向缓慢刺入;针刺背部的某些腧穴,针尖要朝向脊柱等。

3.依病情方向

依病情方向即根据病情的治疗需要,为使针刺的感应到达病变所在的部位,针刺时针尖应朝向病所,以使"气至病所"。

(二)针刺的角度

针刺的角度是指进针时针身与皮肤表面所形成的夹角(图 10-17),一般分为以下 3 种。

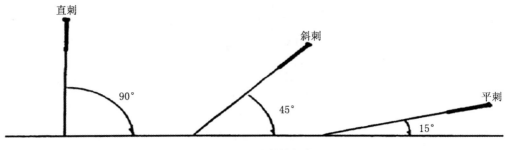

图 10-17　针刺的角度

1.直刺

针身与皮肤表面成 90°左右垂直刺入。此法适用于人体大部分腧穴。

2.斜刺

针身与皮肤表面成 45°左右倾斜刺。此法适用于肌肉浅薄处或内有重要脏器,或不宜直刺、深刺的腧穴。

3.平刺

针身与皮肤表面成 15°左右沿皮刺入,又称横刺、沿皮刺。此法适用于皮薄肉少部位的腧穴,如头部腧穴等。

(三)针刺的深度

临床常根据患者的体质、年龄、病情、部位等方面确定进针的深度。

(1)年龄:年老体弱,气血衰退;小儿娇嫩,稚阴稚阳,均不宜深刺。中青年身强体壮者,可适当深刺。

(2)体质:形瘦体弱者宜浅刺;形盛体强者宜深刺。

(3)病情:阳证、新病宜浅刺;阴证、久病宜深刺。

(4)部位:头面、胸腹及皮薄肉少处的腧穴宜浅刺;四肢、臀、腹及肌肉丰满处的腧穴宜深刺。

六、行针与得气

毫针进针后,为使患者产生针刺感应,或进一步调整针感的强弱以及使针感向某一方向扩散、传导而采取的操作方法,称为"行针",亦称"运针"。行针手法包括基本手法和辅助手法两类。

(一)基本手法

行针的基本手法是毫针刺法的基本动作,古今临床常用的主要有提插法和捻转法两种。两种基本手法临床施术时既可单独应用,又可配合应用。

1.提插法

将针刺入腧穴一定深度后,施以上提下插的操作手法。针由浅层向下刺入深层的操作谓之插,从深层向上引退至浅层的操作谓之提,如此反复地上下纵向运动的行针手法,称为提插法(图

10-18)。提插幅度的大小、层次的变化、频率的快慢和操作时间的长短,应根据患者的体质、病情、腧穴部位和针刺目的等不同灵活掌握。使用提插法时,指力一定要均匀一致,幅度不宜过大,一般以 3～5 分为宜;频率不宜过快,每分钟 60 次左右,保持针身垂直,不改变针刺角度、方向和深度。一般认为行针时提插的幅度大,频率快,刺激量就大;反之,提插的幅度小,频率慢,刺激量就小。

2.捻转法

将针刺入腧穴一定深度后,施以向前向后捻转动作的操作手法。这种使针在腧穴内反复前后来回旋转的行针手法,称为捻转法(图 10-19)。捻转角度的大小、频率的快慢、时间的长短等,需根据患者的体质、病情、腧穴的部位、针刺目的等具体情况而定。使用捻转法时,指力要均匀,角度要适当,一般应掌握在 180°左右,不能单向捻针,否则针身易被肌纤维等缠绕,引起局部疼痛和导致滞针而出针困难。一般认为捻转角度大,频率快,刺激量大;捻转角度小,频率慢,刺激量小。

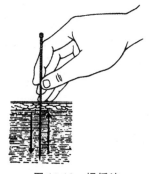

图 10-18　提插法

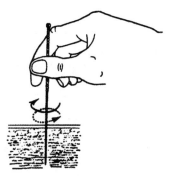

图 10-19　捻转法

(二)辅助手法

行针的辅助手法,是行针基本手法的补充,是为了促使得气和加强针刺感应的操作手法。临床常用的行针辅助手法有以下几种。

1.循法

针刺不得气时,可以用循法催气。其法是医者用顺着经脉的循行径路,在腧穴的上下部轻柔地按揉或叩打(图 10-20)。《针灸大成·三衢杨氏补泻》指出:"凡下针,若气不至,用指于所属部分经络之路,上下左右循之,使气血往来,上下均匀,针下自然气至沉紧。"说明此法能推动气血,激发经气,促使针后易于得气。

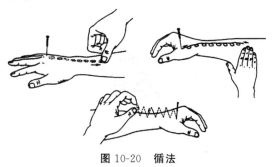

图 10-20　循法

2.弹法

弹法是指在留针过程中,以手指轻弹针尾或针柄,使针体微微振动,以加强针感,助气运行的方法(图 10-21)。《针灸问对》曰:"如气不行,将针轻弹之,使气速行。"本法有催气、行气的作用。

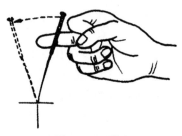

图 10-21　弹法

3.刮法

刮法是指毫针刺入一定深度后,经气未至,以拇指或示指的指腹抵住针尾,用拇指或示指或中指指甲,由下而上或由上而下频频刮动针柄,促使得气的方法。本法在针刺不得气时用之可激发经气,如已得气者可以加强针刺感应的传导和扩散(图 10-22)。

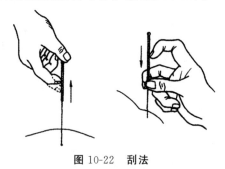

图 10-22　刮法

4.摇法

摇法是指毫针刺入一定深度后,手持针柄,将针轻轻摇动,以行经气的方法。《针灸问对》有"摇以行气"的记载。其法有二:一是直立针身而摇,以加强得气的感应;二是卧倒针身而摇,使经气向一定方向传导(图 10-23)。

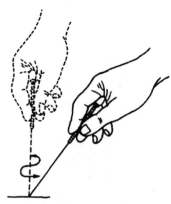

图 10-23　摇法

5.飞法

针后不得气者,用右手拇、示指执持针柄,细细捻搓数次,然后张开两指,一搓一放,反复数次,状如飞鸟展翅,故称飞法(图10-24)。《医学入门·杂病穴法》载:"以大指次指捻针,连搓三下,如手颤之状,谓之飞。"本法的作用在于催气、行气,并使针刺感应增强。

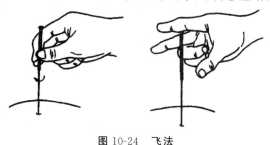

图 10-24　飞法

6.震颤法

震颤法是指针刺入一定深度后,右手持针柄,用小幅度、快频率的提插手法,使针身轻微震颤的方法。本法可促使针下得气,增强针刺感应(图10-25)。

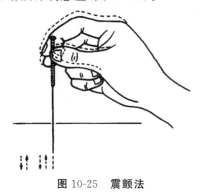

图 10-25　震颤法

(三)得气

古称"气至",近称"针感",是指毫针刺入腧穴一定深度后,施以提插或捻转等行针手法,使针刺部位获得"经气"感应,谓之得气。

针下是否得气,可以从两个方面分析判断。一是患者对针刺的感觉和反应,二是医者对刺手指下的感觉。针刺腧穴得气时,患者的针刺部位有酸胀、麻重等自觉反应,有时出现热、凉、痒、痛、抽搐、蚁行等感觉,或呈现沿着一定的方向和部位传导、扩散现象。少数患者还会出现循经性肌肤震颤等反应,有的还可见到针刺腧穴部位的循经性皮疹带或红、白线等现象。当患者有自觉反应的同时,医者的刺手亦能体会到针下沉紧、涩滞或针体颤动等反应。若针刺后未得气,患者无任何特殊感觉或反应,医者刺手亦感觉针下空松、虚滑。正如窦汉卿《标幽赋》所说:"轻滑慢而未来,沉涩紧而已至……气之至也,如鱼吞钩饵之浮沉;气未至也,如闲处幽堂之深邃。"这是对得气与否所作的最形象的描述。

得气与否以及气至的迟速,不仅直接关系针刺的治疗效果,而且可以借此推测疾病的预后。《灵枢·九针十二原》说:"刺之要,气至而有效。"临床上一般是得气迅速时疗效较好,得气较慢时效果就差,若不得气时就可能无治疗效果。《金针赋》也说:"气速效速,气迟效迟。"在临床上若刺之而不得气时,要分析经气不至的原因。或因取穴定位不准确,手法运用不当,或为针刺角度有误,深浅失度,对此就应重新调整腧穴的针刺部位、角度、深度,运用必要的针刺手法,以促使得气。如患者病久体虚,正气虚惫,以致经气不足;或因其他病理因素,感觉迟钝、丧失而不易得气时,可采用行针催气,或留针候气,或用温针,或加艾灸,以助经气的来复,而促使得气。若用上法而仍不得气者,多属正气衰竭,当考虑配合或改用其他治疗方法。临床上常可见到,初诊时针刺得气较迟或不得气者,经过针灸等方法治疗后,逐渐出现得气较速或有气至现象,说明机体正气渐复,疾病向愈。

七、针刺补泻

《灵枢·九针十二原》说:"虚实之要,九针最妙,补泻之时,以针为之。"《备急千金要方·用针略例》指出:"凡用针之法,以补泻为先。"可见针刺补泻是针刺治病的一个重要环节,也是毫针刺法的核心内容。

补法,泛指能鼓舞正气,使低下的功能恢复正常的针刺方法;泻法,泛指能疏泄邪气,使亢进的功能恢复正常的针刺方法。针刺补泻是通过针刺腧穴,采用适当的手法激发经气以补益正气、疏泄邪气,调节人体的脏腑经络功能,促使阴阳平衡而恢复健康的方法。古代医家在长期的医疗实践中,创造和总结出不少针刺补泻手法,现择要简述如下。

(一)单式补泻手法

1.捻转补泻

针下得气后,捻转角度小,用力轻,频率慢,操作时间短者为补法;捻转角度大,用力重,频率快,操作时间长者为泻法。也有以左转时角度大,用力重者为补;右转时角度大,用力重者为泻。

2.提插补泻

针下得气后,先浅后深,重插轻提,提插幅度小,频率慢,操作时间短者为补法;先深后浅,轻插重提,提插幅度大,频率快,操作时间长者为泻祛。

3.疾徐补泻

进针时徐徐刺入,少捻转,疾速出针者为补法;进针时疾速刺入,多捻转,徐徐出针者为泻法。

4.迎随补泻

进针时针尖随着经脉循行去的方向刺入为补法;针尖迎着经脉循行来的方向刺入为泻法。

5.呼吸补泻

患者呼气时进针,吸气时出针为补法;吸气时进针,呼气时出针为泻法。

6.开阖补泻

出针后迅速揉按针孔为补法;出针时摇大针孔而不揉按为泻法。

7.平补平泻

进针得气后,施以均匀的提插、捻转手法,适用于虚实不明显或虚实夹杂的病证。

(二)复式补泻手法

1.烧山火法

将针刺入腧穴应刺深度的上1/3(天部),得气后行捻转补法或紧按慢提九数;再将针刺入中1/3(人部),如上施术;然后将针刺入下1/3(地部),如上施术;继之退至浅层,称为一度。如此反复操作数度,使针下产生热感。在操作过程中,可配合呼吸补法(图10-26)。多用于治疗冷痹顽麻、虚寒性疾病等。

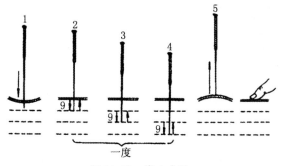

图 10-26 烧山火法

2.透天凉法

先将针刺入腧穴应刺深度的下 1/3(地部),得气后行捻转泻法或紧提慢按六数;再将针紧提至中 1/3(人部),如上施术;然后将针紧提至上 1/3(天部),如上施术,称为一度。如此反复操作数度,使针下产生凉感。在操作过程中,可配合呼吸泻法(图 10-27)。多用于治疗热痹、急性痈肿等实热性疾病。

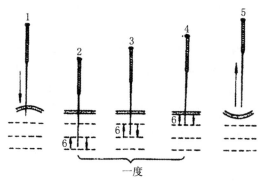

图 10-27 透天凉法

(三)影响针刺补泻效应的因素

1.机体所处的功能状态

在不同的病理状态下,针刺可以产生不同的调整作用(即补泻效果)。当机体处于虚惫状态而呈虚证时,针刺可以起到扶正补虚的作用。若机体处于虚脱状态时,针刺还可以起到回阳固脱的作用;当机体处于邪盛状态而呈实热、邪闭的实证时,针刺可以起到清热启闭、祛邪泻实的作用。例如,胃肠功能亢进而痉挛疼痛时,针刺可解痉止痛;胃肠功能抑制而蠕动缓慢、腹胀纳呆时,针刺可加强胃肠蠕动,提高消化功能,消除腹胀、增进食欲。大量的临床实践和实验研究表明,针刺当时的机体功能状态,是产生针刺补泻效果的主要因素。

2.腧穴作用的相对特异性

腧穴的主治功用不仅具有普遍性,而且具有相对特异性。人体不少腧穴,如关元、气海、命门、膏肓、背俞穴等,都能鼓舞人体正气,促使功能旺盛,具有强壮作用,适宜于补虚益损。此外,很多腧穴,如水沟、委中、十二井、十宣等穴,都能疏泄病邪,抑制人体功能亢进,具有祛邪作用,适宜于祛邪泻实。当施行针刺补泻时,必须结合腧穴作用的相对特异性,才能产生针刺补泻的效果。

3.针具及手法轻重因素

影响针刺补泻因素与使用的针具粗细、长短,刺入的角度、深度,行针时的幅度、频率等有直接关系。一般来说,粗毫针的指力要重,刺激量大;细毫针用的指力较轻,刺激量就小。毫针刺入腧穴的角度、深度不同,其刺激的轻重程度也不同,一般直刺、深刺的刺激量要大些,平刺、浅刺的刺激量要小些。行针时的幅度、频率不同,与针刺手法轻重密切相关。提插幅度大、捻转角度大、频率快者,其刺激量就大。反之,其刺激量就小。

八、留针与出针

(一)留针法

留针指将针刺入腧穴施术后,使针留置穴内。留针的目的是为了加强针刺的作用和便于继续行针施术。留针的方法有静留针和动留针两种。静留针法是指在留针过程中不再行针;动留针法是指在留针过程中作间歇性行针。一般病证只要针下得气而施以适当的补泻手法后,即可出针或留针10~20 min。但对一些特殊病证,如急性腹痛,破伤风、角弓反张,寒性、顽固性疼痛或痉挛性病证,需适当延长留针时间,有时留针可达数小时,以便在留针过程中作间歇性行针,以增强、巩固疗效。在临床上留针与否或留针时间的长短,不可一概而论,应根据患者具体病情而定。

(二)出针法

出针又称起针、退针,指将针拔出的方法。在施行针刺手法或留针达到预定针刺目的和治疗要求后,即可出针。

出针的方法,一般以左手拇、示二指持消毒干棉球轻轻按压于针刺部位,右手持针做轻微地小幅度捻转,并将针缓慢提至皮下(不可单手用力过猛),静留片刻,然后出针。出针时,依补泻的不同要求,分别采取"疾出"或"徐出"以及"疾按针孔"或"摇大针孔"的方法出针。出针后,除特殊需要外,都要用消毒棉球轻压针孔片刻,以防出血或针孔疼痛。

当针退出后,要仔细查看针孔是否出血,询问针刺部位有无不适感,检查核对针数有否遗漏,还应注意有无晕针延迟反应现象。

九、针刺意外的护理与预防

(一)晕针

在针刺过程中患者出现头晕目眩,面色苍白,胸闷心慌,恶心,甚至四肢厥冷,出冷汗,脉搏微弱或神志昏迷,血压下降,大便失禁等晕厥现象,称为晕针。

1.原因

多见于初次接受治疗的患者,可因精神紧张,体质虚弱,过度劳累、饥饿,或大汗、大泻、大失血后,或体位不适,或操作者手法过重,刺激量过大而引起。

2.护理

立即停止针刺,将针迅速取出。患者平卧,头部放低,松开衣带,注意保暖。清醒者给饮温开水或糖水,即可恢复。如已发生晕厥,用指掐或针刺急救穴,如水沟、素、内关、足三里,灸百会、关元、气海等穴。若症状仍不缓解,可配合其他急救措施。

3.预防

对初次接受针治者,要做好解释工作,解除恐惧、紧张心理;正确选取舒适持久的体位,尽量采用卧位,选穴宜少,手法要轻;对劳累、饥饿、大渴的患者,应嘱其休息、进食、饮水后再予针治;针刺过程中,应随时注意观察患者的神色,询问其感觉,有头晕心慌时应停止操作或起针,让患者卧床休息。此外,应注意室内空气流通,消除过冷、过热等因素。

（二）滞针

在针刺入腧穴后，操作者感觉针下涩滞，捻转、提插、出针均感困难，而患者则感觉疼痛的现象。

1.原因

患者精神紧张，针刺后局部肌肉强烈挛缩，或因行针时捻转角度过大过快和持续单向捻转等，而致肌纤维缠绕针身所致。

2.护理

嘱患者消除紧张，使局部肌肉放松，操作者揉按穴位四周，或弹动针柄。若仍不能放松时，可在附近再刺一针，以宣散气血、缓解痉挛，将针起出。若因单向捻针而致者，需反向将针捻回。

3.预防

对精神紧张及初诊者，应先做好解释工作，消除顾虑。进针时应避开肌腱，行针手法宜轻巧，捻转角度不宜过大过快，避免连续单向捻转。

（三）弯针

弯针是指进针时或将针刺入腧穴后，针身在体内发生弯曲的现象。

1.原因

进针手法不熟练，用力过猛过快；或针下碰到坚硬组织；或因患者在留针过程中改变了体位；或因针柄受外力碰撞；或因滞针处理不当。

2.护理

发生弯针后，切忌用力捻转、提插，应顺着针弯曲的方向将针慢慢退出；若患者体位改变，则应嘱患者恢复原来的体位，使局部肌肉放松，再行退针。

3.预防

操作者手法要熟练，指力要轻巧，避免进针过猛、过速。患者的体位要舒适，留针期间不得随意变动体位。针刺部位和针柄不得受外物碰压。

（四）断针

又称折针，是指针体折断在人体内。

1.原因

多由于针具质量差，或针身、针根有剥蚀损伤，术前疏于检查；或针刺时将针身全部刺入，行针时强力提插、捻转；或留针时患者体位改变；或遇弯针、滞针未及时正确处理，并强力抽拔；或因外物碰压。

2.护理

嘱患者不要惊慌，保持原有体位，以免残端向深层陷入。若断针尚有部分露于皮肤之外，可用镊子或血管钳拔出。若断端与皮肤相平，可轻轻下压周围组织，使针体显露，再拔。若折断部分全部深入皮下，须在 X 线下定位，手术取出。

3.预防

针前仔细检查针具，不符合要求者剔除不用；针身不可全部刺入；避免过猛过强的捻转、提插；针刺和留针时患者不能随意更换体位；发生弯针、滞针时应及时处理，不可强行硬拔。

（五）血肿

血肿是指针刺部位出现的皮下出血而引起肿痛的现象。表现为出针后皮肤青紫或肿起，局部疼痛。

1.原因

针尖弯曲带钩,使皮肉受损,或刺伤血管所致。

2.护理

若微量的皮下出血而出现小块青紫时,一般不必处理,可自行消退。若局部肿胀疼痛较剧,青紫面积大而且影响活动功能时,可先做冷敷止血后,再做热敷,促使瘀血消散吸收。

3.预防

仔细检查针具,熟悉人体解剖部位,针刺时避开血管;针刺手法不宜过重,切忌强力捣针,并嘱患者不可随便移动体位。出针时立即用消毒干棉球揉按压迫针孔。容易出血的穴位有太阳、百会、合谷等。

(六)气胸

1.原因

凡胸背部或锁骨上窝针刺过深或角度不当,均可能造成创伤性气胸。症状表现为胸闷、胸痛、咳嗽,重则呼吸困难、面色苍白、发绀、晕厥等,处理不当可造成死亡。

2.护理

发现气胸后应立即报告医师,让患者卧床或半坐卧位休息,配合医师进行对症处理,如吸氧、输液、观察生命体征,必要时行胸腔穿刺抽气。

3.预防

凡是胸背部或锁骨上窝腧穴均应浅刺或斜刺,切忌刺入过深。

(七)大出血

1.原因

由于腧穴定位不正确,刺入较大动脉,如颈、腹腔、股动脉均可造成大出血。

2.护理

立即用消毒纱布压迫出血部位,同时报告医师进行抢救,观察患者生命体征,必要时输液、输血。

3.预防

进针时避开大血管处。

十、注意事项

(1)患者在饥饿、疲劳、精神高度紧张时不宜立即进行针刺,体弱者(身体瘦弱、气血亏虚)不宜用强刺激。孕妇、妇女行经期尽量不采用针刺法。

(2)针刺时尽量取卧位,进针后立即盖好衣被,以防感冒。

(3)针刺时严格按无菌技术进行操作,一个穴位使用一枚针,防止交叉感染。

(4)针刺时应避开皮肤瘢痕、感染、溃疡、肿瘤部位,有自发出血倾向者不宜针刺。

(5)对胸、胁、腰、背脏腑所居之处的腧穴,以及眼区、项部、脊椎部的腧穴应严格掌握进针的深度、角度,以防止事故的发生。

(6)针刺过程中应随时观察患者全身状态,有无不良反应。

(高卫卫)

第四节 耳针疗法与护理

耳针是指在相应的耳穴上采用针刺或其他方法进行刺激以防治疾病的方法。耳穴是指分布在耳郭上与脏腑经络、组织器官、四肢躯干相互沟通的特定区域。当人体发生疾病时,常会在耳穴出现"阳性反应",如压痛、变形、变色、结节、丘疹、凹陷、脱屑、电阻降低等,这些反应点是耳针防治疾病的刺激点。耳针治疗范围广泛,操作方便,且对疾病诊断有一定的参考意义。

一、耳与经络脏腑的联系

耳与经络之间有着密切的联系。《阴阳十一脉灸经》记载了"耳脉",《内经》对耳与经脉、经别、经筋的关系做了较详细的阐述。手太阳、手足少阳、手阳明等经脉、络脉、经别均入耳中,足阳明、足太阳的经脉则分别上耳前至耳上角。六阴经虽不直接入耳,但也通过经别与阳经相合,而与耳相联系。因此,十二经脉均直接或间接上达于耳。奇经八脉中阴跷、阳跷脉并入耳后,阳维脉循头入耳。故《灵枢·口问》曰:"耳者,宗脉之所聚也。"

耳与脏腑之间也有着密切的联系。《灵枢·脉度》曰:"肾气通于耳,肾和则耳能闻五音矣。"《难经·四十难》曰:"肺主声,故令耳闻声。"《证治准绳·杂病》曰:"肾为耳窍之主,心为耳窍之客"。《厘正按摩要术》曰:"耳珠属肾,耳轮属脾,耳上轮属心,耳皮肉属肺,耳背玉楼属肝""耳上属心……耳下属肾……耳后耳里属肺……耳后耳外属肝……耳后中间属脾"。进一步将耳郭分为心、肝、脾、肺、肾五部,说明耳与脏腑在生理、病理上是息息相关的。

二、耳郭表面解剖

(1)耳郭:分为凹面的耳前和凸面的耳背,其表面解剖如下(图 10-28、图 10-29)。

(2)耳轮:耳郭卷曲的游离部分。

(3)耳轮结节:耳轮后上部的膨大部分。

(4)耳轮尾:耳轮向下移行于耳垂的部分。

(5)轮垂切迹:耳轮和耳垂后缘之间的凹陷处。

(6)耳轮脚:耳轮深入耳甲的部分。

(7)耳轮脚棘:耳轮脚和耳轮之间的软骨隆起。

(8)耳轮脚切迹:耳轮脚棘前方的凹陷处。

(9)对耳轮:与耳轮相对呈"Y"字型的隆起部,由对耳轮体、对耳轮上脚和对耳轮下脚三部分组成。

(10)对耳轮体:对耳轮下部呈上下走向的主体部分。

(11)对耳轮上脚:对耳轮向前上分支的部分。

(12)对耳轮下脚:对耳轮向前下分支的部分。

(13)三角窝:对耳轮上、下脚与相应耳轮之间的三角形凹窝。

(14)耳舟:耳轮与对耳轮之间的凹沟。

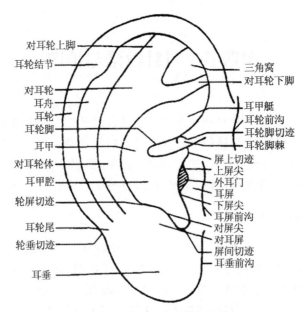

图 10-28 耳郭表面的解剖（前）

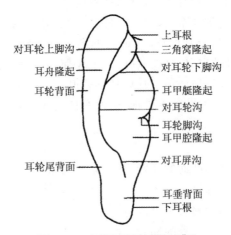

图 10-29 耳郭表面的解剖（背）

（15）耳屏：耳郭前方呈瓣状的隆起。

（16）屏上切迹：耳屏与耳轮之间的凹陷处。

（17）对耳屏：耳垂上方、与耳屏相对的瓣状隆起。

（18）屏间切迹：耳屏与对耳屏之间的凹陷处。

（19）轮屏切迹：对耳轮与对耳屏之间的凹陷处。

（20）耳垂：耳郭下部无软骨的部分。

（21）耳甲：部分耳轮和对耳轮、对耳屏、耳屏及外耳门之间的凹窝。由耳甲艇、耳甲腔两部分组成。

（22）耳甲腔：耳轮脚以下的耳甲部。

（23）耳甲艇：耳轮脚以上的耳甲部。

（24）外耳门：耳甲腔前方的孔窍。

三、耳穴的分布特点

耳穴是指分布在耳郭上的一些特定区域。耳穴在耳郭的分布犹如一个倒置在子宫内的胎儿,头部朝下臀部朝上。分布规律为:与头面相应的耳穴在耳垂和对耳屏;与上肢相应的耳穴在耳舟;与躯干和下肢相应的耳穴在对耳轮体部和对耳轮上、下脚;与内脏相应的耳穴集中在耳甲,其中与腹腔脏器相应的耳穴多在耳甲艇,与胸腔脏器相应的耳穴多在耳甲腔,与消化道相应的耳穴多在耳轮脚周围(图 10-30)。

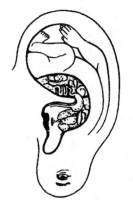

图 10-30　耳穴形象分布规律

四、耳穴的定位和主治

为了方便准确取穴,《耳穴名称与部位的国家标准方案》按耳的解剖将每个部位划分成若干个区,并依区定穴,共计 91 个穴位(图 10-31、图 10-32)。

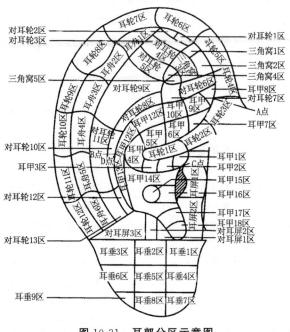

图 10-31　耳郭分区示意图

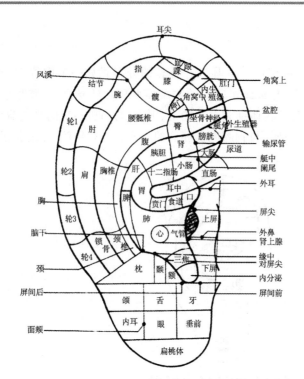
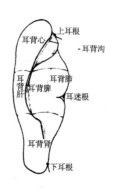

图 10-32　耳穴定位示意图

（一）耳轮穴位

耳轮分为 12 个区。耳轮脚为耳轮 1 区；将耳轮脚切迹到对耳轮下脚上缘之间的耳轮分为 3 等份，自下向上依次为耳轮 2 区、3 区、4 区；对耳轮下脚上缘到对耳轮上脚前缘之间的耳轮为耳轮 5 区；对耳轮上脚前缘到耳尖之间的耳轮为耳轮 6 区；耳尖到耳轮结节上缘为耳轮 7 区；耳轮结节上缘到耳轮结节下缘为耳轮 8 区；耳轮结节下缘到轮垂切迹之间的耳轮分为 4 等份，自上而下依次为耳轮 9 区、10 区、11 区和 12 区。耳轮的穴位定位及主治见表 10-3。

表 10-3　耳轮穴位定位及主治

穴名	部位	主治
耳中	在耳轮脚处，即耳轮 1 区	呃逆、荨麻疹、皮肤瘙痒症、小儿遗尿、咯血、出血性疾病
直肠	在耳轮脚棘前上方的耳轮处，即耳轮 2 区	便秘、腹泻、脱肛、痔疮
尿道	在直肠上方的耳轮处，即耳轮 3 区	尿频、尿急、尿痛、尿潴留
外生殖器	在对耳轮下脚前方的耳轮处，即耳轮 4 区	睾丸炎、附睾炎、阴道炎、外阴瘙痒症
肛门	在三角窝前方的耳轮处，即耳轮 5 区	痔疮、肛裂
耳尖	在耳郭向前对折的上部尖端处，即耳轮 6 区、7 区交界处	发热、高血压病、急性结膜炎、睑腺炎、牙痛、失眠
结节	在耳轮结节处，即耳轮 8 区	头晕、头痛、高血压病
轮 1	在耳轮结节下方的耳轮处，即耳轮 9 区	发热、扁桃体炎、上呼吸道感染
轮 2	在轮 1 下方的耳轮处，即耳轮 10 区	发热、扁桃体炎、上呼吸道感染
轮 3	在轮 2 下方的耳转处，即耳轮 11 区	发热、扁桃体炎、上呼吸道感染
轮 4	在轮 3 下方的耳轮处，即耳轮 12 区	发热、扁桃体炎、上呼吸道感染

（二）耳舟穴位

将耳舟分为 6 等份，自上而下依次为耳舟 1 区、2 区、3 区、4 区、5 区、6 区，耳舟的穴位定位及主治见表 10-4。

表 10-4　耳舟穴位定位及主治

穴名	部位	主治
指	在耳舟上方处，即耳舟 1 区	甲沟炎、手指麻木和疼痛
腕	在指区的下方处，即耳舟 2 区	腕部疼痛
风溪	在耳轮结节前方，指区与腕区之间，即耳舟 1 区、2 区交界处	荨麻疹、皮肤瘙痒症、过敏性鼻炎
肘	在腕区的下方处，即耳舟 3 区	肱骨外上髁炎、肘部疼痛
肩	在肘区的下方处，即耳舟 4 区、5 区	肩关节周围炎、肩部疼痛
锁骨	在肩区的下方处，即耳舟 6 区	肩关节周围炎

（三）对耳轮穴位

对耳轮分为 13 个区。将对耳轮上脚分为上、中、下 3 等份，下 1/3 为对耳轮 5 区，中 1/3 为对耳轮 4 区；再将上 1/3 分为上、下 2 等份，下 1/2 为对耳轮 3 区；再将上 1/2 分为前后 2 等份，后 1/2 为对耳轮 2 区，前 1/2 为对耳轮 1 区。将对耳轮下脚分为前、中、后 3 等份，中、前 2/3 为对耳轮 6 区，后 1/3 为对耳轮 7 区。将对耳轮体从对耳轮上、下脚分叉处至轮屏切迹分为 5 等份，再沿对耳轮耳甲缘将对耳轮体分为前 1/4 和后 3/4 两部分，前上 2/5 为对耳轮 8 区，后上 2/5 为对耳轮 9 区，前中 2/5 为对耳轮 10 区，后中 2/5 为对耳轮 11 区，前下 1/5 为对耳轮 12 区，后下 1/5 为对耳轮 13 区。对耳轮的穴位定位及主治见表 10-5。

表 10-5　对耳轮穴位部位及主治

穴名	部位	主治
跟	在对耳轮上脚前上部，即对耳轮 1 区	足跟痛
趾	在耳尖下方的对耳轮上脚后上部，即对耳轮 2 区	甲沟炎、趾部疼痛
踝	在趾、跟区下方处，即对耳轮 3 区	踝关节扭伤
膝	在对耳轮上脚的中 1/3 处，即对耳轮 4 区	膝关节疼痛、坐骨神经痛
髋	在对耳轮上脚的下 1/3 处，即对耳轮 5 区	髋关节疼痛、坐骨神经痛、腰骶部疼痛
坐骨神经	在对耳轮下脚的前 2/3 处，即对耳轮 6 区	坐骨神经痛、下肢瘫痪
交感	在对耳轮下脚末端与耳轮内缘相交处，即对耳轮 6 区前端	胃肠痉挛、心绞痛、胆绞痛、输尿管结石、自主神经功能紊乱
臀	在对耳轮下脚的后 1/3 处，即对耳轮 7 区	坐骨神经痛、臀筋膜炎
腹	在对耳轮体前部上 2/5 处，即对耳轮 8 区	腹痛、腹胀、腹泻、急性腰扭伤、痛经、产后宫缩痛
腰骶椎	在腹区后方，即对耳轮 9 区	腰骶部疼痛
胸	在对耳轮体前部中 2/5 处，即对耳轮 10 区	胸胁疼痛、肋间神经痛、胸闷、乳腺炎
胸椎	在胸区后方，即对耳轮 11 区	胸痛、经前乳房胀痛、乳腺炎、产后泌乳不足
颈	在对耳轮体前部下 1/5 处，即对耳轮 12 区	落枕、颈项疼痛
颈椎	在颈区后方，即对耳轮 13 区	落枕、颈椎综合征

(四)三角窝穴位

将三角窝由耳轮内缘至对耳轮上、下脚分叉处分为前、中、后 3 等份,中 1/3 为三角窝 3 区;再将前1/3分为上、中、下 3 等份,上 1/3 为三角窝 1 区,中、下 2/3 为三角窝 2 区;再将后 1/3 分为上、下 2 等份,上1/2为三角窝 4 区,下 1/2 为三角窝 5 区。三角窝穴位定位及主治见表 10-6。

表 10-6　三角窝穴位定位及主治

穴名	部位	主治
角窝前	在三角窝前 1/3 的上部,即三角窝 1 区	高血压病
内生殖器	在三角窝前 1/3 的下部,即三角窝 2 区	痛经、月经不调、白带过多、功能性子宫出血、阳痿、遗精、早泄
角窝中	在三角窝中 1/3 处,即三角窝 3 区	哮喘
神门	在三角窝后 1/3 的上部,即三角窝 4 区	失眠、多梦、戒断综合征、癫痫、高血压病、神经衰弱、痛证
盆腔	在三角窝后 1/3 的下部,即三角窝 5 区	盆腔炎、附件炎

(五)耳屏穴位

耳屏分成 4 区。将耳屏外侧面分为上、下 2 等份,上部为耳屏 1 区,下部为耳屏 2 区;将耳屏内侧面分为上、下 2 等份,上部为耳屏 3 区,下部为耳屏 4 区。耳屏的穴位定位及主治见表 10-7。

表 10-7　耳屏穴位定位及主治

穴名	部位	主治
上屏	在耳屏外侧面上 1/2 处,即耳屏 1 区	咽炎、鼻炎
下屏	在耳屏外侧面下 1/2 处,即耳屏 2 区	鼻炎、鼻塞
外耳	在屏上切迹前方近耳轮部,即耳屏 1 区上缘处	外耳道炎、中耳炎、耳鸣
屏尖	在耳屏游离缘上部尖端,即耳屏 1 区后缘处	发热、牙痛、斜视
外鼻	在耳屏外侧面中部,即耳屏 1、2 区之间	鼻前庭炎、鼻炎
肾上腺	在耳屏游离缘下部尖端,即耳屏 2 区后缘处	低血压、风湿性关节炎、腮腺炎、链霉素中毒、眩晕、哮喘、休克
咽喉	在耳屏内侧面上 1/2 处,即耳屏 3 区	声音嘶哑、咽炎、扁桃体炎、失语、哮喘
内鼻	在耳屏内侧面下 1/2 处,即耳屏 4 区	鼻炎、上颌窦炎、鼻衄
屏间前	在屏间切迹前方耳屏最下部,即耳屏 2 区下缘处	咽炎、口腔炎

(六)对耳屏穴位

对耳屏分为 4 区。由对屏尖及对屏尖至轮屏切迹连线的中点,分别向耳垂上线作两条垂线,将对耳屏外侧面及其后部分成前、中、后 3 区,前为对耳屏 1 区、中为对耳屏 2 区、后为对耳屏 3 区;对耳屏内侧面为对耳屏 4 区。对耳屏的穴位定位及主治见表 10-8。

表 10-8　对耳屏穴位定位及主治

穴名	部位	主治
额	在对耳屏外侧面的前部,即对耳屏 1 区	偏头痛、头晕
屏间后	屏间切迹后方对耳屏前下部,即对耳屏 1 区下缘处	额窦炎
颞	在对耳屏外侧面的中部,即对耳屏 2 区	偏头痛、头晕
枕	在对耳屏外侧面的后部,即对耳屏 3 区	头晕、头痛、癫痫、哮喘、神经衰弱
皮质下	在对耳屏内侧面,即对耳屏 4 区	痛证、间日疟、神经衰弱、假性近视、失眠
对屏尖	在对耳屏游离缘的尖端,即对耳屏 1、2、4 区交点处	哮喘、腮腺炎、睾丸炎、附睾炎、神经性皮炎
缘中	在对耳屏游离缘上,对屏尖与轮屏切迹的中点处,即对耳屏 2、3、4 区交点处	遗尿、内耳性眩晕、尿崩症、功能性子宫出血
脑干	在轮屏切迹处,即对耳屏 3、4 区之间	眩晕、后头痛、假性近视

(七)耳甲穴位

将耳甲用标志点、线分为 18 个区。在耳轮的内缘上,设耳轮脚切迹至对耳轮下脚间中、上 1/3 交界处为 A 点;在耳甲内,由耳轮脚消失处向后作一水平线与对耳轮耳甲缘相交,设交点为 D 点;设耳轮脚消失处至 D 点连线的中、后 1/3 交界处为 B 点;设外耳道口后缘上 1/4 与下 3/4 交界处为 C 点。从 A 点向 B 点作一条与对耳轮耳甲艇缘弧度大体相仿的曲线;从 B 点向 C 点作一条与耳轮脚下缘弧度大体相仿的曲线。

将 BC 线前段与耳轮脚下缘间分成三等分,前 1/3 为耳甲 1 区,中 1/3 为耳甲 2 区,后 1/3 为耳甲 3 区。ABC 线前方,耳轮脚消失处为耳甲 4 区。将 AB 线前段与耳轮脚上缘及部分耳轮内缘间分成 3 等份,后 1/3 为 5 区,中 1/3 为 6 区,前 1/3 为 7 区。将对耳轮下脚下缘前、中 1/3 交界处与 A 点连线,该线前方的耳甲艇部为耳甲 8 区。将 AB 线前段与对耳轮下脚下缘间耳甲 8 区以后的部分,分为前、后 2 等份,前 1/2 为耳甲 9 区,后 1/2 为耳甲 10 区。在 AB 线后段上方的耳甲艇部,将耳甲 10 区后缘与 BD 线之间分成上、下二等分,上 1/2 为耳甲 11 区,下 1/2 为耳甲 12 区。由轮屏切迹至 B 点作连线,该线后方、BD 线下方的耳甲腔部为耳甲 13 区。以耳甲腔中央为圆心,圆心与 BC 线间距离的 1/2 为半径作圆,该圆形区域为耳甲 15 区。过 15 区最高点及最低点分别向外耳门后壁作两条切线,切线间为耳甲 16 区。15、16 区周围为耳甲 14 区。将外耳门的最低点与对耳屏耳甲缘中点相连,再将该线以下的耳甲腔部分为上、下二等分,上 1/2 为耳甲 17 区,下 1/2 为耳甲 18 区。耳甲的穴位定位及主治见表 10-9。

表 10-9　耳甲穴位定位及主治

穴名	部位	主治
口	在耳轮脚下方前 1/3 处,即耳甲 1 区	面瘫、口腔炎、胆囊炎、胆石症、戒断综合征、牙周炎、舌炎
食道	在耳轮脚下方中 1/3 处,即耳甲 2 区	食管炎、食管痉挛
贲门	在耳轮脚下方后 1/3 处,即耳甲 3 区	贲门痉挛、神经性呕吐
胃	在耳轮脚消失处,即耳甲 4 区	胃痉挛、胃炎、胃溃疡、消化不良、恶心呕吐、前额痛、牙痛、失眠
十二指肠	在耳轮脚及耳轮与 AB 线之间的后 1/3 处,即耳甲 5 区	十二指肠溃疡、胆囊炎、胆石症、幽门痉挛

穴名	部位	主治
小肠	在耳轮脚及部分耳轮与 AB 线之间的中 1/3 处,即耳甲 6 区	消化不良、腹痛、腹胀、心动过速、心律不齐
大肠	在耳轮脚及部分耳轮与 AB 线之间的前 1/3 处,即耳甲 7 区	腹泻、便秘、咳嗽、牙痛、痤疮
阑尾	在小肠区与大肠区之间,即耳甲 6、7 区交界处	单纯性阑尾炎、腹泻
艇角	在对耳轮下脚下方前部,即耳甲 8 区	前列腺炎、尿道炎
膀胱	在对耳轮下脚下方中部,即耳甲 9 区	膀胱炎、遗尿、尿潴留、腰痛、坐骨神经痛
肾	在对耳轮下脚下方后部,即耳甲 10 区	腰痛、耳鸣、神经衰弱、肾盂肾炎、遗尿、遗精、阳痿、早泄、哮喘、月经不调
输尿管	在肾区与膀胱区之间,即耳甲 9、10 区交界处	输尿管结石绞痛
胰胆	在耳甲艇的后上部,即耳甲 11 区	胆囊炎、胆石症、胆管蛔虫症、偏头痛、带状疱疹、中耳炎、耳鸣、急性胰腺炎
肝	在耳甲艇的后下部,即耳甲 12 区	胁痛、眩晕、经前期紧张症、月经不调、更年期综合征、高血压病、假性近视、单纯性青光眼
艇中	在小肠区与肾区之间,即耳甲 6、10 区交界处	腹痛、腹胀、胆管蛔虫症
脾	在 BD 线下方,耳甲腔的后上部,即耳甲 13 区	腹胀、腹泻、便秘、食欲缺乏、功能性子宫出血、白带过多、内耳眩晕症
心	在耳甲腔正中凹陷处,即耳甲 15 区	心动过速、心律不齐、心绞痛、无脉症、神经衰弱、癔症、口舌生疮
气管	在心区与外耳门之间,即耳甲 16 区	哮喘、支气管炎
肺	在心、气管区周围处,即耳甲 14 区	咳嗽、胸闷、声音嘶哑、皮肤瘙痒症、荨麻疹、便秘、戒断综合征
三焦	在外耳门后下,肺与内分泌区之间,即耳甲 17 区	便秘、腹胀、上肢外侧疼痛、水肿、耳鸣
内分泌	在屏间切迹内,耳甲腔的前下部,即耳甲 18 区	痛经、月经不调、更年期综合征、痤疮、间日疟、甲状腺功能减退或亢进症

(八)耳垂穴位

将耳垂分为 9 区。在耳垂上线至耳垂下缘最低点之间作两条等距离平行线,于上平行线上引两条垂直等分线,将耳垂分为 9 个区,上部由前到后依次为耳垂 1 区、2 区、3 区;中部由前到后依次为耳垂 4 区、5 区、6 区;下部由前到后依次为耳垂 7 区、8 区、9 区。耳垂的穴位定位及主治见表 10-10。

表 10-10　耳垂穴位定位及主治

穴名	部位	主治
牙	在耳垂正面前上部,即耳垂 1 区	牙痛、牙周炎、低血压
舌	在耳垂正面中上部,即耳垂 2 区	舌炎、口腔炎
颌	在耳垂正面后上部,即耳垂 3 区	牙痛、颞下颌关节炎
垂前	在耳垂正面前中部,即耳垂 4 区	神经衰弱、牙痛
眼	在耳垂正面中央部,即耳垂 5 区	急性结膜炎、电光性眼炎、睑腺炎、假性近视

续表

穴名	部位	主治
内耳	在耳垂后面正中部,即耳垂 6 区	内耳性眩晕症、耳鸣、听力减退、中耳炎
面颊	在耳垂正面,眼区与内耳区之间,即耳垂 5、6 区交界处	周围性面瘫、三叉神经痛、痤疮、扁平疣、面肌痉挛、腮腺炎
扁桃体	在耳垂正面中部,即耳垂 7、8、9 区	扁桃体炎、咽炎

(九)耳背穴位

将耳背分为 5 区。分别过对耳轮上、下脚分叉处耳背对应点和轮屏切迹耳背对应点作两条水平线,将耳背分为上、中、下三部,上部为耳背 1 区,下部为耳背 5 区;再将中部分为内、中、外三等分,内 1/3 为耳背 2 区,中 1/3 为耳背 3 区,外 1/3 为耳背 4 区。耳背的穴位定位及主治见表 10-11。

表 10-11 耳背穴位定位及主治

穴名	部位	主治
耳背心	在耳背上部,即耳背 1 区	心悸、失眠、多梦
耳背肺	在耳背中内部,即耳背 2 区	哮喘、皮肤瘙痒症
耳背脾	在耳背中央部,即耳背 3 区	胃痛、消化不良、食欲缺乏
耳背肝	在耳背中外部,即耳背 4 区	胆囊炎、胆石症、胁痛
耳背肾	在耳背下部,即耳背 5 区	头痛、头晕、神经衰弱
耳背沟	在对耳轮沟和对耳轮上、下脚沟处	高血压病、皮肤瘙痒症

(十)耳根穴位

将耳根分为上、中、下 3 区。耳根穴位定位及主治见表 10-12。

表 10-12 耳根穴位定位及主治

穴名	部位	主治
上耳根	在耳根最上处	鼻衄
耳迷根	在耳轮脚后沟的耳根处	胆囊炎、胆石症、胆管蛔虫症、腹痛、腹泻、鼻塞、心动过速
耳根下	在耳根最下处	低血压、下肢瘫痪、小儿麻痹后遗症

五、临床应用

(一)适应范围

耳针在临床上应用十分广泛,不仅用于许多功能性疾病,而且对一部分器质性疾病也有一定的疗效。

1.疼痛性疾病

如各种扭挫伤、头痛和神经性疼痛等。

2.炎性疾病及传染病

如急慢性牙周炎、咽喉炎、扁桃体炎、胆囊炎、肠炎、流感、百日咳、菌痢、腮腺炎等。

3.功能紊乱及内分泌代谢紊乱性疾病

如胃肠神经症、心脏神经症、心律不齐、高血压病、眩晕症、多汗症、月经不调、遗尿、神经衰弱、癔症、甲状腺功能亢进或低下症、糖尿病、肥胖症、围绝经期综合征等。

4.过敏及变态反应性疾病

如荨麻疹、哮喘、过敏性鼻炎、过敏性结肠炎、过敏性紫癜等。

5.其他

耳穴还有催乳、催产,防治输血、输液反应,美容、戒烟、戒毒、延缓衰老、防病等作用。

(二)选穴原则

耳针处方选穴具有一定的原则,通常有按相应部位选穴、中医辨证选穴、西医学理论选穴和临床经验选穴等四种原则,可以单独使用,亦可配合使用。

1.按相应部位选穴

当机体患病时,在耳郭的相应部位上有一定的敏感点,它便是本病的首选穴位,如胃痛取"胃"穴,眼病取"眼"穴,腰痛取"腰"穴等。

2.按中医辨证选穴

根据脏腑学说的理论,按各脏腑的生理功能和病理反应进行辨证取穴,如耳鸣选肾穴,因"肾开窍于耳";皮肤病选肺穴,因"肺主皮毛"等。根据十二经脉循行和其病候选取穴位,如坐骨神经痛取"膀胱"或"胰胆"穴,牙痛取"大肠"穴等。

3.按西医学理论选穴

耳穴中一些穴名是根据西医学理论命名的,如"交感""肾上腺""内分泌"等。这些穴位的功能基本上与西医学理论一致,故在选穴时应考虑其功能,如炎性疾病取"肾上腺"穴、月经不调取"内分泌"穴、内脏痉挛取"交感"等。

4.按临床经验选穴

如"神门"穴有较明显的止痛镇静作用,"耳尖"穴对外感发热血压偏高者有较好的退热降压效果。另外,临床实践还发现有些耳穴具有治疗本部位以外疾病的作用,如"外生殖器"穴可以治疗腰腿痛等。

(三)耳穴探查方法

当人体发生疾病时,常会在耳穴出现"阳性反应"点,如压痛、变形、变色、结节、丘疹、凹陷、脱屑、电阻降低等。这些"阳性反应"点是诊断和治疗疾病的重要部位。耳郭上的这些反应点通常需要仔细探查后确定,临床常用的耳穴探查方法有以下 3 种。

1.直接观察法

在未刺激耳郭之前,用肉眼或借助于放大镜在自然光线下,由上而下、从内至外观察耳郭上有无变形、变色等征象,如脱屑、水泡、丘疹、充血、硬结、疣赘、软骨增生、色素沉着以及血管的形状、颜色的变异等。

2.压痛点探查法

这是目前临床最为常用的探查方法。临床上可用较圆钝的弹簧探棒、毫针柄或火柴棒等以均匀的压力,在与疾病相应的耳郭部从周围逐渐向中心探压;或自上而下、自外而内对整个耳郭进行普查,耐心寻找压痛点。当探棒压迫痛点时,患者会发现皱眉、眨眼、呼痛或躲闪等反应。探查时手法必须轻、慢、均匀。少数患者耳郭上一时测不到压痛点,可用手指按摩一下该区域,而后再测。

3.电测定法

医者根据耳郭反应点的电阻低、导电性高的原理,制成各种小型晶体管良导电测定器,测定耳穴皮肤电阻、电位、电容等变化。探测时,患者手握电极,医者手执探测头,在患者的耳郭上进行探查,当电棒触及电阻低的敏感点(良导点)时,可以通过指示信号、音响或仪表数据等反映出来。电测定法具有操作简便、准确性较高等优点。

(四)耳穴的刺激方法

耳穴的刺激方法较多,目前临床常用压丸法、毫针法、埋针法。此外,还可用艾灸、放血、穴位注射、皮肤针叩刺等方法。

1.压丸法

在耳穴表面贴敷王不留行籽、油菜籽、小米、绿豆、白芥子以及特制的磁珠等,并间歇揉按的一种简易疗法。由于本法既能持续刺激穴位,又安全方便,是目前临床上最常用的耳穴刺激方法。现应用最多的是王不留行籽压丸法,可先将王不留行籽贴附在 0.6 cm×0.6 cm 大小的胶布中央,用镊子夹住,贴敷在选用的耳穴上(图10-33)。每天自行按压 3～5 次,每次每穴按压 30～60 s,以局部微痛发热为度,3～7 d 更换 1 次,双耳交替。

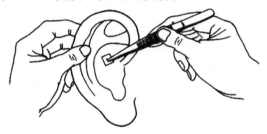

图 10-33　耳穴压丸法

2.毫针法

毫针法是利用毫针针刺耳穴,治疗疾病的一种比较常用的方法。其操作程序如下:首先定准耳穴,然后先用2.5％碘酒,再用 75％的乙醇脱碘进行严格消毒,待乙醇干后施术。针具选用26～30 号粗细的 0.3～0.5 寸长的不锈钢针。进针时,医者左手拇、示二指固定耳郭,中指托着针刺部的耳背,然后用右手拇、示二指持针,用快速插入的速刺法或慢慢捻入的慢刺法进针均可。刺入深度应视患者耳郭局部的厚薄灵活掌握,一般以刺入皮肤 2～3 cm,以达软骨后毫针直立不摇晃为准。刺入耳穴后,若局部感应强烈,患者症状往往有即刻减轻感;若局部无针感,应调整针刺的方向、深度和角度。刺激强度和手法依病情、体质、证型、耐受度等综合考虑。耳毫针的留针时间一般 15～30 min,慢性病、疼痛性疾病留针时间适当延长。出针时,医者左手托住耳郭,右手迅速将毫针垂直拔出,再用消毒干棉球压迫针眼,以免出血。也可在针刺获得针感后,接上电针仪,采用电针法。通电时间一般以 10～20 min 为宜。

3.埋针法

埋针法是将皮内针埋入耳穴以治疗疾病的方法,适用于慢性和疼痛性疾病,起到持续刺激、巩固疗效和防止复发的作用。使用时左手固定常规消毒后的耳部,右手用镊子夹住皮内针针柄,轻轻刺入所选耳穴,再用胶布封盖固定(图10-34)。一般埋患侧耳穴,必要时埋双耳,每天自行按压 3 次,每次留针 3～5 d,5 次为 1 个疗程。

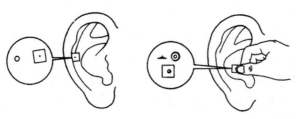

图 10-34　耳穴埋针法

(五)耳针法护理

(1)对初次接受针治者,要做好解释工作,解除恐惧、紧张心理;正确选取舒适持久的体位,尽量采用卧位,选穴宜少,手法要轻;对劳累、饥饿、大渴的患者,应嘱其休息、进食、饮水后再予针治;针刺过程中,应随时注意观察患者的神色,询问其感觉,有头晕心慌时应停止操作或起针,让患者卧床休息。此外,应注意室内空气流通,消除过冷、过热等因素。

(2)严格消毒,防止感染。因耳郭表面凹凸不平,血管丰富,结构特殊,针刺前必须严格消毒,有创面或炎症部位禁针。针刺后如针孔发红、肿胀,应及时涂 2.5% 碘酒,防止化脓性软骨膜炎的发生。

(3)耳针刺激比较疼痛,治疗时应注意防止发生晕针,一旦发生,应及时处理。

(4)对扭伤和运动障碍的患者,进针后应嘱其适当活动患部,有助于提高疗效。

(5)有习惯性流产的孕妇应禁针。

(6)患有严重器质性病变和伴有严重贫血者不宜针刺,对严重心脏病、高血压病患者不宜行强刺激法。

(高卫卫)

第十一章 眼科护理

第一节 角膜炎

角膜炎是我国常见的致盲眼病之一。角膜炎的分类尚未统一,根据病因可分为感染性角膜炎、免疫性角膜炎、外伤性角膜炎、营养不良性角膜炎。其中,感染性角膜炎最为常见,其病原体包括细菌、真菌、病毒、棘阿米巴、衣原体等,以细菌和真菌感染最为多见。角膜炎最常见的症状是眼痛、畏光、流泪、眼睑痉挛,伴视力下降,甚至摧毁眼球。其典型体征为睫状充血、角膜浸润、角膜溃疡的形成。

角膜炎病理变化过程基本相同,可以分为如下四期。①浸润期:致病因子侵入角膜,引起角膜边缘血管网充血,随即炎性渗出液及炎症细胞进入,导致病变角膜出现水肿和局限性灰白色的浸润灶,如炎症及时得到控制,角膜仍能恢复透明。②溃疡形成期:浸润期的炎症向周围或深层扩张,可导致角膜上皮和基质坏死、脱落形成角膜溃疡,甚至角膜穿孔,房水从角膜穿破口涌出,导致虹膜脱出、角膜瘘、眼内感染、眼球萎缩等严重并发症。③溃疡消退期:炎症控制、患者自身免疫力增加,阻止致病因子对角膜的损害,溃疡边缘浸润减轻,可有新生血管长入。④愈合期:溃疡区上皮再生,由成纤维细胞产生的瘢痕组织修复,留有角膜薄翳、角膜斑翳、角膜白斑。

一、细菌性角膜炎

(一)概述
细菌性角膜炎是由细菌感染引起的角膜炎症的总称,是临床常见的角膜炎之一。

(二)病因与发病机制
本病常由于角膜外伤后被感染所致,常见的致病菌有表皮葡萄球菌、金黄色葡萄球菌、肺炎双球菌、链球菌、铜绿假单胞菌(绿脓杆菌)等。眼局部因素(如慢性泪囊炎、倒睫、戴角膜接触镜等)和导致全身抵抗力低下因素(如长期使用糖皮质激素和免疫抑制剂、营养不良、糖尿病等)也可诱发感染。

(三)护理评估

1.健康史

(1)了解患者有无角膜外伤史、角膜异物剔除史、慢性泪囊炎、眼睑异常、倒睫病史,或长期佩戴角膜接触镜等。

(2)有无营养不良、糖尿病病史,是否长期使用糖皮质激素或免疫抑制剂,以及此次发病以来的用药史。

2.症状与体征

(1)发病急,常在角膜外伤后 24～48 h 发病,有明显的畏光、流泪、疼痛、视力下降等症状,伴有较多的脓性分泌物。

(2)眼睑肿胀,结膜混合充血或睫状充血,球结膜水肿,角膜中央或偏中央有灰白色浸润,逐渐扩大,进而组织坏死脱落形成角膜溃疡。并发虹膜睫状体炎,表现为角膜后沉着物,瞳孔缩小、虹膜后粘连及前房积脓,是因毒素渗入前房所致。

(3)革兰氏阳性球菌角膜感染表现为圆形或椭圆形局灶性脓肿,边界清楚,基质处出现灰白色浸润。革兰氏阴性球菌角膜感染多表现为快速发展的角膜液化坏死,其中铜绿假单胞菌角膜感染者发病迅猛,剧烈眼痛,严重充血水肿,角膜溃疡浸润灶及分泌物略带黄绿色,前房严重积脓,感染如未控制,可导致角膜坏死穿孔、眼球内容物脱出或全眼球炎。

3.心理-社会状况评估

(1)通过与患者及其家属的交流,了解患者及其家属对细菌性角膜炎的认识程度及有无紧张、焦虑、悲哀等心理表现。

(2)评估患者视力对工作、学习、生活等能力的影响。

(3)了解患者的用眼卫生和个人卫生习惯。

4.辅助检查

了解角膜溃疡刮片镜检和细胞培养是否发现相关病原体。

(四)护理诊断

1.疼痛

疼痛与角膜炎症刺激有关。

2.感知紊乱

感知紊乱与角膜炎症引起的角膜混浊导致的视力下降有关。

3.潜在并发症

角膜溃疡、穿孔、眼内炎等。

4.知识缺乏

缺乏细菌性角膜炎相关的防治知识。

(五)护理措施

1.心理护理

向患者介绍角膜炎的病变特点、转归过程及角膜炎的防治知识,鼓励患者表达自己的感受,解释疼痛原因,帮助患者转移注意力,及时给予安慰理解,消除其紧张、焦虑、自卑的心理,正确认识疾病,树立战胜疾病的信心,争取患者对治疗的配合。

2.指导患者用药

根据医嘱积极抗感染治疗,急性期选择高浓度的抗生素滴眼液,每 15～30 min 滴眼一次。

严重病例,可在开始 30 min 内每 5 min 滴药一次。同时全身应用抗生素,随着病情的控制逐渐减少滴眼次数,白天使用滴眼液,睡前涂眼药膏。进行球结膜下注射时,先向患者解释清楚,并在充分麻醉后进行,以免加重局部疼痛。

3.保证充分休息、睡眠

要提供安静、舒适、安全的环境,病房要适当遮光,避免强光刺激,减少眼球转动,外出应佩戴有色眼镜或眼垫遮盖。指导促进睡眠的自我护理方法,如睡前热水泡脚、喝热牛奶、听轻音乐等,避免情绪波动。患者活动空间不留障碍物,将常用物品固定摆放方便患者使用,教会患者使用传呼系统,鼓励其寻求帮助。厕所必须安置方便设施,如坐便器、扶手等,并教会患者如何使用,避免跌倒。

4.严格执行消毒隔离制度

换药、上药均要无菌操作,药品及器械应由专人专眼专用,避免交叉感染。

5.严密观察

为预防角膜溃疡穿孔,护理时要特别注意以下几点:①治疗操作时,禁翻转眼睑,勿加压眼球。②清淡饮食,多食易消化、富含维生素、粗纤维的食物,保持大便通畅,避免便秘,以防增加腹压。③告知患者勿用手擦眼球,勿用力闭眼、咳嗽及打喷嚏。④球结膜下注射时,避免在同一部位反复注射,尽量避开溃疡面。⑤深部角膜溃疡、后弹力层膨出者,可用绷带加压包扎患眼,配合局部及全身应用降低眼压的药物,嘱患者减少头部活动,避免低头,可蹲位取物。⑥按医嘱使用散瞳剂,防止虹膜后粘连而导致眼压升高。⑦可用眼罩保护患眼,避免外物撞击。⑧严密观察患者的视力、角膜刺激征、结膜充血及角膜病灶和分泌物的变化,注意有无角膜穿孔的症状。例如,角膜穿孔时,房水从穿孔处急剧涌出,虹膜被冲至穿孔处,可出现眼压下降、前房变浅或消失、疼痛减轻等症状。

6.健康教育

(1)帮助患者了解疾病的相关知识,树立治疗信心,保持良好的心理状况。

(2)养成良好的卫生习惯,不用手或不洁手帕揉眼。

(3)注意劳逸结合,生活规律,保持充足的休息和睡眠,戒烟酒,避免摄入刺激性食物(如咖啡、浓茶等)。

(4)注意保护眼睛,避免角膜受伤,外出要戴防护眼镜。

(5)指导患者遵医嘱坚持用药,定期随访。

二、真菌性角膜炎

(一)概述

真菌性角膜炎为致病真菌引起的感染性角膜病。近年来,随着广谱抗生素和糖皮质激素的广泛应用,其发病率有升高趋势,是致盲率极高的角膜疾病。

(二)病因与发病机制

其常见的致病菌有镰刀菌和曲霉菌,还有念珠菌属、青霉菌属、酵母菌等。它常发生于植物引起的角膜外伤后,有的则发生于长期应用广谱抗生素、糖皮质激素和机体抵抗力下降者。

(三)护理评估

1.健康史

(1)多见于青壮年男性农民,有农作物枝叶或谷物皮壳擦伤眼史。

(2)有长期使用抗生素及糖皮质激素史。

2.症状与体征

疼痛、畏光、流泪等刺激性症状均较细菌性角膜炎为轻,病程进展相对缓慢,呈亚急性,有轻度视力下降。体征较重,眼部充血明显,角膜病灶呈灰白色或黄白色,表面微隆起,外观干燥而欠光滑,似牙膏样或苔垢样。溃疡周围抗体与真菌作用,形成灰白色环形浸润即"免疫环"。有时在角膜病灶旁可见"伪足""卫星状"浸润病灶,角膜后可有纤维脓性沉着物。前房积脓为黄白色的黏稠脓液。由于真菌穿透力强,易发生眼内炎。

3.心理-社会状况评估

了解患者职业,评估该病对患者的工作学习及家庭经济有无影响。评估患者对真菌性角膜炎的认识度,有无紧张、焦虑、悲哀等心理表现。

4.辅助检查

(1)角膜刮片革兰氏染色和 Giemsa 染色可发现真菌菌丝,是早期诊断真菌最常见的方法。

(2)共聚焦显微镜检查角膜感染灶,可直接发现真菌病原体(菌体和菌丝)。

(3)病变区角膜组织活检,可提高培养和分离真菌的阳性率。

(四)护理诊断

1.疼痛

慢性眼痛与角膜真菌感染刺激有关。

2.焦虑

焦虑与病情反复及担心预后不良有关。

3.感知紊乱

感知紊乱与角膜真菌感染引起的角膜混浊导致的视力下降有关。

4.潜在并发症

角膜溃疡、穿孔、眼内炎等。

5.知识缺乏

缺乏真菌性角膜炎防治知识。

(五)护理措施

(1)由植物引起的角膜外伤史者,长期应用广谱抗生素及糖皮质激素滴眼液或眼药膏者,应严密观察病情,注意真菌性角膜炎的发生。

(2)遵医嘱应用抗真菌药物,同时要观察药物的不良反应,禁用糖皮质激素。

(3)对于药物不能控制或有角膜溃疡穿孔危险者,可行角膜移植手术。

(4)真菌性角膜炎病程长,易引起患者情绪障碍,应对患者做好解释疏导工作,并告知患者真菌复发的表现,如患眼出现畏光、流泪、眼痛、视力下降等,应立即就诊。

三、单纯疱疹病毒性角膜炎

(一)概述

单纯疱疹病毒性角膜炎是指由单纯疱疹病毒所致的严重的感染性角膜病,其发病率及致盲率均占角膜病首位。其特点是复发性强,角膜知觉减退。

(二)病因与发病机制

本病多为单纯疱疹病毒原发感染后的复发,多发生在上呼吸道感染或发热性疾病以后。原发感染常发生于幼儿,单纯疱疹病毒感染三叉神经末梢和三叉神经支配的区域(头、面部皮肤和黏膜),并在三叉神经节长期潜伏下来。当机体抵抗力下降时,潜伏的病毒被激活,可沿三叉神经至角膜组织,引起单纯疱疹病毒性角膜炎。

(三)护理评估

1.健康史

(1)了解患者有无上呼吸道感染史,全身或局部有无使用糖皮质激素、免疫抑制剂。

(2)评估有无复发诱因存在,如过度疲劳、日光暴晒、月经来潮、发热、熬夜、饮酒、角膜外伤等。

(3)了解有无疾病反复发作史。

2.症状与体征

(1)原发感染常见于幼儿,有发热、耳前淋巴结肿大、唇部皮肤疱疹,呈自限性。眼部表现为急性滤泡性或假膜性结膜炎、眼睑皮肤疱疹,可有树枝状角膜炎。

(2)复发感染常在诱因存在下引起角膜感染复发,多为单侧。患眼可有轻微眼痛、畏光、流泪、眼痉挛,若中央角膜受损,则视力明显下降,并有典型的角膜浸润灶形态。①树枝状和地图状角膜炎:最常见的类型。初起时患眼角膜上皮呈小点状浸润,排列成行或成簇,继而形成小水疱,水疱破裂互相融合,形成树枝状表浅溃疡,称为树枝状角膜炎。随病情进展,炎症逐渐向角膜病灶四周及基质层扩展,可形成不规则的地图状角膜溃疡,称为地图状角膜炎。②盘状角膜炎:炎症浸润角膜中央深部基质层,呈盘状水肿、增厚,边界清楚,后弹力层皱褶。伴发前葡萄膜炎时,可见角膜内皮出现沉积物。③坏死性角膜基质炎:角膜基质层内出现单个或多个黄白色浸润灶、溃疡甚至穿孔,常可诱发基质层新生血管。疱疹病毒在眼前段组织内复制,可引起前葡萄膜炎、小梁网炎。炎症波及角膜内皮时,可诱发角膜内皮炎。

3.心理-社会状况评估

注意评估患者的情绪状况、性别、年龄、职业、经济、文化、教育背景。

4.辅助检查

角膜上皮刮片可见多核巨细胞、病毒包涵体或活化性淋巴细胞,角膜病灶分离培养出单纯疱疹病毒;酶联免疫法发现病毒抗原;分子生物学方法如聚合酶链反应查到病毒核酸,有助于病原学的诊断。

(四)护理诊断

1.疼痛

急性眼痛与角膜炎症反应有关。

2.焦虑

焦虑与病程长、病情反复发作、担心预后不良有关。

3.感知紊乱

感知紊乱与角膜透明度受损导致视力下降有关。

4.潜在并发症

角膜溃疡、穿孔、眼内炎等。

5.知识缺乏

缺乏单纯疱疹病毒性角膜炎的防治知识。

(五)护理措施

(1)严密观察患者病情,注意角膜炎症的进展。

(2)指导患者据医嘱正确用药:①急性期每1～2 h滴眼一次,睡前涂眼药膏。注意观察眼睛局部药物的毒性作用,如出现点状角膜上皮病变和基质水肿。②使用糖皮质激素滴眼液者,要告知患者按医嘱及时用药。停用时要逐渐减量,不能随意增加使用次数和停用,并告知其危害性。注意观察激素的并发症,如出现细菌、真菌的继发感染,出现角膜溶解,出现青光眼等。③用散瞳药的患者,外出可戴有色眼镜,以减少光线刺激,并加强生活护理。④使用阿昔洛韦者要定期检查肝、肾功能。

(3)鼓励患者参加体育锻炼,增强体质,预防感冒,以降低复发率。

(4)药物治疗无效、反复发作、角膜溃疡面积较大者,有穿孔危险,可行治疗性角膜移植术。

(魏 琳)

第二节 葡萄膜炎

一、概述

葡萄膜炎是一类发生于葡萄膜、视网膜、视网膜血管以及玻璃体的炎症统称。多发于青壮年,常合并全身性自身免疫性疾病,反复发作,引起继发性青光眼、白内障及视网膜脱离等严重并发症,是严重的致盲性眼病。按其发病部位可分为前葡萄膜炎(虹膜炎、虹膜睫状体炎和前部睫状体炎)、中间葡萄膜炎、后葡萄膜炎和全葡萄膜炎。

二、病情观察与评估

(一)生命体征

监测生命体征,观察患者有无体温异常。

(二)症状体征

(1)观察患者有无视力减退、视物模糊、畏光、流泪、眼痛、眼前黑影等。

(2)了解患者有无自身免疫性疾病、结核病、消化道溃疡、梅毒等病史。

(三)安全评估

(1)评估患者有无因视力下降导致跌倒/坠床的危险。

(2)评估患者及其家属有无担心疾病的预后导致的焦虑、悲观。

三、护理措施

(一)用药护理

(1)散瞳剂可预防和拉开虹膜前后粘连,解除瞳孔括约肌和睫状肌的痉挛,缓解症状,防止并发症。滴药后压迫内眦部2～3 min,以减少药物经泪道进入鼻腔由鼻黏膜吸收引起的全身毒副反应。如出现心跳加快、面色潮红、口渴等药物反应,症状加重时立即停药,通知医师,协助处理。

(2)糖皮质激素具有抗炎、抗过敏作用。用药过程中注意补钾,补钙,使用胃黏膜保护剂;饮食宜低盐、高钾,适当限制水的摄入;长期用药者应遵医嘱逐渐减量,不能自行突然停止用药。

(3)使用免疫抑制剂患者定期复查血常规、肝肾功能等。

(4)非甾体抗炎药抑制炎性介质的产生,达到抗炎的作用。

(二)眼部护理

(1)患眼湿热敷,扩张血管,促进血液循环,减轻炎症反应,缓解疼痛。每天 2～3 次,每次15 min。

(2)观察患者视力改善情况及畏光、流泪、眼痛、眼部充血、眼前黑影飘动、遮挡感、闪光感等症状有无减轻。

(3)观察患者有无视力下降、视野缺损、眼压升高等青光眼症状;有无视物模糊、晶体混浊等白内障症状;有无眼前黑影、视物变形、闪光感、视野缺损等视网膜脱离症状。

(三)心理护理

加强与患者沟通,做好心理疏导,消除其焦虑、悲观心理,增强战胜疾病的信心,积极配合治疗。

四、健康指导

(一)住院期

(1)讲解疾病的病因、治疗方法及预后等知识,增强患者依从性,积极配合治疗。

(2)告知患者应生活规律、劳逸结合,适当参加体育锻炼以增强体质,戒烟酒、防感冒,保持心情舒畅、情绪稳定,预防疾病复发。

(二)居家期

(1)本病易反复发作,如有自身免疫性疾病或眼部感染性疾病时应积极治疗。

(2)强调使用糖皮质激素的注意事项,提高药物治疗的依从性。

(3)定期门诊复查,如有病情变化及时就诊。

（魏　琳）

第十二章　重症监护室护理

第一节　重症监护室的护理质量与护理安全

护理作为医疗体系中不可忽视的重要元素之一,其质量对危重患儿救治效果及预后的影响举足轻重。儿童危重护理质量作为衡量医院儿科护理质量的重要标志之一,直接影响着医院的社会形象和经济效益等。护理质量管理是护理管理的核心,护理质量标准和评价是质量管理的关键环节,是护理管理的重要依据。

一、重症监护室护理质量评价体系

(一)概述

护理质量是指护士为患者提供护理技术服务和基础护理服务的效果及满足患者对护理服务一切合理需要的综合,是在护理过程中形成的客观表现,直接反映了护理工作的职业特色与工作内涵。它是通过护理服务的设计和工作实施过程中的作用和效果的取得,经信息反馈形成的,是衡量护士素质、护理管理水平、护理业务技术和工作效率的重要标志。

护理质量是医院质量的重要组成部分,是护理管理的核心和关键。护理质量管理是指按照护理质量形成的过程和规律,对构成护理质量的各要素进行计划、组织、协调和控制,以保证护理服务达到规定的标准和满足服务对象需要的活动过程。这个概念表达了以下3层意思:首先,开展护理质量管理必须建立护理质量管理体系并有效运行,护理质量才有保证;其次,应制订护理质量标准,有了标准,管理才有依据;最后,要对护理过程构成护理质量的各要素,按标准进行质量控制,才能达到满足服务对象需要的目的。

护理质量评价是指通过确定和描述护理服务结构特征、检查护理行为和程序来测量服务的效果,是护理品质保证的重要措施。护理质量评价是一个系统工程,包括护理质量评价组织、评价内容、评价标准、评价方法及评价过程等。

护理质量评价指标体系:护理质量评价指标通常由一个名称和一个数据组合而成,不同来源和用途的护理质量评价指标有序地集合在一起,对护理质量发挥评价作用,就形成了护理质量评价指标体系。

(二)儿科护理质量评价的现状

儿童作为一类特殊人群有独特的需要,而前期的研究主要是以成人为目标人群构建护理质量评价指标,致使有些指标在儿科领域发生率很低,有些缺乏有效性,有些与儿科患者几乎没有关系。在这样的研究背景下,美国儿童健康法团(Child Health Corporation of America,CHCA)、全美儿童医院及研究院协会(National Association of Children's Hospitals and Related Institutions,NACHRI)等组织于2007年9月联合发表了《儿童医院护理敏感性评价指标》的白皮书,首次正式提出了专门针对儿科领域的护理质量评价指标,为其他国家及地区儿科护理质量评价指标的探索和确立提供了重要依据。

在我国,医院评审标准、工作条例与各项制度中常用质量标准,而这些传统的护理质量评价标准难以反映ICU护理服务的质量内涵,为推动重症监护室护理学科的发展,有必要建立有针对性的能有效系统反映ICU护理质量的评价指标,运用指标对临床护理服务质量进行管理和控制,发挥其对护士的正向激励作用。

ICU护理质量评价指标体系的建立可用于ICU护理质量横向和纵向比较,不仅便于管理者统一管理,还可以发现ICU护理质量管理中的薄弱环节,从而实现护理质量的持续改进。

(三)护理质量指标评价体系

1.护理质量评价

美国著名质量管理大师J.M.Juran博士曾预言:21世纪将是质量的世纪,质量将成为组织成功的有效武器,成为社会发展的强大动力,没有质量就不会有组织的生存。质量是管理工作的永恒主题,护理质量是护理管理的核心内容,它与患者的生命和健康息息相关,因此,提高护理质量成为护理管理者探讨的重要课题。提高护理质量首先需要全面、科学地评价当前护理质量,而护理质量评价的工具是护理质量评价标准。建立统一的护理质量标准和评价体系,为实施护理质量管理提供依据,为临床护士工作实践提供指南,为医院间的相互交流与合作提供便捷。

Salazar等认为,护理质量评价是指通过确定和描述护理服务结构特征、检查护理行为和程序来测量服务的效果,是护理品质保证的重要措施。

任何一个质量标准和评价体系的制订都离不开一定的理论框架作为科学基础,离不开实际需要作为坚实的依托,否则所制订的指标就失去了科学及现实的意义。

早在20世纪80年代美国就发起了有关护理指标体系的研究,到目前为止,制订护理质量标准和评价体系的理论框架已有很多种,较常用的包括:Donabedian的"结构-过程-结果"模式、美国健康保健评鉴联合委员会的护理质量保证模式、将Evans和Stoddard的健康模式与Donabedian的质量模式相结合形成的新的概念模式、持续质量改进理论等,其中对世界各国护理质量标准与评价影响较大的是美国学者Donabedian提出的"结构-过程-结果"模式。

1969年,美国著名学者Donabedian提出了"结构-过程-结果"三维结构模式,认为护理质量可以从这3个方面进行评价。该模式解释了护理结构和过程对服务对象结果的影响,护理结构是指医疗机构中基本结构的情况;护理过程是指健康服务人员按照工作或技术的要求与规范执行实际活动的过程;护理结果是指健康服务人员在为服务对象提供各种干预后,服务对象呈现的反应与结果。

这一结构模式在20世纪80年代和90年代初期成为各国建立护理质量标准与评价的主要理论基础,对目前世界各国的护理质量标准与评价影响较大。美国护士协会(ANA)以Donabedian的"结构-过程-结果"框架为理论基础,筛选了21项护理指标来对护理质量进行评价,后又甄选出 10 个护理质量指标用于医院护理质量报告卡。美国国家质量论坛(National Quality Forum,NQF)以 Donabedian 的"三维质量结构"为基础,经过认真的筛选和预试验,于 2005 年签署并发布了 15 项护理质量评价指标,供全国范围内的医院或其他医疗保健机构应用。2000 年,泰国清迈大学护理学院 Kunaviktikul 等人以 Donabedian 的"三维质量结构"为基础,对护理质量的内涵及护理质量指标体系进行了系统的研究,最后初步确立了护理质量指标体系,包括结构、过程、结果质量 3 个方面。英国的 Redfern 和 Norman 也以 Donabedian 的"三维质量结构"为基础,从患者和护士的角度出发来研究用来测量和评价护理质量的指标应该包括的关键内容。

国内学者一般认为,按照管理流程,可将护理质量分为要素质量、环节质量、终末质量。这与 Donabedian 的结构、过程、结果质量是一一对应的,护理质量评价可以依据此结构来进行评价。

2.护理质量评价指标

(1)护理质量评价指标的概念:对护理质量指标的定义,从不同的角度可有不同的理解。使用最广泛的是美国健康保健评鉴联合委员会的定义。他们认为,护理质量评价指标是对护理质量的数量化测定,是用作评价临床护理质量及其支持护理活动的工具。澳大利亚卫生保健标准委员会指出,临床指标是对医疗服务结果和临床管理质量的测量,是用数量化的术语对医疗服务过程和结果的客观测量。美国护士协会将与护理密切相关且确实能反映护理活动内容作为指标的基本点,指标必须具有有效性、特异性、可收集性。Majesky 等从患者的角度考虑,认为质量指标是患者生理状况的指示,具有易观察、易获得、可靠性强的特征。Podgomey 认为,护理质量指标是用于监测或评价某一重要护理项目的陈述或问题。Mize 等则指出,质量指标必须与护理措施相匹配。Kavanagh 认为,护理质量指标是用来评估医疗卫生决策、服务和结局,从而反映护理质量的可检测工具。而我国的阎惠中则认为质量指标就是筛选出来的重要的检查点。张罗漫等研究者提到医院质量评价指标是说明医院护理工作中某种现象数量特征的科学概念和具体数值表现的统一体,它由一个名称和一个数值组合而成。

(2)护理质量评价指标的特性:护理质量评价指标体系是不同来源和用途的各个方面护理质量评价指标有序地集合在一起形成的,因此想要全面地评价护理质量,应保证每一项指标都必须能恰到好处地反映护理质量。综合国内外的研究,护理质量评价指标的主要特性包括以下几种。①有效性:是指指标确实能够反映护理活动的重要方面。②科学性:每一项指标都建立在科学、充分的论证和调研,以及对收集的数据进行准确统计分析的基础上。③灵敏性:指标必须客观、确定、容易判断,不会受检查人员的主观因素影响。④特异性:指标相互独立,不存在指标间相互包容、相互重叠、有因果关联的现象。⑤可操作性:指标可以通过实际观察加以直接测量,指标的概念和原理要便于理解,指标的计算公式、运算过程也要简单实用,同时应考虑到质量管理的成本因素。

(3)护理质量评价指标的构成:传统的护理质量评价指标主要侧重临床护理质量,即执行医嘱是否及时、准确;护理文件、表格填写是否正确、清晰;生活护理是否周到、舒适、安全、整洁;有无因护理不当而给患者造成的痛苦和损害等。随着整体护理模式的广泛应用和护理工作内涵与功能的扩展,护理质量评价也应由上述狭义的概念发展为广义的概念,护理质量评价指标也相应地发生了改变。美国学者 Donabedian 于 1969 年将护理质量分为结构质量、过程质量和结果质量,我国则按管理流程分为要素质量、环节质量和终末质量。对应于护理质量评价的以上 3 个方面,护理质量指标也可分为要素质量指标、环节质量指标、终末质量指标。①要素质量指标:主要用于评价执行护理工作的基本条件。它包括组织机构和人员、医疗护理技术、环境、物资和仪器设备、规章制度等。②环节质量指标：主要用于评价护理活动的过程。

它主要包括 2 类指标：①患者护理质量指标，如：基础护理合格率、特级与一级护理合格率等。②护理环境和人员管理指标，如病区管理合格率、消毒隔离管理合格率、护理表格书写合格率、技术操作合格率、急救物品准备完好率等。这些指标是目前国内绝大多数医院进行护理质量控制最常用的指标。部分医院还采用一些反映护理观察、诊疗处理及时程度的指标，如护理处置及时率、巡视病房及时率、静脉输液患者呼叫率等。③终末质量指标：主要用于评价护理效果，这一指标的特点是从患者的角度进行评价。常用指标包括患者的满意度、压疮发生率、年度护理差错发生率、抢救成功率、护患纠纷发生率等。有研究者提出了护理效果的评价应从对患者产生的结果和对医院的影响两方面进行分析。前者包括临床护理效果、患者满意率和健康教育效果，后者包括对医院质量、医院形象和医院经济效益等方面的影响。

(4)建立护理质量评价指标体系的必要性：随着护理学科的发展和护理内涵的延伸，我国早期制订的全国统一的护理质量评价标准，如今早已不能达到作为护理质量评价依据的要求。而国内尚未形成 PICU 特异性护理敏感性质量评价指标及评估体系，致使 PICU 护理管理者只能用单一的、无针对性的指标体系来评价儿科危重护理质量，这样不但达不到科学评价 PICU 护理质量水平的目的，还可能挫伤了 PICU 护士的工作积极性。因此，为了 PICU 提高护理质量和护理管理水平，我们必须建立一套系统的、科学的和先进的护理质量标准和评价体系。

(5)初步形成的 PICU 护理质量指标及评价体系：要素质量、环节质量、终末质量三者是相互联系的，为了全面反映护理服务的质量要求，一般采用要素质量、环节质量和终末质量相结合的评价。三者的关系应是：着眼于要素质量，以统筹质量控制的全局；具体抓环节质量以有效实施护理措施；以终末质量评价进行反馈控制。国内经过 Delphi 专家函询法初步形成了 PICU 护理质量指标评价体系。

二、重症监护室的安全管理

(一)概述

护理安全是指患者在接受护理的全过程中，不发生法律和法定的规章制度允许范围以外的心理、机体结构或功能上的损害、障碍、缺陷或死亡。

对于患者安全，目前还无统一的定论。美国医学研究所认为，患者安全就是使患者免于意外伤害，保证患者安全就是要求医疗机构建立规范的系统和程序，使发生差错的可能性降到最低，最大限度地阻止差错的发生；美国国家安全基金会认为，患者安全是指在医疗护理过程中，预防医疗护理差错的发生，消除或减轻差错对患者所造成的伤害；美国卫生保健研究和质量机构定义患者安全为避免和采取行动预防差错对患者造成伤害，使这种伤害不发生或没有发生的可能性。

(二)护理安全的现况

世界卫生组织(WHO)于 2007 年关于患者安全的数据显示，在发达国家，每 10 名患者即有 1 名患者在接受医院治疗护理时受到伤害，伤害可因一系列失误或事故发生；在发展中国家，患者在医院受到伤害的可能性高于发达国家。

(三)护理安全质量评价指标体系构成

重症监护室(ICU)护理安全质量评价体系包含三级指标：一级指标为要素质量指标、环节质量指标和终末质量指标。

1.要素质量指标

要素质量指标包括人员配备、护士教育与培训、急救物品和药品、急救仪器设备和环境卫生。

2.环节质量指标

环节质量指标包括正确识别患者身份、确保输血治疗安全、确保药物使用安全、确保患者管道安全、确保患者转运安全、预防院内压疮的发生、预防患者跌倒/坠床的发生、提高患者抢救成功率、预防深静脉血栓的形成、预防多重耐药菌的医院获得性感染、预防呼吸机相关性肺炎、预防导管相关性血流感染以及预防导尿管相关性感染。

(四)护理安全管理的意义

建立健全综合性 ICU 护理安全管理体系,是 ICU 护理安全管理工作开展的基础,也是 ICU 护理安全管理有效实施的保证。

(五)ICU 护理安全管理指标体系的构成

护理安全管理指标体系的建立是在结合医院自身情况下,以 Vincent 医学框架为基础,识别影响护理安全的各级因素后而建立的指标体系。ICU 护理安全管理指标体系包括三级指标:一级指标为组织管理因素、背景环境因素、护士因素、患者因素和陪伴因素。

1.组织管理因素

组织管理因素包含组织运作、人力管理、安全文化、制度规程、硬件因素等二级指标;组织运作指标下包含的三级指标为机构设置、职能分工和运作效能;人力管理指标下包含的三级指标为人力配置、继续教育培训、岗位考评、教学管理等。

2.背景环境因素

背景环境因素包含硬件因素、软件因素两个二级指标;硬件因素包括的三级指标有布局设计、药品消耗、仪器设备等;软件因素包含协作配合、决策支持、工作模式等。

3.护士因素

护士因素包含基本素质、专业技能和综合能力三个二级指标;基本素质包括职责履行、职业道德、身心状况等;专业技能包括学习需求、理论知识、基础技能等;综合能力包括应对能力、统筹工作、团队合作等三级指标。

4.患者因素

患者因素包括生理因素和心理因素两个二级指标;其中生理因素包含基础体质、疾病负荷等三级指标;心理因素包括人格特质、心理认知等。

5.陪伴因素

陪伴因素包含基本状况和关爱能力两个二级指标;基本状况包括身心状况、安全意识等;关爱能力包括语言沟通、理解领悟和照护技能三个三级指标。

(陈学琴)

第二节 重症监护室的设置与管理

重症医学是研究危及生命的疾病状态的发生、发展规律及其诊治方法的临床医学学科。重症加强治疗病房(ICU)是重症医学学科的临床基地,它对因各种原因导致一个或多个器官与系统功能障碍危及生命或具有潜在高危因素的患者及时提供系统的、高质量的医学监护和救治技术,是医院集中监护和救治重症患者的专业科室。ICU应用先进的诊断、监测和治疗设备与技术,对病情进行连续、动态的定性和定量观察,并通过有效的干预措施,为重症患者提供规范的、高质量的生命支持,改善生存质量。重症患者的生命支持技术水平,直接反映医院的综合救治能力,体现医院整体医疗实力,是现代化医院的重要标志。

一、ICU 设置

(一)ICU 模式
ICU模式主要根据医院的规模及条件决定。目前大致可分为以下几种模式。

1.专科 ICU

一般是临床二级科室所设立的ICU,如心内科ICU(CCU)、呼吸内科ICU(RCU)等,是专门为收治某个专业危重患者而设立的,多属某个专业科室管理。对抢救本专业的急危重患者有较丰富的经验。病种单一,不能够接受其他专科危重症患者是其不足。

2.部分综合 ICU

部分综合ICU介于专科ICU与综合ICU之间,即由医院内较大的一级临床科室为基础组成的ICU,如外科、内科、麻醉科ICU等。

3.综合 ICU

综合ICU是一个独立的临床业务科室,受院部直接管辖,收治医院各科室的危重患者。综合ICU抢救水平应该代表全院最高水平。这种体制有利于学科建设,便于充分发挥设备的效益。规模较大的医院,除了设置综合性ICU以外,还应设置专科ICU,如心内科ICU及心外科ICU等。国内ICU发展趋势仍以综合ICU和专科ICU为主。

(二)ICU 规模
1.床位设置

ICU床位设置要根据医院规模、总床位数来确定。一般以该科室服务病床数或医院病床总数的2%～8%为宜,可根据实际需要适当增加。从医疗运作角度考虑,每个ICU管理单元以8～12张床位为宜;ICU每张床位占地面积不少于 15 m²,以保证各种抢救措施的实施。室温要求保持在 20 ℃～22 ℃,相对湿度以 50%～60%为宜。

2.监护站设置

中心监护站原则上应该设置在所有病床的中央地区,能够直接观察到所有患者为佳。围绕中心站周围,病床以扇形排列为好。中心站内放置监护及记录仪,电子计算机及其他设备。也可以存放病历夹、医嘱本、治疗本、病情报告本及各种记录表格,是各种监测记录的场所。

3.人员编制

ICU专科医师的固定编制人数与床位数之比为0.8∶1以上。医师组成应包括高级、中级和初级医师,每个管理单元必须至少配备一名具有高级职称的医师全面负责医疗工作。ICU专科护士的固定编制人数与床位数之比为3∶1以上。ICU可以根据需要配备适当数量的医疗辅助人员,有条件的医院可配备相关的技术与维修人员。

4.ICU 装备

ICU装备应包括监测设备和治疗设备两种。常用的监测设备有多功能生命体征监测仪、呼吸功能监测装置、血液气体分析仪、心脏血流动力学监测设备、血氧饱和度监测仪、心电图机等。

影像学监测设备包括床边 X 射线机、超声设备。常用的治疗设备有输液泵、注射泵、呼吸机、心脏除颤器、临时心脏起搏器、主动脉内球囊反搏装置、血液净化装置及麻醉机等。

5.其他

每个病床床头前应安置氧气、负压吸引、压缩空气等插头装置,并安装多功能电源插座和床头灯,还应设有应急照明灯。同时,还应有紫外线消毒灯。电源的插孔要求是多功能的。每张床位的电源插孔不应少于 20 个,并配有电源自动转换装置。ICU 应使用带有升降功能的输液轨。为减少交叉感染,两床之间最好应配有洗手池;并装备有自动吹干机。自来水开关最好具有自动感应功能。

二、ICU 管理

(一)ICU 的基本功能

综合性 ICU 应具备以下功能:①有心肺复苏能力。②有呼吸道管理及氧疗能力。③有持续性生命体征监测和有创血流动力学监测的能力。④有紧急做心脏临时性起搏能力。⑤有对各种检验结果做出快速反应的能力。⑥有对各个脏器功能较长时间的支持能力。⑦有进行全肠道外静脉营养支持的能力。⑧能够熟练地掌握各种监测技术以及操作技术。⑨在患者转送过程中有生命支持的能力。

(二)规章制度

ICU 必须建立健全各项规章制度,制订各类人员的工作职责,规范诊疗常规。除执行政府和医院临床医疗的各种制度外,应该制订以下符合 ICU 相关工作特征的制度,以保证 ICU 的工作质量:①医疗质量控制制度。②临床诊疗及医疗护理操作常规。③患者转入、转出 ICU 制度。④抗生素使用制度。⑤血液与血液制品使用制度。⑥抢救设备操作、管理制度。⑦特殊药品管理制度。⑧院内感染控制制度。⑨不良医疗事件防范与报告制度。⑩疑难重症患者会诊制度。⑪医患沟通制度。⑫突发事件的应急预案、人员紧急召集制度。

(三)ICU 的收治范围

(1)急性、可逆、已经危及生命的器官功能不全,经过 ICU 的严密监护和加强治疗短期内可能得到康复的患者。

(2)存在各种高危因素,具有潜在生命危险,经 ICU 严密监护和随时有效治疗死亡风险可能降低的患者。

(3)在慢性器官功能不全的基础上,出现急性加重且危及生命,经过 ICU 的严密监护和治疗可能恢复到原来状态的患者。

(4)慢性消耗性疾病的终末状态、不可逆性疾病和不能从 ICU 的监护治疗中获得益处的患者,一般不是 ICU 的收治范围。

(四)ICU 医护人员专业要求

ICU 医师应掌握重症患者重要器官、系统功能监测和支持的理论与技能:①复苏。②休克。③呼吸功能衰竭。④心功能不全、严重心律失常。⑤急性肾功能不全。⑥中枢神经系统功能障碍。⑦严重肝功能障碍。⑧胃肠功能障碍与消化道大出血。⑨急性凝血功能障碍。⑩严重内分泌与代谢紊乱。⑪水、电解质与酸碱平衡紊乱。⑫肠内与肠外营养支持。⑬镇静与镇痛。⑭严重感染。⑮多器官功能障碍综合征。⑯免疫功能紊乱。

ICU 医师除一般临床监护和治疗技术外,应具备独立完成以下监测与支持技术的能力:

①心肺复苏术。②人工气道建立与管理。③机械通气技术。④纤维支气管镜技术。⑤深静脉及动脉置管技术。⑥血流动力学监测技术。⑦胸穿、心包穿刺术及胸腔闭式引流术。⑧电复律与心脏除颤术。⑨床旁临时心脏起搏技术。⑩持续血液净化技术。⑪疾病危重程度评估方法。

ICU 护士素质是影响 ICU 护理质量的关键因素。具备良好素质和娴熟护理操作技能的护士能保证 ICU 护理操作的准确性、规范性,并能进行预见性护理,杜绝护理差错,消除影响患者康复的潜在因素。具体来说,ICU 护士应具备以下基本素质:①具有各专科基础理论和综合分析能力,经过1~2年基础理论和临床护理训练,并经过了 2~3 个月 ICU 强化训练。②身体健康,思路敏捷,适应性强。③勇于钻研和创新,善于发现问题、解决问题、总结经验。④处理问题沉着、果断、迅速。⑤有一定的心理学知识,善于人际交流和沟通。⑥具有团队协作精神,能主动协调各种关系。

ICU 护士的专业素质是其能胜任重症监护工作的基本保证,具体要求为:①熟练掌握急救复苏技术,如心肺复苏术、电击除颤技术、氧气吸入疗法、呼吸机及辅助通气的应用、各种穿刺技术及急救药品的应用等。②具有专科护理知识和技术,包括循环、呼吸、消化、神经、血液和泌尿等专科护理知识和技能。③熟练掌握各种监护技术,包括心电监测及血压、呼吸、体温、血液生化和常规、血液电解质及血流动力学的监测。④具有娴熟的基础护理技能,包括生理和心理护理、各种护理制度的执行、护理文件的书写、标本留取和注射剂药物疗法等。

(五)组织领导

ICU 实行院长领导下的科主任负责制。科主任负责科内全面工作,定期查房、组织会诊和主持抢救任务。ICU 实行独立与开放相结合的原则。所谓独立,就是 ICU 应有自己的队伍,应设有一整套强化治疗手段。所谓开放,就是更多地听取专科医师的意见,把更多的原发病处理(如外伤换药)留给专业医师解决。医师的配备采取固定与轮转相结合的形式。护士长负责监护室的管理工作,包括安排护士工作,检查护理质量,监督医嘱执行情况及护理文书书写等情况。护士是 ICU 的主体,能在 24 h 观察和最直接得到患者第一手临床资料的只有护士,她们承担着监测、护理、治疗等任务,当病情突然改变时,要能在几秒钟、几分钟内准确及时地进行处理。所以,ICU 护士应该训练有素,要熟练地掌握各种抢救技术。要有不怕苦、不怕脏的奉献精神,要善于学习、与医师密切配合。

(陈学琴)

第三节　重症监护室的护理评估技能

评估是对危重患者实施有效护理的重要环节,ICU 护士应熟悉护理评估内容,掌握护理评估的技能,通过评估了解患者的状况,并依据评估中的问题,有针对地实施护理。本节介绍常用及重要的护理评估指标。

一、身体评估

(一)一般状态评估

一般状态评估是对评估对象全身状态的概括性观察。评估方法以视诊为主,配合触诊、听诊和嗅诊完成。评估内容包括:性别、年龄、生命体征、发育与体型、营养状态、意识状态、面容与表情、语调与语态、体位、姿势与步态。

以营养状态评估为例,最方便快捷的方法是判断皮下脂肪的充实程度。最方便和最适宜的评估部位是前臂屈侧、上臂背侧下 1/3 处,此处脂肪分布的个体差异最小;最简单、直接、可靠、重要的指标是测量体质量,但应结合内脏功能测定进行分析;体质量指数是反映蛋白质、热量、营养不良及肥胖的可靠指标。体质量指数(BMI)=体质量(kg)/身高^2(m^2)。

(二)皮肤评估

皮肤评估以视诊为主,必要时结合触诊,主要包括对皮肤颜色、湿度、温度、弹性、皮疹、压疮、皮下出血、蜘蛛痣与肝掌及水肿的评估。

以水肿的评估为例,评估时,指压后应停留片刻,观察有无凹陷及平复情况。常用评估部位为浅表骨表面(如胫骨前、踝部、足背、腰骶骨及额前等)及眼睑。以手指按压局部组织可出现凹陷者,称凹陷性水肿。而黏液性水肿及象皮肿,尽管肿胀明显,但受压后无组织凹陷,为非凹陷性水肿。

根据水肿的程度可分为轻、中、重 3 度。

轻度:仅见于眼睑、眶下软组织、胫骨前、踝部皮下组织,指压后可见轻度凹陷,平复较快。

中度:全身软组织均可见明显水肿,指压后可见明显凹陷,平复缓慢。

重度:全身组织明显水肿,身体低垂部位皮肤紧张发亮,甚至有液体渗出,胸、腹腔等浆膜腔可有积液,外阴部也可见明显水肿。

(三)全身浅表淋巴结评估

1.评估方法

评估者主要用滑动触诊。

2.评估顺序

耳前、耳后、乳突区、枕骨下区、颈后三角、锁骨上窝、腋窝、滑车上、腹股沟及腘窝等。

3.评估内容

触及肿大的淋巴结时应注意其大小、数目、硬度、压痛、活动度、有无粘连,局部皮肤有无红肿、瘢痕及瘘管等,注意寻找引起淋巴结肿大的原发病灶。

(四)头部及其器官和颈部评估

1.头部

头部的评估包括头发、头皮及头颅。

2.面部及其器官

(1)眼的评估:通常由外向内,遵循眼睑、结膜、巩膜、角膜、眼球、视功能评估的顺序依次进行。

(2)耳的评估:外耳注意耳郭有无畸形、外耳道是否通畅,有无分泌物或异物;乳突及听力。

(3)鼻的评估:鼻外形;有无鼻翼扇动、鼻出血;鼻腔黏膜;鼻腔分泌物;鼻窦。

(4)口的评估:应从口唇、口腔黏膜、牙齿、牙龈、舌、咽部和扁桃体、口腔气味及腮腺,沿外向内的顺序依次进行。

3.颈部

颈部包括颈部外形与活动、颈部血管、甲状腺及气管的评估。

(五)胸部评估

评估者嘱评估对象取坐位或仰卧位,按视、触、叩、听顺序,先评估前胸部和侧胸部,再评估背部,对称部位应左右对比。

1.胸部的体表标志

(1)骨骼标志:胸骨角、剑突、腹上角、肋间隙、肩胛骨、脊柱棘突和肋脊角。

(2)自然陷窝:胸骨上窝;锁骨上、下窝;腋窝。

(3)人工画线:前正中线、后正中线、锁骨中线(左右)、腋前线(左右)、腋后线(左右)、腋中线(左右)和肩胛下角线(左右)。

(4)人工分区:肩胛上区、肩胛下区、肩胛间区、肩胛区。

2.胸壁、胸廓及乳房

(1)胸壁评估:静脉、皮下气肿及胸壁压痛。

(2)胸廓评估:是否对称、前后径与左右径的比例。

(3)乳房评估:先视诊,后触诊。除评估乳房外,还应注意引流区的淋巴结。

3.肺和胸膜

(1)视诊:呼吸运动类型、有无呼吸困难;呼吸频率、呼吸幅度、呼吸节律。

(2)触诊:胸廓扩张度、触觉语颤、胸膜摩擦感。

(3)叩诊:先评估前胸,再评估侧胸及背部,有无异常胸部叩诊音。

(4)听诊:是肺部评估最重要的方法。内容包括:正常肺部呼吸音(支气管呼吸音、肺泡呼吸音、支气管肺泡呼吸音);异常肺部呼吸音(异常肺泡呼吸音、异常支气管呼吸音、异常支气管肺泡呼吸音);啰音(干啰音、湿啰音);语言共振;胸膜摩擦音。

(六)心脏评估

(1)视诊包括心前区外形及心尖冲动。

(2)触诊包括心前区搏动,震颤、心包摩擦感。

(3)叩诊主要指叩诊心界。

(4)听诊是评估心脏的重要方法。听诊内容包括心率、心律、心音、额外心音、杂音和心包摩擦音。

(七)血管评估

(1)视诊观察有无肝颈静脉回流征及毛细血管搏动征。

(2)触诊包括脉搏速度改变、节律改变、强弱改变、波形异常。

(3)听诊有无动脉杂音、枪击音及 Duroziez 双重杂音。

(4)血压测量。

(八)腹部评估

1.腹部的体表标志

腹部的体表标志包括肋弓下缘、脐、髂前上棘、腹直肌外缘、腹中线、肋脊角和耻骨联合。

2.腹部分区

腹部分区包括四分区法和九分区法。

3.腹部评估方法

(1)视诊:评估者立于评估对象的右侧,自上而下视诊,有时为观察腹部细小隆起或蠕动波,评估者需将视线降低至腹平面,从侧面呈切线方向观察。腹部视诊内容包括腹部外形;呼吸运动;腹壁静脉曲张;胃肠型及蠕动波;注意有无皮疹、色素、腹纹、瘢痕和疝等。

(2)听诊:由于触诊和叩诊可能会增加肠蠕动而增加听诊效果,因而腹部听诊常在视诊后进行。听诊内容包括肠鸣音和血管杂音。

(3)叩诊:腹部叩诊主要用于评估某些腹腔脏器的大小、位置、叩痛,胃肠道充气情况,腹腔肿物、积气或积液等。腹部叩诊多采取间接叩诊法。

(4)触诊:要求评估对象排尿后低枕仰卧位,两臂自然放于身体两侧,两腿屈曲稍分开,是腹部放松,做张口缓慢腹式呼吸。评估者立于评估对象右侧,手要温暖,动作要轻柔,一般自左下腹开始逆时针方向评估。原则是先触健侧再触患侧。边触诊边观察评估对象的反应及表情,并与之交谈,可转移其注意力而减少腹肌紧张。浅部触诊法适用于检查腹部紧张度、抵抗感、浅表压痛、包块搏动和腹壁上的肿物等。深部触诊法适用于检查腹腔脏器状况、深部压痛、反跳痛及肿物等。

(九)脊柱与四肢评估

(1)脊柱的评估主要包括脊柱弯曲度、脊柱活动度、脊柱压痛和叩击痛。

(2)四肢评估以视诊和触诊为主。主要从形态和功能两方面评估。

(十)神经系统评估

1.运动功能评估

(1)肌力是评估对象主动运动时肌肉的收缩力。嘱评估对象做肢体伸屈运动,评估者从相反方向给予阻力,评估其对阻力的克服力量。注意两侧肢体的对比,两侧力量显著不等时有重要意义。

肌力的记录采用0~5级的6级分级法。

0级:完全瘫痪,无肌肉收缩。

1级:只有肌肉收缩,但无动作。

2级:肢体能在床面水平移动,但不能抬离床面。

3级:肢体能抬离床面,但不能克服阻力。

4级:能克服阻力,但较正常稍差。

5级:正常肌力。

(2)肌张力。

(3)随意、不随意及共济运动。

2.感觉功能评估

感觉功能评估时,评估对象必须意识清晰、合作,注意左右、远近对比。

(1)浅感觉:主要有皮肤、黏膜的痛觉、温觉和触觉。

(2)深感觉:包括关节觉、震动觉。

(3)复合感觉:包括皮肤定位觉、两点辨别觉、实物辨别觉和体表图形觉。

3.神经反射评估

(1)生理反射。①浅反射为刺激皮肤或黏膜引起的反射,包括角膜反射、腹部反射、提睾反射、跖反射。②深反射为刺激骨膜、肌腱引起的反射,包括肱二头肌反射、肱三头肌反射、膝腱反射、跟腱反射和 Hoffmann 征。

(2)病理反射包括巴宾斯基征、奥本海姆征、戈登征、查多克征。

(3)脑膜刺激征为脑膜受激惹的表现,包括颈强直、克尼格征、布鲁津斯基征。

二、常见症状评估

(一)一般情况评估

1.体温的身体变化

如高热环境中体温可稍高;情绪激动可使体温暂时升高等。

2.发热的原因或诱因

有无传染病接触史、预防接种史、手术史等;是否受凉、过度劳累、饮食不洁、损伤及精神刺激等。

3.发热的临床经过

注意发热的时间、体温上升的急缓、发热的高低、持续时间的长短及各病期的主要表现等。

4.发热的程度、热期及热型

定时测量体温,绘制体温曲线,观察发热的程度、热期,注意有无特征性热型。

5.伴随症状

有无寒战、乏力、头痛、肌肉酸痛、咳嗽、咳痰、恶心、呕吐、出血、皮疹、昏迷和抽搐等。

6.身心状况

(1)密切观察生命体征、瞳孔及意识状态、皮肤、口腔黏膜及尿量的改变。

(2)了解高热对机体重要脏器的影响及程度。

(3)体温下降期的患者,注意有无大汗及脱水的表现。

(4)长期发热者注意有无食欲减退及体质量下降。

(5)还需注意患者的精神状况、心理反应、睡眠情况等。

7.诊疗及护理经过

(1)做过任何检查、结果怎样。

(2)诊断为何种疾病;其治疗护理措施。

(3)是否进行过物理降温。

(4)是否使用过抗生素、激素、解热药,药物的剂量及疗效。

(二)疼痛的护理评估要点

1.疼痛部位

疼痛部位通常为病变所在部位。

2.疼痛性质

疼痛性质与病变部位及病变性质密切相关。

3.疼痛程度

疼痛程度与病情严重性有无平行关系。

4.疼痛发生与持续时间

某些疼痛可发生在特定的时间。

5.疼痛的影响因素

疼痛的影响因素包括诱发、加重与缓解的因素。

6.相关病史

疼痛前有无外伤、手术史、有无感染、药物及食物中毒,有无类似发作史及家庭史等。

7.伴随症状及体征

不同病因所致疼痛的伴随症状和体征不同。

8.疼痛的身心反应

密切观察患者的呼吸、心率、脉搏。血压、面色变化,有无恶心、呕吐、食欲缺乏或睡眠不佳、强迫体位、呻吟或哭叫,有无因疼痛而产生的焦虑、愤怒、恐惧等情绪反应,剧烈疼痛者还应观察有无休克的表现。

(三)水肿的护理评估要点

1.水肿部位及程度

水肿首先出现部位。

2.水肿的特点

水肿出现的时间,发生急缓,水肿性质,使水肿加重、减轻的因素,水肿体位变化和活动的关系。

3.营养与饮食

食欲有无改变,每天进食食物的种类、量;营养物质的搭配是否合理,能否满足身体的需要;体质量有无明显变化;对有心、肝、肾脏疾病的患者还应该注意钠盐和液体的摄入量。

4.出入液体量

详细记录 24 h 出入液量。对尿量明显减少者应注意观察有无急性肺水肿发生;有无肾功能损害及电解质酸碱平衡紊乱,如氮质血症、高钾血症等。

5.相关病史

有无心、肝、肾、内分泌代谢性疾病病史;有无营养不良、应用激素类药物、甘草制剂等;有无创伤和过敏史;女性患者水肿应注意与月经、妊娠有无关系。

6.水肿的身心反应

观察体质量、胸围、腹围、脉搏、呼吸、血压和体位等情况;注意水肿部位皮肤黏膜的弹性、光泽、温湿度;观察长期卧床或严重水肿者的皮肤有无水疱、渗液、破溃或继发感染;注意有无胸腔积液征、腹水征及各种伴随症状;患者是否因水肿引起形象的改变、活动障碍、身体不适而心情烦躁。

7.诊疗及护理经过

水肿发生后就医情况;是否使用过利尿剂,药物种类、剂量、疗效和不良反应;休息、饮食、保护皮肤等护理措施的实施情况。

(四)呼吸困难的护理评估要点

1.呼吸困难的发生和进展特点

突然发生,还是渐进性发展;持续存在,还是反复间断;呼吸困难发生的诱因、时间及环境;与活动及体位的关系。

2.呼吸困难的严重程度

通常以呼吸困难与日常生活自理能力水平的关系来评估。让患者自我表述呼吸困难对日常活动的影响,如与同龄人行走、登高;劳动时有无气促;是否需要停下喘气、休息;洗脸、穿衣或休息时有无呼吸困难。

3.呼吸困难的类型及表现

吸气性、呼气性还是混合性;劳力性、还是夜间阵发性;呼吸是表浅还是浅慢或深快。

4.相关病史

了解患者的职业、年龄;以往有无呼吸困难发作史;有无心血管疾病、肺和胸膜疾病、内分泌代谢性疾病史,有无感染、贫血、颅脑外伤史;有无刺激性气体、变应原接触史;有无饮食异常、药物及毒物摄入史;有无过度劳累、情绪紧张或激动等。

5.伴随症状

呼吸困难伴咳嗽、咳痰、咯血、胸痛等首先应考虑为心肺疾病;呼吸困难伴发热最常见于呼吸系统感染性疾病;呼吸困难伴昏迷见于急性中毒、严重的代谢性疾病、中枢神经严重损害等;发作性呼吸困难伴哮鸣音见于支气管哮喘、心源性哮喘。

6.呼吸困难的身心反应

注意观察呼吸的频率、节律和深度,脉搏、血压;意识状况;面容及表情;营养状况;体位;皮肤黏膜有无水肿、发绀;颈静脉充盈程度等。有无"三凹征"、肺部湿啰音或哮鸣音;有无心律失常、心脏杂音等。询问患者入睡的方式,观察患者睡眠的时间、质量,是否需要辅助睡眠的措施。患者是否有疲乏、情绪紧张、焦虑或甚至有恐惧、惊慌、濒死感等心理反应。

7.诊疗及护理经过

是否给氧治疗,给氧的方式、浓度、流量、时间及疗效;使用支气管扩张剂后呼吸困难是否能缓解等。

(五)咳嗽与咳痰的护理评估要点

1.咳嗽的特点

注意咳嗽的性质、音色、程度、频率、发生时间与持续时间,有无明显诱因,咳嗽与环境、气候、季节、体位的关系。

2.痰的特点

注意痰液的性质、颜色、气味、黏稠度及痰量。患者的痰液是否容易咳出,体位对痰液的排出有何影响;收集的痰液静置后是否出现分层现象。

3.相关病史

患者的年龄、职业;是否患有慢性呼吸道疾病、心脏病;有无颅脑疾病、癔症病史;有无吸烟史及过敏史;有无呼吸道传染病接触史及有害气体接触史。

4.伴随症状

咳嗽伴有发热多见于呼吸道感染、急性渗出性胸膜炎等;咳嗽伴呼吸困难多见于气道阻塞、重症肺炎和肺结核、胸膜病变、肺淤血、肺水肿等。咳嗽伴胸痛见于胸膜疾病或肺部病变累及胸膜;咳嗽伴大量咯血常见于支气管扩张症及空洞型肺结核。

5.咳嗽咳痰的身心反应

有无长期剧烈、频繁咳嗽所致的头痛、疲劳、食欲减退、胸腹疼痛、睡眠不佳、精神萎靡、情绪不稳定、眼睑水肿和尿失禁等;注意患者生命体征的变化及胸部体征;剧咳者警惕自发性气胸、咯血、胸腹部手术伤口的开裂等;痰液不易咳出者有无肺部感染的发生和加重。

6.诊疗及护理经过

是否服用过止咳祛痰药物,其药物种类、剂量及疗效;是否使用过促排痰的护理措施,效果如何。

(六)发绀的护理评估要点

1.发绀的发生情况

发生的年龄、起病时间、可能诱因、出现的急缓。

2.发绀的特点及严重程度

注意发绀的部位及范围、青紫的情况,是全身性还是局部性;发绀部位皮肤的温度,经按摩或加温后发绀能否消退;发绀是否伴有呼吸困难。

3.相关病史

有无心肺疾病及其他与发绀有关的疾病史;是否出生及幼年时期就发生发绀;有无家族史;有无相关药物、化学物品、变质蔬菜摄入史,以及在持久便秘情况下过食蛋类或硫化物病史等。

4.伴随症状

急性发绀伴意识障碍见于某些药物或化学物质急性中毒、休克、急性肺部感染、急性肺水肿等;发绀伴杵状指见于发绀型先天性心脏病、某些慢性肺部疾病;发绀伴呼吸困难见于重症心、肺疾病、气胸、大量胸腔积液等。

5.诊疗及护理经过

是否使用过药物,其种类、剂量及疗效;有无氧气疗法的应用,给氧的方式、浓度、流量、时间及效果。

(七)心悸的护理评估要点

1.心悸的特点

注意心悸发作的时间、频率、性质、诱因及程度。是休息时出现还是活动中发生;是偶然发作还是持续发作;持续时间与间隔时间的长短;发作前有无诱因;起病及缓解方式;严重程度;发作当时的主观感受及伴随症状;如是否心跳增强、心跳过快、心跳不规则或心跳有停顿感,有否胸闷、气急、呼吸困难等。

2.相关病史

有无器质性心脏病、内分泌疾病、贫血、神经症等病史;有无烟、酒、浓茶、咖啡的嗜好;有无阿托品、氨茶碱、麻黄碱等药物的使用;有无过度劳累、精神刺激、高热、心律失常等。

3.伴随症状

心悸伴呼吸困难见于心力衰竭、重症贫血等;心悸伴晕厥抽搐见于严重心律失常所致的心源性脑缺血综合征;心悸伴心前区疼痛见于心绞痛、心肌梗死、心肌炎、心包炎和心脏神经功能症等;心悸伴食欲亢进、消瘦、出汗见于甲状腺功能亢进症;心悸伴发热见于风湿热、心肌炎、心包炎、感染性心内膜炎等。

4.心悸的身心反应

注意生命体征及神志的变化,观察有无呼吸困难、意识改变、脉搏异常、血压降低和心律失常等;评估心悸对心脏功能及日常活动自理能力的影响,有无心悸引起的心理反应及情绪变化。

5.诊疗及护理经过

是否向患者解释过心悸症状本身的临床意义;是否使用过镇静剂和抗心律失常药物,其药物种类、剂量及疗效;有无电复律、人工心脏起搏治疗;已采取过哪些护理措施、效果如何。

(八)黄疸的评估要点

1.黄疸的特点

注意发生的急缓,是间断发生还是持续存在;皮肤黏膜及巩膜黄染的程度、色泽;尿液及粪便颜色的改变;有无皮肤瘙痒及其程度等。

2.相关病史

有无溶血性疾病、肝脏疾病、胆道疾病等病史;有无肝炎患者密切接触史或近期内血制品输注史;有无长期大量酗酒及营养失调;如 G-5-PD 缺乏症还应注意有无食用蚕豆等病史。

3.伴随症状

黄疸伴寒战、高热、头痛、腰痛、酱油色尿多见于急性溶血;黄疸出现前有发热、乏力、食欲减退、恶心呕吐、黄疸出现后症状反而减轻者,甲型病毒性肝炎的可能性大;黄疸伴食欲减退、消瘦、**蜘蛛痣**、肝掌、腹水和脾大等应考虑肝硬化;黄疸伴右上腹剧烈疼痛见于胆道结石或胆道蛔虫等。

4.黄疸的身心反应

注意有无贫血外貌及急性溶血的全身表现;有无恶心、呕吐、腹胀、腹痛、腹泻或便秘等消化道症状;有无皮肤黏膜出血;有无因严重瘙痒而致皮肤搔抓破损,或影响休息和睡眠;有无巩膜、皮肤明显黄染而产生病情严重的预感及焦虑、恐惧等情绪反应。

5.诊疗及护理经过

注意与黄疸有关的实验室检查结果,以利于 3 种类型黄疸的鉴别;有否做过创伤性的病因学检查;治疗及护理措施,效果如何。

(九)意识障碍的护理评估要点

1.起病情况

起病时间、发病前有无诱因、病情进展情况及病程长短等。

2.意识障碍的程度

根据患者对刺激的反应,回答问题的准确性、肢体活动情况、痛觉试验、神经反射等判断有无意识障碍及程度。也可以按格拉斯哥昏迷评分表(GCS)对意识障碍的程度进行评估。

3.相关病史

有无急性重症感染、原发性高血压、严重心律失常、糖尿病、肺性脑病、肝肾疾病、颅脑外伤及癫痫等病史;有无类似发作史;有无毒物或药物接触史等。

4.伴随症状

先发热后有意识障碍可见于重症感染性疾病;先有意识障碍然后有发热见于脑出血、蛛网膜下腔出血等;意识障碍伴高血压可见于脑出血、高血压脑病、尿毒症等;意识障碍伴低血压可见于感染性休克等;意识障碍伴呼吸缓慢可见于吗啡、巴比妥类、有机磷等中毒;意识障碍伴偏瘫见于脑出血、脑梗死、颅内占位性病变;意识障碍伴脑膜刺激征见于脑膜炎、蛛网膜下腔出血等。

5.意识障碍的身体反应

定时测量生命体征,观察瞳孔变化。注意有无大小便失禁;有无咳嗽反应及吞咽反射的减弱及消失;有无肺部感染或尿路感染的发生;有无口腔炎、结膜炎、角膜炎、角膜溃疡;有无营养不良及压疮形成;有无肢体肌肉挛缩、关节僵硬、肢体畸形及活动受限。

6.诊疗及护理经过

是否做过必要的辅助检查以明确诊断;消除脑水肿、保持呼吸道通畅、给氧、留置导尿管、抗感染,防止并发症;治疗和护理措施的应用及疗效等。

(十)恶心与呕吐的护理评估要点

1.恶心与呕吐的特点

注意呕吐前有无恶心的感觉;呕吐的方式是一口口吐出、溢出或喷射性;恶心与呕吐发生的时间,是晨间还是夜间;呕吐的原因或诱因;与进食有无关系;吐后是否感轻松;呕吐是突发,还是经常反复发作,病程的长短;呕吐的频率等。

2.呕吐物的特征

注意呕吐物的性质、气味、颜色、量及内容物,观察是否混有血液、胆汁、粪便等。

3.相关病史

有无消化系统疾病、泌尿及生殖系统疾病、中枢神经系统、内分泌代谢疾病等病史;有无进食不洁饮食及服药史;有无腹部手术史、毒物及传染病接触史;有无精神因素作用;女性患者要注意月经史。

4.伴随症状

呕吐伴剧烈头痛、意识障碍常见于中枢神经系统疾病;呕吐伴右上腹痛与发热、寒战、黄疸应考虑为胆囊炎或胆石症等;呕吐伴眩晕、眼球震颤见于前庭器官疾病;呕吐伴腹痛、腹泻多见于急性胃肠炎或细菌性食物中毒。

5.恶心与呕吐的身心反应

观察生命体征,有无心动过速、呼吸急促、血压降低、直立性低血压等血容量不足的表现;有无失水征象,如软弱无力、口渴、皮肤干燥、弹性减低及尿量减少等;有无食欲减退、营养不良及上消化道出血;儿童、老人意识障碍者应注意面色、呼吸道是否通畅等,警惕有无窒息情况发生。注意患者的精神状态,有无疲乏无力,有无痛苦、焦虑、恐惧等情绪反应。

6.诊疗及护理经过

是否做过呕吐物毒物分析;血电解质及酸碱平衡的监测结果;是否已做胃镜、腹部 B 超、X 射线钡餐等辅助检查;治疗的方法及使用药物的种类、剂量、疗效;已采取的护理措施及效果。

(陈学琴)

第四节 颅内压监测

颅内压监测是将导管或微型压力传感器探头安置于颅腔内,导管与传感器的另一端与颅内压监护仪连接,将 ICP 压力动态变化转为电信号,显示于示波屏或数字仪上,并用记录器连续描记出压力曲线,以便随时了解 ICP 的一种技术。根据 ICP 高低及压力波型,可及时准确地分析患者 ICP 变化,对判断颅内病情、脑水肿情况和指导临床治疗、估计预后等方面都有重要参考价值。

一、概述

颅内压系指颅腔内容物对颅腔壁的压力,它由液体静力压和血管张力变动所致压力两个因素所组成,通过生理调节,维持着相对稳定的正常颅内压。通常以侧卧位时脑脊液压力为代表。穿刺小脑延髓池或侧脑室,以测压管或压力表测出的读数,即为临床的颅内压力。这一压力与侧卧位腰椎穿刺所测得的脑脊液压力接近,故临床上都用后一压力为代表。正常成人在身体松弛状态下侧卧时的腰穿或平卧测脑室内的压力为 0.7~1.8 kPa(5~13.5 mmHg),儿童为 0.5~1.0 kPa(3.8~7.5 mmHg)。平卧时成人颅内压持续超过正常限度 2.0 kPa(15 mmHg),即为颅

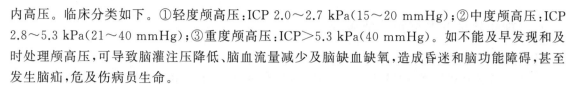

内高压。临床分类如下。①轻度颅高压:ICP 2.0～2.7 kPa(15～20 mmHg);②中度颅高压:ICP 2.8～5.3 kPa(21～40 mmHg);③重度颅高压:ICP>5.3 kPa(40 mmHg)。如不能及早发现和及时处理颅高压,可导致脑灌注压降低、脑血流量减少及脑缺血缺氧,造成昏迷和脑功能障碍,甚至发生脑疝,危及伤病员生命。

自 1960 年 Lundberg 首次发表持续颅内压监测临床应用的数十年来,持续颅内压监测的技术已基本成熟,其重要性已被公认。持续颅内压监测对受到颅内高压威胁的患者应常规应用,以利患者的抢救。国内外均有文献表明,在对严重颅脑外伤的患者应用颅内压监测的情况下,由于能早期发现颅内高压以及减少治疗的盲目性,与未行颅内压监测者相比,其病死率较低、疗效较好。

因为中枢神经系统的功能状态与颅内高压的临床表现与颅内压的水平并非绝对一致,尤其是在早期,临床上可无任何表现,而实际测量颅内压已有增高。因此,对严重颅内高压的患者应用颅内压监测,可在颅内高压造成中枢神经系统继发性损害之前即可发现颅内高压,从而能够及早进行治疗。此外,颅内压监测对诊断与预后的许多方面也有重要意义。

MRI 与 CT 以判断颅内形态方面的变化为主,而颅内压监测则以观察颅内压的动态变化为主,它属于生理变化方面的临床指标。前者不能代替后者。

二、颅内高压的发生机制

在颅缝闭合后,颅腔内的容积即相对固定不变。颅腔内容物主要为脑、血液和脑脊液。因此,颅腔容积即相当于三者的总和,可用公式表示为:颅腔容积＝脑组织体积＋脑血容量＋脑脊液量。此三者的总体积与颅脑总容积保持动态平衡,维持颅内压在正常水平。正常情况下,成人的颅腔容积为 1 400～1 500 mL,其中脑组织的体积为 1 150～1 350 mL。脑脊液量约占颅腔容积的 10%,而血液则依据血流量的不同占总容积的 2%～11%。

颅腔是一个容积相对固定的骨腔,脑、脑脊液和血液三者所占容积保持相对恒定的比例关系,以维持正常颅内压。在正常情况下,为维持脑组织最低代谢所需的脑血流量为 32 mL/(100 g·min)[正常为 54～65 mL/(100 g·min)],全脑血流量为 400 mL/min(正常 700～1 200 mL/min),脑血管内容量应保持在 45 mL 以上,脑血容量可被压缩的容积占颅腔容积的 3%左右。脑脊液是颅内三种内容物中最易变动的成分,在脑室、脑池和颅内蛛网膜下腔的脑脊液量,约在 75 mL,约占颅腔容积的 5.5%。当某一颅内容物的体积或容量有改变时,为了保持颅腔容积与颅内容物体积之间的平衡,其他颅内容物的体积或容量就可能发生减缩或置换,以维持正常的颅内压(Monroe-Kellie 学说)。通常脑组织的压缩性很小,体积在短期内不可能缩小。因此,颅内压力主要依靠脑脊液或脑血容量的减少来缓冲。当发生颅内高压时,首先通过脑脊液减少分泌、增加吸收和部分被压缩出颅以缓解颅内压升高,继之再压缩脑血容量。而在这两者中,脑血流量的减少相对有限,它必须要保持在相对稳定的范围内以保证正常脑功能。因此,可供缓解颅内高压的代偿容积约为颅腔容积的 8%。

颅腔容积仅有 8%的缓冲体积,若颅腔内容物的体积或容量超过颅腔容积的 8%,则会出现颅内压增高。如颅内出血、广泛脑挫裂伤、颅内肿瘤、脑水肿或脑肿胀、脑梗死和脑积水等,当其增加体积超过代偿容积后,即可出现颅内高压。

三、神经外科 ICP 监护的适应证

(一)颅脑损伤

凡是颅脑损伤患者格拉斯哥昏迷分级计分≤8 分者,均适于行 ICP 监护。在诊断上,ICP 监护有助于原发性与继发性脑干损伤的鉴别,原发性脑干损伤的患者,临床表现严重而 ICP 多正常。颅脑损伤患者在 ICP 监护过程中,如 ICP 逐渐出现上升趋向,并高于 5.33 kPa,提示有继发颅内血肿的可能,需要紧急手术;ICP 保持在正常水平时多无须手术。在治疗方面,如 ICP 在 2.67 kPa 波动,多属一般性脑水肿的反应,首先应纠正呼吸道不畅,控制躁动,保持适宜的体位,发热时应降低体温。如 ICP>3.33 kPa,持续上升,应开始降压治疗。

(二)颅内肿瘤

颅内肿瘤患者术前、术中与术后均可应用 ICP 监护以了解 ICP 的变动。术前 2～3 d,应用脑室法 ICP 监护,既可测压、又可以通过脑室引流,使 ICP 维持在 2.0～2.7 kPa,可以缓解颅内高压危象,有利于肿瘤切除及提高患者对手术的耐受力。术后监护有利于早期发现术后颅内血肿等并发症,并指导抗脑水肿的治疗。

(三)蛛网膜下腔出血

蛛网膜下腔出血后常合并脑积水。脑室法 ICP 监护,可了解颅内压变化,同时行脑脊液引流,具有减少蛛网膜下腔积血、减轻脑血管痉挛与脑水肿的作用。

(四)脑积水与脑水肿

ICP 监护可了解 ICP 变化,反映脑积水、脑水肿的状况,以判断脑脊液分流手术效果。同时行脑脊液引流,暂时使颅内高压缓解,也可促使脑水肿消退。

(五)其他

凡因其他原因导致 ICP 增高而昏迷的患者多存在脑缺氧与脑水肿,也可考虑用 ICP 监护。

四、颅内压监测方法和持续时间

19 世纪后期创用的腰椎穿刺测量 ICP 的方法一直沿用至今,已成为传统的检测方法。但是,对于急性颅脑创伤、脑出血等颅内高压患者,腰椎穿刺有导致脑疝的危险。所以,不推荐作为临床颅内压力监测的方法。目前 ICP 监测可以分为无创及有创两大类。无创的方法有多种,如采用前囟测压、测眼压、经颅多普勒超声测脑血流、生物电阻抗法及鼓膜移位测试法等,但无创颅内压监测尚处于研究阶段和临床试用阶段,其精确度和稳定性仍然无法判断。所以,不推荐临床应用。目前用于临床的 ICP 监测多为有创方式。

(一)ICP 监护的测压方式

根据压力传感器是否直接置于颅内,ICP 监测测压方式可以分为下列两类。①植入法:通过头皮切口与颅骨钻孔,将微型传感器置入颅内,又称体内传感器或埋藏传感器法。传感器直接置于脑室、硬脑膜外、硬脑膜下、蛛网膜下腔或脑实质内等处,使之与脑膜或脑实质接触而测压。近年来应用新发展光导纤维传感器装置技术,将此型传感器代替传统压触式传感器,具有"零点"不漂移,更适于连续监测 ICP 变化的特点。去骨瓣术后患者也可采用此法进行 ICP 监护。②导管法:一般按侧脑室穿刺引流法,在侧脑室内置入一条引流导管,借引流出的脑脊液或生理盐水充填导管,将导管与体外之传感器连接,通过导管内液体对颅内压进行传导、并与传感器连接而测压。

(二)ICP监护方法

ICP监护方法常用的有脑室内压、硬脑膜外压、脑组织内压监测3种方法。

1.脑室内压监护

脑室内压监护步骤与技术如下。

(1)侧脑室穿刺与导管置入:一般选择侧脑室前角穿刺,穿刺点在冠状缝前2 cm、中线旁2.5 cm之交点。切开头皮,做颅骨钻孔及前角穿刺,穿刺深度4～6 cm。进入脑室后,安置导管于侧脑室内。

(2)将导管从另一头皮小切口引出于颅外,与颅内压传感器及颅内压监护仪连接。

(3)颅内压监测:如导管位于侧脑室内并且很通畅,即在仪器压力记录仪及示波屏上显示出脑脊液曲线,脑脊液压力搏动与脉搏同步跳动,说明仪器运转正常。

(4)将传感器固定并保持在室间孔水平。颅内压监护期间,光导纤维传感器预先调零后,可以连续监测不会发生零点漂移。应用液压传感器,应定时调整零点,以保证数据的准确性。本法的优点是方法简便、测压准确,是ICP监测的"金标准",可以兼做脑室引流减压;缺点是易并发颅内感染,ICP增高致脑室受压、变窄及移位时,脑室穿刺及安管较困难。一般监护时间不宜超过5 d,以免增加颅内感染的机会。

2.硬脑膜外压监护

此法利用光导纤维微型扣式传感器,采用钻孔方法,将传感器安置于钻孔下方之硬脑膜外腔(术中注意将传感器放平)。对于手术患者,可以将传感器探头置于术区硬脑膜外。此种监测方法,由于硬脑膜完整,并发颅内感染的机会较少,因此,可以延长监护时间。但如果传感器探头安置不够平整,与硬脑膜接触不均匀,可能影响压力测定的准确性。

3.脑组织内测压监护

将传感器直接插入脑实质内,进行压力监护,仪器连接方式同前。监护完毕时,拔出脑内导管或取出传感器。

各种ICP监测方法按照它们的精确性、稳定性和引流CSF的能力来比较,按性能优劣依次排序如下。①脑室内装置:探头顶端压力感受器或带有一根外接压力传感器的液体传导导管;②脑实质内装置:探头顶端压力传感器;③硬膜下装置:探头顶端压力传感器;④硬膜外装置:探头顶端压力传感器。

(三)颅内压监护注意事项

(1)监护前调整记录仪与传感器的零点。为了获得准确的监护数据,监护的零点参照点,一般位于外耳道水平的位置,ICP监护时患者保持平卧或头抬高10°～15°。

(2)注意保持适当的体位,使呼吸道通畅,患者躁动时,酌情使用镇静药以免影响监护。高热时给予降体温措施。

(3)严密预防感染。ICP监护整个操作过程中,从传感器的安置、日常监护管理以及传感器的取出,均需要严格执行无菌操作技术。监护时间一般为3～5 d,不宜过长。

(4)急性颅脑创伤患者根据脑损伤和脑水肿程度、临床病情变化和颅内压力变化决定监测持续时间,通常为7～14 d。

五、颅内压监测的并发症

有创ICP监测技术可能发生的并发症包括感染、出血、阻塞和移位。大量临床应用表明有创 ICP 监测技术的并发症不常见。颅内植入压力感受器会出现压力漂移,通常在 1 周连续监测情况下,发生 0.1～0.4 kPa(1～3 mmHg)压力漂移。

六、颅内压监测的临床价值

(一)早期发现颅内病情变化、早期处理

在 ICP 轻、中度增高的早期,生命体征(脉搏、血压及呼吸等)、神志、瞳孔尚无明显变化的时候,颅内压监测便可显示 ICP 增高的情况及增高的程度。因此,ICP 监测可以在颅内高压出现相关症状和体征之前,及早发现 ICP 增高,提醒临床及时行头颅 CT 扫描,能早期发现迟发性血肿及术后血肿,以便早期进行处理。

(二)判断脑灌注压与脑血流量

脑血流量大小取决于脑灌注压,而 CPP 与平均动脉压、平均颅内压、脑血管阻力等因素密切相关。但当 ICP>5.3 kPa(40 mmHg)、CPP<6.7 kPa(50 mmHg)时,脑血管自动调节机制失调,脑血管不能相应扩张,则 CBF 急剧下降。当 ICP 上升接近平均动脉压水平时,颅内血流几乎完全停止,患者处于严重脑缺血状态,患者可以在 20 s 内进入昏迷状态,4～8 min 可能发生不可逆脑损害,甚至死亡。因此,在监测 ICP 的同时监测平均动脉压,获得 CPP 信息,有可能防治不可逆脑缺血、缺氧发生。

(三)指导临床治疗

ICP 监测对指导治疗颅内高压有重要意义,医师可根据 ICP 的客观资料随时调整治疗方案。特别是对于甘露醇使用指征和剂量、亚低温治疗指征与时程以及是否行去骨瓣减压有十分重要的价值。

(四)有助于提高疗效,降低病死率

由于 ICP 监测技术能早期发现 ICP 增高,及时指导临床正确应用降颅内压药物,早期发现和清除迟发性颅内血肿,及时行去骨瓣减压、防治脑疝形成。因此,ICP 监测技术有助于提高颅脑创伤患者治疗效果、降低重型颅脑创伤的病死率。

(五)及早判断患者预后

ICP 监测技术能早期预测重型颅脑创伤患者的预后,对于临床医师和患者家属有一定指导作用。

(卢　林)

第五节　呼吸功能监测

进行机械通气的患者都存在不同程度的原发性或者继发性呼吸功能损害,呼吸功能状态常常决定着这些患者的病情严重程度和治疗成败,因此,治疗过程中需要密切监测呼吸功能。近年来,随着机械通气理论和实践的发展,危重病病理生理的深入研究与电子计算机技术和传感技术的不断融合,导致了呼吸机智能化程度不断增强。临床上,呼吸功能监测的指标可以通过数据、各种波形或者动态趋势图表示,包括呼吸力学监测、肺容积监测、呼吸功监测等,我们通过分析连续性的监测数据,有利于及时采取相应诊治措施,有利于判断治疗效果和评估预后。

一、压力监测指标

压力监测一般是指气道压力监测,气道压力在每一个呼吸周期内不断变化,常用的指标有峰

压、平台压、呼气末气道正压(PEEP)等。P_{peak}指呼吸周期中压力感受器显示的最大压力,其数值过高会造成气压伤,原则上不能超过 3.9～4.4 kPa(40～45 cmH$_2$O);P_{plat}指吸气末屏气,压力感受器显示的气道压力,实际上反映吸气末最大的肺泡跨壁压,原则上 P_{plat} 应该控制在 3.0 kPa(30 cmH$_2$O)以下;PEEP 指呼气末的气道压力,PEEP$_i$ 是指 PEEP 为 0 时的呼气末肺泡压力,PEEP 可以改善气体在肺内的分布,但如果时间过长或者设置过高,会对循环系统造成不利影响。P_{peak} 与 P_{plat} 主要反映气道阻力(包括人工气道和管路),二者差值越大,说明气道阻力越大。P_{plat} 与 PEEP 之差主要反映肺组织弹性阻力,差值越大,阻力越大。P_{peak} 下降至 P_{plat} 的坡度和持续时间反映肺组织的黏性阻力,坡度越大肺组织的黏性阻力越大。

二、流量监测指标

机械通气时吸气相流速的形态可由呼吸机设置,呼气相流速的形态是由系统顺应性和气道阻力决定。临床上常用的吸气流速波形为减速波,气流为减速气流时平均气道压力高、峰压低,且接近呼吸生理,因此,减速波得到了广泛应用。

流量-时间曲线可以判断 PSV 模式的呼气转换水平,PCV 或 A/C 时的吸气时间是否足够,有无屏气时间;判断气流阻塞导致的 PEEP$_i$ 的高低以及气道扩张药的疗效。当呼气末流速未降至 0(回到基线),说明存在 PEEP$_i$,较高的呼气末流速对应较高的 PEEP$_i$。应用支气管扩张剂后呼气峰流速增加,回复基线的时间缩短,提示病情有改善。如果管路中冷凝水积聚、气道内分泌物多以及气道痉挛等,流速曲线出现锯齿样变化。

三、容量监测指标

(一)潮气量和分钟通气量

容量是流量对时间的积分,多数呼吸功能够监测潮气量(V_T),而分钟通气量则是潮气量与呼吸频率的乘积。正常人的 V_T 一般为 5～10 mL/kg,其中一部分进入肺泡内能够有效地进行气体交换即肺泡容量,另一部分则进入传导气道和完全没有血流的肺泡,即无效腔。一般无效腔占 V_T 的 1/4～1/3,相当于 2～3 mL/kg。正常人的分钟通气量约为 6 L/min。机械通气时应该根据不同疾病和同一疾病的不同阶段选择合适的呼吸频率(RR)和 V_T。例如,在严重支气管哮喘和 ARDS 患者均应选择小 V_T,但前者 RR 应较慢,后者 RR 应较快。如果人机对抗,适当应用镇静药抑制自主呼吸。对于肺外疾病导致的呼吸衰竭或者 COPD 患者,相对稳定时可选择深慢呼吸,即大 V_T 慢 RR。一般情况下,V_T 的变化与 RR 有关,RR 增快,V_T 变小;反之,V_T 增大,RR 减慢。如果 V_T 增大伴 RR 增快常常提示肺组织严重损伤或者水肿。

定压通气是通过调节吸气压力来改变潮气量的,因而潮气量相对不稳定,可随着患者气道阻力及顺应性的变化而发生变化。定容通气时由于管路的顺应性,患者实际通气潮气量也略低于设定的潮气量。潮气量-时间曲线也可以用来判断回路中有无气体泄漏以及反映呼气阻力。如有漏气,呼气量少于吸气量,潮气量曲线呼气支不能回到基线而开始下一次吸气。如果潮气量曲线呼气支呈线性递减而非指数递减,而且恢复至基线的时间延长,提示呼气阻力增高。

(二)肺活量

肺活量正常为 60～80 mL/kg,是反映肺通气储备功能的基本指标。

(三)功能残气量

正常人功能残气量为 40 mL/kg,或者占肺总量的 35%～40%。体位改变会影响功能残气量。

四、气流阻力指标

气流阻力指控制通气时，整个呼吸系统的黏性阻力，包括气道、肺和胸廓的黏性阻力。一般来说，气流阻力主要反映气道阻力的变化。

吸气阻力$(R_i) = (P_{peak} - P_{plat})/(V_T/T_i)$

呼气阻力$(R_e) = (P_{plat} - PEEP)/V_{max}$

V_{max}指呼气初期的流速。阻力增大，说明气道分泌物增加或气道痉挛，也可能是肺组织水肿、肺泡萎陷不张或者胸腔积液。

五、顺应性指标

机械通气时一般测定呼吸系统的总顺应性，分为静态顺应性(C_S)和动态顺应性(C_{dyn})。C_S反映气流消失后单位压力变化时V_T的变化。其计算公式是：$C_S = V_T/(P_{plat} - PEEP)$。其正常值为$60 \sim 100$ mL/ cmH_2O。CS主要反映胸肺弹性阻力的变化；C_{dyn}则为呼吸运动时，即气流存在时单位压力变化时V_T的变化。其计算公式是：$C_{dyn} = V_T/(P_{peak} - PEEP)$。其正常值为$50 \sim 80$ mL/ cmH_2O，C_{dyn}不仅受胸肺弹性阻力的影响，也受气道阻力和黏性阻力等变化的影响。

六、呼吸中枢驱动能力和呼吸肌力量指标

吸气用力开始0.1 s时对抗闭合气道产生的气道压，通常记录开始吸气0.1 s时的口腔压力，称为口腔闭合压$(P_{0.1})$，正常人<0.2 kPa（2 cmH_2O）。$P_{0.1}$可用来评价呼吸中枢的驱动水平。

最大吸气压(P_{Imax})标准方法是在FRC位，用单向活瓣堵塞吸气口，并迅速进行最大努力吸气，用压力表直接测定或者传感器间接测定。该值可以反映患者的自主呼吸能力，是呼吸肌和腹肌等辅助呼吸肌力量的综合反映。其正常值为$-9.81 \sim -4.90$ kPa（$-100 \sim -50$ cmH_2O）。$P_{Imax} > -1.96$ kPa（-20 cmH_2O），一般需要机械通气。而机械通气患者，$P_{Imax} < -2.45$ kPa（-25 cmH_2O），撤机较易成功。

$P_{0.1}$和P_{dimax}的监测一般需要留置食管气囊，以食管内压代替胸内压。

最大经膈压(P_{dimax})是反映各肌收缩力量的准确指标，用一条带气囊的双腔管道，分别测定吸气时胃内和食管内的压力，两者的差值即为经膈压。在FRC位做最大努力吸气所测得的经膈压为P_{dimax}，正常P_{dimax}为$7.85 \sim 21.58$ kPa（$80 \sim 220$ cmH_2O）。

膈肌肌电图（EMG）常用食管法测定，根据EMG的功率频谱评价膈肌功能，一般应用中位频率（Fc）、高位频率（H，$150 \sim 250$ Hz）与低位频率（L，$20 \sim 50$ Hz）的比值（H/L）表示。正常值范围：Fc为$70 \sim 120$，H/L为$0.3 \sim 1.9$。临床上需要动态观察，较基础值下降20%以上，提示可能有膈肌疲劳。

七、呼吸功指标

克服整个通气阻力（主要是气道阻力和胸肺组织的弹性阻力）所做的功称为呼吸功，因为吸气主动、呼气被动，所以呼吸功一般指吸气功，一般用胸腔压力变化与容积变化的乘积或者P-V曲线的面积来计算呼吸功。但是存在较高通气阻力，尤其是存在$PEEP_i$和较高气流阻力情况时，在吸气初期存在呼吸肌做功但无容量的变化，也就是说患者的触发功增加，因此，上述计算方法有时低估了实际做功量。理论上流速触发可以减少触发功，更接近生理。呼吸功包括呼吸

肌和呼吸机做功两部分,原则上应该充分发挥自主呼吸做功,但在呼吸肌疲劳时应尽量减少自主呼吸做功。

八、呼吸形式的监测

呼吸频率(RR)是反映病情变化较敏感的指标,呼吸动力不足或者通气阻力加大均可增加RR。呼吸中枢兴奋性显著下降则 RR 明显减慢。由于通气模式或者参数调节不当也会影响RR,因此该指标特异性较差。呼吸节律对诊断呼吸中枢的兴奋性有一定的价值,但是焦虑患者常常出现不规则呼吸,高碳酸血症患者可以出现陈-施呼吸。

正常情况下,胸腹式呼吸同步,且以腹式呼吸为主。当呼吸肌疲劳或者胸廓结构变化时可以引起胸腹式呼吸幅度的变化,甚至胸腹矛盾运动。如果辅助呼吸肌如胸锁乳突肌、斜角肌等参与呼吸运动、张口呼吸或者出现吸气“三凹征”(吸气时胸骨上窝、锁骨上窝和肋间隙明显凹陷),则提示呼吸阻力显著增加、通气量不能满足需求或者呼吸肌疲劳。

九、吸、呼气时间比(I/E)和吸气时间分数(T_i/T_{tot})

关于 I/E 的监测和调节应该根据基础疾病和患者的耐受以及舒适程度进行针对性个体化的调节。气流阻塞性疾病应采用深、慢呼吸,适当延长呼气时间;限制性通气障碍的患者宜选择浅快呼吸,适当延长吸气时间;急性肺组织疾病患者宜采用深快呼吸(以快为主)。

T_i/T_{tot}是吸气时间/呼吸周期时间,一般呼吸肌在吸气时起作用,呼气时则由肺和胸廓的弹性回缩而驱动,正常人的 T_i/T_{tot} 值约为 0.3,一般不超过 0.35,如果延长至 0.4～0.5,则提示呼吸肌无力。

(卢　林)

第六节　循环功能监测

循环功能监测的目的在于能及时、准确发现各种循环功能异常,如容量负荷过重或不足、心律失常、循环阻力增高等,对于及时、合理地指导治疗,防止严重并发症及提高患者的救治成功率有重要的意义。

传统的循环功能监测项目包括观察意识表情、皮肤色泽、皮肤温度、触摸周围动脉搏动的频率和节律、测量动脉血压等,这些都是评估心功能和循环功能极有价值的指标。随着现代急危重症医学的发展,完整而系统的循环功能监测不仅要有以上的一般监测方法,还需要持续心电监护、直接或间接动脉血压监测、无创伤性和创伤性血流动力学监测等方法来共同实现。目前,临床上常用的循环功能监测方法如下。

一、一般监测

(一)意识状态

循环系统的功能状态变化可直接引起中枢神经系统的血流灌注量改变从而影响脑功能的表达,因此,意识状态是循环功能的直接观察指标。若患者出现意识障碍如嗜睡、意识模糊、谵妄、昏迷,或出现表情异常,如烦躁、焦虑或淡漠、迟钝,甚至意识丧失,在排除了神经系统疾病之后,主要反映循环功能障碍的加重。

(二)心率

正常成人心率为 60～100 次/分钟,监测心率可反映心血管功能状态的变化。心率增快,可能是循环血量丢失的早期征象,这种反应可先于血压及中心静脉压的变化或与两者同时出现。合并感染的患者,机体代谢率增高,需有足够的心排血量才能满足机体代谢的需要。根据 CO(心排血量)＝SV(心搏量)×HR(心率),适当提高心率有利于提高心排血量。当心率＞150 次/分钟,心动周期缩短,舒张期充盈不足,CO 明显减少,且增加耗氧量。监测心率可以及时发现心动过速、心动过缓、期前收缩和心搏骤停等心律失常。

(三)呼吸状态

呼吸状态的改变可以间接反映循环功能的改变。例如,急性左心衰竭表现为阵发性呼吸困难,休克、创伤或重症感染的患者早期呼吸多浅快,呈现呼吸性碱中毒,随着病情发展可出现酸中毒,严重时可出现呼吸窘迫。

(四)尿量

心排血量减少,循环功能不良必将导致肾脏血流灌注减少。临床上患者出现少尿或者无尿,尿比重升高时,需观察每小时尿量、尿比重。当每小时尿量＜30 mL,尿比重增加时,如果排除了肾性和肾后性因素,即表示出现了组织灌注不足或循环衰竭。

(五)颜面、口唇和肢端色泽

当周围小血管收缩与微血管血流减少,如急性失血、创伤或剧痛时,临床上可出现面颊、口唇及皮肤色泽由红润转为苍白,甚至发绀;急性心功能不全发作时表现为面色青灰、口唇发绀;重症感染发展至微循环障碍时可表现为发绀。

(六)毛细血管充盈时间和肢端温度

毛细血管充盈时间延长是微循环灌注不良及血液淤滞的表现,是反映周围循环状态的指标。如果在保暖的状态下,仍然出现四肢末端温度下降、四肢冰凉,可以证实周围血管收缩,皮肤血流减少,是反映周围循环血容量不足的重要指标。

二、心电监护

心电监护是急诊室和重症监护室最基本的床旁监测项目,临床心电监护的直接目的是及时发现、识别和确诊各种心律失常,最终目的是对各种致命性心律失常进行及时有效的处理,减低心律失常猝死率,提高急危重症患者抢救成功率,同时确保手术、特殊检查与治疗的安全。心电监护具有以下临床意义。

(一)及时发现和诊断致命性心律失常及其先兆

这是心电监护的主要目的,通过动态观察心律失常的发展趋势和规律,可预示致命性心律失常的发生。如某些急性器质性心脏病患者出现进行性增加的高危险性室性期前收缩,应警惕和预防随后可能出现的致命性心律失常。

(二)指导抗心律失常治疗

通过心电监护不仅可及时发现心律失常,初步确定心律失常的类型和程度,还能有效评价各种治疗措施的疗效及不良反应。

（三）监测电解质紊乱

电解质紊乱可影响心脏电生理活动,出现心电图的改变,诱发各种心律失常。通过心电监护可及时发现并对已经处理的患者进行疗效评价。

（四）手术监护

对各种手术,特别是心血管手术的术前、术中、术后及各种特殊检查和治疗过程中实行心电监护,以及时发现可能出现的并发症并迅速采取救治措施。

（五）指导其他可能影响心电活动的治疗

当非抗心律失常治疗措施有可能影响到患者的心电活动时,也可进行心电监护以指导治疗。

三、血流动力学监测方法

血流动力学监测是通过监测患者循环系统各部位的压力,同时监测心排血量(CO)、外周血管阻力(SVR)、肺血管阻力(PVR),结合氧动力学计算氧输送量(DO_2)、氧消耗量(VO_2)等参数,对患者循环功能异常作出判断,同时进行针对性和恰当的治疗。

（一）动脉压监测

动脉压监测分为无创血压监测和创伤性动脉压监测。

无创动脉压监测可采用人工袖套测压法或电子自动测压法,需注意袖带绑缚的位置正确(肘上2 cm)及松紧度适宜(可伸入一到两指);电子自动测压时需注意避免频繁测压、测压时间过长或测压间隔太短,有可能发生疼痛、上肢水肿、血栓性静脉炎等。

创伤性动脉压(ABP)监测:通过在周围动脉置入动脉导管,并经由换能器将机械性压力波转变为电子信号,由示波屏直接显示动脉压力波形和相关数值,并可连续监测、记录及分析。适用于各类危重患者、循环不稳定者。

1.置管途径

置管途径首选桡动脉,足背动脉及股动脉亦可酌情挑选;尽量避免行肱动脉穿刺置管,以防发生动脉血肿或阻塞引起前臂血供障碍。

2.测压装置

测压装置包括换能器、加压冲洗袋、冲洗液及连接管道等。

3.有创动脉压波形

创伤性动脉压监测不仅能连续、实时地获得患者血压的数值,其波形亦带给我们很多信息。正常的动脉压波形分为收缩期和舒张期,主动脉瓣开放和快速射血入主动脉时动脉压波迅速上升至峰顶;而血流从主动脉到周围动脉时波形下降至基线。下降支的重搏切迹是主动脉弹性回缩产生的。

（二）中心静脉压(CVP)监测

中心静脉压(CVP)监测是测定位于胸腔内的上、下腔静脉或右心房内的压力,衡量右心对排出回心血量能力的指标。操作简单方便,不需特殊设备,在临床上应用广泛。

1.建立静脉通路

建立静脉通路需经颈内静脉或锁骨下静脉穿刺置入深静脉导管,导管头端的位置以位于上腔静脉内为宜。

2.影响 CVP 测定值的因素

(1)导管位置:头端应位于右心房或近右心房的上、下腔静脉内。

(2)标准零点:以右心房中部水平线为标准零点,在体表的投射位置相当于仰卧位时第四肋间腋中线水平,患者体位发生改变应相应调整零点位置。

(3)胸膜腔内压:行机械通气的患者胸膜腔内压增高,影响测得的 CVP 数值。

3.CVP 数值

CVP 数值正常为 $0.5\sim1.2$ kPa($5\sim12$ cmH$_2$O),通常认为 <0.3 kPa(2.5 cmH$_2$O)提示心腔充盈欠佳或血容量不足,>1.5 kPa(15 cmH$_2$O)提示右心功能不全。但 CVP 的个体差异极大,临床上对其绝对数值的参考意义争论较大,通过动态观察其数值变化可能更有利于患者容量情况的判断。

4.CVP 波形分析

正常波形有 a、c、v 三个正波和 x、y 两个负波,波形与心脏活动和心电图之间有恒定的关系。

(三)肺动脉漂浮导管

该方法又称肺动脉导管法(PAC)。1970 年,Swan-Ganz 气囊漂浮导管应用于临床,为心功能障碍和其他危重患者的血流动力学监测提供了重要的手段,经过不断发展,目前 Swan-Ganz 导管不但能测量传统的参数如 CVP、肺动脉压(PAP)、肺动脉嵌入压(PAWP)或称肺毛细血管嵌入压(PCWP)、连续心排血量(CCO)及每搏量(SV)等,新型的 Swan-Ganz 导管(图 12-1)与仪器还可以连续测量右心室舒张末期容量(RVEDV)和右心室收缩末容量(RVESV),因此,将压力监测与容量监测融为一体。应用 Swan-Ganz 导管的方法监测心排血量在多种方法中被临床视为"金标准"。同时可以监测外周血管阻力(SVR)与肺血管阻力(PVR)。其计算方法与正常参考值,见表 12-1,在较多新型监护仪可以自动计算。

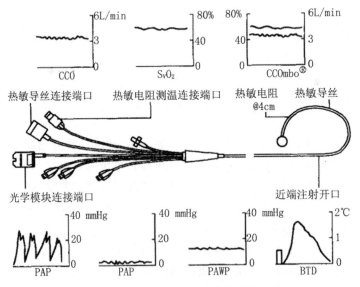

图 12-1 Swan-Ganz 漂浮导管的结构示意图

表 12-1　常用血流动力学监测参数与正常参考值

参数	缩写	单位	计算方法	正常参考值
平均动脉压	MAP	kPa	直接测量	10.9～13.6
中心静脉压	CVP	kPa	直接测量	0.8～1.6
肺动脉嵌顿压	PAWP	kPa	直接测量	0.8～1.6
平均肺动脉压	MPAP	kPa	直接测量	1.5～2.1
心排血量	CO	L/min	直接测量	5～6
每搏输出量	SV	mL/beat	CO/HR	60～90
心脏指数	CI	L/min·m^2	CO/BSA *	2.8～3.6
外周血管阻力	SVR	dyne·s/cm^5	80·(MAP-CVP)/CO	800～1 200
肺血管阻力	PVR	dyne·s/cm^5	80·(MPAP-PAWP)/CO	＜250
氧输送指数	DO2I	mL/min·m^2	CI·CaO$_2$·10	520～720
氧消耗指数	VO2I	mL/min·m^2	CI·(CaO$_2$-CvO$_2$)·10	100～180
氧摄取率	O2ER	%	(CaO$_2$-CvO$_2$)/CaO$_2$	22～30
动脉血乳酸	LA	mmol/L	直接测量	＜2.2
混合静脉血氧饱和度	SvO$_2$	%	直接测量	60～80

注：* BSA 为体表面积。

（四）脉搏指数连续心排血量（PiCCO）监测

一种较新的微创心排血量监测，是经肺温度稀释技术和动脉搏动曲线分析技术相结合的方法，能对心脏前负荷以及血管外肺水进行监测。

1.所需导管

中心静脉置管及股动脉放置 PULSION 导管。

2.操作方法

做 3 次经肺温度稀释法测量对脉搏曲线心排血量测量作校正，然后根据脉搏曲线变化可以连续监测。

3.优势

与漂浮导管比较，损伤较小，置管可能发生的并发症亦少；同时，PiCCO 可以监测胸腔内血容量（ITBV）及血管外肺水（EVLW），能够更准确、及时地反应体内液体情况。

（五）每搏输出量变异度（SVV）

根据 Frank-Starling 曲线，当回心血量超过一定程度后，心排血量不再随着心脏前负荷的增加而加大，呼吸对回心血量的影响也不会很大；反之，如果存在循环容量不足，随着呼吸而发生回心血量的周期性变化，导致心脏每搏输出量随之发生变化，即在基线的水平上产生一个变异度，即为 SVV。正常值应＜13%；如果＞13%，则提示继续扩容对提高心排血量仍有帮助。

（六）混合静脉血氧饱和度（SvO$_2$）及乳酸监测

对危重病和重大手术患者围术期血流动力学及组织氧供需平衡的评估有重要意义。

1.SvO$_2$

SvO$_2$ 指肺动脉血的血氧饱和度，即经过全身机体摄氧、代谢后的静脉血在右心混合后所残留的氧含量,反映了全身供氧和耗氧之间的平衡,正常值为60%~80%,当发生贫血、心排血量降低(低血容量、心源性休克等)时,氧供减少,则SvO_2值降低。临床上通常以上腔静脉血氧饱和度($ScvO_2$)来代替较难获取的SvO_2;$ScvO_2$或SvO_2降低提示全身低灌注状态。《SSC 2008脓毒症救治国际指南》中作为重要的要点强调了早期目标治疗(EGDT),推荐意见指出,应在最初的6 h之内,通过液体复苏与循环支持,使$ScvO_2$达到70%,或SvO_2达到65%。

2.乳酸

当机体处于应激状态时,组织氧利用度提高,若存在循环容量不足,氧供难以满足机体需要,则出现无氧代谢,乳酸值升高,并大于4 mmol/L。近年来,许多临床循证依据证明了严重脓毒症与脓毒性休克的患者,血乳酸是可以反应预后的重要临床依据。同时,乳酸也是救治严重脓毒症与脓毒性休克患者疗效评价的重要监测指标。

四、血流动力学参数的临床意义

CVP是临床十分常用的评估容量状态的参数,但是很多因素会影响CVP,如正压机械通气与呼气末正压(PEEP)等;同时CVP反映容量状态也较迟缓。临床应用中对同一患者的连续监测对评估与治疗有意义,同时可以在脓毒性休克救治中参考应用早期目标治疗(EGDT)。

LA在救治复杂休克患者时十分重要,因为动脉压正常并不等于解除了全身或局部器官组织的低灌注。应用时可参考"SSC2008指南"。临床研究也证实了LA升高是重症患者预后的独立相关因素。LA升高提示低灌注状态。

SvO_2如果是经导管抽取混合静脉血做血气分析,就需要看该血气分析仪是否是直接测定氧饱和度,而不是换算得到的,否则结果不可靠。SvO_2是指经Swan-Ganz导管监测的,而经上腔静脉导管监测的为$ScvO_2$,根据患者原发疾病的不同应具体分析。

MAP是临床救治休克的最常用目标参数,按EGDT的早期治疗目标,应在尽量早的时间内(6 h)提高至8.7 kPa(65 mmHg)以上。但是,抗休克的根本目标并不是提高MAP,而应该是纠正组织器官的低灌注,所以,LA和尿排出量[>0.5 mL/(kg·h)]是可以补充的参考指标。

PAWP升高提示左心功能不全。在鉴别诊断ARDS与心源性肺水肿时是重要的指标,如果PAWP>2.4 kPa(18 mmHg),提示心源性肺水肿,即左心衰竭。但是,在腹腔高压与腹腔间室综合征(ACS)的特殊条件下,应当根据患者的个体化特征具体分析。

五、循环支持

(一)容量治疗

1.胶体液

血浆、人血清蛋白、羟乙基淀粉、动物胶和右旋糖苷等,能有效维持血浆胶体渗透压,改善循环状况;血液制品的来源有限,使得临床应用无法保证,人工胶体在应用时应注意:羟乙基淀粉有不同的制剂品种,每个商品有不同的平均相对分子质量与中位相对分子质量,以及分子替换率和每天最大用量。临床应用时注意具体商品的性质指标。动物胶的平均相对分子质量较小,另外还可能具有抗原性,应用中应注意。右旋糖苷制剂有不同的相对分子质量,应用有最大量限制,同时可能影响凝血功能。

2.晶体液

晶体液通常可选用林格液或生理盐水,但需注意生理盐水大量输注可能产生高氯性酸中毒。

（二）血管活性药物

血管活性药物可以分为强心药物、血管收缩剂、血管扩张剂多重种型，应用时根据患者的血流动力学异常的特征应用。

常用的药物包括多巴胺、去甲肾上腺素、血管升压素和多巴酚丁胺。

1.多巴胺

作为脓毒性休克治疗的胰腺血管活性药物，多巴胺兼具多巴胺能与肾上腺素能 α 和 β 受体的兴奋效应，在不同的剂量下表现出不同的受体效应。小剂量[$<5\ \mu g/(kg \cdot min)$]多巴胺主要作用于多巴胺受体(DA)，具有轻度的血管扩张作用。中等剂量[$5 \sim 10\ \mu g/(kg \cdot min)$]以 β_1 受体兴奋为主，可以增加心肌收缩力及心率，从而增加心肌的做功与氧耗。大剂量多巴胺[$10 \sim 20\ \mu g/(kg \cdot min)$]则以 α_1 受体兴奋为主，出现显著的血管收缩。

2.去甲肾上腺素

去甲肾上腺素具有兴奋 α 和 β 受体的双重效应。其兴奋 α 受体的作用较强，通过提升平均动脉压(MAP)而改善组织灌注；对 β 受体的兴奋作用为中度，可以升高心率和增加心脏做功，但由于其增加静脉回流充盈和对右心压力感受器的作用，可以部分抵消心率和心肌收缩力的增加，从而相对减少心肌氧耗。因此，亦被认为是治疗感染中毒性休克的一线血管活性药物。其常用剂量为 $0.03 \sim 1.50\ \mu g/(kg \cdot min)$，但剂量$>1.00\ \mu g/(kg \cdot min)$，可由于对 β 受体的兴奋加强而增加心肌做功与氧耗。

3.肾上腺素

由于具有强烈的 α 和 β 受体的双重兴奋效应，特别是其较强的 β 受体兴奋效应在增加心脏做功、增加氧输送的同时也显著增加着氧消耗，血乳酸水平升高。目前，不推荐作为感染中毒性休克的一线治疗药物，仅在其他治疗手段无效时才可考虑尝试应用。

4.血管升压素

血管升压素通过强力收缩扩张的血管，提高外周血管阻力而改善血流的分布，起到提升血压、增加尿量的作用；血管升压素还可以与儿茶酚胺类药物协同作用。由于大剂量血管升压素具有极强的收缩血管作用，使得包括冠状动脉在内的内脏血管强力收缩，甚至加重内脏器官缺血，故目前多主张在去甲肾上腺素等儿茶酚胺类药物无效时才考虑应用，且以小剂量给予($0.01 \sim 0.04$ U/min)。

5.多巴酚丁胺

多巴酚丁胺具有强烈的 β_1、β_2 受体和中度的 α 受体兴奋作用，而 β_2 受体的作用可以降低肺动脉楔压，有利于改善右心射血，提高心排血量。总体而言，多巴酚丁胺既可以增加氧输送，同时也增加(特别是心肌)氧消耗，因此，在脓毒性休克治疗中一般用于经过充分液体复苏后心脏功能仍未见改善的患者；对于合并低血压者，宜联合应用血管收缩药物。其常用剂量为 $2 \sim 20\ \mu g/(kg \cdot min)$。

（卢　林）

第七节　肾功能监测

肾是人体重要的生命器官,其主要功能是生成尿液,排泄人体代谢的终末产物(尿素、肌酐、尿酸等)、过剩盐类、有毒物质和药物,同时调节水电解质及酸碱平衡,维持人体内环境的相对稳定。然而,肾也是最易受损的器官之一,因此,在急危重症患者的诊疗过程中,肾功能监测与心肺功能监测同样重要。

一、一般观察

(一)尿量与次数

尿量是反映肾功能的重要指标之一。临床上通常记录每小时尿量或 24 h 尿量,成人白天排尿 3~5 次,夜间 0~1 次,每次 200~400 mL,24 h 尿量 1 000~2 000 mL。超过 2 500 mL/24 h 者为多尿;少于 400 mL/24 h 或 17 mL/h 为少尿;少于 100 mL/24 h 为无尿。

(二)颜色与气味

正常新鲜尿液呈淡黄色或深黄色,是由于尿胆原和尿色素所致。而气味则来自尿内的挥发性酸,静置后因尿素分解,故有氨臭味。

(三)酸碱度和比重

正常人尿液呈弱酸性,pH 为 4.5~7.5,比重为 1.015~1.025,尿比重与尿量一般成反比。

二、肾小球功能监测

肾小球的主要功能是滤过功能,测定肾小球滤过功能的重要指标是肾小球滤过率。单位时间内由肾小球滤过的血浆量,称为肾小球滤过率。临床上常用内生肌酐清除率、血浆肌酐、血尿素氮浓度来反映肾小球滤过功能,其中以内生肌酐清除率较为可靠。

计算公式:内生肌酐清除率=(尿肌酐/血肌酐)×单位时间尿量

因肾对某物质的清除量与肾体表面积有关,而后者又与体表面积有关,故内生肌酐清除率必须按体表面积校正:

校正清除率=1.73 m² ×肌酐清除率/实际体表面积

实际体表面积=0.006×身高(cm)+0.128×体质量(kg)−0.152

三、肾小管功能监测

(一)尿浓缩-稀释试验

浓缩试验又称禁水试验,具体做法是:试验前一天 18：00 饭后禁食、禁水,睡前排空尿液,试验日 6：00、7：00、8：00 各留尿 1 次,3 次尿中至少有 1 次尿比重为 1.026(老年人可为 1.020)以上,尿比重<1.020 则表示肾浓缩功能差。而稀释试验则由于单位时间内进水量过多,有致水中毒的危险,且易受肾外因素的影响,故临床上基本上不采用。

(二)尿/血渗透压的测定

正常人的血浆渗透压为 280~310 mmol/L,而尿/血渗透压为 3：1~4.5：1。禁饮水 12 h

后,尿渗透压应>800 mmol/L,低于此值时,表明肾浓缩功能障碍。

四、肾影像学检查

肾功能的监测往往还需要一种或多种的肾影像学检查,如腹部平片、腹部 CT、肾超声检查、肾盂造影和放射性核素扫描等。

(卢 林)

第八节 肝功能监测

一、反映肝实质细胞损伤的酶学监测

(一)转氨酶

临床上常用的为丙氨酸氨基转移酶,简称谷丙转氨酶(GPT,ALT),以及天冬氨酸氨基转移酶,简称谷草转氨酶(GOT,AST)。人体许多组织细胞中都含有这两种酶,但含量不同,ALT 含量次序为:肝>肾>心>肌肉;AST 顺序为心>肝>肌肉>肾;ALT 分布在细胞质中,AST 分布在细胞质及线粒体中。由于肝内 ALT 活性较其他组织都高,所以 ALT 较 AST 在肝细胞损伤的检测中更具特异性。正常血清中 ALT<30 IU/L,AST<40 IU/L。

测定血清转氨酶活性可以动态反映肝脏情况,以便及时调整治疗,或及早发现致病原因。重症肝坏死是由于肝细胞合成转氨酶能力受损,血清转氨酶下降,出现"胆-酶分离"现象,为肝功能极度恶化的表现。

AST 在细胞内分布与 CPT 不同,一部分分布在胞质基质内,称为 S 型(ASTS),一部分在线粒体内,称为 M 型(ASTm)。当肝细胞病变较轻,仅通透性改变时,ASTm 不能透过细胞膜进入血液,此时AST/ALT比值低;而当肝细胞发生坏死时,ASTm 将与 ASTs 同时进入血液,血液中 AST 总量增加,AST/ALT 比值较高。正常血清中 AST/ALT 比值为 1.15。

(二)腺苷脱氨酶(ADA)及其同工酶

ADA 是一种核酸分解酶,不仅在核酸分解代谢中起重要作用,与免疫功能密切相关。它在全身多种组织中以同工酶的形式广泛存在,而以淋巴细胞中活性最高。ADA 分子较 ALT 小,分布于胞质中,更容易透过细胞膜,在肝细胞轻微损伤时即能从血液中测出,故较转氨酶有更高的敏感性,出现早,消失晚,但特异性不够。如测定它的同工酶 ADA2,则可提高特异性。正常值为 3~30 U/L。

(三)乳酸脱氢酶(LDH)及其同工酶

LDH 是一种糖酵解酶,广泛存在于人体组织内,以心肌、肾、肝、横纹肌和脑组织含量较多,红细胞内含量也较高,故抽血检查时不能溶血。在反映肝细胞病变上,LDH 灵敏度及特异性均不高。LDH 分子由 4 条肽链组成,肽链有 A、B 两种,根据排列组合可组成 LDH1-5 5 种类型。AAAA 型即 LDH-5,主要存在于横纹肌及肝脏,故又称横纹肌型(M 型);BBBB 型即 LDH-1,主要存在于心肌,故称心肌型(H 型)。肝脏病变时 LDH-5 明显升高。LDH 同工酶的测定有助于判断病变的部位,排除肝外情况。

(四)谷胱甘肽-5-转移酶(GST)

GST 是一组与肝脏解毒功能有关的同工酶,主要存在于肝细胞胞质中,微量存在于肾、小肠、睾丸、卵巢等组织中,诊断意义与 ALT 相近,在反映肝细胞损伤程度上更优于 ALT,重症肝炎 ALT 下降时,GST 仍能持续升高。同时,GST 比 ALT 更敏感,常先于 ALT 升高。

(五)谷氨酸脱氢酶(GDH)

GDH 主要参与谷氨酸的分解代谢,GDH 仅存在于线粒体内,且肝脏内浓度远远高于心肌、骨骼肌等其他组织,是反映肝实质损害、坏死的一种敏感指标。

(六)胆碱酯酶(CHE)

人体 CHE 有两类:一类为真性胆碱酯酶,存在于神经节、运动终板等处,分解乙酸胆碱;另一类为假性胆碱酯酶,由肝细胞和腺细胞产生。血清假性胆碱酯酶主要由肝脏合成,当肝脏发生实质性损害时,血清 CHE 活性常呈下降趋势,下降程度与肝细胞损害程度相平行。但该酶特异性较差,有机磷中毒、营养不良、恶性肿瘤等疾病发生时 CHE 活性均下降,而糖尿病、肾病综合征、甲状腺功能亢进、重症肌无力、脂肪肝、支气管哮喘等疾病可引起该酶活性升高。判断结果时需注意有无上述伴随疾病。

(七)磷脂酰胆碱-胆固醇酰基转移酶(LCAT)

LCAT 由肝合成和分泌,与胆固醇代谢有关,肝损害时该酶合成减少。与 CHE 类似,该酶血清活性反映肝脏的储备功能,但较 CHE 更具特异性。在敏感性方面,对慢性肝损害优于 ALT 和 ADA。

二、反映胆汁淤积的诊断与监测指标

胆红素是血红素的代谢产物,80%来自分解的血红蛋白,20%来自肌红蛋白、过氧化物酶和过氧化氢酶、细胞色素等的分解。衰老的红细胞被肝、脾及骨髓的网状内皮细胞破坏,释出血红蛋白,分解为血红素和珠蛋白。血红素经一系列的氧化还原反应成为胆红素,成为未结合胆红素。由于其分子内特殊的氢键结构,使胆红素显示出亲脂疏水性质。游离胆红素进入血液后即被清蛋白结合,然后被肝细胞摄取,形成葡萄糖醛酸胆红素,此为结合胆红素。结合胆红素经肝细胞膜主动运送进入毛细胆管,经胆管系统排入肠腔。在回肠末端及结肠,胆红素在肠道细菌作用下,水解还原成胆素原,大部分随粪便排出,少部分被吸收入门静脉,再次被肝摄取排入肠腔,一部分被小肠上段重吸收,形成所谓的"肝肠循环"。

(一)血清胆红素测定

血清胆红素试验包括血清总胆红素测定和 1 min 胆红素测定。血清总胆红素正常值为 $5.1\sim17.1\ \mu mol/L$。若为 $17.1\sim34.2\ \mu mol/L$,则为隐性黄疸;$34.2\sim171\ \mu mol/L$ 为轻度黄疸;$171\sim342\ \mu mol/L$ 为中度黄疸;$342\ \mu mol/L$ 以上为重度黄疸。1 min 胆红素是指通过直接偶氮反应,血清中 1 min 内发生变色反应的胆红素的量。未结合胆红素不发生变色反应,而结合胆红素在 1 min 内基本都发生了反应。因结合胆红素被肝细胞直接排入胆管,故正常人血中含量甚微,此时测出的 1 min 胆红素基本都是干扰因素如尿素、胆汁酸盐、枸橼酸等所致,正常值为 $0\sim3.4\ \mu mol/L$,超过此值,即可认为血清结合胆红素升高。由于 1 min 胆红素测定简便易行,虽然存在干扰因素,但对结果判断影响不大,故目前广泛应用。

总胆红素及 1 min 胆红素的测定对鉴别黄疸的类型很有帮助。①溶血性黄疸:以非结合性胆红素升高为主,总胆红素轻度升高(<$85.5\ \mu mol/L$),1 min 胆红素/总胆红素比值小于 20%。

②阻塞性黄疸:1 min胆红素明显增高,1 min胆红素/总胆红素可高于50%。③肝细胞性黄疸:结合性和非结合性胆红素均升高,1 min胆红素/总胆红素大于35%。

(二)尿胆红素的测定

由于非结合胆红素不溶于水,不能进入尿液,结合胆红素虽然能溶于水,但正常情况下血中结合胆红素含量很低,因此正常尿液中不含胆红素。若出现,表明血液中结合胆红素升高。尿胆红素正常值为<0.51 μmol/L。

临床上一般为定性试验,阳性的灵敏度一般为0.86~1.7 μmol/L范围内。通常情况下,血、尿中结合胆红素浓度变化相平行,但有时血中结合胆红素很高,尿中也可能为阴性。

(三)尿内尿胆原测定

尿胆原为胆红素排入肠道后在结肠经细菌分解后产生,部分再吸收入肝,由肝再排泄入小肠,形成肝肠循环,故尿内尿胆原量与多种因素有关,如胆红素产生过多;肝脏对重吸收的尿胆原摄取功能受损;胆管感染,使胆汁中的胆红素转变为了尿胆原;肠道排空延迟,吸收增多等。

(四)碱性磷酸酶(ALP,AKP)

ALP是一种膜结合酶,广泛存在于身体各组织中,肝、骨骼、肠上皮、胎盘、肾脏、成骨细胞和白细胞中含量丰富。它是一组同工酶,血清中的ALP成人主要来自肝,儿童主要来自骨骼。脂肪餐后,小肠内的ALP可逆入血液,引起ALP明显升高,持续可达6 h。由于ALP与膜结合紧密,且肝细胞内浓度仅比血液浓度高5~10倍,故肝病时血清ALP升高不明显。而胆汁酸凭其表面活化作用,可将ALP从膜上溶析下来,故任何干扰肝内外胆流的因素都会引起ALP的明显变化。

目前主要用于诊断胆汁淤积。肝内炎症及恶性肿瘤时,由于ALP被过度制造,血清ALP也会明显升高,具有参考价值。对肝细胞损害价值不大。

ALP正常值为3~13 U。电泳法可将ALP分为6种同工酶,可鉴别其来源,肝脏来源者为ALP-1和ALP-2。

(五)γ-谷氨酰转肽酶(GGT)

GGT是一种膜结合酶,广泛存在于人体,尤以肾、胰、肝、肠为丰富。血清内的GGT主要来自肝脏,肝内主要分布于肝细胞质和肝内胆管上皮。其临床意义与ALP基本一致,而肝外胆管梗阻较肝内胆汁淤积升高更明显。

GGT的正常值<40 U,长期饮酒者可能稍高,但≤50 U。GGT也有同工酶,但其蛋白质结构相同,因其所带电荷不同,在电泳带上出现不同分带。其中GGTⅠ、GGTⅡ、GGTⅢ对原发性肝癌诊断有意义。

三、蛋白质代谢试验

(一)血清总蛋白(TP)、清蛋白(Alb)、球蛋白(Glu)

血清总蛋白主要包括清蛋白和球蛋白。正常生理状态下,血清总蛋白为60~80 g/L,其中清蛋白占70%,球蛋白占30%。人血清蛋白的半衰期为17~21 d,球蛋白为3~5 d,所以在肝脏疾病的早期,清蛋白不会很快下降。正常值清蛋白为35~55 g/L,球蛋白为25~30 g/L。清蛋白减少没有很高的特异性,营养不良、肝功能受损、蛋白丢失过多、高分解代谢状态及蛋白异常分布等都可引起人血清蛋白减少。球蛋白减少较少见,见于严重营养不良、长期应用类固醇激素以及一些先天性疾病。球蛋白合成增加,常见于肝脏及全身炎症时,球蛋白明显增高时应考虑多发性骨髓瘤存在,可加做蛋白电泳。

(二)前清蛋白(PA)

PA是电泳时位于清蛋白前方的一条蛋白区带,由肝脏合成。其合成及分解代谢几乎与清蛋白同步,但由于其半衰期较清蛋白明显短,仅为1.9 d,故可非常敏感地反映肝脏蛋白合成功能及分解代谢情况。在肝合成功能降低的早期即可降低,同样,在肝合成功能恢复的早期,PA即可恢复正常或高于正常。肾病时PA会升高,机制不详。

PA正常值为0.23～0.29 g/L。

(三)血氨

蛋白质分解最终可产生氨,氨可逆入脑脊液,消耗α-酮戊二酸,影响脑脊液的柠檬酸循环,并改变神经介质功能。当血氨浓度超过2.0 mg/L时,常可出现不同程度意识障碍,即继发性肝性脑病,而急性重症肝损害引起的原发性肝性脑病,血氨常不高,可能与内环境紊乱有关。血氨主要依靠肝脏清除,慢性肝功能衰竭时血氨常升高,急性肝功能衰竭时血氨升高较少。

四、脂质和脂蛋白代谢试验

(一)血清总胆固醇(TC)

体内胆固醇大多由各组织合成,少数来自肠道吸收。血清中的胆固醇几乎完全来自肝脏。血清总胆固醇包括游离胆固醇与胆固醇酯。急性肝损害引起肝合成功能下降时该值降低,胆管阻塞时升高,尤以慢性胆管阻塞时升高明显。高胆固醇饮食、糖尿病、动脉粥样硬化、脂肪肝等也可增高。

血清总胆固醇正常值为3.3～5.9 mmol/L,随年龄增长可稍增高。

(二)血清磷脂(SPL)

肝脏一方面合成磷脂,进入血液,一方面又不断从血液摄取磷脂,分解后排入胆管。急性肝功能损害时该值无明显变化,慢性肝硬化晚期该值才有所下降。胆管梗阻时该值上升幅度明显。

(三)甘油三酯(TC)

血清TC存在于脂蛋白中,通过循环在组织中运送,其浓度受组织中脂肪代谢以及脂蛋白合成降解的影响。肝脏是内源性TC的主要来源。血清TC浓度受许多生理病理因素影响,特异性不高,对判断肝功能状态意义不大。

血清TC正常值为0.22～1.21 mmol/L。

(四)载脂蛋白

血浆中脂质通过与载脂蛋白结合而运输的,除作为脂质载体外,载脂蛋白还起着调节脂酶活性、调节脂蛋白合成分解代谢等重要作用。

目前认为,载脂蛋白测定比其他血脂检查更能正确反映肝脏功能不良时脂质代谢的实际状态。载脂蛋白分为apoA、apoB、apoC 3类,每一类又有数种,其中最常监测的有apoAⅠ和apoB。apoAⅠ在apoA中含量最多,主要由肝及小肠黏膜合成,是高密度脂蛋白的主要结构蛋白,其主要功能为促进血浆胆固醇酯化和高密度脂蛋白成熟,并能协助周围组织中的自由胆固醇,是预测冠心病的一项重要指标。肝功能受损时合成减少,血清中apoAⅠ浓度降低。动态观察有助于判断肝脏预后。apoB是低密度脂蛋白和极低密度脂蛋白的主要结构蛋白,主要功能是运载脂类、识别受体。在调节周围组织中的胆固醇及低密度脂蛋白代谢具重要作用,是预测动脉粥样硬化、冠心病的有价值指标之一。肝功能受损时随之下降,下降程度与肝脏受损严重度一致。

五、影像学监测

目前,临床上常用于肝脏诊断的影像学技术有 B 型超声波、CT、MRI 及核素扫描等。大多数形态学的变化及某些功能变化都可通过这些检查发现。但由于危重患者的特殊性,如不宜搬动、不能较长时间独处、有时还需呼吸机维持呼吸,使检查受到很大的局限性。目前,危重患者的肝脏影像学检查还是以 B 超及 CT 为主。

(一)B 超

B 超灵活、方便,可在床边进行,并可导引介入进行穿刺抽液、活检、药物注入,分辨率也较高,对肝内占位、胆管系统诊断价值很大,是目前临床上唯一可用于院前影像学检查工具。

(二)多普勒彩超

多普勒彩超有助于肝血管系统的观察,对肝移植后肝血供的判断很有价值。由于其分辨率及超声波穿透性的限制,易受气体干扰,对肝内微小占位、腹膜后淋巴结的观察不佳。

(三)CT

CT 是 B 超最好的补充。由于需搬动患者、有射线损伤且检查费用较高,CT 的检查受到一定限制。但 CT 分别率高,能发现肝内小占位;对腹膜后、肝脏周围组织器官显示清楚,解剖结构直观;增强检查可发现血运变化等,在许多情况下 CT 检查不可替代。

(四)MRI、核素扫描

虽然 MRI、核素扫描具有较多优点,但因检查繁琐,占用时间较长,在危重患者抢救中较少使用。

(卢 林)

第九节 危重患者的基础护理

一、危重患者基础护理要求

凡入 ICU 病室的患者至少为一级护理。为危重患者做好基础护理是防止各种并发症,决定总体治疗成功与否的基本条件。ICU 护士一律在患者床头交接班,因仪器使用条件及治疗用药繁杂多变,交班必须详细、完整。

二、各种危重症监护患者的基础护理技术

(一)重症卧床患者床单位的清洁整理

1.目的

使病床平整无皱折,患者睡卧舒适,保持病室整齐划一。

2.操作准备

(1)患者准备:病情稳定,允许整理或更换床单且能主动配合。

(2)用物准备。①卧床患者床整理用物:床刷、扫床巾,必要时备便器。②卧床患者床更换床单用物:清洁的大单、中单、被套、枕套、床刷、扫床巾、污物袋,需要时备衣裤。

3.操作要点

(1)卧床患者床整理法。①核对解释:携用物至床旁,向患者解释,以取得合作。②移开桌椅:病情许可,放平床头及床尾支架,移开床旁桌椅。③清扫床单:松开床尾盖被,协助患者翻身背向护士,松开近侧各单,用床刷套上湿的扫床巾分别扫净中单、橡胶单,依次搭在患者身上,再自床头至床尾扫净大单,注意枕下及患者身下部分彻底扫净,将各单逐层拉平铺好。协助患者翻身至近侧并躺稳,护士转至对侧,同法逐层扫净并拉平铺好。④整理盖被:患者仰卧,将被套与棉胎同时拉平,叠成被筒,为患者盖好。取出枕头,揉松后放回患者头下。⑤整理用物:还原床旁桌、椅。扫床巾集中消毒清洗。

(2)卧床患者床更换床单法。①安置用物:将清洁被服按更换顺序放于床尾椅上。②更换床单:铺床单,松开床尾盖被,协助患者侧卧背向护士,枕头随患者翻身移向对侧;松开近侧各层床单,将中单卷入患者身下,扫净橡胶中单,搭于患者身上,再将污大单卷入身下,扫净褥垫上的渣屑;将清洁大单的中线与床的中线对齐,一半塞于患者身下,靠近侧的半幅大单自床头、床尾、中间按序铺好;放平橡胶中单,铺上清洁中单,一半塞于患者身下,近侧中单连同橡胶中单一起塞于床垫下。铺对侧,协助患者侧卧于铺好的清洁大单上,面向护士;护士转至对侧,将污中单卷起撤出,扫净橡胶中单,搭于患者身上,将污大单卷起,连污中单一同放于污物袋中;扫净褥垫上的渣屑,依次将清洁大单、橡胶中单、中单逐层拉平,一起塞于床垫下,协助患者取仰卧位。③更换被套:取出棉胎,解开盖被尾端带子,被套的尾端打开约 1/3,将棉胎在污被套内竖叠三折后按"S"形折叠拉出放在床尾的椅子上。套被套,以清洁被套正面向外铺于患者身上;将棉胎套入清洁被套内,拉平已套的棉胎与被套,并系上被套尾端带子,卷出污被套放入污物袋内。将盖被叠成被筒,尾端向内折叠与床尾齐,并塞于床尾的床垫下。④更换枕套:一手托起患者头部,另一手迅速取出枕头,更换枕套后,再放回患者头下。⑤整理用物:协助患者取舒适卧位,必要时拉起床档,还原床旁桌椅,清理用物,整理床单位。

4.注意事项

(1)若监护室中有治疗操作,或有患者进餐,不宜整理床铺。

(2)操作时,动作应轻稳、节力,不宜过多翻动和暴露患者,避免受凉,防止患者翻身时坠床。

(3)病床应用湿式清扫,一床一巾用后均需消毒。

(二)口腔护理技术

1.目的

(1)保持口腔清洁、湿润,预防口腔感染及其他并发症,使患者感到舒适。

(2)防止口臭、牙垢,促进食欲。

(3)观察口腔黏膜和舌苔的变化、口腔气味,提供病情变化的动态信息。

2.操作准备

(1)患者准备:了解口腔护理的目的,愿意合作,有安全感。

(2)用物准备。①治疗盘内置:治疗碗(内盛含有漱口溶液的棉球约 16 个,弯血管钳、镊子)治疗巾、弯盘、压舌板、纱布、棉签、吸水管、漱口杯、手电筒,需要时可备张口器。②外用药:如液状石蜡、冰硼散、锡类散、西瓜霜、金霉素甘油、制霉菌素甘油等。③常用漱口溶液及作用:见表 12-2。

表 12-2 常用漱口溶液及作用

名称	作用
生理盐水	清洁口腔,预防感染
多贝尔溶液(复方硼酸溶液)	轻微抑菌,除臭
1%～3%过氧化氢溶液	遇到有机物时,放出新生氧,抗菌除臭
2%～3%硼酸溶液	为酸性防腐剂,抑菌
1%～4%碳酸氢钠溶液	为碱性防腐剂,抑菌
0.02%呋喃西林溶液	清洁口腔,广谱抗菌
0.1%醋酸溶液	用于铜绿假单胞菌感染
0.08%甲硝唑溶液	适用于厌氧菌感染

3.操作要点

(1)核对解释:携用物至床旁,核对并向患者及其家属解释。

(2)安置体位:协助患者侧卧或头偏向护士,铺治疗巾于患者颌下及胸前,置弯盘于口角旁。

(3)观察口腔:湿润口唇、口角,观察口腔黏膜有无出血、溃疡等,对长期使用激素、抗生素的患者,应观察有无真菌感染。昏迷、牙关紧闭及无法自行开口的患者,可用张口器。若光线不足,可使用手电筒辅助,再以压舌板由患者口腔侧面轻轻置入。

(4)取下义齿:取下活动义齿,先取上面义齿,后取下面义齿,并放置容器内用冷水冲洗刷净,待口腔护理后戴上或浸入冷水中保存。

(5)擦洗口腔:协助患者用温水漱口(昏迷患者除外)。嘱患者咬合上下齿,用压舌板轻轻撑开一侧颊部,用弯血管钳夹含有漱口液的棉球由内向外(磨牙至切牙)纵向擦洗;同法擦洗对侧。每擦一个部位,更换一个棉球。嘱患者张口,依次擦洗一侧牙齿的上内侧面、上咬合面、下内侧面、下咬合面,再弧形擦洗颊部。同法擦洗另一侧。再依次擦洗舌面及硬腭部。勿触及咽部,以免引起患者恶心。

(6)漱口涂药:意识清醒者用吸水管吸漱口水漱口,用治疗巾拭去患者口角处水渍。口腔黏膜如有溃疡、真菌感染,酌情涂药于患处,口唇干裂者可涂液状石蜡。

(7)整理用物:协助患者取舒适卧位,清理用物,整理床单。

4.注意事项

(1)操作时动作要轻,以免损伤口腔黏膜及牙龈。

(2)需用张口器时,应从白齿处放入,不可用暴力助其张口。

(3)为昏迷患者清洁口腔时,棉球需夹紧每次一个,棉球不可过湿,防止将漱口液吸入呼吸道,并不予漱口。

(4)每天进行口腔护理2～3次。

(5)患者若有活动义齿要取下,应浸于冷水中,并于每晨更换清水1次。

(6)操作完毕记录口腔护理日期、时间、口腔局部用药的名称,护士签名。

(三)床上擦浴

1.目的

(1)使患者清洁、舒适,预防皮肤感染。

（2）促进皮肤血液循环，预防压疮。

（3）观察和了解患者的一般情况，满足其身心需要。

2.操作准备

（1）患者准备：让患者及其家属了解擦浴的目的及步骤，并能主动配合。

（2）用物准备。①治疗盘内置：毛巾 2 条、肥皂、浴巾、梳子、小剪刀、50％酒精、清洁衣裤和被服、爽身粉。②治疗车下置：脸盆、热水桶（水温为 47 ℃～50 ℃并根据年龄、季节、生活习惯增减水温）、污水桶、便盆等。③女患者备会阴冲洗物：弯盘、长镊子、大棉球数个。

3.操作要点

以女患者为例。

（1）备齐用物携至床旁，做好解释，询问需要。

（2）热水桶、污水桶放于床旁，移开桌椅，备好脸盆、水、毛巾、肥皂。调整患者为舒适体位并易于擦洗。将毛巾叠成手套状，包在手上。

（3）为患者擦洗脸部及颈部。浴巾铺于颈前，松开领口，依次擦洗眼（由内向外擦拭）、额、鼻翼、面颊部、嘴部、耳后直至颌及颈部。

（4）为患者脱下上衣，在擦洗部位下面铺上浴巾，按顺序擦洗两上肢、胸腹部。先用涂肥皂的湿毛巾擦洗，再用湿毛巾擦净肥皂，清洗拧干毛巾后再擦洗，最后用浴巾擦干。协助患者侧卧，背向护士，依次擦洗颈、背、臀部。擦洗毕，可在骨突处用 50％酒精做按摩。为患者换上清洁上衣。

（5）清洗会阴部。脱下裤子，腿用盖被包裹，便盆放于臀下，倾倒温开水自阴部流过，同时用长镊子夹大棉球自上而下分别擦洗两侧阴唇，最后用棉球自阴阜擦向肛门，边擦边冲洗，洗毕用纱布将流水擦干，将镊子置于弯盘，撤去便盆。

（6）更换温水及毛巾后，擦洗双下肢，用温水泡洗双脚擦干，再为患者换上清洁的裤子。

（7）梳头，需要时修剪指甲、更换床单，整理好床单位，清理用物，放回原处。

4.注意事项

（1）床上擦浴时间不超过 30 min。

（2）每擦洗一处，均在下面垫浴巾，避免弄湿床铺，注意擦净腋窝、脐部、腹股沟等皱褶处。

（3）擦洗动作要敏捷，减少翻身和暴露，以免患者受凉。按摩时可适当用力，不宜过重。

（4）擦洗过程中注意观察病情，若患者出现寒战、面色苍白等情况时，应立即停止擦浴，给予适当处理。

（5）操作前后测量记录生命体征，记录任何异常的皮肤发现。

（四）排痰

1.目的

（1）清除咽、喉、气管内分泌物，保持呼吸道通畅。

（2）避免或解除痰液窒息，防止吸入性肺部感染。用物准备电动吸痰器、吸痰用物（吸痰导管、玻璃接头、镊子、压舌板、开口器、牙垫、纱布、手套、治疗碗、生理盐水）。

2.操作要点

（1）协助排痰法：摇高床头，使患者处坐位，护士立于患者左侧，左手扶住患者肩部，右手呈杯状有规律地自下而上叩打患者两侧背部，手腕用力要适当，避免叩打脊柱部，叩打约 30 s，然后嘱患者做深呼吸约5次,最后一次深吸气后嘱患者屏气,护士立即用右手扶住患者肩部,左手示指与中指并拢触摸患者气管,刺激其咳嗽将痰排出(图 12-2)。

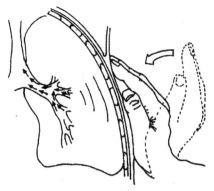

图 12-2 胸背部扣打法

(2)负压吸痰法:①插上电源,将吸痰导管通过玻璃接头、胶管与吸痰器紧密连接,不可漏气。②打开吸引器开关,用镊子将吸痰管端置于生理盐水中,检测有无阻塞及吸引力大小。③对昏迷患者,应先用开口器、压舌板张开其口腔,并置以牙垫。④左手持吸痰管与玻璃接头处,右手用镊子夹住吸痰管前 1/3 处,徐徐自患者的口腔或鼻腔插至咽部;同时,间歇用开关启动吸痰器进行吸痰(气管插管或气管切开患者可将吸痰管由插管或套管内插入)。吸痰时,吸痰管应自下慢慢上移,并左右旋转,以吸净痰液。⑤吸痰完毕后,将吸痰管抽出,并置于清水中开动吸引器冲净吸痰管、胶管等处的分泌物;用纱布擦拭管外面分泌物;最后将吸痰管置于消毒瓶中浸泡,以备下次使用。⑥若在吸痰过程中,痰量较多而黏,或吸痰管被阻塞,应取出吸痰管,并在清水或生理盐水中进行冲洗,直至痰液被清除或吸痰管通畅为止。

3.注意事项

(1)用前检查吸引器性能是否良好,各导管连接是否正确。

(2)吸痰动作要轻柔,防止损伤黏膜。抽吸前,应给患者吸纯氧或至少让患者做深呼吸 5 次,抽吸时间不超过 15 s,以免造成缺氧。

(3)储液瓶内液体不得超过 2/3 满,以防止液体进入电动机内损坏机器,储液瓶及其连接的橡胶管应每天更换清洁、消毒 1 次。

(4)治疗盘内吸痰用品应每天更换 1 次。

(卢　林)

第十节　危重患者的心理护理

心理护理是指护士运用心理知识,以科学的态度、恰当的方法、美好的语言对患者的精神痛苦、心理顾虑、思想负担、疑难问题等进行疏导,帮其解决心身症结、克服心理障碍、提高战胜疾病的信心和勇气,促进康复。

一、环境对 ICU 患者心理的影响

(一)物理环境的影响

(1)设施:ICU 病房摆放了各种各样的仪器设备,如氧气管道、吸引器、呼吸机、监护仪、除颤器等高新技术设备,会让患者产生思想上的压力。

(2)噪声:床位之间距离较近,无隔音装置,各种各样的仪器运作声、报警声、吸痰声甚至夜间谈话及走路声等都可成为噪声来源。有调查发现 ICU 噪声平均为 63~92 dB。噪声超过 60 dB 会使患者感到烦躁不安,降低其对疼痛的耐受阈值。使其产生较强的压力感和焦虑感,导致心理紧张,影响正常生活节奏、休息及睡眠。因此,WHO 建议白天监护室内环境的噪声强度不可超过 48 dB,晚上不超过 35 dB。

(3)光线:ICU 白天室内光线较暗,夜间室内光线较亮,易改变患者的睡眠型态,给患者造成不适感。因此保持室内光线柔和,以安抚神经系统,改善患者的睡眠,稳定情绪。

(4)温度、湿度、清洁度:监护室内温度、湿度、清洁度的不适当均会使患者产生不良心理反应。过热会使患者烦躁,影响食欲和睡眠;过冷会使肌肉紧张,影响其睡眠。科学测定表明,当空气湿度高于 65% 或低于 38%,病菌繁殖滋生最快;空气湿度过小,容易造成痰液黏稠或结成干痂不排出,从而进一步加重感染,导致患者产生焦虑。不洁的病室环境会使患者感到压抑。

(二)ICU 社会环境的影响

1.工作人员的影响

个别医护人员对各种监护抢救仪器的使用和调整不熟练,对监护仪器显示的数据不能够正确分析,在抢救危重患者时表情紧张,回答不确定,惊呼随口而出或者进行护理操作时工作程序不流畅,"三查七对"不严格,无菌操作观念不强等,都会给患者心理上造成不信任感、紧张感。医护人员的注意力往往被监护仪所引导,关注的常常是患者的疾病和损伤,较少同患者沟通交流,会使患者感到医护人员更关心的是他们身旁的仪器而不是患者本身。

2.特殊环境的影响

患者对各种监护仪器、抢救仪器和环境的陌生,对各种侵入性操作的不理解,及限制探视无陪护、限制活动或进行强制约束等,易使患者感到不安和恐惧。尤其是当夜幕降临,如 ICU 内仍然警报声、呻吟声不断,此时患者恐惧感骤然上升。

3.同病室患者的影响

当患者看到同病室的其他患者病情变化或死亡,看到医护人员紧张而严肃的表情时,不禁会为自己的疾病担忧,而造成负性心理影响。同病室患者存在性别差异,在接受某些治疗或检查时,如果医护人员不能充分重视对患者个人隐私的保护,未能满足患者的需求会引起患者的尴尬、窘迫和心理紧张。

二、ICU 患者的心理需求

(一)安静环境的需求

ICU 病房的患者,大多处于被动状态。ICU 病房环境嘈杂,各种仪器的运作声、报警声、监护仪光信号、昼夜不息的灯光及医务人员忙碌的工作,这些都使 ICU 的氛围变得紧张,造成了患者视觉、听觉超负荷。因此患者需要一个安静的环境。

(二)安全的需求

安全感是所有患者最普遍、最重要的心理需求。由于受到疾病的威胁,随时会发生病情变化,患者极易产生不安全感,他们希望生命不再受到威胁,迫切希望得到准确、可靠、安全的治疗。因而进行任何技术操作和治疗前,医护人员均应事先耐心细致的解释,以增强患者的安全感。

(三)尊重的需求

ICU 患者病情危重,自我评价往往较低,但却对别人如何看待自己极为敏感,自尊心格外易受伤害,因此希望得到医务人员的尊重、关心和重视。医务人员应当尊重患者,避免伤害自尊心的表情、语言及行为。

(四)被关心和接纳的需求

由于突然改变了原来的生活习惯和规律,进入陌生的 ICU 病房环境,患者需要尽快地熟悉环境,需要被新的群体接受;患者有时不能通过语言表达自己的感受和意愿,需要有效的交流沟通,在情感上被接纳。

(五)信息的需求

和普通病房患者一样,ICU 患者也需要了解自己生的是什么病、为什么要住进 ICU、疾病会发生什么变化、疾病的预后如何以及采用什么治疗手段等。总之,患者需要来自医院、社会和家庭的信息刺激及情感交流。

三、ICU 患者心理护理原则

(一)尊重和爱护

入住 ICU 的患者,活动受限,自我感受性增强,易敏感、恐惧和情绪不稳定等使他们更易把注意力集中在自身与疾病。关心、体谅、爱护、尊重患者,建立良好的护患关系,使其增强战胜疾病的信心,是做好心理护理的前提。

(二)理解与沟通

护士通过语言交流(如谈心、说话等)和非语言交流(如观察患者的面部表情、眼神、肢体动作等)方法来了解 ICU 患者的感受和需求,从而采取相应措施开导患者和帮助其解决问题。护士应理解和同情患者的烦恼、顾虑与痛苦,尽力帮助和支持患者,改善其心境,提高其信心,促进其心身健康。

(三)满足需要

ICU 患者对尽早诊断、准确治疗的心理需要大都比较直接、迫切;对疼痛的耐受性降低,希望得到及时的止痛处理;他们的需要在得不到满足时容易产生抑郁、愤怒等消极情绪,加重病情,从而产生恶性循环。故心理需要满足与否是做好心理护理的关键。

(四)个体化

ICU 患者的心理护理不能千篇一律,患者的文化层次、心理特征、生理及年龄状况等不同以及疾病种类、病史长短、病程进展、疗效状况不同,其心理需求不同,心理护理的重点也不同。因此要强调心理护理的个体化,即不同的患者采取不同的护理方法。

(五)共同参与

ICU 患者是社会的一员,因此心理护理不仅仅是医护人员的专职,家庭所有成员,包括邻居、同事和朋友,都要积极参与和配合,才能收到更好的效果。

(卢　林)

第十一节 危重患者的疼痛护理

一、危重患者疼痛的评估

相对于全身麻醉患者的镇静与镇痛,对 ICU 患者的镇静和镇痛治疗更加强调"适度"概念,"过度"或"不足"都可能给患者带来损害。因此,需要对重症患者的疼痛与意识状态以及镇痛和镇静疗效进行准确评价。对疼痛程度与意识状态的评估是进行镇痛和镇静的基础,是合理、恰当使用镇痛、镇静治疗的保证。

(一)疼痛评估

疼痛评估包括疼痛的部位、特点、加重或减轻因素和强度,最可靠和有效的评估标准是患者的自我描述。应用各种评分方法进行评估疼痛程度与治疗反应,应定期进行并有完整的记录。常用评分方法如下。

1.语言评分法

按疼痛以最轻到最重的顺序,从 0 分(不痛)至 10 分(疼痛难忍)的分值代表不同疼痛的程度,由患者选择不同分值来量化疼痛程度。

2.视觉模拟法

用一条 100 mm 的水平直线,将两端分别定为不痛到最痛。由被测试者自己在最接近疼痛程度的地方画垂直线标记,由此量化其疼痛强度。VAS 已被证实是一种评价老年患者急、慢性疼痛的有效且可靠方法。

3.数字评分法

NRS 是指一个从 0~10 的点状标尺,其中 0 代表不痛,10 代表疼痛难忍,由测试者从上面选一个数字来描述疼痛。其在评价老年患者急、慢性疼痛的有效性与可靠性上已获得证实。

4.面部表情评分法

FPS 是指由 6 种面部表情及 0~10 分(或 0~5 分)构成,程度分别从不痛到疼痛难忍。由患者选择图像或者数字来反映最接近其疼痛的程度。FPS 与 VAS、NRS 有很好的相关性,并且可重复性也较好。

5.术后疼痛评分法

此方法主要用于胸腹部手术后疼痛的测量。由 0~4 分共分为 5 级,评分方法见表 12-3。

表 12-3 术后疼痛评分法

分值	描述
0	咳嗽时无疼痛
1	咳嗽时有疼痛
2	安静时无疼痛,深呼吸时有疼痛
3	安静状态下有交情疼痛,可以忍受
4	安静状态下有剧烈疼痛,难以忍受

对于术后因气管切开或者因保留气管导管不能说话的患者,可在术前训练患者用 5 个手指来表达自己从 0～4 分的选择。

疼痛评估可采用上述多种方法来进行,但最可靠的方法仍是患者的主诉。VAS 或 NRS 评分法依赖于患者与医护人员之间交流的能力。当患者处在较深镇静、麻醉或吸收肌松剂的情况下,往往不能主观表达疼痛的强度。此种情况下,患者的相关行为(如面部表情、运动和姿势)与生理指标(如心率、血压和呼吸频率)的变化同样可反映疼痛的程度,需要定时及仔细观察来判断疼痛的程度及变化。但这些非特异性的指标容易被曲解或受观察者的主观影响。

(二)镇静评估

定时进行镇静程度评估有利于镇静药物及其剂量的调整以达到预期的目标。理想的镇静评分系统应便于各参数易于计算与记录,有助于准确判断镇静程度并能指导治疗。现在临床常用的镇静评分系统包括 Ramsay 评分、Riker 镇静躁动评分和肌肉活动评分法等主观性镇静评分方法,以及脑电双频指数等客观性镇静评分方法。

1.镇静和躁动的主观评估

(1)Ramsay 评分:是指临床上使用最广泛的镇静评分标准,其分为 6 级,分别反映出 3 个层次的清醒状态与 3 个层次的睡眠状态(表 12-4)。Ramsay 评分法被认为是一种可靠的镇静评分标准,但是缺乏特征性指标来区分不同的镇静水平。

表 12-4 Ramsay 评分

分数	描述
1	患者焦虑、躁动不安
2	患者配合,有定向力、安静
3	患者对指令有反应
4	嗜睡,对轻扣眉间或大声听觉刺激反应敏捷
5	嗜睡,对轻扣眉间或大声听觉刺激反应迟钝
6	嗜睡,无任何反应

(2)Riker 镇静躁动评分(SAS):SAS 是根据患者的 7 项不同行为对其意识和躁动程度进行评分(表 12-5)。

表 12-5 Riker 镇静躁动评分(SAS)

分值	描述	定义
7	危险躁动	拉拽气管内插管,试图拔除各种管道,翻阅床栏,攻击医护人员,在床上辗转挣扎
6	非常躁动	需要保护性束缚病反复语言提示劝阻,咬气管插管
5	躁动	焦虑或身体躁动,经言语提示劝阻可安静
4	安静合作	安静,容易唤醒,服从指令
3	镇静	嗜睡,语言刺激或轻轻摇动可唤醒并能服从简单指令,但又迅速入睡
2	非常镇静	对躯体刺激有反应,不能交流及服从指令,有自主运动
1	不能唤醒	对恶性刺激无或仅有轻微反应,不能交流及服从指令

注:恶性刺激是指吸痰或用力按压眼眶、胸骨或甲床 5 s。

(3)肌肉活动评分法(MAAS):是自 SAS 演化而来,MAAS 通过 7 项指标来描述患者对刺激的行为反应(表12-6),对重症患者的评分也有很好的可靠性和安全性。

表 12-6　肌肉运动评分法(MAAS)

分值	定义	描述
6	危险躁动	无外界刺激就有活动,不配合,拉扯气管插管及各种导管,在床上翻来覆去,攻击医务人员,试图翻越床栏,不能按要求安静下来
5	躁动	无外界刺激就有活动,试图坐起或将肢体伸出床沿。不能始终服从指令(如能按要求躺下,但很快又坐起或将肢体伸出床沿)
4	烦躁但能配合	无外界刺激就有活动,摆弄床单或插管,不能盖好被子,能服从指令
3	安静、配合	无外界刺激就有活动,但有目的的整理床单或衣服,能服从指令
2	触摸、叫姓名有反应	可睁眼,抬眉,向刺激方向转头,触摸或大声叫名字时有肢体运动
1	仅对恶性刺激有反应	可睁眼,抬眉,向刺激方向转头,恶性刺激时有肢体运动
0	无反应	恶性刺激时无运动

ICU 患者的理想镇静水平,是指既能保证患者安静入睡又能够容易被唤醒。应该在镇静治疗开始前就明确所需要的镇静水平,给予定时、系统地进行评估和记录,并且随时调整镇静用药及剂量以达到并维持所需的镇静水平。

2.镇静的客观评估

客观性的评估是镇静评估重要的组成部分。但现有的镇静客观评估方法的临床可靠性尚需进一步验证。目前报道的方法主要有脑电双频指数(BIS)、心率变异系数及食管下段收缩性等。

二、重症患者疼痛的处理与护理

(一)准确评估疼痛程度

1.患者的主诉

患者的主诉是判断患者疼痛的黄金标准,疼痛是一种主观的感觉,必须依靠患者的主诉来判断疼痛是否存在及其疼痛的部位、性质、程度及有无不良反应。护士要主动询问,耐心倾听患者主诉并且做好记录。

2.选择适合的疼痛评估量表

应根据患者的特点选择适合的疼痛量表进行评估。疼痛程度精确化、统一化。呼吸机治疗的患者无法进行语言交流时可采取用手势、写字等非语言交流的方式。对于极度虚弱患者应通过观察与疼痛相关的行为(如面部表情、运动和姿势等)和生理指标(如心率、血压和呼吸频率等)。并且监测镇痛治疗后这些参数的变化来评估疼痛。

3.避免评估的偏差性

通常护士认为主诉多的患者比主诉少的患者经历着更为剧烈的疼痛,往往低估了主诉少的患者的疼痛程度。因此,护士应尽量避免由此而造成评估的偏差性。

(二)选用恰当的镇痛、镇静措施

1.祛除或减轻导致疼痛的诱因

有很多焦虑与躁动的诱因会加重重危患者的疼痛。在实施镇痛和镇静治疗前应预先将其排除。这些诱因包括以下几点。

(1)精神因素:精神压力过重、极度悲伤、性格忧郁。

（2）环境因素：气温、强光、噪声、人多嘈杂等。

（3）身体因素：不良姿势、过度疲劳、低氧状态等。

2.遵医嘱予镇痛、镇静治疗

应遵医嘱按时给药，并且根据病情估计可能经历较严重疼痛的患者，给予预防性地使用镇痛药。并且在麻醉药物作用未完全消失时重复给药。对于合并有疼痛因素的患者，在实施镇静治疗之前首先给予充分镇痛治疗，护士还可在自己的职权范围内应用一些非药物的方法为患者减轻疼痛，减少其对止痛药的需求。常用的方法有热敷、冷敷、改变卧位、按摩、活动肢体、呼吸调整、分散注意力等。

3.根据镇痛和镇静效果不断调整用药剂量

在采取了镇痛、镇静措施后，应及时观察并评估镇痛与镇静的效果。并根据疗效制订下一步的治疗护理措施，以达到较满意的治疗目的。

4.镇静过程中实施每天唤醒计划

为避免药物蓄积和药效延长，应采取每天定时中断输注镇静药物（宜在白天进行），并且评估患者的精神与神经功能状态。应用该方案可减少用药量，减少机械通气时间和重症监护室停留时间。但患者清醒期间须严密监测和护理，以防止患者自行拔除气管插管等意外的发生。

5.健康教育

护士应负责患者及其家属的宣教。让那些不愿意报告疼痛、担心出现不良反应、害怕成瘾的患者采取正确的态度对待疼痛、配合治疗。指导患者应如何表达自己的疼痛性质、程度、持续时间和部位。对于使用 PCA 的患者，还应教其正确的使用方法，让患者学会自我缓解疼痛的方法如放松、想象、分散注意力等。患者家属的安慰和鼓励对提高患者的痛阈起着不可替代的作用。

（三）不良反应及并发症的观察及处理

1.呼吸抑制

患者可能表现为呼吸频率减慢、幅度减小、缺氧和/或二氧化碳蓄积等。因此，需注意呼吸运动的监测，密切观察患者的呼吸频率、节律、幅度、呼吸周期比和呼吸形式。常规监测氧饱和度，酌情监测呼气末二氧化碳，定时监测动脉血氧分压和二氧化碳分压。对机械通气患者应定期监测自主呼吸潮气量、每分通气量等。应结合镇痛和镇静状态评估，及时对治疗方案进行调整，避免发生不良事件。尤其是无创通气患者应该引起注意，加强呼吸道的护理，缩短翻身和拍背的间隔时间。酌情给予背部叩击治疗和肺部理疗，结合体位引流的方法，促进呼吸道分泌物排出，可在必要时应用纤维支气管镜协助治疗。

2.过度镇静

应选用恰当的镇静状态评分标准定时进行镇静评分。使用麻醉性镇痛及镇静药后第 1 个 4 h 内，应每 1 h 监测 1 次，然后每 2 h 监测 1 次，连续使用 8 h 以后只要继续给药，就应每 4 h 监测镇静程度 1 次，根据评分结果及时调整药物及剂量。

3.谵妄

在 ICU 的患者谵妄发生率为 $11\% \sim 90\%$ ，导致谵妄的危险因素主要存在患者自身的状况、疾病因素及医源性因素（药物苯二氮䓬类、制动及睡眠紊乱）等。防治方法主要是减少或避免使用苯二氮䓬类药物、氟哌啶醇及综合治疗。

4.ICU 获得性神经肌肉障碍

危险因素主要包括多器官功能衰竭、高血糖、激素治疗、不活动、肌松剂镇静引起的制动。其主要预防治疗包括积极治疗脓毒症、控制血糖、早期活动等；恰当且有计划的镇静治疗，避免发生过度镇静；及尽早停用镇静药物。

（卢　林）

第十二节　神经重症监护中的电生理监测

神经外科重症监护室中继发性脑损伤在急性重型脑损伤患者中十分常见。颅内压增高所致深部脑中线结构改变或病变组织周围术后水肿、再出血等情况，均会导致患者病情恶化，因此，监测中早期发现并及时治疗这些并发症显得尤为重要，更是 NICU 的重要中心工作。在一般神经系统检查有阳性发现之前，大脑功能或结构已经发生明显变化，而此时脑功能监测可以在神经功能紊乱的可逆期内提供诸多有效信息，能够帮助临床医师早期诊断、及时干预并阻止持续的脑损害，还可通过动态连续监测对治疗效果作实时评估。此外，神经电生理检查与动态监测也是生命中枢与广泛脑损害程度的客观评判指标，对于指导合理医疗投入及脑死亡鉴定、器官移植也具有重要意义。目前，用于脑功能监测的主要技术有连续脑电图、诱发电位、经颅多普勒等。

一、神经重症监护中的脑电图监测

(一)脑电图监测基本原理

脑电图与脑生物代谢密切相关，当脑血流量下降时，大脑皮质神经细胞突轴后电位发生改变，从而引起头皮脑电图的变化。因此，脑电图可先于临床检查发现处于可逆阶段的神经元功能障碍，早期预告低碳酸血症缺血和即将发生的血管痉挛，此外，EEG 还可探测脑损伤或癫痫患者痫样放电。

(二)EEG 在神经重症监护中的应用

CEEG 监测对于评价大脑功能、指导治疗剂量、评价治疗效果有重要意义，其作用主要有以下几方面。

1.协助脑死亡的诊断

除了临床指标外，脑死亡的确认试验还包括：脑电活动消失（平坦）、经颅脑多普勒超声呈脑死亡图形、体感诱发电位 P14 以上波形消失。

2.昏迷的诊断及预后评估

引起昏迷的原因依据神经学定位诊断的观点可分为：①幕上器质性或占位性病变，直接或间接地破坏或压迫中线深部结构；②幕下器质性或占位性病变，直接或间接地破坏或压迫脑干上部的上行激活系统；③代谢、中毒性疾病引起双侧半球和/或脑干弥漫性功能或器质性损伤。

对昏迷患者行 EEG 检查，其作用主要体现在以下几方面：①可提供客观评价脑功能障碍的指标；②有助于鉴别中毒-代谢因素与结构性损伤所致的昏迷，如 α 昏迷、θ 昏迷多见于广泛的缺血损害，提示缺氧缺血性脑病；阵发性广泛的 θ、δ 活动，尤其是伴随三相波活动，常提示代谢性脑病；③协助判断昏迷深度，预测临床转归，如 EEG 对外源性刺激缺乏反应性，EEG 无自发性改变，脑电活动普遍抑制等均提示预后不良。

3.在癫痫诊断与治疗中的应用

癫痫是大脑神经元突发异常放电所致的短暂、反复发生的脑功能障碍的慢性临床综合征。这种异常放电可通过 EEG 描记到,故临床中 CEEG 可用于癫痫及癫痫发作类型的诊断。此外,对于难以控制的癫痫持续状态,CEEG 还可用于指导正确的麻醉治疗,即在 CEEG 监测下判断大脑功能受抑制的程度,使药物在最低的剂量下达到最好的控制效果。

4.在脑血管病中的应用

EEG 对于脑血管病的检测一般无特异性改变,但仍有着 CT 等影像学检查无法替代的作用。急性局灶性脑缺血时,EEG 检查在发病后即呈现脑波异常,早期发现即将出现的缺血可以为溶栓治疗争取时间。有研究表明,蛛网膜下腔出血时,CEEG 显示持续弥漫的慢波为血管痉挛前兆,α 波明显减少也发生在血管痉挛的患者中,且早于 TCD 发现,当血管痉挛解除后 α 波可恢复正常。

5.在颅内压监护中的应用

研究发现,伴有颅内压增高的患者,EEG 常表现为持续的慢波活动,而在使用甘露醇等脱水剂后 EEG 可显著改善。因此,CEEG 监测可间接反映脱水剂治疗脑水肿的脱水降颅压过程,提供药物治疗的早期效果。

(三)注意事项

EEG 检查时需注意:①EEG 表现必须与临床资料如病因学、年龄、神经系统检查等结合才能作出正确判断。②检查中 EEG 易受外界因素的影响,如各种电磁干扰、患者躁动不安或有颅骨损伤、软组织肿胀积液、安置颅内引流管等,故判定时需排除可能的干扰后综合分析结果。

二、诱发电位与事件相关电位

在神经科重症监护室通常需要医师对昏迷患者在发病早期即作出预后判断。Glasgow 昏迷量表(GCS)是在 NICU 临床中应用最广泛的评估手段,但其对预后的判断主要停留在临床观察水平,对植物状态和死亡的预后评估早期缺乏特异性。此时,神经诱发电位的监测和其他监测手段一同成为预后评估的重要工具。

(一)脑干听觉诱发电位

脑干听觉诱发电位是在听觉短声刺激后 10 ms 内发生的神经反应,由 6~7 个正相和负相的峰组成。Ⅰ波产生于靠近耳蜗的第 8 对脑神经,Ⅲ波主要产生于同侧的耳蜗神经核和同侧上橄榄复合体,Ⅴ波产生于脑桥上部或下丘部。因此,BAEP 监测可反映听觉传导通路功能,同时也是脑干功能的客观监测指标,广泛应用于术中与 NICU 电生理监测。

由于 BAEP 受巴比妥类等安眠镇静药物的影响较小,可对昏迷的病因(药物中毒或脑干器质性损伤)有一定的鉴别作用,检查前需注意了解患者有无耳科疾病,以排除因听觉传导通路异常所致的 BAEP 变化。

BAEP 对昏迷患者预后的预测也有一定价值。研究表明,BAEP 图形分化差,缺少Ⅲ至Ⅴ波或Ⅳ、Ⅴ波的昏迷患者常最终死亡或处于不可逆的植物状态。需要注意的是,BAEP 监测只能反映部分脑区的功能,如病变局限于大脑半球而未影响脑干听觉传导通路,BAEP 可完全正常。此外,如出现 BAEP 各波均消失需检查设备以排除技术问题影响。

综上所述,监测中提倡连续 BAEP 监测,重复 BAEP 记录可获得稳定数据,所有进行临床判断时需要与其他检查(如其他神经电生理检查、临床症状体征、颅内压测定、头颅 CT 或 MRI)联合,进行综合分析,才可能作出更为准确的评判。

(二)事件相关电位

事件相关电位,是由皮质下-皮质和皮质-皮质环路产生的长潜伏期电位(在刺激后 70～500 ms),它比短潜伏期依赖更多的皮质和广泛的神经网络连接,可提供一种客观评估高水平认知功能的方法(如记忆和语言),主要包括 P300、失配性负波等。

P300 是一个正相 ERP 成分,波峰约在刺激之后 300 ms,这种刺激随机出现在序列标准听觉刺激之中,通常与注意、决策、记忆和认知片段的终止有关。引出 P300 的传统方法需要受试者主动参与,必须对靶刺激做出相应的反应(如计数或按按钮)。然而,研究显示 P300 也能在被动注意状态中记录,因此,使它有可能用于研究昏迷患者的认知功能。P300 的出现是 GCS 高得分非外伤性昏迷患者预后的可靠评价指标。

MMN 为偏离刺激后 100～250 ms 的负相成分,是受试者接受听觉刺激后对刺激物间差异变化的反应。研究发现,MMN 的引出无需受试者主动配合辨认偏差刺激。因此,在昏迷患者中存在 MMN,可表明某些前注意感觉记忆过程在这些患者中是活跃的。虽然 MMN 的存在并不能提供有关功能恢复及全面认知能力的信息,但对于交流功能显著减弱的患者仍有着重要价值。

P300 和 MMN 的常见局限性是易受到药理学因素的影响。多巴胺受体激动剂、拮抗剂和巴比妥类药物可以严重影响 P300 的潜伏期,镇静剂和巴比妥类药物可影响 MMN 波幅。因此,ERP 结果的解释必须在紧密联系患者临床评估和当前的治疗情况基础上进行。

(三)体感诱发电位

短潜伏期体感诱发电位来源于躯体感觉皮质原发反应,可客观反映皮质及皮质下感觉传导通路的功能状态。Goldie 等首先报道正中神经 SSEP 双侧原发皮质反应(BLCR)缺失可以准确地预测昏迷患者死亡或植物状态存活的预后。也有部分病例显示,BLCR 缺失并非总是提示伴随结构损伤的广泛而不可逆的神经功能丧失。此外,SSEP 检测会遗漏从丘脑到额叶皮质的感觉传导通路。因此,使用 SSEP 进行早期预测时,为保证记录的可靠性最好在多次检测后再作出决定,同时应保证 SSEP 来自 Erb's 点(在臂丛神经之上)和高颈位感觉通路记录的电位(即 N9 和 N14)存在。

三、经颅多普勒超声

TCD 监测中常用的参数有搏动指数、脑血管阻力系数、收缩峰值血流速度、平均血流速度、舒张期末血流速度及频谱形态等。其中 $PI=(V_s-V_d)/V_m$,主要反映脑血管的顺应性。当颅内压增高时,PI、RI 增大;而 V_s 主要受收缩期血压影响,V_d 主要受血管阻力影响,脑血管阻力又取决于脑血管管径和颅内压。因此,这些参数可反映脑血流动力学的变化。

(一)TCD 对脑血管痉挛的评价

脑血管痉挛是指颅内局部或全部动脉在一段时间内呈异常的(非生理供血调节)收缩状态,是蛛网膜下腔出血后严重并发症之一,常发生于发病后 4～12 d。其显著特点是血管管径收缩变细,为维持脑组织一定的血流量,通过这一狭窄节段的血流速度增快。研究表明,当血管狭窄使其管腔截面积缩小至原管腔面积 80% 以上时,血流量及血流速度均会下降。

对于蛛网膜下腔出血患者,可通过 TCD 观察 Willis 环及其分支的血流动力学变化,动态观察脑血管痉挛的变化过程,对临床血管造影、手术治疗时机选择具有一定意义。此外,颅脑外伤后,大脑神经元对缺血、缺氧和代谢紊乱耐受程度明显降低。此时,早期发现颅内血管痉挛,及时纠正脑组织缺血,对防止继发性脑损害尤为重要。对重型颅脑损伤(GCS 评分:3~8 分)搏动指数增高的患者,尤其应注意颅内压增高时可能发生的血管痉挛,此时连续动态监测 TCD 中搏动指数及脑血流速度等血流动力学指标,有利于预防继发性损害的发生,防止病情恶化。

由于大脑中动脉是颈内动脉的主要直接延续,血管直径较大,走形变异较少,容易定位,而且能够反映颈内动脉系统的脑血流情况,通常将大脑中动脉作为监测目标血管。一般认为:MCA 的平均流速>90 cm/s 为血管痉挛的临界状态,流速<120 cm/s 为轻度痉挛,120~200 cm/s 为中度痉挛,>200 cm/s 为重度痉挛。

(二)判断颅内压增高及脑死亡

颅内压增高可影响脑的血液循环,使血管阻力增加,血流量减少。当脑血管自动调节功能存在时,伴随颅内压的升高,脑小动脉扩张,以保持脑血供恒定,此时舒张压比收缩压下降明显,导致脉压增大,搏动指数增高。因此,TCD 可间接无创监测患者颅内压的动态变化,有助于病情评估及预后判断。因颅内高压出现 TCD 异常的频谱常有以下表现:①搏动指数增高;②下降支的末端出现一显著的重搏波;③收缩峰高耸,可呈脉冲样;④舒张期及平均血流速度均降低或在正常值低限。

脑死亡是指包括脑干在内的全脑功能丧失的不可逆转的状态。其重要的病理生理机制是严重的颅内压增高。当颅内压接近全身动脉压时,脑内血液循环停止,大量代谢产物堆积,从而引起一系列的病理变化。TCD 是根据脑死亡时颅内、外血液循环的改变来诊断脑死亡的,其特征性频谱为:心脏的收缩期呈正向波和在舒张期呈负向波,表现为振荡波形。用 TCD 来诊断脑死亡时,必须由操作熟练及经验丰富的检查者进行,以防由于操作者的偏差而失误。此外,少数患者可因 TCD 不能穿透颅骨而得不到信号,需注意排除。

(卢　林)

第十三节　神经重症患者感染的预防

神经重症患者感染泛指因神经危重症疾病入院治疗或神经外科术后重症患者由于自身抵抗力降低或者其他相关的原因所致的院内获得性感染。

神经外科重症患者感染后往往会在原有神经疾病的基础上增加新的负担,严重者会因为各种不同程度的感染导致病情急剧恶化,甚至死亡。因此,加强神经外科重症患者感染的预防是临床工作的重要内容。常见的神经重症感染包括呼吸系统感染、泌尿系统感染、菌血症以及神经外科操作相关的中枢神经系统感染。

一、总体预防原则

(1)加强手卫生的管理策略。洗手是预防院内感染的重要和主要手段,尤其是近年来耐甲氧西林金黄色葡萄球菌(MRSA)和万古霉素耐药肠球菌(VRE)等多种耐药菌株的出现,更对医务人员的手卫生管理提出了更高的要求。手消毒以含酒精凝胶制剂使用最为方便且有效,但有些细菌如梭形艰难杆菌感染,酒精凝胶并无抗梭形杆菌芽孢作用,应仔细用肥皂水清洗。手消毒应该按医院感染控制的规范步骤进行操作。监护单元的适当位置以及每个床单位周围均应设置相关的手消毒制剂或者洗手设施。

（2）加强营养支持治疗。稳定重症患者的机体内环境，控制患者尤其是糖尿病患者的血糖水平，提高患者的免疫力。

（3）定期消毒重症单元内的相关设施及设备。定期消毒床单位，建立医院感染防治的一整套操作规程及医院感染警示和防控预案。

（4）尽量缩短手术前住院时间，减少院内获得性细菌定植、感染的机会。

（5）严格无菌管理。严格管理中心深静脉及动脉导管，呼吸道管理以及留置尿管的管理，防止因以上管理不善所致的菌血症。

二、呼吸系统感染的预防

（一）减少或消除口咽部和胃肠病原菌的定植和吸入

加强口腔护理，可使用氯己定口腔护理液，充分引流气管内分泌物及口鼻腔分泌物。控制胃内容物的反流，防止并避免肺误吸。

（二）加强气道管理

抬高床头 30°，合理吸痰和适当雾化吸入。合理管理人工气道及机械通气，使用消毒的一次性导管；如遇分泌物黏稠，可使用化痰药物并加强气道的湿化；冲洗液及盛装容器应及时更换；肺部痰液不易吸出时可经纤维支气管镜指导下吸痰；吸痰时严格无菌操作；遵循先气道后口腔的原则；重症患者预估短期内不能清醒或者需要长期呼吸支持患者可早期气管切开。

（三）合理使用抗生素

没有充分感染证据情况下，切忌无原则的使用抗生素预防呼吸道感染。

三、中枢神经系统感染的预防

（一）术前准备

开颅术前 1 d 充分清洗头颅，可使用抗菌药皂；术前 2 h 内或在手术室备皮；不使用刮刀，建议使用电动备皮器或化学脱毛剂去除毛发；经鼻腔及经口腔手术，术前应充分进行清洁准备。

（二）根据手术类型可适当预防使用抗菌药物

（1）可选择安全、价格低廉且广谱的抗菌药物。①清洁手术：以一代或二代头孢菌素为首选；头孢菌素过敏者，可选用克林霉素。②其他类型手术，宜根据相应危险因素和常见致病菌特点选择用药。③当病区内发生 MRS 株细菌感染流行时（如病区 MRS 株分离率超过 20% 时），应选择万古霉素作为预防用药。若选择万古霉素，则应在术前 2 h 进行输注。④经口咽部或者鼻腔的手术多有厌氧菌污染，须同时覆盖厌氧菌，可加用针对厌氧菌的甲硝唑。

（2）给药时机：在手术切开皮肤（黏膜）前 30 min（麻醉诱导期），静脉给药，30 min 内滴完。如手术延长到 3 h 以上，或失血量超过 1 500 mL，儿童患者失血量超过体质量的 25%，可术中补充一次剂量。

（三）手术规范

严格遵守"外科手消毒技术规范"的要求，严格刷手，严格消毒，严格遵守手术中的无菌原则，细致操作，爱护组织，彻底止血。

（四）术后引流

术后引流除非必需，否则尽量不放置引流物；尽量采用密闭式引流袋或者负压吸引装置，减少引流皮片的使用;各类引流管均须经过皮下潜行引出后固定;一般脑内、硬膜下或者硬膜外引流物应在48 h内尽早拔除;腰大池引流以及脑室外引流要注意无菌维护,防止可能的医源性污染,留置时间不宜过久,必要时更换新管。

(五)其他

手术操作中如放置有创颅内压监测、脑微透析探头、脑氧及脑温探头等监测设备时,应严格无菌操作,皮下潜行引出、固定并封闭出口(绝对避免脑脊液漏)。

(六)换药

术后严格按照无菌原则定期换药。

四、泌尿系统感染的预防

尿路感染,特别是导尿管相关尿路感染,也是常见的院内感染,占 ICU 所有 HAI 的 20%～50%。长时导尿管留置(大于 5 d)和导尿管处置不当,与院内获得性尿路感染明显相关。

(1)首先要尽量避免不适当导尿,不合理拔除导尿管后所致的重复性插管等。

(2)导尿操作时严格的无菌方法,并保证器械的无菌标准。

(3)使用尽可能小的导尿管,并与引流袋相匹配,从而最大程度减少尿道损伤。

(4)确保对留置导尿管的适当管理,尿道口局部的日常清洁,维持无菌的、持续封闭的引流系统。

(卢　林)

第十四节　神经重症患者的营养支持

神经外科重症患者的营养状况与临床预后密切相关,营养不足可使并发症增加、呼吸机撤机困难、病情恶化、ICU 住院时间延长及死亡率增加等。颅脑创伤患者如果没有充足的营养支持,每周体内的氮丢失可达 15%。加强营养支持可以改善患者预后已成共识。营养支持的观念已经由传统意义上的能量补充向营养治疗转化。合理的营养支持不仅能提供机体必需的能量,还可以起到减轻应激反应、防止氧化性细胞损伤和调节免疫系统的作用。神经外科重症患者营养支持应注意以下几项主要原则。

一、营养评估

传统的评估指标(体质量等人体测量学指标、白蛋白、前白蛋白)不能有效全面的评估神经外科重症患者营养状况。应结合临床进行全面评估,包括体质量减轻、疾病严重程度、既往营养摄入、并发疾病、胃肠功能等,临床常用的营养风险筛查与评估可选择营养风险筛查表等工具,根据营养风险程度决定营养支持策略。

二、营养支持途径

肠内营养与肠外营养是可选择的营养支持途径。经胃肠道的营养补充符合生理需求,是优选的途径。应尽早对患者进行吞咽功能检查,洼田饮水试验简单易行。但是,对需要长时间肠内营养的患者(>4 周),营养途径推荐使用经皮内镜下胃造瘘,长时间经胃管肠内营养的患者需要定时更换胃管。早期进行肠内营养支持治疗可以减轻疾病严重程度、减少并发症的发生、缩短ICU 住院时间,改善患者预后。耐受肠内营养的患者应首选肠内营养。

颅脑外伤合并严重胃肠应激性溃疡及不耐受肠内营养患者选择肠外营养。如果肠内营养支持不能达到能量需求目标,可采用肠内营养与肠外营养结合的方式联合提供营养。脑卒中、动脉瘤患者清醒后的 24 h 内,在没有对其吞咽功能进行评估的情况下,不能让患者进食,包括口服药物。颅脑损伤患者应该在伤后 1 周内达到营养支持目标。在患者病情有任何变化的时候,需要重新进行吞咽功能评估。对于伴有吞咽功能受损的患者,推荐接受吞咽困难康复训练等相关治疗。

三、开始营养支持的时间

建议早期开始营养支持。应在发病后 24~48 h 内开始肠内营养,争取在 48~72 h 后到达能量需求目标。重型脑外伤患者 72 h 内给予足够的营养支持可以改善预后。对那些不能靠饮食满足营养需求的脑卒中患者,需要考虑在入院后 7 d 内进行肠内营养支持。开始肠外营养支持时要考虑患者既往营养状况及胃肠功能。如果入院时存在营养不良,患者不能进行肠内营养,应及早开始肠外营养。此外,如果在 5~7 d 肠内营养支持还不能达标,应联合肠外营养支持。

四、能量供给目标

重症神经外科疾病患者急性应激期代谢变化剧烈,能量供给或基本底物比例不适当可能加重代谢紊乱和脏器功能障碍,导致不良结局。重症患者应激期应降低能量供应,减轻代谢负担,同时选择合适的热氮比与糖脂比,并根据病情及并发症情况进行调整,通常重症应激期患者可采用 20~25 kcal/(kg·d) 作为能量供应目标,肠内营养蛋白质提供能量比例 16%,脂肪提供20%~35%,其余是碳水化合物,热氮比在 130:1 左右。肠外营养糖脂比 5:5,热氮比 100:1;肠外营养时碳水化合物最低需求为 2 g/(kg·d),以维持血糖在合适的水平,静脉脂肪混乳剂1.5 g/(kg·d),混合氨基酸 1.3~1.5 g/(kg·d)。

五、营养配方选择

肠内营养支持时应根据患者胃肠功能(胃肠功能正常、消化吸收障碍及胃肠动力紊乱等)、并发疾病(如糖尿病、高脂血症、低蛋白血症等)选择营养配方。可选用整蛋白均衡配方、短肽型或氨基酸型配方、糖尿病适用型配方以及高蛋白配方等。某些患者可选择特殊配方制剂(如补充精氨酸、谷氨酰胺、核酸、ω-3 脂肪酸和抗氧化剂等成分的免疫调节营养配方)。但是,目前证据不支持免疫调节营养配方可以改善外伤性脑损伤的预后;促动力药对于改善喂养耐受性来说没有作用。肠外营养制剂应兼顾营养整体、必需、均衡及个体化的原则,制剂成分通常包括大分子营养素(碳水化合物、脂质及氨基酸)、电解质、小分子营养素(微量元素、维生素)及其他添加成分(如谷氨酰胺、胰岛素等)。

六、营养支持速度

肠内和肠外营养,要求 24 h 匀速输入,最好采用营养泵控制速度。开始一般输注速度为20~50 mL/h,能耐受则增加速度,以每 8~12 h 递增 25 mL/h 速度增加用量。需结合血糖、血脂、渗透压、心力衰竭、肺水肿等监测结果调整速度。另外,胃内供给营养也可采取间断喂养的方式,每次 100～480 mL,每天次数 3～8 次,以重力滴注 30 min 以上为佳,大多数不适与速度过快有关。

七、营养支持的监测及调整

为达到营养支持的目的,提高营养支持效率,避免并发症及不良反应,在营养支持治疗的同时应加强监测,如营养供给速度、营养支持是否满足患者需求、患者是否出现不良反应(如呕吐、腹泻、感染)等,决定是否需要调整营养支持方案。

营养支持的过程中需做如下监测:①24 h 观察患者的反应;②血糖一定要<11.1 mmol/L,最佳 5.6～8.3 mmol/L;③液体平衡情况;④心衰、肺水肿症状体征;⑤其他实验室检查包括:肝肾功能、血尿渗透压、尿糖、血气分析、电解质、微量元素及血脂等。感染、栓塞、代谢紊乱是监测的重点。

(卢 林)

第十五节 神经重症患者的体位与约束护理

一、神经重症患者的体位护理

(一)体位护理的概念

体位护理是根据患者病情和舒适度的要求,协助患者采取主动、被动或强制体位,以达到不同治疗或减少相应并发症的目的。适当的体位对治疗疾病,减轻症状,进行各种检查,预防并发症,减少疲劳均有良好的作用。

(二)体位护理的临床意义及作用

1.体位与颅内压(ICP)、脑灌注压(CPP)

颅内压与体位关系密切,不恰当的体位可以通过影响颅内静脉回流、增加胸腹腔压力等因素导致 ICP 升高,CPP 下降。对颅内压增高患者,抬高床头 30°～45°,保持头部正中位,避免扭曲或压迫颈部,以利于颅内静脉回流,可达到降低颅内压的效果。此外,对通气使用呼气末正压机械通气治疗的患者,也可明显减轻 PEEP 对颅内压的影响。

2.体位与呼吸系统并发症

神经重症患者是呼吸系统并发症的高危人群,发病危险因素包括意识障碍、气道保护性反射降低、气道机械性梗阻、中枢性呼吸肌无力等。此外,食物反流引起误吸是吸入性肺炎的重要危险因素。

对于肠内营养的患者,合理的体位护理可以减少吸入性肺炎的发生。经胃肠内进食时,需抬高床头至少 30°,对于气管切开患者可抬高至 45°,进食后继续保持半卧位 30～60 min,此体位借重力的作用有利于食物通过幽门进入小肠,减少胃内容物潴留,从而有效减少胃内容物反流,避免口咽部分泌物误吸,同时为了防止误吸、反流,在鼻饲前要清理气道内痰液,以免鼻饲后吸痰引起呛咳、憋气使腹内压增高引起反流。鼻饲后禁止立即翻身、叩背或外出检查,以避免因搬动患者使胃肠受到机械刺激而引起反流。半卧位还可借助重力使膈肌下降,胸腔容积相对增大,患者肺活量增加,有利于气体交换,降低肺部并发症的发生率。

同样,对于机械通气的患者,体位护理是预防呼吸机相关肺炎的重要措施。抬高床头 30°～45°(半卧位或斜坡卧位)能有效减少反流和误吸,预防 VAP 的发生。

(三)神经重症患者的体位护理

1.颅内占位性病变患者的体位护理

(1)全麻手术尚未清醒的患者应取去枕平卧位,头偏向健侧,以便于呼吸道分泌物排出;清醒后血压平稳者将床头抬高 15°～30°,以利于颅内静脉回流,减轻脑水肿,降低颅内压,改善脑循环代谢。

(2)幕上肿瘤切除术后的患者应取仰卧位或健侧卧位,抬高床头 15°～30°或斜坡卧位,有利于颅内静脉回流。①脑叶体积较大的肿瘤切除术后,24 h 内禁止患侧卧位,防止脑组织局部受压及移位。②侧脑室肿瘤术前取患侧卧位,头颈部避免过度活动,以免脑室内肿瘤移位阻塞室间孔,引起剧烈头痛。③经口鼻蝶入路垂体瘤切除术后,24 h 内严格保持仰卧位,翻身等变换体位时嘱患者头部向两侧转动的角度不应大于 45°,以便促进术区软组织及伤口愈合,防止脑脊液鼻漏,如已合并脑脊液鼻漏,须适当延长仰卧位时间,一般术后第 2～3 d 可酌情抬高床头,防止脑脊液逆流引起颅内感染。

(3)幕下肿瘤切除术后的患者应取侧卧位,手术当日枕下垫一软枕,保持头、颈、肩在一条水平线上,防止颈部扭曲。24 h 后给予抬高床头 15°～30°,翻身时应注意保护头颈部,避免头颈扭转角度过大,防止脑干和枕部受压,引起枕骨大孔疝。①肿瘤切除后残腔较大的患者术后 24 h 内要避免患侧卧位,以免发生脑干移位。②枕大孔区畸形颅后窝减压术后,搬动患者要固定好头部,不能过度屈伸,做到轴线翻身,以防发生寰枢椎脱位,出现呼吸骤停。③对有脑脊液鼻漏、耳漏患者应取患侧卧位,抬高床头 15°～30°避免脑脊液逆流引起颅内感染,同时借助重力作用使脑组织移向颅底贴附在硬膜漏孔区,促进伤口愈合,为此抬高床头患侧卧位要维持到脑脊液耳、鼻漏停止后 2～3 d。

2.颅脑外伤者的体位护理

(1)开颅血肿清除术后,如术后患者已清醒,生命体征平稳时,为降低颅压,采用床头抬高 15°～30°的斜坡卧位,有利颅内静脉回流,减少脑组织的耗氧量,减少颅内充血及脑水肿的发生,降低颅内压。患者在急性期如无血容量不足,取头高足低仰卧位,以防止颅内压增高,对呕吐或昏迷患者多采用仰卧位,头偏向一侧,防止引起窒息或吸入性肺炎。

(2)颅底骨折合并脑脊液鼻漏的患者应抬高床头 15°～30°,耳漏患者应取患侧卧位,有利于引流,避免引起逆行性颅内感染,并有利于脑脊液漏口愈合。

(3)慢性硬膜下血肿行硬膜下钻孔引流术后应取去枕平卧位,直到拔出引流管,有利于淤血引出,也有利于防止引流液逆流造成颅内感染或颅内积气。

(4)颅脑外伤合并颈椎损伤的体位,对由于受到加速型或减速型损伤造成的颈椎骨折或由于受到挥鞭样损伤引起的脊髓震荡的患者,护理时宜给患者采取仰卧位,急性期或术后 24 h 内取平卧位,不给患者翻身,必要时带颈托保护,24 h 后头、颈、躯干轴线翻身,侧卧时加一棉垫垫在患者头部,高度大约为一侧肩峰至同侧颈部的距离,以防止颈部扭曲、脱位。

(5)去骨瓣减压术后患者应取健侧卧位,禁止患侧卧位,避免骨窗处受压,引起局部水肿或坏死,增高颅内压力。

3.脑血管疾病手术后体位

(1)介入手术后,经股动脉穿刺者,应取平卧位,穿刺点加压 6 h,穿刺侧下肢制动24 h。若使用缝合器或封堵器,穿刺侧肢体制动时间为 3～8 h。

(2)颈动脉内膜剥脱术后患者宜采取健侧卧位,床头抬高 15°～30°,防止术后患者头颈过度活动引起血管扭曲、牵拉及吻合口出血。

4.脊髓疾病术后的体位

手术麻醉清醒后 6 h 内取去枕平卧位,以利于压迫止血,防止过早翻身活动引起伤口活动性出血。若因术中脑脊液丢失过多,导致颅内压降低,为防止出现头痛、头晕,术后 24 h 内保持平卧位或将床尾垫高 8～12 cm。协助患者翻身时要保持头颈与脊柱在同一水平位,给予轴线翻身且动作稳妥轻柔,特别是高颈段手术患者应颈部制动,颈托固定,注意颈部不能过伸过屈,以免加重脊髓损伤。在卧床期间应注意卧位的舒适度与肢体的功能位,并给予被动活动,预防压疮。

5.其他重症患者的体位护理

(1)合并气管切开、昏迷患者的体位护理:对于气管切开的患者,气管切开手术当日不宜过多变换体位,以防套管脱出,术后应注意头部位置与气管套管方向的成角,头不宜前屈,翻身时注意患者的头部与气管平行转动,若有异常,应及时改变患者的体位,保持气道通畅。对于昏迷患者,因长期卧床,易采取抬高床头 15°～30°,并定时翻身、叩背,防止肺炎发生,定时变换体位,防止肢体发生挛缩、变形、压疮。

(2)行颅内压监测术患者:当术后连续颅内压监护时,观察 ICP 应在患者无躁动,无咳嗽,不吸痰、翻身,无其他外界刺激的情况下进行,以免影响数据的准确性,当观察患者有颅内压增高时,为减轻脑水肿,可将床头抬高 30°。

(3)腰椎穿刺术后:腰穿术后 6 h 内可采取平卧位,如释放脑脊液过多,可采取头低脚高位,可预防或减轻腰穿后低颅压性头痛。

正确有效的体位对神经重症患者的颅内压、脑灌注压、平均动脉压、相关并发症都有着直接的影响,结合临床病理生理变化及循证医学认证,在没有特殊要求或禁忌情况下一般将头抬高30°或斜坡卧位(不要在急性期降低床头高度)是神经重症患者较为适宜的体位,既能显著降低颅内压,又能较好避免低血压和脑部供血不足等不良后果的发生。也作为临床上常规的体位护理。不正确的体位可能会导致严重的、甚至致命的后果。

体位护理是临床护理中一项不可忽视的护理措施,对一些传统的体位护理方法,将通过临床护理实践不断更新与扩展。

(四)体位护理的注意事项

(1)患者体位要求根据手术部位及病情而有所不同,在实施体位护理时必须遵循病情需要,了解患者的诊断、治疗及护理要求给予适合的体位。必要时遵医嘱实施体位护理。

(2)体位变换前后必须评估患者体征,了解患者病情及生命体征变化。必要时向患者说明变换体位或限制体位的目的,取得患者或家属的配合。

(3)选择适宜的护理用具,借助两摇床、三摇床、电动床、靠背垫、体位垫、手脚圈、气垫、水袋及耳枕等辅助用具,协助患者摆放适合及舒适的体位。

(4)按医嘱定时更换体位,一般每两小时变换体位一次,而且要连续实施,避免因患者体位不当而引起病情加重或并发症的发生。

（5）注意评估患者体位是否舒适，被动体位患者应使用辅助用具支撑保持其躯体稳定、肢体和关节处于功能位。颈椎或颅骨牵引患者，翻身时不可放松牵引。

（6）对进行机械通气患者，将相关机器及管路放置在患者头侧，注意勿使呼吸机的回路或导管脱落、打折。在保持患者半卧位或斜坡卧位的同时，注意患者卧位的舒适度及安全。

（7）协助患者体位改变时，不要拖拉，注意节力。同时护士应站在患者的患侧，变换体位时使患者尽量靠近自己，以利于病情观察与患者安全。

（8）翻身或体位改变后注意评估受压部位皮肤情况，检查各种引流管（如动、静脉置管，尿管等）是否扭曲、受压、牵拉。如有异常，及时处理，防止因实施体位护理而使治疗效果受到影响。

总之，体位护理是神经外科护理工作中的重要部分，加强体位护理的科学性和整体性管理，是促进患者全面康复的基础，是提高专科护理技术水平的重要途径。

二、神经重症患者的约束管理与护理

神经科重症患者常伴有意识模糊、躁动不安，不配合治疗护理，很容易发生意外拔管、坠床、自伤等严重后果而影响治疗、预后，甚至威胁生命。因此，为确保患者安全，保证治疗护理顺利进行，常对重症患者实施身体约束。

（一）概念

身体约束（约束）通常定义为使用任何物理或机械性设备、材料或工具附加于患者的身体，限制患者的自由活动，阻止患者自由移动身体、体位改变等。在治疗护理活动中身体约束被视为限制躁动患者的身体或肢体活动，预防和减少其干扰治疗及维持安全的临床保护性措施，也称为保护性约束。

（二）适应证与禁忌证

1.适应证

意识障碍、谵妄、躁动、烦躁、自伤或全麻未醒的患者通过约束限制其身体或肢体活动，防止患者出现坠床、撞伤、抓伤、拔管等意外而采取的一种保护性措施。

2.禁忌证

水肿、压力溃疡（皮肤损伤）、吸气和呼吸困难、肢体挛缩、骨折、麻痹、最重要的是未取得患者或家属的知情同意。

（三）应用原则

（1）目的是确保患者的安全，保证患者被约束时的安全、舒适、尊严和身体需求。

（2）约束应仅在其他方法都不能达到有效结果时才能实施，不可作为弥补人力资源不足而使用。

（3）应制订身体约束的工作流程与要求，并使医护人员严格掌握。

（4）约束前应告知患者、家属或监护人约束使用的原因、必要性、注意事项及可能的不利因素，使用后及时与家属沟通，共同评价效果。

（5）应严密观察并定时评估被约束者，正确记录约束部位、时间等情况。

（6）约束的使用应为限制最小，时间最短，尽量减少约束的使用。当患者病情趋于好转时，护士考虑应尽早停止使用约束。任何限制患者活动自由度的力量或程度应该符合患者的基本生理需求，并使其肢体保持功能位。

（四）部位与方法

最常见的为腕关节约束、踝关节约束、胸部约束及腰部约束。常采用约束带、拳击手套、连指手套等用具，它可以把手裹起来防止手指自由活动，防止患者拖拽管路及输液针。成人使用最多的为约束带，给予手及肢体约束。

（五）评估与护理

（1）护士评估患者约束的需要，在约束前评估患者的年龄、病情、意识状态、配合程度、肢体活动情况和肢端循环等。只有当患者或他人安全及健康受到威胁时，才使用约束措施。

（2）在应用约束前，护士与患者和其家庭成员解释约束相关的需要、注意事宜及利弊因素。取得患者及其家属的理解和知情同意，并得到家属的配合。

（3）护士遵守使用约束流程及要求，按照医师医嘱及主管护师的建议为患者做适当的约束。

（4）使用限制最小的、合理的、正确的约束方法，确保使用肢体约束的安全。注意保护患者身体薄弱的部位，约束松紧度以能容纳1个手指为宜，预留适当的活动空间。不宜过紧或过松，以免影响局部血液循环或约束效果，并在约束部位，特别是骨突处垫软垫，预防因约束造成皮肤损伤。

（5）约束期间加强巡视严密观察，特别要注意其安全、舒适、尊严、隐私及身体精神状态。任何迹象如皮肤水肿、苍白、青紫、发冷，患者主诉刺痛、麻木、疼痛或破损，立即解开约束带给予肢体活动。使用胸带约束者应观察患者的呼吸、心率、血压、血氧饱和度等情况，如出现呼吸急促或减慢、血氧饱和度下降等，立即停止约束，遵医嘱给予相应的处理或改用药物镇静。因此，要动态评估患者病情，及时调整约束方案，并能保持肢体功能位。

（6）应用约束后护士应及时做好约束记录，包括患者姓名、约束原因、约束带数目、约束部位及时间，建立相应的护理记录，认真落实床头交接班，重视患者感受和反应，做好基础护理，避免患者肢体受伤。

（7）对于意识清醒但不能完全配合且又须行保护性约束的患者，可用普通约束带约束双上肢或下肢。对情绪不稳、躁动及不配合治疗的患者进行持续约束，至少每两小时松解约束一次，时间为15～20 min。并评估约束部位局部血循环及皮肤完整性，至少每8 h重新评估是否需要继续使用约束。

（8）应用约束的患者，当抬高床头时，约束带应固定在床沿。不要将约束带系在床挡或其他部分，以免病床角度改变时约束效果受影响。

（9）患者约束的并发症：身体约束的患者失去肢体力量，易发生应激溃疡、失禁及绞窄（窒息）、严重不安、沮丧、愤怒、恐惧、困惑、惊慌失措、情绪改变、睡眠障碍、角色缺失、身体不适和行为混乱，血液的化学变化导致认知和行为问题，失去自信和自尊等。

（10）探索干预、实施及检索约束使用的替代方法，如严密评估患者，改善环境，开展临床工作经验分享交流。同时学会恰当、正确的约束方法，使实施效果良好，不断掌握保护性约束的最新知识与技术。

（六）身体约束的伦理学思考

护理应用约束涉及限制患者的自由。患者把这种干预看成一种攻击、殴打甚至是错误的囚禁。但是，众所周知，约束有时是必要的，是关系神经重症患者安全和有效治疗的重要问题之一。在患者法律观念和维权意识日益增强的形式下，约束措施的使用不当还将带来护患纠纷。鉴于其潜在的危害性及风险，临床上应尽量寻找其他替代手段，将身体约束作为防止身体伤害或保护患者安全的最后选择。在重视循证护理、人性化护理服务的临床护理实践中,道德与伦理的理念越来越被关注,因此,亟待展开约束的相关性研究,充分认识其对神经重症患者治疗和健康的影响。对患者的身体约束主要是保护性约束,也称行为约束治疗,其实质是限制患者的行为自由,以保障患者的安全,并保证治疗、护理工作的顺利进行,因此,应明确规定应用身体约束的适应证,防止约束使用的盲目性、随意性。约束措施的应用会对患者的生理和社会心理方面带来许多负面影响,作为护理管理者更要关注并重新审视约束使用的正确性、合理性。同时形成相关护理模式和约束管理策略,为神经重症监护室患者及医护人员创建一个相对安全的医疗环境。

(卢　林)

第十六节　神经重症患者的围术期护理

神经危重症患者的围术期是围绕神经外科手术的一个全过程,从患者决定接受手术治疗开始,到手术治疗直至基本康复,包含手术前、手术中及手术后的一段时间。手术前后护理是指全面评估患者的生理、心理状态,提供身、心整体护理,增加患者对手术的耐受性,以最佳状态顺利渡过手术期,预防或减少术后并发症,促进早日康复,重返家庭和社会。

一、手术前患者的护理

(一)护理评估

1.健康史

(1)现病史:本次发病的诱因、主诉、主要病情、症状及体征(生命体征和专科体征)等。

(2)既往史:详细了解有关内分泌、心血管、呼吸、消化和血液等系统疾病史,创伤史、手术史、过敏史、家族史、遗传史、用药史和个人史,女性患者了解其月经史和婚育史。

2.身体状况(生理状况)

(1)年龄:婴幼儿及老年人对手术的耐受力比成年人差。婴幼儿术前应重点评估生命体征、出入液量和体质量的变化等。老年人术前应全面评估生理状态,包括呼吸、循环、消化、内分泌和泌尿等各个系统,掌握其病理生理变化。

(2)营养状态:根据患者身高、体质量、肱三头肌皮肤褶襞厚度、上臂肌周径及食欲、精神面貌、劳动能力等,结合病情和实验室检查结果,如血浆蛋白含量及氮平衡等,全面评判患者的营养状况。

(3)体液平衡状况:手术前应全面评估患者有无脱水及脱水程度、类型,有无电解质代谢紊乱和酸碱平衡失调。常规监测血电解质水平包括 Na^+、K^+、Mg^{2+}、Ca^{2+} 等,有助于及时发现并纠正水、电解质失衡。

(4)有无感染:评估患者是否有上呼吸道感染,并观察皮肤,特别是手术区域的皮肤有无损伤及感染现象。

(5)重要器官功能。①心血管功能:应评估患者的血压、脉搏、心率及四肢末梢循环状况,如有无水肿、皮肤颜色和温度等。术前做常规心电图检查,必要时行动态心电图监测。②呼吸功能:术前加强患者呼吸节律和频率的观察,了解有无吸烟嗜好、有无哮喘、咳嗽、咳痰,观察痰液性质、颜色等,必要时行肺功能检查,以协助评估。③肾功能:评估患者有无排尿困难、尿频、尿急、少尿或无尿等症状,通过尿常规检查,观察尿液颜色、比重和有无红、白细胞,了解有无尿路感染,通过尿液分析、血尿素氮或肌酐排出量等,评估肾功能情况。④肝功能:评估患者有无酒精中毒、黄疸、腹水、肝掌、蜘蛛痣、呕血、黑便等。对既往有肝炎、肝硬化、血吸虫病或长期饮酒者,更应了解肝功能情况,并注意有无乙型肝炎病史。⑤血液功能:应询问患者及其家族成员有无出血和血栓栓塞史;是否曾输血,有无出血倾向的表现,如手术和月经有无严重出血,是否容易发生皮下瘀斑、鼻出血或牙龈出血等;是否同时存在肝、肾疾病。⑥内分泌功能:评估糖尿病患者慢性并发症(如心血管、肾疾病)和血糖控制情况,监测饮食、空腹血糖和尿糖等。甲状腺功能亢进患者手术前应了解基础血压、脉搏率、体温、基础代谢率的变化。

3.神经系统功能评估

(1)意识评估:意识障碍是中枢神经系统疾病的常见表现,且随病情变化而波动,有时意识状态的恶化是出现颅内并发症时唯一可以发现的临床表现。意识与脑皮质和脑干网状结构的功能状态有关,可表现为嗜睡、朦胧、半昏迷和昏迷。意识障碍的有无及深浅程度、时间长短和演变过程,是分析病情的重要指标。

这种意识障碍主观描述的主要缺点是缺乏确切的分级,由不同的评价者操作,可能得出截然不同的结果。为此,结合意识中觉醒和知晓两部分内容,创立了相应的意识评价量表系统,目的在于对意识障碍进行更为确切的分级。其中临床应用最为广泛的是格拉斯哥昏迷量表(GCS)。GCS由睁眼(E)、体动(M)和语言(V)三部分组成,每项包含了不同等级,评为不同分值。总分为15分,代表完全清醒,最低为3分,代表觉醒和知晓功能完全丧失。护理相关的要点包括以下方面:①在护理记录时应分项计分,可表述为 E/M/V。这样,除可评价意识状态外,还便于提示患者是否存在一些特征性的病理状态,如去皮质强直和去大脑强直;②应建立定时 GCS 评估的护理常规,常定为每小时评估一次,整合在护理记录单上,便于评价病情的动态变化。

(2)瞳孔的观察:瞳孔的观察也是神经危重症患者重要的临床检测项目。瞳孔变化对判断病情和及时发现颅内压增高危象——小脑幕切迹疝非常重要。要观察双侧瞳孔的对光反射、瞳孔的大小、两侧是否对称、等圆,并应连续观察其动态变化。检查瞳孔应分别检查左右两侧,并注意直接对光反应与间接对光反应,这些对鉴别脑内病变与视神经或动眼神经损伤所致的瞳孔改变有参考意义。

观察瞳孔的护理要点:在临床工作中,神经系统疾病变化迅速。因此对瞳孔的观察要做到"及时准确、前后对照、全面观察、综合分析"。①及时准确:对瞳孔的观察要及时准确,特别是昏迷或脑出血的患者。一般 15～30 min 观察一次,并做好记录。②前后对照、双眼对比:瞳孔的动态观察,对病情的判断和预后更有价值。如果患者初时瞳孔正常,在观察过程中逐渐出现瞳孔变化,则更有意义。一般说来,病侧瞳孔短时间内缩小是动眼神经受刺激的表现,瞳孔散大则为动眼神经麻痹的表现。如果一个患者短时间内瞳孔发生变化,常常是脑出血或脑疝刺激或压迫动眼神经所致。③全面观察:对于神经危重患者,严密观察瞳孔是十分重要的,但瞳孔观察不是唯一的,还应包括意识、神经体征和生命体征的全面观察。必要时做一些辅助检查,才能做出正确的判断,有利于正确的治疗。④综合分析:对于一个不正常的瞳孔,除考虑神经系统的疾病外,还要排除药物对瞳孔的影响,以及眼科疾病引起的瞳孔变化。不可只根据瞳孔这一项指标,要仔细询问病史,结合临床,全面分析,才能做出正确的判断。

4.心理-社会状况

(1)心理状况:最常见的心理反应有手术焦虑、恐惧和睡眠障碍。焦虑、恐惧表现为对手术担心、紧张不安、害怕、乏力疲倦等,似有大祸临头之感。身体上也表现有相应的一些症状,如心慌、手发抖、坐立不安、食欲减退、小便次数增加、行为被动或依赖、脉搏呼吸增快、手掌湿冷等。睡眠障碍的患者表现为入睡困难、早醒、噩梦等。导致患者心理反应的主要原因有:①对手术效果担忧;②对麻醉和手术的不解;③以往手术经验;④医务人员的形象效应;⑤对机体损毁的担忧。因此,手术前应全面评估患者的心理状况,正确引导和及时纠正不良的心理反应,保证各项医疗护理措施的顺利实施。

(2)社会状况:了解亲属对患者的关心程度,心理支持是否有力,家庭经济状况,医疗费用承受能力。

5.手术耐受性

(1)耐受良好:全身情况较好,外科疾病对全身影响较小,重要器官无器质性病变或其功能处于代偿阶段,稍做准备便可接受任何手术。

(2)耐受不良:全身情况欠佳,外科疾病已对全身影响明显,或重要器官有器质性病变,功能已濒临失代偿,需经积极、全面的特殊准备后方可进行手术。通过对手术耐受的评估,可以对手术危险性作出估计,为降低危险性做好针对性的术前准备。

(二)护理措施

1.生理准备

(1)一般准备,包括呼吸道准备、胃肠道准备、排便练习等。

呼吸道准备:有吸烟嗜好者,术前2周戒烟。有肺部感染者,术前3～5 d起应用抗生素;痰液黏稠者,可用抗生素加糜蛋白酶或沐舒坦雾化吸入,每天2～3次,并配合拍背或体位引流排痰;哮喘发作者,术前1 d地塞米松或布地奈德雾化吸入,每天2～3次,以减轻支气管黏膜水肿,促进痰液排出。根据患者不同的手术部位进行深呼吸和有效排痰法的训练。深呼吸训练:先从鼻慢慢深吸气,使腹部隆起,呼气时腹肌收缩,由口慢慢呼出。有效排痰法训练:患者先轻咳数次,使痰液松动,而后深吸气后用力咳嗽。

胃肠道准备:择期手术患者术前12 h起禁食,4 h起禁水。

排便练习:绝大多数患者不习惯在床上大小便,容易发生尿潴留和便秘,尤其是老年男性患者,因此术前必须进行排便练习。

手术区皮肤准备:术前两小时充分清洁手术野皮肤和剃除毛发,若切口不涉及头、面部、腋毛、阴毛,且切口周围毛发比较短少,不影响手术操作,可不必剃除毛发。若毛发影响手术操作,则应全部剃除。手术前1 d协助患者沐浴、洗头、修剪指甲,更换清洁衣服。备皮操作步骤:①做好解释工作,将患者接到治疗室(如在病室内备皮应用床帘或屏风遮挡),注意保暖及照明;②铺橡胶单及治疗巾,暴露备皮部位;③用持物钳夹取皂液棉球涂擦备皮区域,一手绷紧皮肤,一手持剃毛刀,分区剃净毛发;④剃毕用手电筒照射,仔细检查是否剃净毛发;⑤用毛巾浸热水洗去局部毛发和皂液。

休息:充足的休息对患者的康复起着不容忽视的作用。促进睡眠的有效措施包括:①消除引起不良睡眠的诱因;②创造良好的休息环境,保持病室安静,避免强光刺激,定时通风,保持空气新鲜,温、湿度适宜;③提供放松技术,如缓慢深呼吸、全身肌肉放松、听音乐等自我调节方法;④在病情允许下,尽量减少患者白天睡眠的时间和次数,适当增加白天的活动量;⑤必要时遵医嘱使用镇静安眠药,如地西泮、水合氯醛等,但呼吸衰竭者应慎用。

(2)特殊准备,包括各类疾病的治疗。

营养不良:术前血清白蛋白在30～35 g/L时应补充富含蛋白质的饮食。根据病情及饮食习惯,与患者、家属共同商讨制定富含蛋白、能量和维生素的饮食计划。若血清白蛋白低于30 g/L,则需静脉输注血浆、人体白蛋白及营养支持,以改善患者的营养状况。

脱水、电解质紊乱和酸碱平衡失调:脱水患者遵医嘱由静脉途径补充液体,记录24 h出入液量,测体质量,纠正低钾、低镁、低钙及酸中毒。

心血管疾病:血压过高者,给予适宜的降压药物,使血压平稳在一定的水平,但不要求降至正常后才手术。对心律失常者,遵医嘱给予抗心律失常药,治疗期间观察药物的疗效和不良反应;对贫血者,因携氧能力差、影响心肌供氧,手术前应少量多次输血纠正;对长期低盐饮食和服用利尿剂者,加强水、电解质监测,发现异常及时纠正;急性心肌梗死者6个月内不行择期手术,6个月以上且无心绞痛发作者,在严密监测下可施行手术;心力衰竭者最好在心力衰竭控制3～4周后再进行手术。

肝疾病:轻度肝功能损害不影响手术耐受性;但肝功能损害较严重或濒临失代偿者,必须经长时间严格准备,必要时静脉输注葡萄糖以增加肝糖原储备;输注人体白蛋白液,以改善全身营养状况;少量多次输注新鲜血液,或直接输注凝血酶原复合物,以改善凝血功能;有胸腔积液、腹水者,在限制钠盐摄入的基础上,使用利尿剂。

肾疾病:凡有肾病者,应作肾功能检查,合理控制饮食中蛋白质和盐的摄入量及观察出入量,如需透析,应在计划24 h以内进行,最大限度地改善肾功能。

糖尿病:糖尿病患者对手术耐受性差,手术前应控制血糖于5.6～11.2 mmol/L、尿糖(＋)～(＋＋)。原接受口服降糖药治疗者,应继续服用至手术前1 d晚上;如果服用长效降糖药如氯磺丙,应在术前2～3 d停服;禁食患者静脉输注葡萄糖加胰岛素维持血糖轻度升高状态(5.6～11.2 mmol/L)较为适宜;平时用胰岛素者,术前应以葡萄糖和胰岛素维持正常糖代谢,在手术日晨停用胰岛素。糖尿病患者在术中应根据血糖监测结果,静脉滴注胰岛素控制血糖。

皮肤护理:预防压疮发生。

2.心理护理和社会支持

(1)心理护理:护士热情、主动迎接患者入院,根据其性别、年龄、职业、文化程度、性格、宗教信仰等个体特点,用通俗易懂的语言,从关怀、鼓励出发,就病情、施行手术治疗的必要性和重要性、术前准备、术中配合和术后注意点作适度的解释,建立良好的护患关系,缓解和消除患者及其家属焦虑、恐惧的心理,使患者以积极的心态配合手术和手术后治疗。NCCU护士在术前到病房访视患者,对患者进行一对一交流,进行针对性的心理护理,有助于术后更加安全有效的实施监测治疗。探视时应鼓励患者倾诉术前的心理感受,全面地向患者及其家属解释病情,向患者说明颅脑实施手术的必要性、保守治疗的局限性。术后疼痛是很多患者最担心的问题,可以告知患者,术后镇痛措施已较成熟,对于各种原因引起的、各种程度的、不同敏感程度的人群术后疼痛均有相应应对方法,其镇痛效果是令人满意的。

(2)社会支持:术前安排患者与手术成功者同住一室;安排家属及时探视;领导、同事和朋友要安慰、鼓励患者,只要有可能,应允许患者的家庭成员在场,这样可降低患者的心理焦虑反应。但要注意家庭成员的负性示范作用。因此患者和家属同时接受术前教育是非常重要的,只有这样,才能起到社会支持作用。

二、手术后患者的护理

(一)护理评估

1.健康史

了解麻醉种类、手术方式、术中出血量、补液输血量、尿量、用药情况;引流管安置的部位、名称及作用。

2.身体状况

(1)麻醉恢复情况:评估患者神志、呼吸和循环功能、肢体运动及感觉和皮肤色泽等,综合判断麻醉是否苏醒及苏醒程度。

(2)呼吸:观察呼吸频率、深浅度和节律性;注意呼吸道是否通畅,舌后坠堵住呼吸道时常有鼾声,喉痉挛时可有吸气困难伴喘鸣音,支气管痉挛表现为喘息、呼气困难及呼气时相延长。

(3)循环:监测血压的变化,脉搏的频率、强弱及节律性;评估皮肤颜色及温度,观察患者肢端血液循环情况。

(4)体温一般术后 24 h 内,每 4 h 测体温 1 次,以后根据病情延长测量间隔时间。由于机体对手术创伤的反应,术后患者体温可略升高,一般不超过 38 ℃,经 1～2 d 逐渐恢复正常。

(5)疼痛:评估疼痛部位、性质、程度、持续时间、患者的面部表情、活动、睡眠及饮食情况,用国际常用的疼痛评估法对疼痛作出正确的评估。

(6)排便情况:评估患者有无尿潴留,观察尿量、性质、颜色和气味等有无异常。评估肠蠕动恢复情况,询问患者有无肛门排气,观察患者有无恶心、呕吐、腹胀、便秘等症状。

(7)切口状况:评估切口有无渗血、渗液、感染及愈合不良等并发症。

(8)引流管与引流物:评估术后引流是否通畅,引流量、颜色、性质等。

3.心理-社会状况

手术后是患者心理反应比较集中、强烈的阶段,随原发病的解除和安全渡过麻醉及手术,患者心理上会有一定程度的解脱感;但继之又会有新的心理变化,如担忧疾病的病理性质、病变程度等;手术致正常生理结构和功能改变者,则担忧手术对今后生活、工作及社交带来的不利影响。此外,切口疼痛、不舒适的折磨或对并发症的担忧,可使患者再次出现焦虑,甚至将正常的术后反应视为手术不成功或并发症,加重对疾病预后不客观的猜疑,以致少数患者长期遗留心理障碍而不能恢复正常生活。

(二)护理措施

1.体位

根据麻醉及患者的全身状况、术式、疾病的性质等选择卧位,使患者处于舒适和便于活动的体位。麻醉未清醒前,应去枕平卧,头偏向一侧,以防呕吐物误入气道造成误吸;意识清醒血压平稳后,宜采用头高位,抬高床头 15°～30°,以利于颅内静脉回流,降低颅内压;椎管脊髓手术后,不论仰卧位或侧卧位都必须使头颈和脊柱的轴线保持一致,翻身时要防止脊柱屈曲或扭转;脑脊膜膨出修补术后,切口应保持在高位以减轻张力并避免切口被大小便所污染造成感染。

2.维持呼吸与循环功能

(1)生命体征的观察:根据手术大小,定时监测体温、脉搏、呼吸、血压。病情不稳定或特殊手术者,应送入重症监护室,随时监测心、肺等生理指标,及时发现呼吸道梗阻、伤口、胸腹腔以及胃肠道出血和休克等的早期表现,并对症处理。

血压:手术后或有内出血倾向者,必要时可每隔15~30 min测血压一次,病情稳定后改为每1~2 h一次,并做好记录。

体温:体温变化是人体对各种物理、化学、生物刺激的防御反应。术后24 h内,每4 h测体温一次,随后每8 h 1次,直至体温正常后改为1 d 2次。

脉搏:随体温而变化。失血、失液导致循环容量不足时,脉搏可增快、细弱、血压下降、脉压变小。但脉搏增快、呼吸急促,也可为心力衰竭的表现。

呼吸:随体温升高而加快,有时可因胸、腹带包扎过紧而受影响。若术后患者出现呼吸困难或急促,应警惕肺部感染和急性呼吸窘迫综合征的发生。

(2)保持呼吸道通畅,包括以下措施。

防止舌后坠:一般全麻术后,患者口腔内常留置口咽通气管,避免舌后坠,同时可用于抽吸清除分泌物。患者麻醉清醒喉反射恢复后,应去除口咽通气管,以免刺激诱发呕吐及喉痉挛。舌后坠者将下颌部向前上托起,或用舌钳将舌拉出。

促进排痰和肺扩张:①麻醉清醒后,鼓励患者每小时深呼吸运动5~10次,每2 h有效咳嗽一次;②根据病情每2~3 h协助翻身一次,同时叩击背部,促进痰液排出;③使用深呼吸运动器的患者,指导正确的使用方法,促进患者行最大的深吸气,使肺泡扩张,并能增加呼吸肌的力量;④痰液黏稠患者可用超声雾化吸入(生理盐水20 mL加沐舒坦30 mg),每天4~6次,每次15~20 min,使痰液稀薄,易咳出;⑤呼吸道分泌物较多,体弱不能有效咳嗽排痰者。给予导管吸痰,必要时可采用纤维支气管镜吸痰或气管切开吸痰;⑥吸氧:根据病情适当给氧,以提高动脉血氧分压。

3.静脉补液

静脉补液补充患者禁食期间所需的液体和电解质,若禁食时间较长,需提供肠外营养支持,以促进合成代谢。

4.增进患者的舒适度

(1)疼痛:麻醉作用消失后,患者可出现疼痛。术后24 h内疼痛最为剧烈,经2~3 d逐渐缓解。若疼痛呈持续性或减轻后又加剧,需警惕切口感染的可能。疼痛除造成患者痛苦外,还可影响各器官的生理功能。首先,妥善固定各类引流管,防止其移动所致切口牵拉痛;其次,指导患者在翻身、深呼吸或咳嗽时,用手按压伤口部位,减少因切口张力增加或震动引起的疼痛;指导患者利用非药物措施,如听音乐、数数字等分散注意力的方法减轻疼痛;医护人员在进行使疼痛加重的操作,如较大创面的换药前,适量应用止痛剂,以增强患者对疼痛的耐受性。小手术后口服止痛片对皮肤和肌性疼痛有较好的效果。大手术后12 d内,常需哌替啶肌内或皮下注射(婴儿禁用),必要时可4~6 h重复使用或术后使用镇痛泵。使用止痛泵应注意:①使用前向患者讲明止痛泵的目的和按钮的正确使用,以便患者按照自己的意愿注药镇痛;②根据镇痛效果调整预定的单次剂量和锁定时间;③保持管道通畅,及时处理报警;④观察镇痛泵应用中患者的反应。

(2)发热:手术后患者的体温可略升高,幅度为0.5 ℃~1.0 ℃,一般不超过38.5 ℃,临床称之为外科手术热。但若术后3~6 d仍持续发热,则提示存在感染或其他不良反应。术后留置导尿容易并发尿路感染,若持续高热,应警惕是否存在严重的并发症如颅内感染等。高热者,物理降温,如冰袋降温、乙醇擦浴等;必要时可应用解热镇痛药物;保证患者有足够的液体摄入;及时更换潮湿的床单或衣裤。

(3)恶心、呕吐:常见原因是麻醉反应,待麻醉作用消失后自然停止。其他引起恶心、呕吐的原因如颅内压升高、糖尿病酮症酸中毒、尿毒症、低钾、低钠等。护士应观察患者出现恶心、呕吐的时间及呕吐物的量、色、质并做好记录,以利诊断和鉴别诊断;稳定患者情绪,协助其取合适体位,头偏向一侧,防止发生吸入性肺炎或窒息;遵医嘱,使用镇静、镇吐药物,如阿托品、奋乃静或氯丙嗪等。

(4)腹胀:随着胃肠蠕动功能恢复、肛门排气后,症状可自行缓解。若术后数天仍未排气,且伴严重腹胀,肠鸣音消失,可能为腹腔内炎症或其他原因所致肠麻痹;若腹胀伴阵发性绞痛,肠鸣音亢进,甚至有气过水音或金属音,警惕机械性肠梗阻。严重腹胀可使膈肌抬高,影响呼吸功能,使下腔静脉受压影响血液回流。可应用持续性胃肠减压、放置肛管等;鼓励患者早期下床活动;乳糖不耐受者,不宜进食含乳糖的奶制品;非胃肠道手术者,使用促进肠蠕动的药物,直至肛门排气。

(5)呃逆:手术后早期发生者,可经压迫眶上缘、抽吸胃内积气和积液、给予镇静或解痉药物等措施得以缓解。

(6)尿潴留:若患者术后 6~8 h 尚未排尿或者虽有排尿,但尿量甚少,次数频繁,耻骨上区叩诊有浊音区,基本可确诊为尿潴留,应及时处理。其次帮助患者建立排尿反射,如听流水声、下腹部热敷、轻柔按摩,用镇静止痛药解除切口疼痛,或用氨甲酸等胆碱药,有利于患者自行排尿;上述措施均无效时,在严格无菌技术下导尿,第一次导尿量超过 500 mL 者,应留置导尿管 1~2 d,有利于膀胱逼尿肌收缩功能的恢复。有器质性病变,如骶前神经损伤、前列腺肥大者,也需留置导尿。

5.切口及引流管护理

(1)切口护理:观察切口有无出血、渗血、渗液、敷料脱落及局部红、肿、热、痛等征象。若切口有渗血、渗液或敷料被大小便污染,应及时更换,以防切口感染。

切口的愈合分为三级,分别用"甲、乙、丙"表示。①甲级愈合:切口愈合优良,无不良反应;②乙级愈合:切口处有炎症反应,如红肿、硬结、血肿、积液等,但未化脓;③丙级愈合:切口化脓需切开引流处理。

(2)引流管护理:各种引流管要妥善固定好,防止脱出,翻身时注意引流管不要扭曲、打折,应低于头部。交接班时要有标记,不可随意调整引流袋的高度,如发现引流不通畅,应及时报告医师处理。颅脑术后常见的引流有 4 种,即脑室引流、创腔引流、囊腔引流及硬膜下引流。

脑室引流:脑室引流是经颅骨钻孔侧脑室穿刺后,放置引流管,将脑脊液引流至体外。开颅术后放置引流管,引出血性脑脊液,减轻脑膜刺激征,防止脑膜粘连和蛛网膜颗粒的闭塞,早期起到控制颅内压的作用,特别是在术后脑水肿的高峰期,可以降低颅内压,防止脑疝发生。

护理要点包括:①严格在无菌条件下连接引流袋,并将引流袋悬挂于床头,高度为 10~15 cm,以维持正常的颅内压。当颅内压增高超过 1.5 kPa(15 cmH$_2$O)时,脑脊液即经引流管引流到瓶中,从而使颅内压得以降低。②对于脑室引流,早期要特别注意引流速度,禁忌流速过快。术后早期为减低流速,可适当将引流瓶抬高,待颅内各部的压力平衡后,再放低引流瓶置于正常高度。③注意控制脑脊液引流量。脑脊液由脑室内经脉络丛分泌,每天分泌 400~500 mL,引流量不超过 500 mL 为宜。如有颅内感染,脑脊液分泌过多,则引流量可以相应增加。应注意水盐平衡,因脑脊液中尚含有钾、钠、氯等电解质,引流量过多,易发生电解质紊乱,故应适量补液。同时将引流瓶抬高于距侧脑室高 20 cm 高度,即维持颅内压于正常范围的最高水平。④注意观察脑脊液的性状。正常脑脊液无色透明,无沉淀。术后 1~2 d 脑脊液可以略带血性,以后转为橙黄色。若术后脑脊液中有大量鲜血或术后血性脑脊液颜色逐渐加深,常提示脑室内出血。脑室内出血多时,应紧急行手术止血。脑室引流时间较长时,有可能发生颅内感染。感染后脑脊液浑浊,呈毛玻璃状或有絮状物,为颅内感染征象。此时应放低引流瓶,距侧脑室 7 cm,持续引流感染脑脊液并定时送检脑脊液标本。⑤保持引流通畅。引流管切不可受压、扭曲、成角。术后患者的头部活动范围应释放限制。翻身等护理操作时,应避免牵拉引流管。引流管如无脑脊液流出,应查明原因。在排除引流管不通畅后,可能有以下原因:a.确实系低颅压,可依然将引流瓶放置于正常高度;b.引流管放入脑室过深过长,致使在脑室内歪曲成角,可对照影像学检查结果,将引流管缓慢向外抽出至有脑脊液流出,然后重新固定;c.管口吸附于脑室壁,可将引流管轻旋转,使管口离开脑室壁;d.如怀疑为小血凝块或脑组织堵塞,可在严格消毒后,用无菌注射器轻轻向外抽吸,不可盲目注入生理盐水,以免管内堵塞物被冲至脑室系统狭窄处,引起日后脑脊液循环梗阻。上述处理后,如无脑脊液流出,应告知医师,必要时更换引流管。⑥每天定时更换引流瓶,记录引流量,操作时严格遵守无菌原则,加紧引流管,以免管内脑脊液逆流入脑室。接头处严密消毒后应无菌纱布包裹以保持无菌,如需行开颅手术,备皮时应尽量避免污染钻孔切口,剃刀需经消毒,头发剃去后,切口周围立即重新消毒然后覆盖无菌辅料。⑦开颅术后脑室引流一般不超过 4 d,因脑水肿高峰期已过,颅内压开始降低。拔除前 1 d,可尝试抬高引流袋或夹闭引流管,以便了解脑脊液循环是否通畅,颅内压是否又再次升高。夹闭引流管后应密切观察,如患者出现头痛、呕吐等颅内压增高症状,应立即放低引流袋或开放夹闭的引流管,并告知医师。拔管前后切口处如有脑脊液漏出,应通知医师加以缝合,以免引起颅内感染。

创腔引流:创腔是指颅内占位病变,如颅内肿瘤手术摘除后,在颅内留下的腔隙。在腔隙内置入引流管,称创腔引流。引流填充于腔内的气体及血性液体,使腔隙逐渐闭合,减少局部积液或形成假性囊肿的机会。

护理要点包括:①术后 24 h 或 48 h 内,创腔引流瓶放置于与头部创腔一致的位置(通常放在头旁枕上或枕边),以保持创腔内一定的液体压力,避免脑组织移位,特别是位于顶层枕边的创腔。术后 48 h 内,绝不可随意放低引流瓶,否则腔内液体被引出后,脑组织将迅速移位,有可能撕裂大脑上静脉,引起颅内血肿。另外,创腔内暂时积聚的液体可以稀释渗血,防止渗血形成血肿。创腔内压力高时,血性液体可自行流出。②术后 24 h 或 48 h 后,可将引流瓶逐渐降低,以期较快的速度引流出创腔内液体。此时脑水肿已进入高峰期,引流不良将影响脑组织膨起,局部无效腔也不能消失,同时局部积液的占位性又可加重颅内高压。③与脑室相通的创腔引流,如术后早期引流量高,适当抬高引流袋。在血性脑脊液转为正常时,应及时拔除引流管,以免形成脑脊液漏。一般情况下,创腔引流于手术 3～4 d 拔除。

硬膜下引流:放置硬膜下引流的目的在于解除脑受压和脑疝,术后排空囊内血性积液和血凝块,使脑组织膨起,消灭无效腔。慢性硬膜下积液或硬膜下血肿,因已形成完整的包膜,包膜内血肿机化,临床可采用颅骨钻孔、血肿钻孔冲洗引流术。术后应放引流管于包膜内连续引流,及时排空囊内血性液或血凝块,使脑组织膨起以消灭无效腔,必要时可行冲洗。术后患者采取平卧或头低脚高位,注意体位引流,引流瓶低于无效腔 30 cm。低颅内压会使硬膜下腔隙不易闭合,术后一般不使用脱水剂,不限制水分摄入。通畅引流管于术后 3 d 拔除。

硬膜外引流:硬膜外引流的目的在于减轻头部疼痛,降低颅内压,清除血肿。护理特点包括:术后将患者置于平卧位,引流管放置低于头部 20 cm,注意使头部偏向患侧,便于引流彻底。通常引流管于术后 2～3 d 拔除。

6.心理护理

对于术后进入 ICU 的患者,以及在 ICU 接受治疗的其他危重患者,仍可表现为焦虑、恐惧不安、烦躁、抑郁等情绪的,应进行相应的护理。这时应加强心理生理支持,耐心解释插管造成不适的必然性,使患者积极配合,防止因患者不理解插管构造以及极度不适应而自行拔管造成喉头水肿,严重的可引起呼吸困难。应建议以人为本,关爱患者的理念。身体上的不适暂时缓解后,随之而来的是清醒后的"情感饥饿",护士应充分体现爱心、耐心、同情心、责任心,及时告诉患者手术已顺利完成,使其放心。术后患者切口疼痛在所难免,如果患者注意力过度集中、情绪过度紧张,就会加剧疼痛,意志力薄弱、烦躁和疲倦等也会加剧疼痛。护士不仅要关注监护仪上的数据,还要主动与患者交谈或边进行床边操作边询问患者有何不适或要求,为患者讲解,安慰患者,消除患者的孤独感,鼓励患者积极对待人生。必要时应进行认知行为干预。患者在罹患疾病后,一般无心理准备,对手术预后期望值过高。如果手术后监护时间超过预期值,患者往往会产生抑郁心理,认为术后恢复健康可能性小。长时间不与家属见面交流,认为家属将其遗弃,产生失落感和放弃心理。此时,护士应鼓励患者表达心声,适当满足其心理需求,可给家属短暂的探视时间,通过其亲人鼓励患者重树恢复健康的信心。同时,护士可为患者讲解相关疾病知识,提供相关的治疗及预后的信息,消除患者因认知障碍导致的心理障碍。同时,在日常工作中,应注重维护患者自尊心。有些患者文化背景深厚,地位、层次高,对护士对其约束不能接受,直接理解为住院还要受捆绑之苦。另外,操作时隐私部位不可避免地暴露,都是很多患者在全麻清醒后很不理解的事情。因此,护士应耐心解释原因并在涉及隐私部位操作时注意遮挡,维护患者自尊心,使其积极配合治疗。

三、手术后并发症的预防及护理

手术后常见的并发症有出血、切口感染、尿路感染、肺不张、深静脉血栓形成等。

(一)术后出血

1.检查

当伤口敷料被血液渗湿时,就应疑为手术切口出血。应及时打开、检查伤口,及时处理,严密观察患者的意识、瞳孔、生命体征、肢体活动变化,及时发现有无颅内出血发生。

2.预防

主要包括:①手术时严格止血。确认手术野无活动性出血点;②术中渗血较多者,必要时术后可应用止血药物;③凝血机制异常者,可于围术期输注新鲜全血、凝血因子或凝血酶原复合物等。

3.护理

一旦确诊为术后出血,及时通知医师,完善术前准备,再次手术止血。

(二)切口感染

1.感染

术后常见的感染:①切口感染。多在术后 3～5 d 发生,患者感切口再度疼痛,局部有明显的红肿、压痛及脓性分泌物。②颅内感染。表现为外科热消退后,再次出现高热或术后体温持续升高,伴有头痛、呕吐、意识障碍,甚至出现抽搐等,严重者发生脑疝。对术后感染的患者,除给予有效的抗生素外,应加强营养、降温、保持呼吸道通畅及基础护理等。

2.预防

主要包括：①术前完善皮肤和肠道准备；②注意手术操作技术的精细，严格止血，避免切口渗血、血肿；③加强手术前、后处理，改善患者营养状况，增强抗感染能力；④保持切口敷料的清洁、干燥、无污染；⑤正确、合理应用抗生素；⑥医护人员在接触患者前、后，严格执行洗手制度，更换敷料时严格遵守无菌技术，防止医源性交叉感染。

3.护理

切口已出现早期感染症状时，采取有效措施加以控制，如勤换敷料、局部理疗、有效应用抗生素等；已形成脓肿者，及时切开引流，争取二期愈合。必要时可拆除部分缝线或置引流管引流脓液，并观察引流液的性状和量。

（三）肺部感染

1.检查

表现为术后早期发热、呼吸和心率加快，继发感染时，体温升高明显，血白细胞和中性粒细胞计数增加。患侧的胸部叩诊呈浊音或实音，听诊有局限性湿啰音，呼吸音减弱、消失或为管样呼吸音，常位于后肺底部。血气分析示氧分压下降和二氧化碳分压升高。胸部 X 线检查见典型肺不张征象。

2.预防

主要包括：①术前锻炼深呼吸；②有吸烟嗜好者，术前 2 周停止吸烟，以减少气道内分泌物；③术前积极治疗原有的支气管炎或慢性肺部感染；④全麻手术拔管前吸净支气管内分泌物，术后取头侧位平卧，防止呕吐物和口腔分泌物的误吸；⑤鼓励患者深呼吸咳嗽、体位排痰或给予药物化痰，以利于支气管内分泌物排出；⑥注意口腔卫生；⑦注意保暖，防止呼吸道感染。

3.护理

（1）协助患者翻身、拍背及体位排痰，以解除支气管阻塞。

（2）鼓励患者自行咳嗽排痰，对咳嗽无力或不敢用力咳嗽者，可在胸骨切迹上方用手指按压刺激气管，促使咳嗽；若痰液黏稠不易咳出，可使用蒸汽、超声雾化吸入或使用糜蛋白酶、沐舒坦等化痰药物，使痰液稀薄，利于咳出；痰量持续增多，可进行吸痰或支气管镜吸痰，必要时行气管切开。

（3）保证摄入足够的水分。

（4）全身或局部抗生素治疗。

（四）尿路感染

1.检查

尿路感染可分为上尿路和下尿路感染。前者主要为肾盂肾炎，后者为膀胱炎。急性肾盂肾炎以女性患者多见，主要表现为畏寒、发热、肾区疼痛，白细胞计数增高，中段尿镜检有大量白细胞和细菌，细菌培养可明确菌种，大多为革兰氏染色阴性的肠源性细菌。急性膀胱炎主要表现为尿频、尿急、尿痛、排尿困难，一般无全身症状；尿常规检查有较多红细胞和脓细胞。

2.预防

术后指导患者尽量自主排尿，预防和及时处理尿潴留是预防尿路感染的主要措施。

3.护理

（1）保持排尿通畅，鼓励患者多饮水，保持尿量在 1 500 mL 以上。

（2）根据细菌药敏试验结果，合理选用抗生素。

(3)残余尿在 500 mL 以上者,应留置导尿管,并严格遵守无菌技术,防止继发二重感染。

(五)深静脉血栓形成

1.查体

患者主诉小腿轻度疼痛和压痛或腹股沟区疼痛和压痛,体检示患肢凹陷性水肿,腓肠肌挤压试验或足背屈曲试验阳性。

2.预防

(1)鼓励患者术后早期离床活动;卧床期间进行肢体主动和被动运动,如每小时10次腿部自主伸、屈活动,或被动按摩腿部肌、屈腿和伸腿等,每天 4 次,每次 10 min,以促进静脉血回流,防止血栓形成。

(2)高危患者,下肢使用抗血栓压力带或血栓泵治疗以促进血液回流。

(3)血液高凝状态者,可口服小剂量阿司匹林、复方丹参片或用小剂量肝素;也可用低分子右旋糖酐静脉滴注,以抑制血小板凝集。

3.护理

主要包括:①抬高患肢、制动;②忌经患肢静脉输液;③严禁局部按摩,以防血栓脱落。

(六)消化道出血

1.病因

消化道出血是足以威胁患者生命的并发症,多见于重型颅脑损伤,严重高血压脑出血,鞍区、三脑室、四脑室及脑干附近手术后,因下丘脑及脑干受损后反射性引起胃黏膜糜烂、溃疡。患者呕吐咖啡色物质,伴有呃逆、腹胀及黑便等,出血量多时,可发生休克。

2.护理

主要包括:①应密切观察血压、脉搏,呕吐物的颜色、量,大便的颜色及量等以判断病情;②立即安置胃管,行胃肠减压;③遵医嘱给予冰盐水加止血药胃管注入,全身应用止血剂,并根据出血量补充足量的全血。

(七)尿崩症

1.表现

常见于第三脑室前部的肿瘤,尤其是蝶鞍区附近手术。患者表现为口渴、多饮、多尿,一般尿量 24 h 内在 4 000 mL 以上。

2.护理

(1)应严格记录 24 h 出入量及每小时尿量,并观察尿的性质及颜色。

(2)密切观察患者意识、生命体征的变化,配合医师监测钾、钠、氯及尿比重情况,及时判断有无电解质紊乱。

(3)指导患者饮含钾高的饮料和含钾盐水,并多吃一些含钾、钠高的食物,预防低钾、低钠血症。

(4)遵医嘱按时按量补充各种电解质。

(5)按医嘱正确使用抗利尿药物,并注意观察用药的效果。

(八)中枢性高热

1.表现

下丘脑、脑干及高颈髓病变或损害,均可引起中枢性体温调节失常,临床以高热多见,偶有体温过低。常伴有意识障碍,脉搏快速,呼吸急促等自主神经紊乱的表现。中枢性高热不宜控制,一般采取物理降温如冰袋降温、温水擦浴、冰毯、冰帽降温,必要时采用冬眠、低温疗法。

2.护理

(1)严密观察病情,加强监护:对患者进行心率、呼吸、血压和血氧饱和度的动态监测,严密观察意识、瞳孔变化及中枢神经系统的阳性体征等。

(2)保持呼吸道通畅:及时吸痰,以减少肺部并发症的发生;持续有效吸氧;掌握正确的吸痰方法和吸痰时机,加强气道湿化和雾化,防止痰痂形成和气道干燥出血,必要时行气管切开。

(3)加强基础护理,预防并发症,每天两次口腔护理;按时翻身、叩背,防压疮、冻伤、坠积性肺炎的发生;保持大小便通畅,必要时进行灌肠或使用缓泻剂;做好鼻饲护理,鼻饲前应吸净痰液,鼻饲 1 h 内暂缓吸痰,必要时抬高患者头部或摇高床头,防止食物逆流入呼吸道引起或加重肺部感染。

(九)顽固性呃逆

顽固性呃逆常见于第三脑室、第四脑室和脑干附近的手术。对发生呃逆的患者,应先检查上腹部,如有胃胀气或胃潴留,应先置胃管抽空胃内容物。在排除因膈肌激惹所致的呃逆后,可采用压迫眼球、眶上神经,刺激患者有效咳嗽,捏鼻,还可指导患者做深大呼吸等,有时可以获得暂时缓解,还可遵医嘱使用氯丙嗪 50 mg 或利他灵 10～20 mg,肌内注射或穴位注射。

(卢　林)

第十三章　手术室护理

第一节　手术室护理概述

手术室护理工作的内容主要为手术室管理和手术患者的护理。

手术室管理包括对手术室设施、仪器设备、手术器械、周围环境、常用药品的管理,要求物品配备齐全、功能完好并处于备用状态。手术间内部设施、温控、湿控要求应当符合环境卫生学管理和医院感染控制的基本要求。

手术室护理工作具有高风险、高强度、高应急等特点,因此必须与临床科室等有关部门加强联系,有效预防手术患者在手术过程中的意外伤害,保证手术患者的安全和围术期各项工作的顺利进行。

手术室护理实施以手术患者为中心的整体护理模式,根据岗位各司其责,但又需相互密切合作,共同完成护理任务。

一、手术室巡回护士

(一)手术前一天

1.术前访视

术前一天至病房访视手术患者,有异常特殊情况及时交班。

2.术前用物检查

检查灭菌手术用物是否符合规范、准备齐全;检查次日手术所用仪器、设备性能是否正常;检查次日手术特殊需求是否满足(如骨科和脑外科特殊体位的手术床准备)。

(二)手术当天

1.术前

(1)检查手术灭菌包的有效期和室内各类用物、仪器设备、医用气体是否齐全;调节室内温湿度,做好环境准备;检查室内恒温箱是否调节至适当温度。

(2)核对手术通知单无误后,由手术室工作人员(一般为工勤人员)至病房接手术患者;病房护士陪同手术患者至手术室半限制区,与手术室巡回护士进行手术患者交接,共同核对手术患者身份、手术信息、术前准备情况及所带入用物,正确填写《手术患者交接单》并签名,适时进行心理护理。

(3)手术室巡回护士护送下,将手术患者转运至手术间内手术床,做好防坠床措施。协助麻醉医师施行麻醉。

(4)按医嘱正确冲配抗生素,严格执行用药查对制度,并于划皮前30～60 min内给药。

(5)协助洗手护士穿无菌衣。提供手术操作中所需的无菌物品(如手套、缝针等)。

(6)与洗手护士共同执行《手术物品清点制度》。按规范正确清点纱布、器械、缝针等术中用物的数量、完整性,及时正确地记录清点内容,并签字。

(7)严格执行手术安全核查制度。在麻醉前、手术划皮前,手术室巡回护士、手术医师、麻醉医师、共同按《手术安全核查表》内容逐项核查确认,并签字。

(8)手术护理操作尽量在手术患者麻醉后进行。例如,留置导尿管,放置肛温测温装置等,尽量减少手术患者的疼痛。操作时应注意保护患者的隐私。

(9)正确放置手术体位,充分暴露手术野;妥善固定患者肢体,约束带松紧适宜,维持肢体功能位,防止受压;床单保持平整、干燥、无皱折;调节头架、手术操作台高度;调整无影灯位置、亮度。

(10)正确连接高频电刀、负压吸引、外科超声装置、腹腔镜等手术仪器设备,划皮前完成仪器设备自检,仪器脚踏放置在适宜的位置;完成手术仪器使用前的准备工作,如正确粘贴高频电刀电极板、环扎止血仪器的止血袖带。

(11)督查手术人员执行无菌操作规范的情况,如手术医师外科洗手、手术部位皮肤消毒、铺无菌手术巾等操作,及时指出违规行为。

2.术中

(1)维持手术间室内环境整洁、安静、有序。严格督查手术医师、洗手护士、麻醉医师、参观手术人员、实习同学遵守无菌操作原则、消毒隔离制度和手术室参观制度。

(2)密切关注手术进展调整无影灯光,及时供给手术操作中临时需求的无菌物品(如器械、缝针、纱布、吻合器、植入物等),并记录。

(3)注意手术患者的生命体征波动。保持静脉输液通路、动静脉测压通路、导尿管等通畅;观察吸引瓶液量,及时提示手术医师术中出血量;定时检查调整手术患者的手术体位,防止闭合性压疮的发生。

(4)术中输液、输血、用药必须严格遵守用药查对制度。紧急情况下执行的术中口头医嘱,应复述2遍后经确认再执行,术后手术医师必须补医嘱。

(5)熟练操作术中所需仪器设备。如正确调节高频电刀、超声刀、心脏除颤仪等仪器设备的参数;变温毯的故障排除、电钻术中拆装等。

(6)手术中在非手术部位盖大小适宜的棉上衣保暖。术中冲洗体腔的盐水,水温必须在35 ℃～37 ℃。遇上大手术或年老体弱患者,根据现有条件,加用保温装置(温水循环热毯或热空气装置)。

(7)术中手术标本及时与洗手护士、手术医师核对后放入标本袋存放(特殊情况除外)。如手术标本需快速作冰冻切片检验,必须及早送检。

(8)术中发生应急事件(如停电、心脏停搏、变态反应等),应及时按照手术室应急预案,积极配合抢救,挽救患者生命。

(9)与洗手护士在关闭腔隙前、关闭腔隙后及缝皮后分别共同执行《手术物品清点制度》,按规范正确清点术中用物数量、完整、正确、及时、记录,并签字确认。

(10)准确及时书写各类手术室护理文件和表单。

3.术后

(1)协助医师包扎手术切口,擦净血迹,评估患者皮肤情况,采取保暖措施,妥善固定肢体,执行防坠床措施。固定各种引流管及其他管道,防止滑脱,待麻醉医师记录尿量后,将尿袋内的尿液放空。

(2)手术患者离开手术间前,手术室巡回护士、手术医师、麻醉医师、共同再按《手术安全核查表》《手术患者交接单》内容逐项核查、确认、签字。

(3)手术人员协同将手术患者安全转运至接送车。手术患者的病历、未用药品、影像学资料等物品随手术患者带回病房或监护室。护送手术患者离开手术室。

(4)严格执行手术室标本管理制度。手术室巡回护士、手术医师、洗手护士共同再次核对手术标本,正确保存、登记、送检。

(5)清洁、整理手术间设施、设备、仪器,填写使用情况登记手册。所有物品物归原位,更换手术床床单及被套,添加手术间常用的一次性灭菌物品,如手套、缝线等。若为感染手术,则按感染手术处理规范进行操作。

(6)正确填写各种手术收费单。

二、手术室洗手护士

(一)手术前一天

(1)了解手术情况:了解次日手术患者的病情、手术方式、手术步骤及所需特殊器械、物品及仪器设备。

(2)协助巡回护士检查术前用物。

(二)手术当天

1.术前

(1)协助巡回护士检查灭菌器械、敷料包是否符合规范、准备齐全;准备手术所需一次性无菌用品,包括各类缝针、引流管、止血用物和特殊器械等。准备次日手术所用仪器、设备。

(2)严格按照查对制度检查无菌器械包和敷料包的有效期、包外化学指示胶带及外包装完整性,是否潮湿及被污染。在打开无菌器械包和敷料包后,检查包内化学指示卡。严格按照无菌原则,打开器械包和敷料包。

(3)提前 15 min 按规范洗手、穿无菌手术衣、戴无菌手套。

(4)与巡回护士共同执行《手术物品清点制度》。按规范正确清点纱布、器械、缝针等术中用物的数量、完整性,按规范铺手术器械台。

(5)协助并督查手术医师按规范铺无菌巾,协助手术医师系无菌手术衣带、戴无菌手套。

(6)严格按照无菌原则将高频电刀、负压吸引、外科超声装置、腹腔镜等各种连接管路或手柄连接线交予巡回护士连接,并妥善固定在手术无菌区域。

2.术中

(1)严格执行无菌操作,遇打开空腔脏器的手术,需用无痛碘纱布垫于其周围。及时回收处理相关器械,关闭空腔脏器后更换手套和器械。

（2）密切关注手术进展及需求，主动、正确、及时地传递器械、敷料及针线等。

（3）及时取回暂时不用的器械，擦净血迹；及时收集线头；无菌巾一经浸湿，及时更换或加盖，手术全程保持手术操作台无菌、干燥、整洁。

（4）密切关注手术进展，若术中突发大出血、心跳骤停等意外情况，应沉着冷静，积极配合手术。

（5）密切注意手术器械等物品的功能性与完整性，发现问题及时更换；规范精密器械的使用与操作。

（6）正确与手术医师核对并保管术中取下的标本，按标本管理制度及时交予巡回护士。

（7）妥善保管术中的自体骨、异体骨、移植组织或器官，不得遗失或污染。

（8）正确管理术中外科用电设备的使用，防止电灼伤患者和手术人员。

（9）术中手术台上需用药，按查对制度抽取药物，并传递于手术医师使用。

（10）术中需使用外科吻合器、手术植入物时，应及时向巡回护士通报型号、规格及数量，与手术医师、巡回护士共同核对后，方能在无菌区域使用。

（11）与巡回护士在关闭腔隙前、后及缝皮后分别按手术用物清点规范正确清点术中用物数量并检查完整性。

3.术后

（1）协助巡回护士做好手术患者的基础护理工作，并协助将患者安全转运至接送车上。

（2）按手术用物清点规范，在手术物品清点记录单上签字。

（3）与手术医师、巡回护士共同核对手术标本。

（4）对常规器械、专科器械和腹腔镜器械等进行规范清洗和处理，精密器械和贵重器械单独进行规范清洗和处理。若为感染手术，则按感染手术处理规范对器械、敷料等物品进行处理。

三、手术室器械护士

（1）每天上午检查灭菌物品的有效期、包外化学指示胶带以及外包装情况；清点手术器械包与敷料包数量；及时补充添加一次性消毒灭菌物品。

（2）检查包装，保持灭菌区和无菌物品存放区的清洁整齐，保持敷料柜、无菌用品柜上用物排列整齐、定位放置、标签醒目。无菌用品柜上的无菌包和一次性消毒灭菌物品按失效期的先后顺序排列。

（3）检查与核对每包手术器械的清洁度、完好性，关节的灵活性，对损坏或功能不良的器械进行更换或及时送修。

（4）负责待灭菌器械及物品的包装，选择正确的包装方法及材料，按规定放置包外及包内化学指示物，并填写灭菌物品包装的标识；若遇硬质容器，还应检查安全闭锁装置。

（5）负责每天对预真空压力蒸汽灭菌、过氧化氢低温等离子灭菌和环氧乙烷灭菌的技术操作，保证灭菌手术物品及时供应。

（6）根据手术通知单准备并发放次日手术用器械、敷料，如需特殊手术器械，应立即准备做灭菌处理并发放。如需植入物及植入性手术器械，应在生物监测合格后方可发放。

（7）负责外来器械及手术植入物的接收、清点、清洗、核对、消毒灭菌及监测登记发放工作。

（8）负责手术器械的借物管理，严格执行借物管理制度。

（9）对清洗、消毒、灭菌操作过程、日常监测和定期监测进行具有可追溯性的记录，负责保存清洗，消毒监测资料和记录≥6个月，保留灭菌质量监测资料和记录≥3年。

（10）专人负责管理精密器械与贵重器械，并督查各专科组员进行保养管理工作，并做好相应记录。

（11）负责与各专科组长之间保持沟通，了解临床器械的使用情况，每半年对器械进行一次保养工作。

（12）根据持续质量改进制度及措施，发现问题及时处理，认真执行灭菌物品召回制度。

四、手术室值班护士

（1）与日班护士交班前，完成手术间内基数物品、体位垫、贵重仪器以及值班备用物品的清点核对，做到数量相符、定位放置并登记签名。核对所有术中留取标本，确认手术标本、病理申请单、标本送检登记本三者书写内容一致。

（2）与日班护士交班前，按次日手术通知单检查并核对次日手术所需器械、敷料及特殊手术用物；检查灭菌包的有效期、灭菌效果及是否按失效日期进行先后顺序排列。

（3）与日班护士进行交接班，全面了解手术室内各种情况，做到心中有数。

（4）根据轻重缓急，合理安排并完成急诊手术，积极并正确应对可能出现的各种突发事件，遇有重大问题，及时与医院总值班人员或手术室护士长取得联系。

（5）仔细核对次日第一台手术患者的姓名、病区床号和住院号，如信息缺失或错误，应及时与相关病房护士和手术医师取得沟通。

（6）值班过程中，若接到次日选择性手术安排有改变通知，应及时汇报手术室护士长及麻醉科，征得同意，通知供应室，更换器械、敷料，准备特殊手术用物，并做好次日的晨交班。

（7）临睡前仔细巡视手术室，负责手术间内所有物品及仪器、设备归于原位。认真检查手术室内所有门窗、消防通道、水、电、中心供气、中心负压、灭菌锅等开关的关闭情况，及时发现问题，处理解决。

（8）次日晨巡视手术间，检查特殊手术用物是否处于备用状态（如C型臂机、显微镜、腹腔镜、体外变温毯等）。开启室内恒温箱，调节至适当温度并放置0.9%的生理盐水。检查洗手用品（如手刷、洗手液等）处于备用状态。

（9）负责检查待灭菌器械的灭菌状况，保证次日第一台手术器械的正常使用。

（10）按照手术通知单顺序，安排接手术患者。迎接第一台手术患者入室，核对手术患者的身份、手术信息、术前准备情况及所带入用物，正确填写《手术患者交接单》并签名。做好防坠床和保暖工作，进行心理护理。

（11）完成手术室护理值班交班本的填写，要求书写认真，字迹清楚，简明扼要，内容包括值班手术情况及手术室巡视结果、物品及手术标本清点结果、当天手术器械及特殊手术用物准备情况等。

（12）第一值班护士参加手术室晨间交班，汇报相关值班内容。

五、手术室感染监控护士

（1）每天对含氯消毒剂进行浓度监测。至少每周一次对戊二醛浓度进行监测。每月对手术室空气、无菌物品及器械、化学灭菌剂、物体表面和手术人员手进行细菌培养监测。每半年对紫外线灯管强度进行监测。

（2）负责收集、整理、分析相关监测数据和结果,将化验报告单按时间顺序进行粘贴保存;一旦细菌培养监测不合格,应及时告知护士长,查明原因,采取有效措施后,再次进行细菌培养监测,直至培养合格。

（3）负责将细菌培养监测的数据和结果报告护士长和医院感染控制部门。

（4）监督和检查手术室消毒隔离措施及手术人员无菌操作技术,对违反操作规程或可能污染环节应及时纠正,并与护士长一同制订有效防范措施。

（5）完成手术室及医院感染知识的宣传和教育工作。

六、手术室护理教学工作

（1）根据手术室护理教学计划与实习大纲以及实习护生学历层次,制订手术室临床带教计划,包括确立具体教学目标、教学任务、考核内容与方法,并安排教学日程。

（2）完成手术室环境、规章制度、手术室工作内容、常用手术器械物品、手术体位、基本手术配合等手术室专科理论教学,达到手术室护理教学计划与实习大纲的要求。

（3）进行手术室专科操作技能教学,完成外科洗手、铺无菌器械台等基本手术室操作的示教与指导;带领实习护生熟悉各种中小手术的洗手及巡回工作,并逐步带教实习护生独立参加常见中小手术的洗手工作。

（4）带领实习护生参与腹腔镜、泌尿科、脑外科、胸骨科等大型疑难手术的见习教学。

（5）带领实习护生参与供应室工作,完成供应室布局、器械护士工作内容、常用消毒灭菌方法及监测等理论教学,并指导实习护生参与待灭菌器械及物品的包装等操作。

（6）开展手术室专科安全理论教育,防止实习护生发生护理差错和事故。

（7）及时与手术室护士、实习护生进行沟通,了解实习护生学习效果,反馈信息和思想动态,及时并正确解答实习护生提问,满足合理学习要求。

（8）负责组织实习护生总复习,完成手术室专业理论、专科技术操作考核;完成《实习考核与鉴定意见》的填写。

（9）对实习护生进行评教评学,征求实习护生对手术室护理教学及管理的建议和意见,提出整改措施,及时向护士长及科护士长反映实习期间存在的情况。

七、手术室护理管理工作

手术室护士长作为手术室的主要管理者,全面负责手术室的护理管理工作,保证手术室高质量的工作效率和有效运转。

（1）全面负责手术室的护理行政管理、临床护理管理、护理教研管理以及对外交流。

（2）制订手术室护理工作制度和各级各班各岗位护理人员职责、手术室护理操作常规、护理质量考核标准,督查执行情况,并进行考核。负责组织手术室工勤人员的培训和考核。

（3）合理进行手术室护理人员排班,根据人员情况和手术特点科学地进行人力资源调配。定期评估人力资源使用情况,负责向护理部提交人力资源申请计划。合理进行手术室人才梯队建设。

（4）每天巡视、检查并评估手术配合护理质量和岗位职责履行情况,参加并指导临床工作。检查手术室环境清洁卫生和消毒工作,检查工勤人员工作质量。

（5）定期组织与开展科室的业务学习并进行考核,关注学科及专业的发展动态。负责组织和领导科室的护理科研普及推广和护理新技术应用。

(6)对手术室护理工作中发生的隐患、差错或意外特殊事件,组织相关人员分析原因并提出整改措施和处理意见,并及时上报护理部。

(7)填报各类手术量统计报表,与手术医师及其他科室领导进行沟通和合作。

(8)负责手术室仪器设备、手术器械购置前的评估和申报。定期检查并核对科室物资、一次性耗材的领用和耗用情况,做好登记,控制成本。

(王敬辉)

第二节　手术室基础护理技术

一、手术室着装要求

(1)所有进入手术室清洁和洁净区的人员服装必须符合穿着规定。

(2)所有人员应穿着上下两件式衣裤或单件式裙装,不得套穿个人长内衣裤,穿着两件式手术衣时应将上衣扎进裤内,非刷手人员须穿长袖外套时系好全部纽扣。

(3)鞋的管理。进入手术室人员须在污染区脱去外穿鞋,在清洁区换穿拖鞋。手持外穿鞋进更衣室,将外穿鞋放入更衣柜内。穿鞋套外出返回手术室时,须在污染区除去鞋套后跨入清洁区;由外走廊返回时,须脱掉鞋套进入内走廊。

(4)在清洁和洁净区内必须戴手术帽,手术帽应同时覆盖所有头面部的毛发,长发者应先将长发固定好再戴帽子,可重复使用的帽子应在每次用后清洗干净。

(5)所有进入洁净手术区的人员必须戴口罩,口罩潮湿或污染时应及时更换。

(6)所有进入清洁和洁净区的人员佩戴的饰物须为手术衣所覆盖或摘除。

(7)手术衣一旦弄脏或潮湿,必须及时更换以减少微生物的传播。

(8)手术衣不能在手术室以外区域穿着,外出时必须外罩一件背后打结单次使用的长袍(外出衣),回到手术室后必须将外出衣脱掉放入污衣袋内。

(9)注意使用保护性防护用具,如手套、眼罩、面罩、鞋套、防水围裙等。

(10)工作人员必须注重个人卫生和形象。每天洗澡,勤修指甲、不可涂指甲油或戴人工指甲,注意洗手,不浓妆艳抹,不佩戴首饰,眼镜于手术前要清洗擦拭。

(11)手术衣每次穿着后放于指定位置由专人收集、打包,在洗衣房集中清洗。

二、无菌技术操作

(一)外科手消毒流程

1.外科洗手法

(1)流动水下,使双手充分淋湿。

(2)取适量医用抗菌洗手液,均匀涂抹至整个手掌、手背、手指和指缝。

(3)认真揉搓双手,清洗双手所有皮肤,包括指背、指尖和指缝;每步骤匀速至少5次,揉搓步骤见图13-1:①掌心相对,手指并拢相互揉搓。②手心对手背沿指缝相互揉搓,交换进行。③掌心相对,双手交叉沿指缝相互揉搓。④弯曲各手指关节,双手相扣进行揉搓,交换进行。⑤一手握另一手大拇指旋转揉搓,交换进行。⑥一手指尖在另一手掌心旋转揉搓,交换进行。

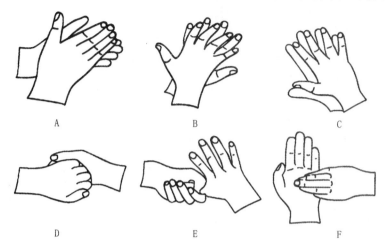

图 13-1　外科洗手法

A.掌心对掌心搓擦;B.手指交错掌心对手背搓擦;C.手指交错掌心对掌心搓擦;D.两手互握互搓指背;E.拇指在掌中转动搓擦;F.指尖在掌心中搓擦

(4)在流动水下彻底冲净双手,擦干。

2.外科手消毒

外科手消毒步骤见图 13-2。

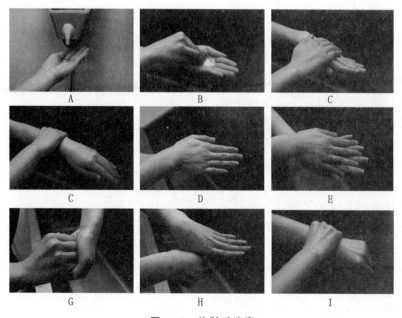

图 13-2　外科手消毒

(1)取 2 mL 手消毒液于一手掌心。

(2)另一手指间于掌心内擦洗。

(3)用剩余的消毒液均匀涂抹于另一手,前臂至肘往上 10 cm,双手交替进行。

(4)取 2 mL 手消毒液。

(5)掌心相对,双手交叉,沿指缝相互搓擦。

(6)手心对手背沿指缝相互搓擦,交换进行。

(7)弯曲各手指关节,双手相扣进行搓擦。

(8)一手握另一手大拇指旋转搓擦,交换进行。

(9)搓揉双手,直至消毒液干燥。

(二)自穿手术衣

(1)抓取手术衣。

(2)向后退,远离无菌台面,双手持衣领处,内面朝向身,在与肩同齐水平打开手术衣。

(3)将手伸入袖管,向前平举伸展手臂插进袖管。

(三)自戴手套闭式技术

1.原则

未戴手套的手不得触及无菌面及无菌物品。

2.常规戴手套法

(1)一手捏住手套内面的反折部,提起手套。

(2)戴右手时左手捏住手套内面的反折部,对准手套五指,插入右手。

(3)戴左手时右手指插入左手套反折部的外面,托住手套,插入左手。

(4)将双手反折部分向上翻,套扎住手术衣袖口。

3.闭式自戴手套法

(1)双手保持在手术衣的袖口内,不得露出。

(2)隔衣袖取出一只手套,与同侧手掌心相对,手指朝向身体肘关节方向置于袖上。

(3)双手隔衣袖打开手套反折部,对准五指,翻起反折,套扎住手术衣袖口。

(4)同法戴好另一只手套后,双手调整舒适。

4.注意事项

(1)未戴手套的手不可触及手套外面。

(2)已戴手套的手不可触及未戴手套的手。

(3)手套的末端要严密地套扎住手术衣袖口。

(四)术野皮肤消毒

(1)消毒前检查皮肤清洁情况。

(2)消毒范围原则上以最终切口为中心向外 15 cm。

(3)医师应遵循手术室刷手法刷手后方可实施消毒。

(4)消毒顺序以手术切口为中心,由内向外、从上到下。若为感染伤口或肛门区消毒,则应由外向内;已接触消毒边缘的消毒垫不得返回中央涂擦。

(5)医师按顺序消毒一遍后,应更换消毒钳及消毒垫后继续消毒。

(6)使用后的消毒钳应放于指定位置,不可放回器械台。

(7)若用碘酊消毒,碘酊待干后应用乙醇彻底脱碘 2 遍,避免遗漏,以防皮肤烧伤。

(五)铺无菌巾

(1)铺无菌巾应由穿戴好无菌手术衣和手套的器械护士和已刷手的手术医师共同完成。

(2)第一层手术铺单应由医师刷手后完成,不需穿手术衣、戴手套。

(3)第一层手术单应距离手术切口2～3 cm,切口周围手术单不得少于4层,外围不少于2层。

(4)第一层铺巾顺序遵循从"较干净一侧—对侧—干净一侧—近侧"的原则。

(5)接取无菌单或手术巾时,应保持在胸腰段,消毒医师的手不可触及器械护士的手套,铺放前不得接触非无菌物体。

(6)铺巾时必须对准手术部位,无菌巾一旦放下,便不得移动,必须移动时,只能由内向外。

(7)第二层以后的铺单应由器械护士和穿手术衣、戴手套的医师共同完成。

(8)消毒医师需重新消毒手臂一遍后,方可穿手术衣。

(六)无菌持物钳的使用

(1)保持无菌持物钳的无菌,用后及时放回容器内。

(2)不可碰容器的边缘。

(3)若到远处拿取物品时,应连同容器一起搬走。

(4)无菌持物钳每4 h更换1次。

(七)术中无菌技术

(1)手术台面以下视为污染。

(2)作为无菌台面的无菌包内第二层用无菌持物钳打开。

(3)器械从胸前传递、不可从医师头上或身后传递。

(4)无菌物品一经取出,即使未使用,也不能再放回无菌容器内,必须重新消毒。

(5)无菌巾被无菌液体浸湿,应立即原位加铺4层以上小手巾或更换,发现手套破损,立即更换。

(6)手术人员更换位置,先由一人双手放于胸前,与交换者采用背靠背形式交换。

(7)口罩潮湿要及时更换,手术人员打喷嚏或咳嗽应将头转离无菌区。

三、空气熏蒸或喷雾消毒法

(一)用物及环境准备

过氧乙酸、蒸馏水、量杯、加热蒸发器一套(包括酒精灯、治疗碗、支架、火柴)、高效空气消毒剂、喷雾器;关闭门窗,人员离开房间。

(二)操作步骤

(1)过氧乙酸熏蒸法将过氧乙酸稀释成0.5%～1%水溶液,加热蒸发,在60%～80%相对湿度、室温下,过氧乙酸用量按1 g/m³计算,熏蒸时间为2 h。

(2)空气消毒剂喷雾法消毒剂用量按3 mL/m³计算,由上至下、左右中间循环喷雾,密闭作用30～60 min。

(三)注意事项

(1)所用消毒剂必须有卫生许可证且在有效期内。

(2)消毒时人员离开房间。

(3)操作者应注意个人防护,戴手套、口罩和防护眼镜。

四、紫外线空气消毒

(一)用物及环境准备

紫外线消毒灯、记录本、笔;房间清洁后关闭门窗,人员离开。紫外线消毒的适宜温度是20 ℃～40 ℃,湿度为50%～70%。

(二)操作步骤

(1)打开电源,观察灯管照射情况。

(2)记录照射时间并签名,计时应从灯亮后 7 min 开始。

(3)消毒完毕,关闭电源。

(4)由专人负责统计灯管照射累计时间。

(三)注意事项

(1)紫外线灯管应保持清洁,每两周用 75％酒精棉球擦拭 1 次。手术间保持清洁干燥,减少尘埃和水雾,温度<20 ℃或>40 ℃,相对湿度>80％时,应适当延长照射时间。

(2)定时监测紫外线照射强度。

(3)室内安装紫外线消毒灯的数量为平均每立方米不少于 15 W,照射时间不少于 30 min。

五、电动气压止血带的使用

(一)用物准备

电动气压止血仪、纱布垫、绷带、气囊止血带。

(二)操作步骤

(1)首先检查气囊止血带是否漏气,电动气压止血仪性能是否良好。

(2)将纱布垫围在患者手术部位上端,再将气囊止血带缠在纱布垫外,用绷带加固,松紧适度,以防损伤神经肌肉。

(3)气囊止血带的位置应距手术野 10～15 cm,以利于无菌操作。

(4)连接气囊止血带橡皮胶管与电动止血仪,连接电源。

(5)抬高患肢驱血,打开电动气压止血仪电源开关,旋转充气按钮缓慢充气,达到手术需要的压力。

(6)记录时间及压力。

(7)手术完毕,旋转充气按钮缓慢放气,取下气囊止血带,保持清洁,整理用物。

(三)注意事项

(1)保护皮肤的纱布垫要平整、舒适,以免损伤皮肤和神经。

(2)准确记录电动气压止血仪使用时间,一般不超过 1 h,如需继续使用,可放气经 5～10 min再次充气使用,以免时间过长引起组织缺血坏死。

(3)准确掌握气压止血带的压力,及时调整。

(4)气压止血带应缓慢放气,压力降至一半时停留 1～2 min 再逐渐全部放完。如果双下肢同时应用气压止血带,应先放一侧肢体,观察 5 min 后再放另一侧肢体,以防血压下降。

六、护士基本技术操作

(一)各种手术的基础包和敷料

(1)基础包:眼科包、耳科包、整形包、开台包。

(2)敷料:软垫、显纱、骨纱、棉片、纱鱼。

(3)还有棉垫、整形纱、线头。

(二)常用外科器械

(1)手术刀:刀片有 22#、20#、10#、15#、11#,4 号刀柄安装 20#～22# 刀片,3 号和 7 号刀柄

安装的刀片相同(10#、15#、11#)。

(2)手术剪:分为组织剪和线剪。

(3)手术镊:分为平镊、尖镊、齿镊。

(4)缝合的针线:缝针分为角针和圆针,缝线分为可吸收线和不可吸收线。

(5)血管钳:有直弯、长短、全齿和半齿之分。

(6)针持:用来夹持缝针,根据组织的深度来决定针持的长短。

(7)其他特殊器械:根据手术部位有不同的特殊器械,如用于夹闭肠腔而不损伤肠黏膜的肠钳,用于夹持肺叶的肺钳以及骨科常用的牵开器及咬骨钳等。

(8)拉钩:用于显露术野,根据手术部位、深浅来决定拉钩的形状、深浅和大小。

(9)吸引器头:通过吸引器管连于负压吸引器瓶上,用于及时吸出术野内出血及体液,以便暴露术野。

术后器械处理:清洗(90 ℃的压力锅清洗 1 min)—烤干(90 ℃,15 min)—涂液状石蜡(涂在器械的关节部位)—高压蒸锅灭菌(132 ℃,7 min)。

(三)基础操作

(1)安取刀片宜用针持夹持,避免割伤手指。

(2)穿线引针法要求做到 3 个 1/3,即缝线的返回线占总线长的 1/3;缝针被夹持在针尾的后 1/3 处,并稍向外上;持针器开口前端的 1/3 夹持缝线,传递时,用环指、小指将缝线夹住或将缝线绕到手背,使术者接线时不致抓住缝线受影响。

(3)血管钳带线法:血管钳尖部夹线头约 2 mm。

(4)手术台准备:①选择宽敞的区域打开台包,检查胶带灭菌是否合格,是否在有效期内。②徒手打开外层包布,先对侧、后近侧,用无菌持物钳开内层包布。打开后先检查灭菌标记。③弯盘放到开台包的左侧,碗按大、中、小依次摆开,放在开台包左上方,便于倒盐水和消毒液。④向台面上打手术用物,手套、吸引器管等用持物钳夹持,缝针和线直接打到台上,注意无菌操作,倒盐水时先冲洗瓶口,距离碗上20 cm。⑤器械和敷料打开时,除了常规检查外,两层包布都用手打,但要注意手一定要捏角打开,打开后同样检查火菌标记。⑥刷手穿衣后,原位清点纱布纱垫,整理台面,清点器械,备好消毒物品。右手边铺一块 1/2 打开的小手巾,上层 S 状掀开,作为一个相对污染区,放手术用过的器械。

(张雨苗)

第三节　手术室常见手术体位安置原则

一、手术体位概述

(一)手术体位的概念

1.定义

手术体位是指术中患者的体位状态,由患者的姿势、体位垫的应用及手术床的操作三部分组成。标准手术体位是由手术医师、麻醉医师、手术室护士共同确认和执行,根据生理学和解剖学知识,选择正确的体位设备和用品,充分显露手术野,确保患者安全与舒适。标准手术体位包括仰卧位、侧卧位、俯卧位,其他手术体位都在标准体位基础上演变而来。

2.体位设备

(1)手术床是一种在手术室或操作室内使用的、带有相关附属配件、可根据手术需要调节患者体位,以适应各种手术操作的床。

(2)手术床配件包括各种固定设备、支撑设备及安全带等,如托手板、腿架、各式固定挡板、肩托、头托及上下肢约束带等。

3.辅助用品

体位用品体位垫是用于保护压力点的一系列不同尺寸、外形的衬垫,如头枕、膝枕、肩垫、胸垫、足跟垫等。

(二)手术体位常见并发症

1.手术体位造成的皮肤损伤

手术中最常见的皮肤损伤是压疮。体位摆放不当是引起压疮等压迫性皮肤损伤的主要原因之一。由于麻醉药物作用和肌肉松弛造成动脉血压低于外界压力(体质量),血液循环遭受强大干扰,以致造成严重的组织损伤。压疮的发生机制如下。

(1)压力:局部组织受到持续的垂直压力,当压力超过局部毛细血管压时血流阻断,引起组织缺氧。浅表组织的血液供应不足,持续时间过长时,就会引发组织破坏和压力性溃疡。

(2)压强:是作用力与受力面积的比值,作用力相同,受力面积越小,压强越大。如果毛细血管的内部压强小于体表压强就会阻断毛细血管内的血液流畅运行。

(3)剪切力:两层相邻组织间的滑行,产生进行性相对移位而产生的力。这种力会对组织造成损伤,是压疮的原因之一。

(4)内因:患者的年龄、体质量、营养状况、感染及代谢性疾病。

2.手术体位造成的周围神经损伤

(1)因手术体位造成的周围神经损伤常发生于臂丛神经、尺神经、腓神经等。①臂丛神经:当肩关节外展时,臂丛神经的牵拉负荷也越大,长时间保持90°的外展状态,是导致臂丛神经损伤的直接原因。②尺神经:俯卧位时,当肘关节处于过度屈曲时,尺神经容易受到牵拉负荷,同时由于尺神经内侧的骨性突起,也容易受到压迫,因此,摆放手臂时需依照远端关节低于近端关节的原则,即手比肘低,肘比肩低。③腓神经:在摆放膀胱截石位时,托腿架位置不当容易压迫腘窝或者腓骨小头导致腓总神经受损。

(2)手术体位造成的周围神经损伤的5个主要原因为牵位、压迫、缺血、机体代谢功能紊乱以及外科手术损伤。

3.手术体位造成的组织器官损伤

(1)生殖器官压伤:摆放体位时,女性的乳房、男性外生殖器容易因受到挤压导致器官损伤。

(2)颈椎损伤:由于在全麻下颈部肌肉张力丧失,搬运患者时过度扭动头部,可导致颈椎脱位及颈椎损伤。

(3)组织挤压伤:多见于骨突出部位,如髂部、骶髂部、足跟等,因长时间受挤压而致皮肤及皮下组织损伤。在年老体弱、手术时间长、约束带过紧、手术床垫过硬时更易发生。

(4)眼部损伤:俯卧位头圈、头托位置不当或大小不合适均可导致眼球受压或擦伤角膜,严重者可造成失明。

（5）腰背痛：多发生于椎管内麻醉术后，由于腰背部肌肉松弛，腰椎生理前凸暂时消失，引起棘间肌和韧带长时间受牵拉所致。

（6）血管受压：约束带过度压迫以及过紧可造成血液循环障碍。

（7）急性肺水肿、顽固性低血压：心肺功能低下的患者，术中过度抬高或快速放平双下肢时，可造成急性肺水肿和顽固性低血压。

4.骨筋膜室综合征

骨筋膜室综合征是因动脉受压，继而血供进行性减少而导致的一种病理状态。临床表现为肿胀、运动受限、血管损伤和严重疼痛、感觉丧失。

5.仰卧位低血压综合征

仰卧位低血压综合征是由于妊娠晚期孕妇在仰卧位时，增大的子宫压迫下腔静脉及腹主动脉，下腔静脉受压后导致全身静脉血回流不畅，回心血量减少，心排血量也随之减少，而出现头晕、恶心、呕吐、胸闷、面色苍白、出冷汗、心跳加快及不同程度血压下降，当改变卧姿（左侧卧位）时，患者腹腔大血管受压减轻，回心血量增加，上述症状即减轻或消失的一组综合症状。

6.甲状腺手术体位综合征

在颈部极度后仰的情况下，使椎间孔周围韧带变形、内凸而压迫颈神经根及椎动脉，而引起的一系列临床症状，表现为术中不适、烦躁不安，甚至呼吸困难，术后头痛、头晕、恶心、呕吐等症状。

（三）手术体位安置原则

在减少对患者生理功能影响的前提下，充分显露手术视野，保护患者隐私。

1.总则

（1）保持人体正常的生理弯曲及生理轴线，维持各肢体、关节的生理功能体位，防止过度牵拉、扭曲及血管神经损伤。

（2）保持呼吸道通畅、循环稳定。

（3）注意分散压力，防止局部长时间受压，保护患者皮肤完整性。

（4）正确约束患者，松紧度适宜（以能容纳一指为宜），维持体位稳定，防止术中移位、坠床。

2.建议

（1）根据手术类型、手术需求、产品更新的情况，选择适宜的体位设备和用品。

（2）选择手术床时注意手术床承载的人体质量量参数，床垫宜具有防压疮功能。

（3）体位用品材料宜耐用、防潮、阻燃、透气性好，便于清洁、消毒。

（4）定期对体位设备和用品进行检查、维修、保养、清洁和消毒，使其保持在正常功能状态。

（5）根据患者和手术准备合适的手术体位设备和用品。

（6）在安置体位时，应当做好保暖，确保手术体位安置正确，各类管路安全，防止坠床。

（7）安置体位时，避免患者身体任何部位直接接触手术床金属部分，以免发生电灼伤。

（8）术中应尽量避免手术设备、器械和手术人员对患者造成的外部压力。压疮高风险的患者，对非手术部位，在不影响手术的情况下，至少应当每隔 2 h 调整受压部位一次。

（9）对于高凝状态的患者，遵医嘱使用防血栓设备（如弹力袜、弹力绷带或间歇充气设备等）。

二、仰卧位摆放规范

仰卧位是最基本也是最广泛应用于临床的手术体位，是将患者头部放于枕上，两臂置于身体两侧或自然伸开,两腿自然伸直的一种体位。根据手术部位及手术方式的不同摆放各种特殊的仰卧位,包括头(颈)仰卧位、头高脚低仰卧位、头低脚高仰卧位、人字分腿仰卧位等。特殊仰卧位都是在标准仰卧位的基础上演变而来。

(一)适用手术

头颈部、颜面部、胸腹部、四肢等手术。

(二)用物准备

头枕、上下肢约束带。根据评估情况另备肩垫、膝枕、足跟垫等。

(三)摆放方法

(1)头部置头枕并处于中立位置,头枕高度适宜。头和颈椎处于水平中立位置。

(2)上肢掌心朝向身体两侧,肘部微屈用布单固定。远端关节略高于近端关节,有利于上肢肌肉韧带放松和静脉回流。肩关节外展不超过90°,以免损伤臂丛神经。

(3)膝下宜垫膝枕,足下宜垫足跟垫。

(4)距离膝关节上或下5 cm处用约束带固定,松紧适宜,以能容下一指为宜,防腓总神经损伤。

(四)注意事项

(1)根据需要在骨突处(枕后、肩胛、骶尾、肘部、足跟等)垫保护垫,以防局部组织受压。

(2)上肢固定不宜过紧,预防骨筋膜室综合征。

(3)防止颈部过度扭曲,牵拉臂丛神经引起损伤。

(4)妊娠晚期孕妇在仰卧位时需适当左侧卧,以预防仰卧位低血压综合征的发生。

(五)特殊仰卧位

1.头(颈)后仰卧位。

(1)适合手术:口腔、颈前入路等手术。

(2)用物准备:肩垫、颈垫、头枕。

(3)摆放方法:肩下置肩垫,按需抬高肩部。颈下置颈垫,使头后仰,保持头颈中立位,充分显露手术部位。

(4)注意事项:防止颈部过伸,引起甲状腺手术体位综合征;注意保护眼睛;有颈椎病的患者,应在患者能承受的限度之内摆放体位。

2.头高脚低仰卧位

(1)适用手术:上腹部手术。

(2)用物准备:另加脚挡。

(3)摆放方法:根据手术部位调节手术床至适宜的倾斜角度,保持手术部位处于高位。

(4)注意事项:妥善固定患者,防止坠床;手术床头高脚低不宜超过30°,防止下肢深静脉血栓的形成。

3.头低脚高仰卧位

(1)适用手术:下腹部手术。

(2)用物准备:另加肩挡。

(3)摆放方法:肩部可用肩挡固定,防止躯体下滑。根据手术部位调节手术床至适宜的倾斜角度。一般头低脚高(15°～30°),头板调高约为15°;左倾或右倾(15°～20°)。

(4)注意事项:评估患者术前视力和心脏功能情况;手术床头低脚高一般不超过30°,防止眼部水肿、眼压过高以及影响呼吸循环功能。

4.人字分腿仰卧位

(1)适用手术:如开腹 Dixon 手术;腹腔镜下结直肠手术、胃、肝脏、脾、胰等器官手术。

(2)用物准备:另加床档或脚档。

(3)摆放方法:麻醉前让患者移至合适位置,使骶尾部超出手术床背板与腿板折叠处合适位置。调节腿板,使双下肢分开。根据手术部位调节手术床至头低脚高或头高脚低位。

(4)注意事项:评估双侧髋关节功能状态,是否实施过髋关节手术。防止腿板折叠处夹伤患者。两腿分开不宜超过 60°,以站立一人为宜,避免会阴部组织过度牵拉。

三、侧卧位规范摆放

侧卧位是将患者向一侧自然侧卧,头部侧向健侧方向,双下肢自然屈曲,前后分开放置。双臂自然向前伸展,患者脊柱处于水平线上,保持生理弯曲的一种手术体位。再在此基础上,根据手术部位及手术方式的不同,摆放各种特殊侧卧位。

(一)适用手术

颞部、肺、食管、侧胸壁、髋关节等部位的手术。

(二)用物准备

头枕、胸垫、固定挡板、下肢支撑垫、托手板及可调节托手架、上下肢约束带。

(三)摆放方法

取健侧卧位,头下置头枕,高度平下侧肩高,使颈椎处于水平位置。腋下距肩峰 10 cm 处垫胸垫。术侧上肢屈曲呈抱球状置于可调节托手架上,远端关节稍低于近端关节;下侧上肢外展于托手板上,远端关节高于近端关节,共同维持胸廓自然舒展。肩关节外展或上举不超过 90°;两肩连线与手术台呈 90°。腹侧用固定挡板支持耻骨联合,背侧用挡板固定骶尾部或肩胛区,共同维持患者 90°侧卧位。双下肢约 45°自然屈曲,前后分开放置,保持两腿呈跑步时姿态屈曲位。两腿间用支撑垫承托上侧下肢。小腿及双上肢用约束带固定。

(四)注意事项

(1)注意对患者心肺功能保护。

(2)注意保护骨突部(肩部、健侧胸部、髋部、膝外侧及踝部等),根据病情及手术时间建议使用抗压软垫及防压疮敷料,预防手术压疮。

(3)标准侧卧位安置后,评估患者脊椎是否在一条水平线上,脊椎生理弯曲是否变形,下侧肢体及腋窝处是否悬空。颅脑手术侧卧位时肩部肌肉牵拉是否过紧。肩带部位应用软垫保护,防止压疮。

(4)防止健侧眼睛、耳郭及男性患者外生殖器受压。避免固定挡板压迫腹股沟,导致下肢缺血或深静脉血栓的形成。

(5)下肢固定带需避开膝外侧,距膝关节上方或下方 5 cm 处,防止损伤腓总神经。

(6)术中调节手术床时需密切观察,防止体位移位,导致重要器官受压。

(7)髋部手术侧卧位,评估患者胸部及下侧髋部固定的稳定性,避免手术中体位移动,影响术后两侧肢体长度对比。

(8)体位安置完毕及拆除挡板时妥善固定患者,防止坠床。

(9)安置肾脏、输尿管等腰部手术侧卧位时,手术部位对准手术床背板与腿板折叠处,腰下置腰垫,调节手术床呈"∧"形,使患者凹陷的腰区逐渐变平,腰部肌肉拉伸,肾区显露充分。双下肢屈曲约成45°角错开放置,下侧在前,上侧在后,两腿间垫一大软枕,约束带固定肢体。缝合切口前及时将腰桥复位。

(10)安置45°侧卧位时,患者仰卧,手术部位下沿手术床纵轴平行垫胸垫,使术侧胸部垫高约45°;健侧手臂外展置于托手板上,术侧手臂用棉垫保护后屈肘呈功能位固定于麻醉头架上;患侧下肢用大软枕支撑,健侧大腿上端用挡板固定。注意患侧上肢必须包好,避免肢体直接接触麻醉头架,导致电烧伤;手指外露以观察血运;保持前臂稍微抬高,避免肘关节过度屈曲或上举,防止损伤桡、尺神经。

四、俯卧位摆放规范

俯卧位是患者俯卧于床面、面部朝下、背部朝上、保证胸腹部最大范围不受压、双下肢自然屈曲的手术体位。

(一)适用手术

头颈部、背部、脊柱后路、盆腔后路、四肢背侧等部位的手术。

(二)用物准备

根据手术部位、种类以及患者情况准备不同类型和形状的体位用具。如俯卧位支架或弓形体位架或俯卧位体位垫、外科头托、头架、托手架、腿架、会阴保护垫、约束带、各种贴膜等。

(三)摆放方法

(1)根据手术方式和患者体型,选择适宜的体位支撑用物,并置于手术床上相应位置。

(2)麻醉成功,各项准备工作完成后,由医护人员共同配合,采用轴线翻身法将患者安置于俯卧位支撑用物上,妥善约束,避免坠床。

(3)检查头面部,根据患者脸型调整头部支撑物的宽度,将头部置于头托上,保持颈椎呈中立位,维持人体正常的生理弯曲;选择前额、两颊及下颌作为支撑点,避免压迫眼部眶上神经、眶上动脉、眼球、颧骨、鼻及口唇等。

(4)将前胸、肋骨两侧、髂前上棘、耻骨联合作为支撑点,胸腹部悬空,避免受压,避开腋窝。保护男性患者会阴部以及女性患者乳房部。

(5)将双腿置于腿架或软枕上,保持功能位,避免双膝部悬空,给予体位垫保护,双下肢略分开,足踝部垫软枕,踝关节自然弯曲,足尖自然下垂,约束带置于膝关节上5 cm。

(6)将双上肢沿关节生理旋转方向,自然向前放于头部两侧或置于托手架上,高度适中,避免指端下垂,用约束带固定。肘关节处垫放压疮体位垫,避免尺神经损伤;或根据手术需要双上肢自然紧靠身体两侧,掌心向内,用布巾包裹固定。

(四)注意事项

(1)轴线翻身时需要至少4名医护人员配合完成,步调一致。麻醉医师位于患者头部,负责保护头颈部及气管导管;一名手术医师位于患者转运床一侧,负责翻转患者;另一名手术医师位于患者手术床一侧,负责接住被翻转患者;巡回护士位于患者足部,负责翻转患者双下肢。

(2)眼部保护时应确保双眼眼睑闭合,避免角膜损伤,受压部位避开眼眶、眼球。

(3)患者头部摆放合适后,应处于中立位,避免颈部过伸或过屈;下颌部支撑应避开口唇部,并防止舌外伸后造成舌损伤,头面部支撑应避开两侧颧骨。

(4)摆放双上肢时,应遵循远端关节低于近端关节的原则;约束腿部时应避开腘窝部。

（5）妥善固定各类管道,粘贴心电监护极片的位置应避开俯卧时的受压部位。

（6）摆放体位后,应逐一检查各受压部位及各重要器官,尽量分散各部位承受的压力,并妥善固定。

（7）术中应定时检查患者眼睛、面部等受压部位情况,检查气管插管的位置,各管道是否通畅。

（8）若术中唤醒或体位发生变化时,应检查体位有无改变,支撑物有无移动,并按上述要求重新检查患者体位保护及受压情况。

（9）肛门、直肠手术时,双腿分别置于左右腿板上,腿下垫体位垫,双腿分开,中间以可站一人为宜,角度<90°。

（10）枕部入路手术、后颅凹手术可选用专用头架固定头部,各关节固定牢靠,避免松动。

五、截石位摆放规范

截石位是患者仰卧,双腿放置于腿架上,将臀部移至手术床边,最大限度地暴露会阴,多用于肛肠手术、妇科手术。

（一）适用手术

会阴部及腹会阴联合手术。

（二）用物准备

体位垫,约束带,截石位腿架,托手板等。

（三）摆放方法

（1）患者取仰卧位,在近髋关节平面放置截石位腿架。

（2）如果手臂需外展,同时仰卧。用约束带固定下肢。

（3）放下手术床腿板,必要时,臀部下方垫体位垫,以减轻局部压迫,同时臀部也得到相应抬高,便于手术操作。双下肢外展<90°,大腿前屈的角度应根据手术需要而改变。

（4）当需要头低脚高位时,可加用肩托,以防止患者向头端滑动。

（四）注意事项

（1）腿架托住小腿及膝部,必要时腘窝处垫体位垫,防止损伤腘窝血管、神经及腓肠肌。

（2）手术中防止重力压迫膝部。

（3）手术结束复位时,双下肢应单独、慢慢放下,并通知麻醉师,防止因回心血量减少,引起低血压。

（张雨苗）

第四节　手术室常见手术配合

一、胆囊切除术手术配合

（一）特殊用物准备

扁桃体血管钳、长剪刀、直角钳。

(二)手术配合

(1)常规消毒皮肤,铺巾。取右上腹直肌切口或右肋缘下斜切口,切开皮肤,皮下组织,直血管钳止血。

(2)按切口方向切开腹直肌前鞘及腹外斜肌,分离腹直肌的内外侧缘,依切口方向将其切断。分离腹内斜肌及腹横肌,切开腹直肌后鞘及腹膜,显露胆囊。

(3)探查后,用盐水纱垫保护切口,用深部拉钩和蒂氏拉钩显露肝外胆道和十二指肠韧带,进一步探查肝和胆囊。

(4)用盐水纱垫隔开周围脏器组织,艾力斯钳夹住胆囊底部向上牵引,切开胆囊管前面的腹膜,推开周围的疏松组织,显露胆囊管及其相连的胆总管及肝总管。

(5)分离胆囊管,用直角钳从其后方引过一根4号线,将胆囊管提起,分离胆囊动脉并结扎。

(6)游离胆囊,切开胆囊边缘浆膜,用组织剪、电烧将胆囊从胆囊床上剥下,出血点中线结扎。切断胆囊管,近端再结扎1次。

(7)用小圆针中线缝合胆囊床两侧腹膜,彻底止血。

(8)清点用物,关闭腹腔,常规逐层缝合,伤口覆盖纱布包扎。

二、胃大部切除术手术配合

(一)特殊用物准备

3-0可吸收线、吻合器、荷包钳及荷包线。

(二)手术配合

(1)常规消毒铺巾,取上腹部正中切口,常规进入腹腔,探查病变部位,决定手术方式。

(2)用深拉钩显露手术野,分离大小网膜,游离胃大弯,将胃提起,在大弯稍左处选出一无血管区,剪开胃结肠韧带,切断并结扎胃网膜血管通往胃壁的各分支。

(3)沿大弯向左游离至胃网膜左血管邻近无血管区的最后1个或2个分支,再向右切断并结扎胃网膜右血管各分支,直至幽门部。用剪刀将右侧胃后壁与横结肠系膜、胰腺之间及胃结肠韧带与横结肠系膜之间的粘连分开。

(4)将胃向上翻开,切断并结扎走向胃幽门部的各分支。

(5)游离胃小弯,剪开肝胃韧带,结扎胃右动脉,将胃翻向左侧,游离胃小弯及胰腺之间的粘连。

(6)分离十二指肠球部,切断并结扎胃十二指肠动脉的分支,用两把直可可钳在近幽门处夹住十二指肠,并在两钳间切断,络合碘消毒残端,胃残端用纱垫包裹。

(7)将胃向下方牵引,向左切断肝胃韧带,结扎胃左动脉,清除胃小弯的脂肪约2 cm,以利缝合。

(8)在预定切除胃大弯侧夹两把直可可钳,小弯侧夹1把直可可钳并用闭合器闭合,两钳间将胃切除,移去标本,络合碘消毒残端,小弯侧闭合的残端1号线缝合浆肌层。

(9)胃肠道重建。将十二指肠残端用荷包钳及荷包线缝制荷包,将涂有络合碘的吻合器伞形头置入并收紧荷包线,放开胃残端,吸净胃内容物,络合碘消毒,并用吻合器将胃后壁与十二指肠残端吻合,将大弯侧残端用闭合器闭合,并用1号线将肌层缝合。

(10)用1号线缝闭后腹膜与肠系膜的空隙。

(11)冲洗伤口,止血,清点用物,常规关闭腹腔。

三、右半结肠切除术手术配合

(一)特殊用物准备

3-0可吸收缝线、吻合器、引流管。

(二)手术配合

(1)常规消毒铺巾,取右上腹直肌切口,切开腹膜,探查病变。

(2)腹腔牵开器显露腹腔,剪开升结肠后外侧的后腹膜,分离结缔组织,向下剪开升结肠后及末端回肠系膜下的腹膜,向上剪开肝结肠韧带,游离右半结肠。

(3)分离回盲系膜血管、升结肠血管,结扎中结肠动脉、静脉及右结肠动静脉。

(4)在末段回肠的近端夹肠钳,下夹直可可钳,切除回肠末端、盲肠、升结肠及右半横结肠。

(5)回肠、横结肠端端吻合,以小圆针细线做间断缝合,3-0可吸收缝线缝合全层,或用吻合器做功能性对端吻合。

(6)冲洗腹腔,仔细止血,放置引流管,清点物品后常规关闭腹腔。

四、肝切除术手术配合

(一)特殊用物准备

肝针、粗引流管、超声刀、氩气刀、肝拉钩、血管阻断钳。

(二)手术配合

(1)常规消毒铺巾,做右肋缘下斜切口或右上腹直肌或正中切口,切口上端至剑突左侧,常规进入腹腔。

(2)保护周围组织,用深拉钩充分显露,进行腹腔内探查。

(3)游离肝。用肝拉钩显露手术野,分离肝周围韧带,用扁桃体血管钳和组织剪依次分离切断肝圆韧带、镰状韧带、冠状韧带、三角韧带和肝胃韧带,中线缝扎或7号线结扎。切缘的预计可通过扪诊和用电灼画出界限。也可同时行胆囊切除。

(4)显露肝门。分离肝、十二指肠韧带上段,分离肝动脉、肝管及门静脉分支,用阻断套管和长气门芯环绕肝门并钳夹气门芯两端准备阻断。用扁桃体血管钳和直角钳先分离和夹住动脉和肝管,切断动脉,近端用7号线结扎,切断肝管后用7号线缝扎,门静脉分支用7号线结扎切断。

(5)结扎肝静脉。分离冠状韧带内侧,显露肝上的腔静脉,用肝针或7号线缝扎肝静脉主干。

(6)沿下腔静脉左缘与胆囊右缘的平面用CUSA离断肝,先切开肝包膜,逐步离断肝实质,遇有血管和肝管分支时用蚊式血管钳夹住切断,1号线结扎或缝扎。

(7)肝断面止血。肝针或7号线做褥式缝合,并用氩气刀烧灼肝断面,以大网膜缝合覆盖在肝断面上,左膈下放置引流管于切口旁引出。

(8)仔细止血,清点用物,常规关腹。

五、腹股沟斜疝修补术手术配合

(一)特殊用物准备

布带子、疝补片。

(二)手术配合

(1)常规消毒皮肤,铺巾,自腹股沟韧带中点上方2 cm处至耻骨结节做一与腹股沟韧带相平行的切口,切开皮肤、皮下组织,直血管钳止血。

(2)保护切口,铺皮垫,用巾钳固定。甲状腺拉钩牵开显露腹外斜肌腱膜及外环。

(3)用弯血管钳或手指将皮下脂肪组织及筋膜从腹外斜肌腱膜上推开,内达腹直肌前鞘,外至腹股沟韧带。

(4)在外环的外上方切开腹外斜肌腱膜,用弯血管钳在腱膜下潜行分离,剪开腱膜,显露并分离髂腹股沟神经及髂腹下神经。用弯血管钳提起腱膜,在深面分离,内达腹内斜肌与联合肌腱,外至腹股沟韧带。

(5)沿纤维方向切开提睾肌,显露精索及疝囊,疝囊一般在精索的内前方。如果疝囊小,就不用切开疝囊;如果疝囊大且进入阴囊,则自精索中部横断疝囊,远端旷置,近端向上钝性剥离达内环口。小疝囊向内翻转推至腹腔内,大疝囊断端4号线缝扎后推至腹腔内,然后将伞状填充物放入内环口,伞端用4号线固定于内环边缘和附近的腹横筋膜上。提起精索将补片平铺于精索深层,补片预留缺口包绕精索间断缝合缺口,修剪补片,用4号线将补片固定于联合肌腱和腹股沟韧带上,还纳精索间断缝合提睾肌。止血,还纳髂腹下和髂腹股沟神经于精索浅层,间断缝合腹外斜肌腱膜达外环口。

(6)缝合皮下、皮肤。

六、阑尾切除术手术配合

(一)特殊用物准备
麻头吸引器、石炭酸、棉棍。

(二)手术配合
(1)常规消毒,铺巾。取右下腹麦氏切口,切开皮肤,皮下组织,保护皮肤切口铺护皮垫。

(2)切开腹外斜肌腱膜,切开肌膜,甲状腺拉钩牵开肌层。

(3)切开腹膜,直钳将腹膜固定在皮垫上。

(4)用长平镊、卵圆钳找出阑尾,用艾力斯钳提起阑尾,依次切断阑尾系膜,中线结扎,用小圆针中线在阑尾根部做荷包缝合,阑尾根部用7号线结扎。手术刀涂以石炭酸切除阑尾,分别用石炭酸、乙醇、盐水棉棍擦拭阑尾残端。将阑尾残端埋入直肠,扎紧荷包线,做褥式缝合。

(5)检查腹腔有无出血,清点物品,关腹。

(6)更换干净的器械,逐层缝合。

七、乳癌改良根治术手术配合

(一)特殊用物准备
棉垫、线头、引流管×2、头皮针×2。

(二)手术配合
(1)常规消毒铺巾,做一梭形切口,切皮后用大巾钳依次夹住皮肤边缘,大刀向两侧潜行分离,干纱垫止血。

(2)显露遮盖腋窝的胸锁筋膜,剪开并清除腋窝的淋巴组织,干纱垫止血。

(3)切除乳腺组织,止血,放置引流,做减张缝合。

(4)纱布、棉垫、线头覆盖伤口,弹力绷带包扎。

八、甲状腺次全切除术手术配合

(一)特殊用物
3-0 Dexon(可吸收缝线)、皮片引流、显纱、布带子、扣线。

(二)手术配合
(1)常规消毒铺巾,在胸骨切迹上两横指沿颈部皮肤横纹作弧形切口。依次切开皮肤、皮下组织、颈阔肌,出血点直钳钳夹,电凝止血。

(2)分离皮瓣。上至甲状软骨,下至胸骨颈静脉切迹,两侧达胸锁乳突肌缘,弯钳电凝止血。两块干纱垫保护切口。

(3)牵引颈阔肌。直钳钳夹上侧颈阔肌边缘,并用布带子及艾力斯钳将其固定在头部托盘上。

(4)用电刀沿颈白线正中切开颈阔筋膜,上下扩大颈白线切口。

(5)切断颈前肌群。出血点中线结扎或缝扎。

(6)由上级至下级游离甲状腺组织。小圆针中线缝扎甲状腺作牵引,弯钳、组织剪分离甲状腺组织,小直角钳分离甲状腺上、下动静脉,7号线结扎并切断,远端中线结扎,近端中线缝扎。

(7)切断甲状腺峡部。中线或7号线结扎。

(8)切除甲状腺弯钳数把钳夹甲状腺四周,并切除甲状腺体,细线结扎,3-0可吸收线缝合包埋腺体残端,止血。

(9)同法切除另一侧甲状腺。

(10)冲洗切口,清点物品。

(11)中线缝合甲状腺前肌群,并放置皮片引流。

(12)细线或0号线缝合颈阔肌和皮下组织,并清点物品。

(13)扣线缝合皮肤。切口覆盖纱布及棉垫并加压包扎。

九、大隐静脉高位结扎剥脱术手术配合

(一)特殊用物
大隐静脉剥脱器、绷带、显纱、棉垫、弹力绷带。

(二)手术配合
(1)常规消毒铺巾,于卵圆窝处做一平行于腹股沟韧带的斜切口。

(2)切开皮肤及皮下组织,于卵圆窝内下缘找到大隐静脉主干,分离、中线结扎其分支并切断。

(3)7号线结扎并切断大隐静脉,近端中线缝扎,远端插入剥脱器至膝下,并于该部位做一小切口,用7号线将远端静脉与剥脱器绑扎后切断。

(4)拔出剥脱器,同时抽出大隐静脉,干纱垫压迫止血。

(5)膝部以下静脉需剥脱时,将剥脱器从膝部静脉插入,将曲张静脉全部抽出。

(6)冲洗切口,清点物品,缝合筋膜。

(7)细线缝合皮下组织及皮肤。

(8)切口覆盖纱布及棉垫,弹力绷带加压包扎。

十、腹腔镜胆囊切除术手术配合

(一)特殊用物

腹腔镜器械、冲水管、钛夹。

(二)手术配合

(1)常规络合碘消毒皮肤,铺无菌巾。

(2)在脐部刺入气腹针并注入 CO_2 气体建立气腹,插入电视镜头。

(3)在剑突部、右肋缘下穿刺,置入 Trocar(穿刺套管锥),经腹腔镜直视做腹腔探查和胆囊切除术。

(4)分离胆囊管、胆囊血管,用钛夹夹闭并切断。将胆囊从肝床分离,彻底止血,并探查胆总管。

(5)取出胆囊,冲洗腹腔,清点用物,关闭切口。

十一、经腹腔镜乙状结肠癌根治术手术配合

(一)特殊用物

腹腔镜器械、吻合器、闭合器、超声刀、钉仓、钉仓钳、荷包钳等。

(二)手术配合

(1)气腹后,置入摄像头,观察腹腔和盆腔情况,是否适合腹腔镜手术。

(2)用超声刀分离乙状结肠和侧腹壁。此过程中同时解剖出左侧输尿管,并注意保护。

(3)剪开乙状结肠系膜前叶并与左侧术野会合后,用超声刀继续向上解剖,直至肠系膜下动脉根部。

(4)向下游离直肠,于拟切断肠管的位置用超声刀游离肠管周围的系膜和脂肪组织,从 1 号孔内置入钉仓,夹住肠管,切断盲肠。

(5)于脐与耻骨联合水平之间行左下腹 3～4 cm 的腹直肌旁切口,逐层进入腹腔,用直桶型的无菌塑料袋保护切口,将近段结肠提出腹壁外。于腹壁外修剪乙状结肠系膜,并切除、移走病变肠段。荷包钳夹住结肠近断端,荷包线缝合结肠断端,并于其中置入吻合器的钉砧头,收紧荷包线并打结。将其放回腹腔内,缝合左下腹切口的腹膜及后鞘,重新气腹。

(6)助手经患者肛门放入吻合器,腹腔内直视下旋出钻钉,主刀用胆囊抓钳将钉仓与钻钉对合,扣动扳机吻合,确认吻合口无张力后,放置引流管,分别置入吻合口的前后方。

(7)冲洗腹腔,清点纱布器械无误后,分层缝合。

十二、肾切除术手术配合

(一)特殊用物

肾蒂钳、开胸去肋器械。

(二)手术配合

(1)常规消毒皮肤,铺无菌单。取腰部切口,探查肾。

(2)用纱垫推开腹膜,打开肾周筋膜,用一深直角拉钩将其牵向内侧再用手分离肾蒂脂肪组织,以充分显露肾蒂。

(3)手指钝性分离肾周围脂肪及粘连处,出血点用中线结扎,直至显露肾动静脉,应先处理肾动脉,找到输尿管,用扁桃体钳夹住,待肾蒂处理完后再切断。

(4)肾及上段输尿管全部分离清楚,用3把肾蒂钳夹住肾血管,2把位于近端,1把位于远端,用手术刀在肾蒂间切断,用7号线结扎肾蒂残端,再用7号线缝扎。

(5)切下的肾用纱垫包好,此时只有输尿管与其相连,沿输尿管向膀胱方向分离,用两把血管钳夹住,周围以湿纱垫保护、切断。将离体肾放入弯盘内,输尿管残端用中线双重结扎,缝合。

(6)清点物品,冲洗伤口逐层缝合,盖无菌纱布。

十三、前列腺摘除术手术配合

(一)特殊用物

热盐水。

(二)手术配合

(1)常规消毒铺单,取下腹部正中切口。

(2)用盐水纱布将腹膜反折向上推,显露膀胱,用艾丽斯钳提起膀胱从中间切开吸尽尿液。

(3)用组织剪扩大膀胱切口,手指由膀胱插入直至前列腺内,在前列腺体及包膜间作钝性分离。

(4)助手将手指伸入肛门内,向前上顶起前列腺,术者剥离腺体将前列腺摘除的腺体应仔细察看是否完整,如有残缺遗留部分未摘除,应进一步摘除干净。

(5)用热盐水纱垫压迫前列腺窝,暂时止血,用3-0可吸收线将膀胱作荷包缝合止血,缝线应穿过前列腺包膜及膀胱壁肌层和黏膜。

(6)放置尿管冲洗伤口,清点用物缝合伤口。

十四、腹腔镜下肾上腺切除术手术配合

(一)特殊用物

20 mL空针、粗引流管、中粗引流管、三通、无菌引流袋、18#(16#)尿管各1根,手套多备一副(用来作水囊),超声刀、1 000 mL/袋生理盐水、体位垫。

(二)手术配合

(1)腔镜的手术在进Trocar前需要通过水囊将皮下组织撑开,以免进Trocar时造成损伤。

(2)铺巾。先在胸腰段两侧各铺一小手巾,再以切口为中心铺4块小手巾,然后铺腹单。在铺单完成后,将平车放于与床同一水平线上,并用1块大手巾将平车与手术床连接。

(3)连接腹腔镜镜头、冷光源线、单极线、二氧化碳通气管、超声刀等。

(4)尖刀自脐与髂前上棘连线与腋前线交点处做第一个切口,依次切开皮肤、皮下、肌层,用弯钳分离筋膜,并把打水囊的一套用物递与医师。

(5)气腹建立后,由于切口大漏气,用皮针7号丝线缝两针到切口直径约为1.5 cm后,置入10 mm套管针,建立人工CO_2气腹,压力为1.7~2.0 kPa(13~15 mmHg),引入摄像头。

(6)腹腔镜监视下于术侧锁骨中线肋缘下约1 cm及7 cm分别穿刺置入5 mm、10 mm套管针作为第2、3穿刺孔,分别引入器械,腋中线肋缘下建立第4穿刺孔。横行切开侧后腹膜及肾上腺筋膜,提起肾周筋膜并行钝性分离。自第4穿刺孔引入一钝性器械,牵开肝脾以暴露肾上腺。

(7)提起肾上腺内侧面,仔细分离肾上腺门区,显露肾上腺上、下动脉并用超声刀切断,分离肾上腺中央静脉,置双肽夹闭后切断。右肾上腺静脉较短,只有1 cm,可置1个钛夹。然后用超

声刀于近端切断,仔细止血并检查脾、胰、结肠有无损伤,冲洗和清理手术区。

(8)用无菌橡胶手套剪掉手指后用 7 号丝线结扎成兜状,把标本经第 1 穿刺孔从腹腔中取出。

(9)肾上腺窝放置粗引流管,经腋后线套管引出,缝合切口。

十五、全子宫切除术手术配合

(一)特殊用物

双爪钳、有牙血管钳、普通纱布 1 块、可吸收缝线。

(二)手术配合

(1)常规铺巾,探查盆腔。

(2)分离子宫两侧圆韧带、阔韧带、主韧带、宫骶韧带,并用胖圆针 7 号丝线缝扎或结扎。

(3)切断宫颈阴道穹隆处,将半块酒精纱布放入阴道残端内,用可吸收缝线封闭残端。

(4)常规关闭伤口,取出阴道内纱布。

十六、卵巢癌细胞减灭术手术配合

(一)特殊用物

深部手术器械 1 套。

(二)手术配合

(1)常规铺巾,探查腹腔。

(2)按全子宫切除术切除子宫。

(3)切除大网膜,4 号线结扎,清扫腹腔各淋巴结,1 号线结扎。

(4)按常规方法切除阑尾。

(5)放置引流管,常规关闭腹腔。

十七、卵巢囊肿剔除术手术配合

(一)特殊用物

0 号可吸收缝线,3-0 可吸收缝线,弯有齿血管钳。

(二)手术配合

(1)常规消毒铺巾,铺护皮膜及无菌单,探查腹腔。

(2)将囊肿拉出腹腔,用 10 号刀片在囊肿上划 1 小口,蚊式钳夹住小口边缘,以纱布钝性分离并取出囊肿,3-0 可吸收缝线缝合切口。

(3)探查对侧卵巢。

(4)清点用物,常规关腹,覆盖伤口。

十八、阴式子宫切除及阴道前后壁修补术手术配合

(一)特殊用物

重锤、阴道拉钩 2 个、窥具、海绵钳、宫颈钳。

(二)手术配合

(1)消毒会阴和阴道。第 1 块络合碘海绵消毒会阴部皮肤,第 2 块络合碘刷洗阴道。

（2）三角针 1 号线将小阴唇缝于小手巾上，螺旋拉钩拉开阴道后壁，艾利斯钳夹住宫颈向外牵引，金属导尿管排尿并测定膀胱底部位置。

（3）游离膀胱腹膜反折并做标记。20 号刀片在膀胱子宫颈交界下方的阴道膜上做 1 横切口。环形延长后分离阴道黏膜，将膀胱向上推开，暴露膀胱宫颈韧带并剪开，7 号线结扎。拉钩牵开可见膀胱腹膜反折，用弯血管钳提起腹膜，用剪刀剪 1 小口，向两侧延长。在腹膜中点用小圆针 1 号线缝 1 针，蚊式钳固定末端，剪开后穹隆进入子宫直肠陷窝，在腹膜处剪小口延长并缝 1 针固定。

（4）切开双侧宫骶韧带及主韧带。双爪钳夹主宫颈作牵引，暴露宫骶韧带用妇科有牙血管钳或弯血管钳夹住切断，小胖针 7 号线缝扎，4 号线加固，主韧带处理同上。

（5）分离并切断双侧子宫动脉和静脉、圆韧带、卵巢固有韧带，切下子宫，并以 0 号可吸收缝线缝合残端。

（6）修补前壁。在阴道前壁用手术刀做三角形切口，用剪刀和盐水小纱布将阴道黏膜剥离。用 4 号刀柄 20 号刀片背面分离膀胱表层及筋膜，并剪去多余的阴道黏膜，再用 3-0 可吸收缝线缝合阴道黏膜。

（7）关闭后腹膜。小圆针 1 号线将阴道前壁及前壁腹膜与韧带残端做荷包状缝合，使韧带残端固定于腹膜两侧。呈两个半环状，在中间放置 T 型管引流。

（8）修补后壁。在后壁及皮肤交界处切口，用剪刀及纱布将阴道后壁向上做钝性分离，再用 3-0 可吸收缝线缝合后壁，三角针 1 号线缝合会阴部皮肤。

（9）油纱卷填塞阴道，压迫止血，置尿管。

十九、腹腔镜卵巢囊肿剔除术手术配合

（一）特殊用物

妇科腔镜器械。

（二）手术配合

（1）消毒腹部、会阴和阴道。第 1 块络合碘海绵消毒会阴部皮肤，第 2 块刷洗阴道，更换卵圆钳及消毒垫，用碘酒、酒精消毒腹部皮肤。

（2）导尿，消毒宫颈，上举宫器。

（3）11 号刀片切开脐部皮肤，大巾钳夹并提起脐周皮肤，气腹针脐部穿刺，人工气腹。左下腹、右下腹、脐部 3 个小切口分别放置 3 个打孔器。

（4）切开卵巢囊肿表面包膜、囊皮，吸净内容液体。剥离卵巢囊肿之囊壁，取出囊壁及内容物，卵巢剥离面电凝止血，冲洗。

（5）缝合腹部切口。

（张雨苗）

第五节　手术室护理中涉及的法律与伦理问题

手术室是外科手术的中心，人员流动量大、工作节奏快、患者病情复杂、护理任务繁重，意外情况发生多。手术既是外科治疗的重要手段，又是一个创伤的过程，会给患者的生理和社会心理

方面带来影响。因此与护士相关的法律法规,如《护士管理办法》《护士条例》等,为依法行医、保护医患双方的合法权益,提供了有力保障。

同时,随着社会进步,生活、文化水平的提高,人们的法律意识也随之提高,国家相继出台了《最高人民法院关于民事诉讼证据的若干规定》《医疗事故处理条例》《侵权责任法》等法律法规。一旦出现医疗护理纠纷,越来越多的患者会用法律武器保护自己的合法权益。因此在日常工作中手术室护士必须学习安全知识及法律知识,严格遵守法律、法规和规章制度,增强责任心和慎独精神,在维护患者合法权益的同时也维护了医护人员自身的合法权益,保障护理安全,防止医疗纠纷的发生。

一、手术室护理中相关的法律问题

(一)手术患者的相关权利

1.生命健康权

生命健康权指患者不仅享有生理健康的权利,同时还享有心理健康的权利。生命面前人人平等,生命对每个人来讲只有一次,维持健康、提高生存质量是每个人的权利。患者在未判定为脑死亡前,医务人员应尽一切可能进行救治,不能放弃抢救,避免产生医疗纠纷。如果忽视医学道德及患者生命权,再好的技术、再先进的设备也是无用的。因此在手术室护理工作中要为手术患者提供规范、快捷、安全、高效率的护理服务,尽最大努力满足患者对健康的需求,尊重每个患者。

2.知情同意权

知情同意权在《医疗机构管理条例实施细则》《医疗事故处理条例》《侵权责任法》中都有相关的说明,法律中规定医疗机构应尊重患者对自己的病情、诊断、治疗的知情权,在实施手术、特殊检查、特殊治疗时医护人员应当向患者做出必要的解释,若因实施保护性医疗措施不宜向患者说明情况,应当将有关情况通知家属。手术患者在术前、术中、术后都有权知道有关自己病情的一切情况、所选手术方式,并有权同意选用何种手术方法以及使用何种特殊耗材。强调患者的知情同意权,主要目的在于通过赋予医疗机构及其医务人员相应的告知义务,体现医师对患者的尊重。

3.平等医疗权

平等医疗权是指任何患者的医疗保健享有权是平等的,医疗中都有得到基本的、合理的诊治及护理权利。患者因身心疾病而就医,希望得到及时、正确的诊治,在医疗护理中,不论患者的权利大小、关系亲疏、地位高低、经济状况好坏等,都应一律平等、一视同仁,最大限度地满足患者需要。而极少数医务人员以貌取人,使贫困、偏远地区患者遭受冷遇,性病患者受到鄙夷和藐视,对待熟人和生人采取不同的服务态度,这种行为可能会激化和加深医患矛盾,导致医疗纠纷的发生。

4.隐私权

一般是指自然人享有的私人生活安宁与私人信息依法受到保护,不被他人非法侵扰、知悉、搜集、利用和公开的一种人格权。隐私权是人类文明进步的重要标志。我国《侵权责任法》第62条规定:"医疗机构及其医务人员应当对患者的隐私保密。泄露患者隐私或者未经患者同意公开其病历资料,造成患者损害的,应当承担侵权责任。"因此手术团队成员必须维护手术患者的隐私权,不得泄露手术患者的隐私和秘密,包括手术患者的个人信息、身体隐私、手术患者不愿告知的内容等;手术团队成员不得长时间注视手术患者的生理缺陷,不得谈论涉及手术患者隐私的话题;进行术前准备时,如导尿、放置体位、手术部位消毒时,减少不必要的裸露,并给予盖被、关门,做好相应的遮蔽,无关人员不可停留于该手术间;手术结束时,及时为手术患者包扎伤口,穿好患者衣裤。

5.身体权

身体权是指自然人保持其身体组织完整并支配其肢体、器官和其他身体组织并保护自己的身体不受他人违法侵犯的权利。医务人员有维护患者权利的责任和义务,即使是非正常的组织、器官在未经患者或法定代理人同意时,不能随意进行处置,否则就侵犯了患者的身体权。

6.选择权

选择权是指患者有选择医院、医师、护士进行诊疗、护理操作的权利,也有选择使用医疗设备、仪器、物品的权利。术中可能选择使用的一次性器械、特殊用药、特殊耗材,手术患者有权选用或不用,手术团队成员不能擅作主张,更不能强迫其使用。

(二)针对涉及法律的手术室护理问题管理

手术室易发生差错事故及护理隐患的环节很多,一旦发生,轻者影响手术患者治疗,延误手术时间,消耗人力与财力;重者可导致手术患者的残疾或死亡。手术室护理中涉及法律的常见护理问题包括接错手术患者、异物遗留在手术患者体腔或切口内、未执行消毒灭菌制度,将未灭菌用物用上手术台、护理书写不规范、手术部位核对错误、术中仪器,尤其是电外科设备使用不当、手术患者坠床、遗失或混淆手术标本、术中用错药、手术体位放置错误等。

1.强化护理安全与法律知识教育

通过开设法制课等方法进行法律知识的培训,加强手术室护士的法制观念和法律意识,了解手术患者的各项合法权利,依法从事手术室护理,正确履行自己职责,保障手术室护理安全,杜绝医疗差错或事故。

2.严格遵守手术室规章制度,规范护理行为

规章制度是预防和判定差错事故的法律依据,是正常医疗活动的安全保障。建立、健全完整的规章制度,是手术室护理的可靠保证。手术室护士必须严格遵守各项规章制度,遵守无菌操作原则、消毒隔离制度,防止手术部位感染;术前、术中、术后正确清点器械、敷料、缝针及其他物品,防止异物残留;严格执行手术安全核查制度,防止开错手术部位;正确使用电外科设备,防止电灼伤手术患者;严格执行"三查七对"制度,防止术中用药错误等。同时在工作中不断学习,认真落实各种规章制度,防止医疗纠纷。

3.维护手术患者合法权益,改善服务态度

以人为本,转变护理观念,尊重手术患者权益,对手术患者要有强烈的责任感,诚心实意地为患者服务,具有同情心和耐心,有效地避免有意或无意的侵权行为。手术室护士应严格规范自身的护理行为与自身形象,在医疗护理中,从语言上、行为规范上严格要求自己,杜绝聊天、嬉笑、打闹,杜绝不良的行为和语言;自身形象应举止端正、语言文明、衣帽整洁符合手术室环境要求。当手术患者入手术室时,通过亲切的问候,简短而友好的交谈,对手术患者的痛苦表示安慰并鼓励;在进行护理操作前,要向手术患者解释目的及注意事项,尽量满足患者要求;手术中不谈论与手术无关的事情,尊重手术患者人格。

4.严格管理医疗相关证据

(1)书证:凡是以文字、各种符号、图案等来表达人的思想,其内容对事实具有证明作用的物品都是书证。与手术患者有关的书证包括有手术及麻醉知情同意书、手术护理及麻醉记录单、手

术物品清点单、病理申请单、手术收费单、特殊耗材使用登记单等。对各种文字性的资料,在书写时字迹要清晰,不得涂改、缩写、简写,记录要全面、真实,准确无误,规范合理。

(2)物证:物品、痕迹等客观物质实体的外形、性状、质地、规格等证明案件事实的证据为物证。在医疗护理中发生疑似输液、输血、注射药物等引起的不良后果的,医患双方应当共同对现场实物如液体、药瓶、输液器、血袋等进行封存;怀疑医疗器械引起不良后果的,及时保存器械原件等,封存的现场实物由医疗机构保管。

5.实施健康宣教,确保高质量护理

由于手术患者缺乏手术方面相关知识和信息,通常会对手术室及手术有陌生感和恐惧感,手术室护士可以通过术前访视向手术患者介绍手术室环境、术前准备、入手术室后流程等,使其对手术有一个大致的了解;手术医师应向手术患者介绍围术期过程中可能发生的情况及术后注意事项,让患者了解手术的风险性,使其术前对有关情况有全面正确的了解,对术后可能出现的医疗并发症有充分的思想准备和预防方法,避免不属于医护人员技术原因所造成的纠纷。

二、手术室护理中的伦理问题

(一)医学伦理学

1.医学伦理学的基本概念及原则

医学伦理学是研究医学实践中的道德问题的科学,是关于医学道德的学说和理论体系,亦称医德学,是以医务人员的医德意识、医德关系、医德行为为研究对象的科学。医学伦理学基本原则包含了不伤害原则、有利原则、尊重原则和公正原则。

(1)不伤害原则:是指在医学服务中不使患者受到不应有的伤害。

(2)有利原则:是指把有利于患者健康放在第一位,切实为患者谋利益。

(3)尊重原则:是指医患交往时应该真诚地相互尊重,并强调医务人员尊重患者及其家属。

(4)公正原则:是指医学服务中公平、正直地对待每一位患者。

2.护理伦理

护理伦理是指护理人员在履行自己职责的过程中,调整个人与他人、个人与社会之间关系的行为准则和规范的总和。它要求护理人员尊重患者的生命和权利,维护和履行护理职业的荣誉和责任,兢兢业业,不卑不亢,为维护人民的健康做出贡献。

3.护理伦理学的基本概念

(1)支持维护:是指支持维护患者的利益和权利。

(2)行动负责:是指根据患者的实际情况采取行动,护理人员对按照标准提供的服务负有责任,对患者提供的关怀照顾负有责任。

(3)互助合作:鼓励护士为了患者康复共同目标与其他人一起工作,将共同关心的问题置于优先地位,并且为了维持这种互助关系有时甚至必须牺牲个人的利益。

(4)关怀照顾:关怀照顾患者的健康、尊严和权利,在关怀照顾中需要提供信息、咨询、药品、技术和服务。

(二)手术过程的伦理要求

1.术前准备的伦理要求

手术医师应严格掌握手术指征,树立正确的手术动机。手术治疗前,必须得到手术患者及其家属对手术的真正理解和同意并签订手术协议,这是让手术患者及其家属与医务人员一起承担手术风险;手术团队认真制订手术方案,根据疾病的性质、手术患者的实际情况选择手术方式、麻醉方法,对手术中可能发生的意外制订相应措施,确保手术安全进行。医护人员应帮助手术患者在心理上、生理上做好接受手术治疗的准备。

2.术中的伦理要求

手术进行时,手术团队成员不能只盯住手术视野而不顾及患者的整体情况,一旦观察指标出现异常,要及时冷静地处置,并将情况告诉整个手术团队,以便相互配合,保证手术的顺利进行。手术团队成员的态度决定着手术是否能顺利进展,手术者对手术的全过程要有全盘的考虑和科学的安排,手术操作要沉着果断、有条不紊。手术医师不应过分在意手术时间,其他手术团队成员不应去催促手术医师而影响术者的情绪,破坏手术节奏。每一名手术团队成员应对患者隐私要慎言守密,不能随意将患者的隐私当作谈话笑料、传播扩散。不要因为疲惫或方便把手臂或躯体施压在患者身上。

3.术后的伦理要求

由于患者机体刚刚经历了创伤,虚弱,病情不易稳定。医护人员要严密观察患者病情的变化,发现异常、及时处理,尽可能减少或解除可能发生的意外。患者术后常常会出现疼痛等不适,医务人员应体贴患者尽力解除其痛苦,给予精神上的安慰。

(三)手术知情同意中特殊问题的伦理要求

1.当手术对象为不具备自主选择能力或丧失自主选择能力的患者

医护人员首先参照我国《民法通则》对患者的自主选择能力进行判断。10 周岁以下的患者不具备选择能力,应由其父母或监护人知情同意后代其做出选择;对于 16～18 周岁、已有劳动收入的手术患者或 18 岁以上的手术患者,应由他们自行决定是否同意手术;对于 10～18 周岁、完全靠父母生活的,则应视具体情况而定,一般应征求本人意见,但最终应由其父母或监护人来决定是否同意手术。对病理性自主选择能力丧失,如昏迷患者、精神病患者等,应将选择权转移给其家属、单位或监护人,由他们听取医务人员介绍后做出选择。

2.有选择能力的手术患者拒绝手术治疗

对非急诊手术患者,医护人员应先弄清患者拒绝的理由,通过劝说、解释、分析利害关系,若仍无效,则应尊重患者选择,放弃或暂时放弃手术,代之以患者可以接受的其他治疗方案,同时做好详细的书面记录,请患者签字。对于急诊患者,当手术是抢救患者的唯一方案时,则可以不考虑患者的拒绝,在征得其家属或单位的同意后,立即进行手术。这样做虽然违背了当事人的意愿,但不违背救死扶伤的医学人道主义精神,是符合医学道德的。

(四)器官移植中的伦理问题

(1)使用活体器官的伦理问题:活体器官作为供体只限于人体的偶数器官,活体不能提供奇数器官。即使是偶数器官的提供,供体身上被摘除一个器官后的健康是否受到影响,为挽救一个人而去伤害另一个人其价值如何估量,至今仍为专家所争论。

(2)活体器官捐赠的伦理标准:1986 年国际移植学会颁布有关活体捐赠者捐献肾脏的准则。①只有在找不到合适的尸体捐赠者,或有血缘关系的捐赠者时,才可接受无血缘关系的捐赠。②接受者(受植者)及相关医师应确认捐赠者系出于利他的动机,而且应有一社会公正人士出面证明捐赠者的"知情同意"不是在压力下签字。同时应向捐赠者保证,若切除后发生任何问题,均会给予援助。③不能为了个人利益,而向没有血缘关系者恳求,或利诱其捐出肾脏。④捐赠者应已达法定年龄。⑤活体无血缘关系之捐赠者应与有血缘关系之捐赠者一样,都应符合伦理、医学与心理方面的捐赠标准。⑥接受者本人或家属,或支持捐赠的机构,不可付钱给捐赠者,以免误导器官是可以买卖的。不过补偿捐赠者在手术与住院期间因无法工作所造成的损失,与其他有关捐赠的开支是可以的。⑦捐赠者与接受者的诊断和手术,必须在有经验有资质的医院中施行,而且希望义务保护捐赠者的权益的公正人士,也是同一医院中的成员,但不是移植小组中的成员。

(3)使用尸体器官的伦理问题:利用尸体器官的伦理问题主要存在于心脏移植之中,心脏移植要求供体的心脏必须正常,而且在移植前还要采取各种措施维持供体的生理血压,以保持心跳。心脏是人体的单一器官,器官的供体只能是尸体,决不能是活体,而这具尸体的心脏又必须还在跳动。这对以心跳来判断生死的人类来说的确是一个悖论。由于心脏移植涉及死亡标准及其道德观念,必然使心脏移植在发展过程中遇到道德阻力。可见,确立科学的脑死亡标准,已成为心脏移植的前提。

(4)器官移植高额费用的伦理问题:器官移植技术在实施过程中需消耗高额费用,费用如此之高,而移植后的患者到底能活多久,有多少社会价值,个人的生活质量又会是怎样,这些问题人们仍在研究与探讨,尚未做出最终定论。

(5)每一次移植手术是否可行,必须通过伦理委员会讨论,同意表决后才能实施。

(张雨苗)

第六节　手术室应急情况处理

一、心搏骤停

心搏骤停是指各种原因(如急性心肌缺血、电击、急性中毒等)所致的心脏突然停止搏动,有效泵血功能消失造成全身循环中断、呼吸停止和意识丧失引起全身严重缺血、缺氧。一旦发生手术患者心搏骤停,手术团队成员应第一时间进行快速判断,并实施心肺复苏术。

(一)术中发生心搏骤停的原因

1.各种心脏病

各种心脏病,如心肌梗死、心肌病、心肌炎、严重心律失常、严重瓣膜疾病。

2.麻醉意外

术中麻醉过深,或大量应用肌松剂,或气管插管引起迷走神经兴奋性增高,使原来有病变的心脏突然停跳。

3.药物中毒或过敏

常见的如局麻药(普鲁卡因胺)中毒、抗生素过敏、术中血液制品过敏等。

4.心脏填塞

心脏外科手术,如术中止血未完全或术中出血未及时引流出心包,易形成血块导致心脏填塞。

5.血压骤降

血压骤降,如快速大量失血、失液,或术中过量使用扩血管药物(如硝普钠),可使手术患者血压骤降至零,心搏骤停。

（二）心肺复苏术的实施

心肺复苏术（CPR）是针对呼吸心跳停止的急症危重患者所采取的抢救关键措施，即胸外按压形成暂时的人工循环并恢复自主搏动，采用人工呼吸代替自主呼吸，快速电除颤转复心室颤动，以及尽早使用血管活性药物重新恢复自主循环的急救技术。若手术患者因心脏填塞引起心脏呼吸骤停应当马上实行手术，清除心包血块。心跳呼吸骤停急救有效的指标：触及大动脉搏动，收缩压为 8.0 kPa（60 mmHg）以上；皮肤、口唇、甲床颜色由紫转红；瞳孔缩小，对光反射恢复，睫毛反射恢复；自主呼吸恢复；心电图表现室颤波由细变粗。

1.迅速评估

如果为术中已实施麻醉监护的手术患者，可以通过监护仪实时监测数据和触摸颈动脉搏动，判断脉搏和呼吸；但不可反复观察心电示波，丧失抢救时机。如果为术中未实施麻醉监护的手术患者，则手术室护士或手术医师应迅速判断其意识反应、脉搏和呼吸情况。若手术患者意识丧失，深昏迷，呼之不应，医护人员用 2 个或 3 个手指触摸患者喉结再滑向一侧，于此平面的胸锁乳突肌前缘的凹陷处，触摸颈动脉搏动，检查至少 5 s，但不要超过 10 s。如果 10 s 内没有明确地感受到脉搏，应启动心肺复苏应急预案。

2.启动心肺复苏应急预案

如果麻醉师在场，手术室护士应配合麻醉师和手术医师一同进行心肺复苏术；如果为局麻手术患者，手术室巡回护士应当立刻呼叫麻醉师帮助，同时协助手术医师开始心肺复苏术。

3.胸外按压及呼吸复苏

（1）胸部按压：抢救者站于手术患者的一侧，使手术患者仰卧在坚固平坦的手术床上，如果手术患者为特殊体位如俯卧位、侧卧位，手术团队应将其翻转为仰卧位，翻转时应尽量使其头部、颈部和躯干保持在一条直线上。抢救者一手的掌根放在手术患者胸部中央，另一手的掌根置于第一只手上，伸直双臂，使双肩位于双手的正上方。按压时要求用力快速按压，胸骨下陷至少为 5 cm，按压频率至少为 100 次/分钟，每次按压后让胸壁完全回弹，尽量减少按压中断。

（2）开放气道，进行呼吸支持：如果手术患者已置气管插管，则应使用呼吸机或简易人工呼吸器进行呼吸支持。如果手术患者未置气管插管，则手术室护士应协助麻醉师或手术医师用仰头提颏法和推举下颌法两种方法开放气道，同时给予简易人工呼吸面罩呼吸支持，同时应尽快实施气管内插管，连接呼吸器或麻醉机。

仰头提颏法是指抢救者一手置于手术患者的前额，用手掌推动，使其头部后仰，另一只手的手指置颏附近的下颌下方，提起下颌，使颏上抬。推举下颌法是指抢救者同时托起手术患者左右下颌，无须仰头，当手术患者存在脊柱损伤可能时，应选择推举下颌法开放气道。

（3）胸内心脏按压：在胸外心脏按压无效的情况下，可实施胸内心脏按压。应用无菌器械，局部消毒，左第 4 肋间前外侧切口进胸，膈神经前纵形剪开心包，正确地施行单手或双手心脏按压术。一般用单手按压时，拇指和大鱼际紧贴右心室的表面，其余 4 指紧贴左心室后面，均匀用力，有节奏地进行按压和放松，60～80 次/分钟；双手胸内心脏按压，用于心脏扩大、心室肥厚者，术者左手放在右心室面，右手放在左心室面，双手掌向心脏做对合按压，余同单手法。切勿用手指尖按压心脏，以防止心肌和冠状血管损伤。术后彻底止血，置胸腔引流管。

（三）电除颤

部分循环骤停的手术患者实际上是心室颤动，在心脏按压过程中，出现心室颤动者随时进行电击除颤才能恢复窦性节律。

1.胸外除颤

将除颤电极包上盐水纱布或涂上导电膏,一电极放在患者胸部右上方(锁骨正下方),另一电极放在左乳头下(心尖部),成人一般选用 200～400 J,儿童选用 50～200 J,第一次除颤无效时,可酌情加大能量再次除颤。

2.胸内除颤

术中或开胸抢救时使用胸内除颤电极板,电极板蘸以生理盐水,左右两侧夹紧心脏,成人用 10～30 J,放电后立即观察心电监护波形,了解除颤效果。

二、外科休克

休克是一急性的综合征,是指各种强烈致病因素作用于机体,使循环功能急剧减退,组织器官微循环灌流严重不足,导致细胞缺氧和功能障碍,以至重要生命器官功能、代谢严重障碍的全身危重病理过程。休克分为低血容量性、感染性、心源性、神经性和过敏性休克五类。其中低血容量休克是手术患者最常见的休克类型,由于体内或血管内血液、血浆或体液等大量丢失,引起有效血容量急剧减少所致的血压降低和微循环障碍,如肝脾破裂出血、宫外孕出血、四肢外伤、术中大出血等均可造成低血容量性休克。

(一)低血容量性休克的临床表现

早期患者出现精神紧张或烦躁,面色苍白,出冷汗,肢端湿冷,心跳加快,血压稍高,晚期患者出现血压下降,收缩压<10.7 kPa(80 mmHg),脉压<2.7 kPa(20 mmHg),心率增快,脉搏细速,烦躁不安或表情淡漠,严重者出现昏迷;呼吸急促,发绀;尿少,甚至无尿。

(二)低血容量性休克的急救措施

休克的预后取决于病情的轻重程度、抢救是否及时、抢救措施是否得力。所以一旦手术患者发生低血容量性休克,手术室护士应采取以下护理措施,协助手术医师、麻醉师,共同对手术患者进行急救。

1.一般护理措施

休克的手术患者送入手术室后,首先应维持手术患者呼吸道通畅,同时使其仰卧于手术床并给予吸氧;选择留置针,迅速建立静脉通路,保证补液速度;调高手术间温度,为手术患者盖棉被,同时可使用变温毯等主动升温装置,维持手术患者正常体温。

2.补充血容量

低血容量休克治疗的首要措施是迅速补充血容量,短期内快速输入生理盐水、右旋糖酐、全血或血浆、清蛋白以维持有效回心血量。同时正确地评估失液量,失液量的评估可以凭借临床症状、中心静脉压、尿量和术中出血量等进行判断。因此休克患者术前必须常规留置导尿管,以备记录尿量;术中出血量包括引流瓶内血量及血纱布血量的总和,巡回护士应正确评估、计算后告知手术医师;在快速补液时,手术室护士应密切观察手术患者的心肺功能,防止急性心力衰竭;在给手术患者输注库血前,要适当加温库血,预防术中低体温的发生。

3.积极处理原发病

(1)术前大量出血引起休克:如术前因肝脾破裂出血、宫外孕出血而引起休克的患者,进入手术室后所有手术团队成员应分秒必争,立即实施手术进行止血。

(2)四肢外伤引起休克:手术室护士事先准备止血带,并协助手术医师及时环扎止血带,并记录使用的起止时间。

（3）术中大出血：洗手护士在无菌区内做好应急配合，密切关注手术野、协助手术医师采取各种止血措施，传递器械、缝针时应确保动作迅速、准确。巡回护士应及时向洗手护士提供各类止血物品和缝针，与麻醉师共同准备并核对血液制品。

（4）剖宫产术中发生大出血：手术医师可以通过按摩子宫、使用缩宫素、缝扎等方式进行止血，巡回护士应及时准备缩宫素等增强子宫收缩的药物。如遇胎盘滞留或胎盘胎膜残留情况，洗手护士应配合手术医师尽快徒手剥离胎盘控制出血，若出血未能得到有效控制，在输血、抗休克的同时，行子宫次全切除术或全子宫切除术，巡回护士应及时提供洗手护士手术器械、敷料及特殊用物，并准确进行添加器械和纱布的清点记录。

4.及时执行医嘱

在抢救手术患者的紧急情况下，巡回护士可以执行手术医师的口头医嘱，执行前必须复述，得到确认后方可执行。

5.做好病情观察及记录

注意观察手术患者的生命体征，包括出入量（输血、输液量、尿量、出血量、引流量等）；记录各类抢救措施、术中用药及病情变化。

三、输血反应

输血是临床抢救患者、治疗疾病的有效措施，在外科手术领域应用较广。一般情况下输血是安全的，但仍有部分患者在输血或输入某些血液制品后出现各种反应，可能由供、受者间血细胞表面同种异型抗原型别不同所致，常见的输血反应为红细胞 ABO 血型不符导致的溶血反应。除了溶血反应还有非溶血性反应，即发热反应、变态反应。

（一）溶血反应

溶血反应是最严重的输血反应，死亡率高达 70% 以上。发生溶血反应的患者，临床表现与发病时间、输血量、输血速度、血型、溶血程度密切相关且差异性大。术中全麻患者最早出现的征象是手术野出血、渗血和不明原因的低血压、无尿。

（二）发热反应

发热是最常见的非溶血性输血反应，发生率可达 40% 以上。通常在输血后 1.5~2 h 内发生，症状可持续 0.5~2 h，其主要表现为输血过程中手术患者出现发热、寒战。如遇发生发热反应的手术患者，立即终止输血，用解热镇痛药或糖皮质激素处理。造成该不良反应的原因有：①血液或血制品中有致热原；②受血者多次受血后产生同种白细胞和/或血小板抗体。

（三）变态反应

变态反应是输血常见的并发症之一，发生在输血过程中或输血后数分钟，临床表现为受血者出现荨麻疹、血管神经性水肿，重者为全身皮疹、喉头水肿、支气管痉挛、血压下降等。造成该不良反应的原因有：①所输血液或血制品含变应原；②受血者本身为高过敏体质或因多次受血而致敏。

（四）输血反应急救措施

一旦发生输血反应，应立即停止输血，更换全部输液管路。遵医嘱进行抗过敏等治疗，紧急情况下，口头医嘱必须完整复述得到确认后方可执行。将未输完的血液制品及管道妥善保存送输血科。

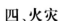

四、火灾

手术室发生火灾虽然罕见,但如果手术室工作人员忽视防火安全管理,操作不规范,仍然可能发生。因此手术室人员要充分认识到火灾的危险性,提高手术室火灾防范意识,防止发生火灾,并制订火灾应急预案,一旦发生火灾,将损失降至最低。

(一)手术室发生火灾的危险因素

1.火源

(1)手术室内各种仪器设备:如电刀、激光、光纤灯源、无影灯、电脑、消毒器等,当设备及线路老化、破损发生漏电、短路,接头接触不良,使用后忘记关闭电源等情况,均是手术室发生火灾的导火索。

(2)手术室相对封闭的空间:如果通风不良、湿度过低,特别是在秋、冬季,物体间相互摩擦极易产生静电,遇可燃物或助燃剂即可能导致火灾。

(3)高危设备的使用不当:如高频电刀在使用时会产生很高的局部温度,输出功率越高,产生温度也越高,遇到高浓度氧和酒精时就会诱发燃烧。

2.氧气

氧气是最常见的助燃剂,患者在手术过程中一般都需持续供养,故可造成手术室中局部高氧环境,特别是在患者头部。而当术中面罩吸氧时,由于密闭不严造成无菌巾下腔隙中的氧达到较高的浓度,可燃物在此环境中很容易燃烧。

3.可燃物

手术室内可燃物种类很多,如酒精、碘酊、无菌巾、纱布、棉球、胶布等,尤以酒精燃烧最常见,特别是酒精挥发和氧气浓度增大可造成一种极易燃烧的混合物,一旦有火源就能燃烧,严重者可引起爆炸。

(二)手术室火灾预防措施

1.加强手术室管理

改进手术室的通风设备,防止氧气和酒精在空气中积聚浓度过高;定期对仪器设备、线路进行维护和检修;氧气瓶口、压力表上应防油、防火,不可缠绕胶布或存放在高温处,使用完毕立即关好阀门;制订手术室防火安全制度及火灾应急预案,手术室内放置灭火器材,保证消防通道通畅。

2.加强术中管理

使用电刀时严格控制输出功率,严禁超出电刀使用的安全值范围;使用酒精或碘酊消毒时,不可过湿擦拭,待其挥发完全后再开始使用电刀;使用任何带电的仪器设备前,必须确定不处在高氧环境中,使用完毕后及时关闭电源;对需要面罩吸氧的手术患者,应尽量给予低流量吸氧。

3.加强手术室人员的消防安全意识

树立防患于未然的观念,杜绝火灾隐患,防止发生火灾。组织全体医务人员学习一些基本的防火灭火安全知识,掌握灭火器材的使用方法。灭火器材有干粉、泡沫、二氧化碳,手术室配备的灭火器主要是二氧化碳灭火器,适合扑灭易燃液体、可燃气体、带电物质引起的火灾。

(三)手术室火灾应急预案及处理

1.原则

早发现、早报警、早扑救,及时疏散人员,抢救物资,各方合作,迅速扑灭火灾。

2.现场人员应对火灾四步骤(按照国际通用的灭火程序"RACE")

(1)救援:组织患者及工作人员及时离开火灾现场;对于不能行走的患者,采用抬、背、抱等方式转移。

(2)报警:利用就近电话迅速向医院火灾应急部门及"119"报警,有条件者按响消防报警按钮,迅速向火灾监控中心报警;在向"119"报警时讲清单位、楼层/部门、起火部位、火势大小、燃烧物质和报警人姓名,并通知邻近部门关上门窗、熟悉灭火计划和随时准备接收患者;与此同时,即刻向保卫科、院办、主管副院长汇报,并派人在医院门口接应和引导消防车进入火灾现场。

(3)限制:关上火灾区域的门窗、分区防火门,防止火势蔓延。

(4)灭火或疏散:如果火势不大,用灭火器材灭火;如果火势过猛,按疏散计划,及时组织患者和其他人员撤离现场。

3.救助人员灭火、疏散步骤

救助人员接到报警到达后,立即采取以下步骤展开灭火和疏散。

(1)报警通报:立即通知所有相关领导、部门以及可能殃及的区域,要求相关人员到位,启动相应流程,做好灭火和疏散准备。

(2)灭火:①确定火场情况,做到"三查三看"。一查火场是否有人被困,二查燃烧的是什么物质,三查从哪里到火场最近;一看火烟,定风向、定火势、定性质,二看建筑,定结构,定通路,三看环境,定重点、定人力、定路线。②在扑救中,参加人员必须自觉服从现场最高负责人的指挥,沉着、机智、正确使用灭火器材,做到先控制、后扑灭。③抓住灭火有利时机,对存放精密仪器、昂贵物资的部位,应集中使用灭火器灭火,一举将火灾扑灭在初起阶段。④有些物品在燃烧过程中可产生有毒气体,扑救时应采取防毒措施,如使用氧气呼吸面罩,用湿毛巾、口罩捂住口鼻等。

(3)疏散:积极抢救受火灾威胁的人员,应根据救人任务的大小和现有的灭火力量,首先组织人员救人,同时部署一定力量扑救火灾,在力量不足的情况下,应将主要力量投入救人工作。

4.疏散的原则和方法

(1)火场疏散先从着火房间开始,再从着火层以上各层开始疏散救人;本着患者优先的原则,医院员工有责任引导患者向安全的地方疏散。即先近后远,先上下。要做好安抚工作,不要惊慌、随处乱跑,要服从指挥;对于被火围困的人员,应通过内线电话或手机等通讯工具,告知其自救办法,引导他们自救脱险。

(2)疏散通道被烟雾所阻时,应用湿毛巾或口罩捂住口鼻,身体尽量贴近地面,匍匐前进,向消防楼梯转移,离开火场;对火灾中造成的受伤人员,抢救人员应采用担架、轮椅等形式,及时将伤员撤离出危险区域。

(3)禁止使用电梯,防止突然停电造成人员被困在电梯里。疏散通道口必须设立哨位指明方向,保持通道畅通无阻;最大限度分散分流,避免大量人员涌向一个出口,因拥挤造成伤亡事故。

(4)疏散与保护物资:对受火灾威胁的各种物资,是进行疏散还是就地保护,要根据火场的具体情况决定,目标是尽量避免或减少财产的损失。在一般情况下,应先疏散和保护贵重的、有爆炸和有毒害危险的以及处于下风方向的物资。疏散出来的物资不得堵塞通路,应放置在免受烟、火、水等威胁的安全地点,并派人保护,防止丢失和损坏。

五、停电

手术室停电通常可分为由人为原因造成的停电和意外情况引起的停电。如维修线路、错峰用电、拉闸限电或打雷时保护性的关闭电源等人为原因导致的停电,应事先告知手术室,做好停电准备,保证手术安全。若由恶劣天气、火灾、电路短路等意外情况引起的手术室停电,虽无法事先预料,但要提高警惕,完善应急工作。

(一)手术室停电预防措施

1.按手术室建筑标准做好配电规划

医院及手术室系统应建立两套供电系统,当其中一路发生故障时,自动切换至备用系统,保障手术室及其他重要部门的供电。同时,医院及手术室还应备有应急自供电源系统,当两套外供系统全部出现故障时,可紧急启动,维持短时间供电,为抢修赢得时间,为患者的安全提供保障。

2.加强手术室管理

每个手术间配备有足够的电插座,术中用电尽量使用吊塔与墙上的电源插座,少用接线板,避免地面拉线太多;电插座应加盖密封,防止进水,避免电路发生故障;每个手术间有独立的配电箱及带保险管的电源插座,以防一个手术间故障影响整个手术室运作。设备科相关人员必须定期对手术室的电器设备进行检测和维护;手术室严禁私自乱拉乱接电线;如发生断电应马上通知相关人员查明原因,防止再次发生。

3.加强手术室人员的用电安全意识

制订防止术中意外停电制度、停电应急预案,组织学习安全用电知识,术中合理使用电器设备,防止仪器短路。

(二)手术室停电应急预案及处理

1.手术间突发停电

(1)手术室人员立即报告科主任、护士长,电话报告医院相关部门。

(2)巡回护士使用应急灯照明,保证手术进行,清醒的患者做好安抚工作。

(3)断电后麻醉呼吸机、监护仪、微量输液泵等用电设备均停止工作,尽量使用手动装置替代动力装置,如呼吸机改手控呼吸,监护仪蓄电池失灵无法正常工作,应手动测量血压、脉搏和呼吸,以及时判断患者的生命体征,保证手术患者呼吸循环支持。

(4)防止手术野的出血,维持手术患者生命体征稳定。如为单间手术间停电,可以先将电刀、超声刀等仪器接手术间外电源;如为整个手术室的停电,应立即启动应急电源。

(5)关闭所有用电设备开关(除接房外电源的仪器),由专业人员查明断电原因,排除后恢复供电。

(6)做好停电记录包括时间及过程。

2.手术室内计划停电

(1)医院相关部门提前通知手术室停电时间,做好停电前准备。

(2)停电前相关部门再次与手术科室人员确认,以保证手术的安全。

(3)问题解除后及时恢复供电。

(张雨苗)

第七节 手术室护士的职责

现代科学技术的发展,对我们的护理职业提出了更高的要求。另一方面创新的许多科学仪器和新设备,扩大了手术配合工作范围同时也增加工作难度,因此手术室护士必须有热爱本职工作和广泛的知识和技术,才能高标准地完成各科日益复杂的手术配合任务。

一、手术室护士应具备的素质

护理人员在工作中应不断提高个人素质,加强对护理职业重要意义的认识,把护理工作看作是光荣的神圣的职业。因此,要努力做到以下几点。

(一)具有崇高的医德和奉献精神

一名护士的形象,通过它的精神面貌和行动表现出内在的事业品德素质,胜过一个护士的经验和业务水平所起的作用,也可能给患者带来希望、光明和再生。所以,护士要具备高尚的医德和崇高的思想,具有承受压力、吃苦耐劳、献身的精神,并有自尊、自爱、自强的思想品质。为护理科学事业的发展做出自己的贡献,无愧于"白衣天使"的光荣称号。

(二)树立全心全意为患者服务的高尚品德

手术室的工作和专业技术操作都具有独特性。要求手术室护士必须自觉地忠于职守、任劳任怨,无论工作忙闲、白班夜班都要把准备工作、无菌技术操作、贯彻各种规章制度等认真负责地做好。对患者要亲切、和蔼、诚恳,不怕脏、不怕累、不厌烦,使患者解除各种顾虑,树立信心,主动与医护人员配合,争取早日康复。

(三)要有熟练的技能和知识更新

随着医学科学的发展,特别是外科领域手术学的不断发展,新的仪器设备不断出现,因而护理工作范围也日益扩大,要求也越来越高。护理工作者如无广泛的有关学科的基本知识,对今天护理的工作复杂技能就不能理解和担当。所以,今天作为一名有远大眼光的护士,必须熟悉各种有关护理技能的基本知识,才能达到最高的职业效果。护理学亦成为一门专业科学,因此,作为一名手术室护士,除了伦理道德修养外,还应有基础医学、临床医学和医学心理学等新知识。努力学习解剖学、生理学、微生物学、化学、物理学,以及各种疾病的诊断和治疗等知识,特别是外科学更应深入学习。此外,还要了解各种仪器的基本结构、使用方法,熟练掌握操作技能。只有这样,才能高质量完成护理任务。

二、手术室护士长应具备的条件

护理工作范围极广,有些工作简单、容易,有些工作却很复杂,需要有高度的判断力和精细的技术、熟练的技巧。今天的护理工作,一个人已不能独当重任,而需要既分工又协作来共同完成。因此,必须有一名护士长,把每个护理人员的思想和行为统一起来,才能使人的积极性、主动性和创造性得到充分发挥,团结互助,共同完成任务。护士长应具备的条件归纳如下。

(一)有一定的领导能力及管理意识

有一整套工作方法和决策能力。善于出主意想办法,提出方案,做出决定,推动下级共同完成,并具有发现问题、分析问题的能力,了解存在问题的因素,掌握本质,抓住关键,分清轻重缓急,提出中肯意见。出现无法协商的问题时能当机立断,勇于负责。有创新的能力,对新事物敏感,思路开阔,能提出新的设想。要善于做思想工作。能否适时地掌握护士的心理动向,并进行有针对性的思想教育,使之正确对待个人利益和整体利益的关系,不断提高思想水平,是提高积极性和加强凝聚力最根本的问题。

(二)有一定组织能力和领导艺术

管理既是一门艺术,也是一门科学。首先应处理好群体间的人际关系。护士长需要具有丰富的才智和领导艺术,才能胜任手术室护士护理管理任务。具体要求如下。

(1)护士长首先应把自己置身于工作人员之中,经常想到自己与护士之间只是分工的不同,而无地位高低之分。要有民主作风,虚心听取护士的意见,甚至批评意见,认真分析,不埋怨、不沮丧,不迁怒于人,有助于建立自己的威信。

(2)护士长首先想到的是人,是护士和工作人员,而不是自己,不光是关心任务完成情况,还要关心她们的生活、健康、思想活动及学习情况等。都使每个护士和工作人员亲身感到群体的温暖,对护士长产生亲切感。

(3)护士长要善于调动护士的积极性,培养集体荣誉感,善于抓典型、树标兵,运用先进榜样推动各项手术室工作,充分调动护士群体的积极性,护士长的领导作用才能得到体现。

(三)有较高的素质修养

手术室护士长应较护士具备更高的觉悟和更多的奉献精神。科里出现的问题应主动承担责任,实事求是向上级反映,不责怪下级。凡要求护士做到的,首先自己要做到,严格要求自己,树立模范行为,才能指挥别人。要注意廉洁,不要利用工作之便谋私,更不能索要患者的礼物,要注意自身形象。此外,要做到知识不断更新,经常注意护理方面的学术动态,接受新事物,在这方面应较护士略高一筹,使护士感到护士长是名副其实的护理业务带头人。

三、手术室护士的分工和职责

(一)洗手护士职责

(1)洗手护士必须有高度的责任心,对无菌技术有正确的概念。如有违反无菌操作要求者,应及时提出纠正。

(2)术前了解患者病情,具体手术配合,充分估计术中可能发生的意外,术中与术者密切配合,保证手术顺利完成。

(3)洗手护士应提前 30 min 洗手,整理无菌器械台上所用的器械、敷料、物品是否完备,并与巡回护士共同准确清点器械、纱布脱脂棉、缝针,核对数字后登记于手术记录单上。

(4)手术开始时,传递器械要主动、敏捷、准确。器械用过后,迅速收回,擦净血迹。保持手术野、器械台的整洁、干燥。器械及用物按次序排列整齐。术中可能有污染的器械和用物,按无菌技术及时更换处理,防止污染扩散。

(5)随时注意手术进行情况,术中若发生大出血、心搏骤停等意外情况,应沉着果断,及时和巡回护士联系,尽早备好抢救器械及物品。

(6)切下的病理组织标本防止丢失,术后将标本放在 10% 甲醛溶液中固定保存。

(7)关闭胸腹腔前,再次与巡回护士共同清点纱布及器械数,防止遗留在体腔中。

(8)手术完毕后协助擦净伤口及引流管周围的血迹,协助包扎伤口。

（二）巡回护士职责

（1）在指定手术间配合手术，对患者的病情和手术名称应事先了解，做到心中有数，有计划地主动配合。

（2）检查手术间各种物品是否齐全、适用。根据当日手术需要落实补充、完善一切物品。

（3）患者接来后，按手术通知单核对姓名、性别、床号、年龄、住院号和所施麻醉等，特别要注意对手术部位（左侧或右侧），不发生差错。

（4）安慰患者，解除思想顾虑。检查手术区皮肤准备是否合乎要求，患者的假牙、发卡和贵重物品是否取下，将患者头发包好或戴帽子。

（5）全麻及神志不清的患者或儿童，应适当束缚在手术台上或由专人看护，防止发生坠床。根据手术需要固定好体位，使手术野暴露良好。注意患者舒适，避免受压部位损伤。用电刀时，负极板要放于臀部肌肉丰富的部位，防止灼伤。

（6）帮助手术人员穿好手术衣，安排各类手术人员就位，随时调整灯光，注意患者输液是否通畅。输血和用药时，根据医嘱仔细核对，避免差错。补充室内手术缺少的各种物品。

（7）手术开始前，与洗手护士共同清点器械、纱布、缝针及线卷等，准确地登记于专用登记本上并签名。在关闭体腔或手术结束前和洗手护士共同清点上述登记物品，以防遗留体腔或组织内。

（8）手术中要坚守工作岗位，不可擅自离开手术间，随时供给手术中所需一切物品，经常注意病情变化。重大手术充分估计术中可能发生的意外，做好应急准备工作，及时配合抢救。监督手术人员无菌技术操作，如有违犯，立即纠正。随时注意手术台一切情况，以免污染。保持室内清洁、整齐、安静，注意室温调节。

（9）手术完毕后，协助术者包扎伤口，向护送人员清点患者携带物品。整理清洁手术间，一切物品归还原处，进行空气消毒，切断一切电源。

（10）若遇手术中途调换巡回护士，须做到现场详细交代，交代清楚患者病情和医嘱执行情况，输液是否通畅，查对物品，在登记本上互相签名，必要时通知术者。

（三）夜班护士职责

（1）要独立处理夜间一切患者的抢救手术配合工作，必须沉着、果断、敏捷、细心地配合各种手术。

（2）要坚守工作岗位，负责手术室的安全，不得随意外出和会客。大门随时加锁，出入使用电铃。

（3）白班交接班时，如有手术必须现场交接，如患者手术进行情况和各种急症器械、物品、药品等。认真写好交接班本，当面和白班值班护士互相签名。

（4）接班后认真检查门窗、水电、氧气，注意安全。

（5）严格执行急症手术工作人员更衣制度和无菌技术操作规则。

（6）督促夜班工友清洁工作，保持室内清洁整齐，包括手术间、走廊、男女更衣室、值班室和办公室。

（7）凡本班职责范围内的工作一律在本班完成，未完不宜交班，特殊情况例外。

（8）早晨下班前，巡视各手术间、辅助间的清洁、整齐、安全情况。详细写好交接班报告，当面交班后签字方可离去。

（四）器械室护士职责

（1）负责手术科室常规和急症手术器械的准备和料理工作，包括每天各科手术通知单上手术的准备供应,准确无误。

(2)保证各种急症抢救手术器械物品的供应。

(3)定期检查各类手术器械的性能是否良好,注意器械的关节是否灵活、有无锈蚀等,随时保养、补充、更新,做好管理工作,保证顺利使用。特殊精密仪器应由专人保管,损坏或丢失时,及时督促寻找,并和护士长联系。

(4)严格执行借物制度,特殊精密仪器需取得护士长同意后,两人当面核对并签名后方能外借。

(5)保持室内清洁整齐,包括器械柜内外整齐排列,各科器械柜应贴有明显的标签。定期通风消毒。

(五)敷料室护士职责

(1)制定专人负责管理。严格按高压蒸汽消毒操作规程使用。定期监测灭菌效果。

(2)每天上午检查敷料柜 1 次,补充缺少的各种敷料。

(3)负责一切布类敷料的打包,按要求保证供应。

(六)技师职责

(1)负责对各种仪器使用前检查、使用时巡查、使用后再次检查其运转情况,以保证各种电器、精密仪器的正常运转。

(2)定期检查各种器械台、接送患者平车的零件和车轮是否运转正常,负责各种仪器的修理或送交技工室修理。

(3)坚守工作岗位,手术过程中主动巡视各手术间,了解电器使用情况。有问题时做到随叫随到随维修,协助器械组检查维修各种医疗器械。

(4)帮助护士学习掌握电的基本知识和各种精密仪器的基本性能、使用方法与注意事项等。

(张雨苗)

第八节　手术室护士的职业危害与防护

手术室护士在工作中常需面对各种高危因素,如患者的血液、体液、放射线、有害气体,而且每天工作繁重,节奏紧张,使他们的生理心理都会造成伤害,因此手术室护士是职业危害的高危群体。作为一名手术室护士必须树立职业安全意识,妥善处理现存及突发问题,予以正当防护,最大程度保证自己的健康。

一、血源性感染

由于手术室特殊的工作环境,工作人员直接接触患者的血液、分泌物、呕吐物等,因此感染血源性传染病的概率较高。

(一)血源性感染的危险因素

通过医院内血源性传播的疾病有 20 多种,最常见且危害性最大的是乙型肝炎、丙型肝炎、艾滋病。在各种体液中病毒浓度从高到低依次为血液、血液成分、伤口感染性分泌物、阴道分泌物、羊水、胸腔积液、腹水等。乙型肝炎病毒(HBV)感染是手术室护士意外血源性感染中最常见的。有研究表明,手术室护理人员 HBV 感染率明显高于内科及外科护理人员,其感染率高达 30%。

目前我国艾滋病发病率呈迅猛增长趋势,当发生针刺伤时,只要 0.004 mL 带有艾滋病病毒(HIV)的血液足以使伤者感染。皮下接触 HIV 的危险性是 0.3%,黏膜接触危险性则为0.09%。如何避免意外感染 HIV 也是手术室护理人员所必须面临的一种考验。此外,感染病毒后发生血象转移有一定时间期限,如 HBV 为 8 周,HCV 为 8 周,HIV 为 6 个月。从感染病毒到出现症状之间的潜伏期更长,如 HBV 为 45~60 d,HCV 为 45~60 d,HIV 为 12 年。这段时间内,伤者本身作为病毒携带者也成为危险因素之一。

(二)血源性感染的感染途径

血源性感染主要分为经非完整性皮肤传播和黏膜传播。非完整性皮肤传播具体表现为护理操作和传递器械过程中,意外发生针刺伤、刀割伤的新鲜伤口或皮肤的陈旧性伤口,直接接触到沾有患者体液或血液的敷料、器械后感染病毒。经黏膜传播具体表现为手术配合中患者的体液、血液直接溅入眼内,通过角膜感染病毒。血源性感染不通过吸入血气溶胶传播。

(三)血源性感染的防范措施

1.个人防护

手术室护理人员应定期进行健康检查,接种相关疫苗,加强个人免疫力。定期培训强调防止意外血源性感染的必要性,增强个人防范意识。

2.术前评估

手术室护理做好术前访视,除急诊手术外,术前应了解患者相关检查和化验结果,如肝功能、乙型肝炎病毒(HBV)、丙肝病毒(HCV)、梅毒病毒、艾滋病病毒(HIV)等,针对检查和化验结果阳性的手术患者,手术人员应在术中采取相应的防护措施;针对无化验结果的手术者,应视其为阳性,手术人员做好标准预防。

3.防护措施

根据具体情况做好充分的自我安全防护。进行有可能接触手术患者的血液、体液的护理操作时必须戴手套,手部皮肤有破损者提倡戴两层手套,脱去手套后再用皂液和流动水充分冲洗。手术医师和洗手护士应穿戴具有防渗透性能的口罩、防护眼镜或带有面罩的口罩,具有穿透性能的手术衣,防护手术配合中可能飞溅到面部的血液、体液。手术配合中需保持思想高度集中,避免疲劳操作,正确放置和传递锐器;回收针头等锐器时,避免锐利端朝向接收者,防止刺伤;传递锐器时,应将其放入弯盘进行传递;卸锐器时必须使用持针器,不能徒手卸除。

4.术后处理

完成感染手术后,参加手术的人员必须脱去污染的手术衣、手套、换鞋(脱鞋套)方能离开手术间,沐浴更换洗手衣裤后才能参加其他手术。术后按规范处理物品,清洗回收器械时,注意先将针头、刀片等锐器卸下,并弃入有特殊警示标记的锐器医疗废弃物桶内。手工清洗器械时,应戴护目镜、防渗透性口罩、穿防水隔离衣、戴手套。术后手术间应用含氯溶液或酸水湿式清洁地面及物品。

(四)意外血源性感染后的处理

1.皮肤接触血液体液

立即用皂液和流动水清洗污染皮肤。

2.黏膜接触血液体液

若手术患者的血液或体液溅入口腔、眼睛,立即用大量清水或生理盐水冲洗,然后滴含有抗生素的眼药水。

3.针刺或刀割伤

(1)立即脱去手套,向远心端挤出血液并用大量肥皂水或清水清洗伤口,再浸泡于3‰碘伏液内3 min,最后贴上敷料。

(2)受伤后处理:伤后24 h内报告护士长及预防保健科,登记在册。暴露源不明者按阳性处理。72 h内做HIV/HBV/HCV等基础水平检查,怀疑HBV感染者,立即注射乙肝高价免疫球蛋白和乙肝疫苗;怀疑HIV感染者,短时间内口服大剂量叠氮脱氧核酸(AZT),然后进行周期性复查(6周、12周、6个月)。

二、化学性危害

相对其他临床科室而言,手术室环境封闭,存在多种危害因素,如空气中常常存有一定浓度的挥发性化学消毒剂和吸入性麻醉药,这些都直接或间接地影响医务人员的健康。

(一)化学性危险因素

1.化学消毒剂

手术间及手术物品的消毒与灭菌,标本的浸泡都要用到一些化学消毒剂如甲醛、戊二醛、含氯消毒剂、环氧乙烷等。这些消毒剂对人的皮肤、神经系统、呼吸道、皮肤、眼睛、胃肠道等均有损害。长期吸入高浓度混有戊二醛的空气或者直接接触戊二醛容易引起眼灼伤、头痛、皮肤黏膜过敏等;甲醛会直接损害呼吸道黏膜引起支气管炎、哮喘病,急性大量接触更可致肺水肿,同时能使细胞突变、致畸、致癌;环氧乙烷侵入人体后可损害肝、肾和造血系统。

2.挥发性麻醉气体

目前手术室普遍采用禁闭式麻醉装置,但仍有许多麻醉废气直接或间接排放在手术室内,若麻醉机呼吸回路泄漏以及手术结束后拔除气管导管患者自然呼吸时,可使麻醉气体排放到手术间内,造成空气污染。对医务人员的听力、记忆力、理解力、操作能力等都会造成一定影响。长期接触该类气体,会造成其在人体内的蓄积,影响肝肾功能,可引起胎儿畸变、自发性流产和生育力降低。

3.臭氧

开启紫外线照射对房间进行消毒时,会产生臭氧,在空气中可嗅知的臭氧浓度为0.02~0.04 mg/L,当达到5~10 mg/L时可引起心跳加速,对眼、黏膜和肺组织都有刺激作用,能破坏肺表面活性物质,引起肺水肿和哮喘等疾病。

4.化疗药物

肿瘤手术过程中经常需要配制化疗药,巡回护士处理这些化疗药物时不可避免地会吸入含有药物的气溶胶,或药液沾染皮肤,虽然剂量较小,但其累积作用可产生远期影响,如白细胞计数减少,自然流产率增高,致畸、致癌等,环磷酰胺在尿液中的代谢物则有诱发尿道肿瘤的危险。

(二)化学性危害的防范措施

1.化学消毒剂

减少化学消毒剂的使用,尽量用等离子灭菌替代戊二醛浸泡及环氧乙烷灭菌。避免医护人员接触化学消毒剂,减轻职业损害;工作人员在检查、使用和测试化学消毒剂时,必须戴好帽子、口罩、手套、防护眼罩,准确操作,如不慎溅到皮肤和眼睛上,要用清水反复冲洗;消毒、灭菌容器应尽量密闭,如戊二醛消毒容器应加盖,减少消毒剂在空气中的挥发;戊二醛等消毒剂浸泡消毒的器械,在使用前,必须将消毒剂冲洗干净;环氧乙烷灭菌器应置于专门的消毒室内,并设置有良好的通风设施,减少有害气体在手术室内的残留。

2.化疗药物

配制化疗药物时,首先要做好自身防护,穿隔离衣、戴手套、口罩、帽子,必要时戴防护眼罩;熟练掌握化疗药物配制,防止药液和雾粒逸出;孕妇禁止接触化疗药物;加强化疗废弃物的管理,与其他物品分开管理,废弃物存放于规定的密闭容器中,送有关部门做专业处理。

3.麻醉废气管理

加强麻醉废气排污设备及工作人员的自身防护,如选用密闭性良好的麻醉机进行定期检测,防止气源管道系统泄漏,加强麻醉废气排污设备管理,改善手术室通风条件;根据手术种类及患者具体情况,选择合适的麻醉方式,并合理安排手术间;护士在妊娠期间应尽量减少进房间接触吸入性麻醉药的机会。

三、物理性危害

手术室内众多物理因素,如噪声、手术过程中产生的烟雾、电灼伤及辐射等在日常手术室工作中威胁着手术室工作人员的健康。

(一)物理性危险因素

1.噪声

手术室内的噪声持续存在却经常被忽视,噪声常来源于监护仪、负压吸引器、电锯和器械车轮摩擦等。护理人员长期暴露于噪声中可引起头痛、头晕、耳鸣、失眠、焦虑等症状,不仅对人体听觉、神经系统、消化系统、内分泌系统以及人的情绪有负面影响,而且可能不利于团队协作及正常工作的开展。

2.手术烟雾

术中使用电外科设备、高热能激光、外科超声设备以及腔镜手术中二氧化碳气体泄漏等均可产生并释放烟雾,对人体产生负面影响,由气溶胶、细胞残骸碎片等组成的手术烟雾,可能引起呼吸道炎症反应、焦虑、眩晕、眼部刺激症状等。此外,手术烟雾还可能成为某些病毒的载体,传播疾病。

3.辐射

随着外科手术日趋数字化和精细化,C 型臂机不仅只限于骨科手术的使用,已运用于越来越多的科室手术。手术室工作人员如对其放射的 X 线不进行有效防护,长期接触不仅容易导致自主神经功能紊乱以及恶性肿瘤,而且会影响生育能力,导致不孕、流产、死胎、胎儿畸形等。

(二)物理性危害的防范措施

1.噪声防护

为防止或减少手术室内噪声,手术室工作人员走路轻而稳,不得高声谈笑,说话声音要低。在实施各类操作或放置物品时,动作应轻柔。定期对手术室所有仪器设备进行普查和检修,淘汰部分设备陈旧且噪声大的仪器;对器械台、麻醉机、推车车轮等定期维修并上润滑剂,使用时尽量减少其推、拉的次数。手术中对电动吸引器等产生较响声音的设备应即用即开。严格管理手术过程中的参观及进修人员。

2.手术烟雾防护

手术人员均应正确佩戴外科口罩,遇特殊情况可佩戴 N95 口罩或激光型口罩,以有效隔离手术烟雾。术中使用易产生手术烟雾的仪器设备时,洗手护士应主动或提醒手术医师及时吸尽烟雾。腹腔镜手术时严格检查气腹机与二氧化碳连接处是否密闭及二氧化碳储存瓶是否有泄漏。手术室应配备便携式烟雾疏散系统和便携式吸引电刀,及时吸尽产生的手术烟雾。

3.辐射防护

有 X 线透视的手术,手术前医护人员必须穿好铅制护颈和铅袍以此保护甲状腺和躯干,并于手术间内设置铅屏风避免身体直接照射。孕妇避免接触 X 线辐射。在放射性暴露过程中,所有人员至少离开X线射线管 2 m,并且退至铅屏风之后。在放射性暴露中应尽可能使用吊索、牵引装置、沙袋等维持手术患者的正确合适体位,不应由医护人员用手来维持患者体位,若迫不得已,应佩戴防护性铅制手套。进行X线透视的手术间门外应悬挂醒目防辐射标识,提示其他人员远离。铅袍或铅衣应摊平或垂直悬挂,定期由专业人员进行测试和检查各类防辐射设施。手术室管理者合理安排手术人员,避免手术室护士短时间内大剂量接收 X 线照射,并要求参加该类手术的护士,佩戴 X 射线计量器,定期交防保科监测,以便了解护士接受 X 射线剂量。

4.电灼伤防护

定期请专业人员检修手术室专用线路和电器设备,严格遵守用电原则,熟悉仪器操作,避免电灼伤,各类仪器使用前后应记录使用情况,出现问题及时报告维修。

四、身心健康危害

随着医疗技术的发展,高、精、尖技术的广泛应用,手术室护士承担的工作明显加重。手术室护士应在紧张而有序的工作与生活中保持自身的身心健康,应对各种工作压力源,提高工作效率及护理工作质量,同时促进个人身心健康,更好地适应手术室工作。

(一)影响身心健康的危险因素

手术室护理工作繁重,工作的连续性强,机动性大,加班概率高,长期因连续工作致饮食不规律、站立时间长,使许多护士患有胃十二指肠溃疡、下肢静脉曲张、胃下垂、颈椎病等疾病。长期的疲劳与困顿,无疑是对工作、学习、生活产生负面影响。

(二)身心健康的维护

1.调整好心态,保持积极向上的愉悦心境

调整心理需要,养成良好的性格,保持乐观的心境。对工作全身心投入,不把消极情绪带入工作,用积极情绪感染和影响别人。善于学习和积累应对各种困难和挫折的经验,改变自身的适应能力。通过自我调节、自我控制,使自己处于良好的心理状态。

2.加强业务学习,提高工作能力

掌握手术室护理理论及知识,熟悉手术类别及手术医师的习惯,提高配合手术的能力及应急处理能力,增强工作自信心。

3.保持良好的生理、心理状态

安排好作息时间,保证充足的睡眠;增强自身体质,均衡营养,坚持体能锻炼;建立良好人际关系,创造和谐的工作氛围,丰富业余生活,缓解精神压力,消除心理疲劳。

4.关爱护士,引导缓压

人性化管理,尊重爱护每一位护士。尤其是低年资护士,缺少工作经验,害怕应对复杂的手术,常会紧张、失眠,心理应激敏感,因此可开展"一对一"传、帮、带活动,设立心理调适课程等,帮助护士自我减压。

5.创造良好的工作环境

管理人员的认知与决策,对护士行为起着重要的导向作用,因此在管理上应适当调整护士的工作强度,采取弹性排班制。安排护士依次公休,且保证每位护士自主公休日期,安排外出旅游,放松心情,休假后更好地工作。

(初昌东)

第九节 手术前患者的护理

从患者确定进行手术治疗,到进入手术室时的一段时间,称手术前期。这一时期对患者的护理称手术前患者的护理。

一、护理评估

(一)健康史

(1)一般情况:注意了解患者的年龄、性别、职业、文化程度和家庭情况等;对手术有无思想准备、有无顾虑和思想负担等。

(2)现病史:评估患者本次疾病的发病原因和诱因;入院前后的临床表现、诊断及处理过程;重点评估疾病对机体各系统功能的影响。

(3)既往史:①了解患者的个人史、宗教史和生活习惯等情况。②详细询问患者有无心脏病、高血压、糖尿病、哮喘、慢性支气管炎、结核、肝炎、肝硬化、肾炎和贫血等病史,以及既往对疾病的治疗和用药等。③注意既往是否有手术史,有无药物过敏史。

(二)身体状况

(1)重要器官功能状况:如心血管功能、肺功能、肾功能、肝功能、血液造血功能、内分泌功能和胃肠道功能状况。

(2)体液平衡状况:手术前,了解脱水性质、程度、类型、电解质代谢和酸碱失衡程度,并加以纠正,可以提高手术的安全性。

(3)营养状况:手术前,若有严重营养不良,术后容易发生切口延迟愈合、术后感染等并发症。应注意患者有无贫血、水肿,可对患者进行身高、体质量、血浆蛋白测定、肱三头肌皮褶厚度、氮平衡试验等检测,并综合分析,以判断营养状况。

(三)辅助检查

(1)实验室检查。①常规检查:血常规检查应注意有无红细胞、血红蛋白、白细胞和血小板计数异常等现象;尿常规检查应注意尿液颜色、比重,尿中有无红、白细胞;大便常规检查应注意粪便颜色、性状、有无出血及隐血等。②凝血功能检查:包括测定出凝血时间、血小板计数和凝血酶原时间等。③血液生化检查:包括电解质检查、肝功能检查、肾功能检查和血糖检测等。

(2)影像学检查:查看X线、CT、MR、B超等检查结果,评估病变部位、大小、范围及性质,有助于评估器官状态和手术耐受力。

(3)心电图检查:查看心电图检查结果,了解心功能。

(四)心理-社会状况

术前,应对患者的个人心理和家庭社会心理充分了解,患者大多于手术前会产生不同程度的心理压力,出现焦虑、恐惧、忧郁等反应,表现为烦躁、失眠、多梦、食欲下降和角色依赖等。

二、护理诊断及合作性问题

(一)焦虑和恐惧

焦虑和恐惧与罹患疾病、接受麻醉和手术、担心预后及住院费用等有关。

(二)知识缺乏

如缺乏有关手术治疗、麻醉方法和术前配合等知识。

(三)营养失调

低于机体需要量,与原发疾病造成营养物质摄入不足或消耗过多有关。

(四)睡眠形态紊乱

睡眠形态紊乱与疾病导致不适、住院环境陌生、担心手术安全性及预后等有关。

(五)潜在并发症

如感染等。

三、护理措施

(一)非急症手术患者的术前护理

1.心理护理

(1)向患者及其亲属介绍医院环境;主管医师、责任护士情况;病房环境、同室病友和规章制度,帮助患者尽快适应环境。

(2)工作态度:态度和蔼,关心、同情、热心接待患者及其家属,赢得患者的信任,使患者有安全感。

(3)术前宣教:可根据患者的不同情况,为其讲解有关疾病及手术的知识。对于手术后会有身体形象改变者,应选择合适的方式,将这一情况告知患者,并做好解释工作。

(4)加强沟通:鼓励患者说出心理感受,也可邀请同病房或做过同类手术的患者,介绍他们的经历及体会,以增强心理支持的力度。

(5)必要时,遵医嘱给予适当的镇静药和安眠药,以保证患者充足的睡眠。

2.饮食护理

(1)饮食:根据治疗需要,按医嘱决定患者的饮食,帮助能进食的患者制订饮食计划,包括饮食种类、性状、烹调方法、量和进食次数、时间等。

(2)营养:向患者讲解营养不良对术后组织修复、抗感染方面的影响;营养过剩、脂肪过多,给手术带来的影响。根据手术需要及患者的营养状况,鼓励和指导患者合理进食。

3.呼吸道准备

(1)吸烟者:术前需戒烟2周以上,减少呼吸道的分泌物。

(2)有肺部感染者:术前遵医嘱使用抗菌药物治疗肺部感染,痰液黏稠者,给予超声雾化吸入,每天2次,使痰液稀释,易于排出。

(3)指导患者做深呼吸和有效的咳嗽排痰练习。

4.胃肠道准备

(1)饮食准备:胃肠道手术患者,入院后即给予低渣饮食。术前1~2 d,进流质饮食。其他手术,按医嘱进食。为防止麻醉和手术过程中的呕吐,引起窒息或吸入性肺炎,常规于手术前禁食12 h,禁饮4 h。

(2)留置胃管:消化道手术患者,术前应常规放置胃管,减少手术后胃潴留引起的腹胀。幽门梗阻患者,术前3 d每晚以温高渗盐水洗胃,以减轻胃黏膜充血水肿。

(3)灌肠:择期手术患者,术前一天,可用0.1%~0.2%肥皂水灌肠,以防麻醉后肛门括约肌松弛,术中排出粪便,增加感染机会。急症手术不给予灌肠。

(4)其他:结肠或直肠手术患者,手术前3 d,遵医嘱给予口服抗菌药物(如甲硝唑、新霉素等),减少术后感染的机会。

5.手术区皮肤准备

见图13-3。

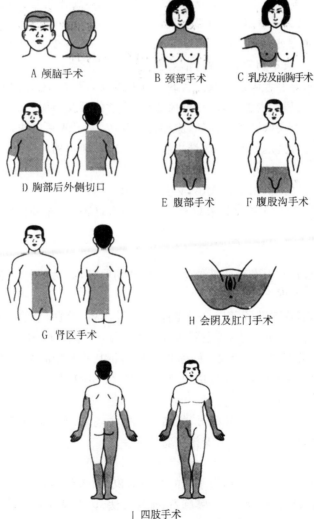

A 颅脑手术　　　　　B 颈部手术　　　　C 乳房及前胸手术

D 胸部后外侧切口　　　E 腹部手术　　　F 腹股沟手术

G 肾区手术　　　　　H 会阴及肛门手术

I 四肢手术

图13-3　皮肤准备的范围

简称备皮,包括手术区皮肤的清洁、皮肤上毛发的剃除,其目的是防止术后切口感染。①颅脑手术:整个头部及颈部。②颈部手术:由下唇至乳头连线,两侧至斜方肌前缘。③乳房及前胸手术:上至锁骨上部,下至脐水平,两侧至腋中线,并包括同侧上臂上 1/3 和腋窝。④胸部后外侧切口:上至锁骨上及肩上,下至肋缘下,前后胸都超过中线 5 cm 以上。⑤上腹部手术:上起乳头水平,下至耻骨联合,两侧至腋中线,包括脐部清洁。⑥下腹部手术:上自剑突水平,下至大腿上 1/3 前、内侧及外阴部,两侧至腋中线,包括脐部清洁。⑦肾区手术:上起乳头水平,下至耻骨联合,前后均过正中线。⑧腹股沟手术:上起脐部水平,下至大腿上 1/3 内侧,两侧到腋中线,包括会阴部。⑨会阴部和肛门手术:自髂前上棘连线至大腿上 1/3 前、内和后侧,包括会阴部、臀部、腹股沟部。⑩四肢手术:以切口为中心,上下方 20 cm 以上,一般多为整个肢体备皮,修剪指(趾)甲。

(1)特殊部位的皮肤准备要求。①颅脑手术:术前 3 d 剪短毛发,每天洗头,术前 3 h 再剃头 1 次,清洗后戴上清洁帽子。②骨科无菌手术:术前 3 d 开始准备,用肥皂水洗净,并用 70%乙醇消毒,用无菌巾包扎;手术前一天剃去毛发,70%乙醇消毒后,无菌巾包扎;手术日早晨重新消毒后,用无菌巾包扎。③面部手术:清洁面部皮肤,尽可能保留眉毛,作为手术标志。④阴囊和阴茎部手术:入院后,每天用温水浸泡,并用肥皂水洗净,术前一天备皮,范围同会阴部手术,剃去阴毛。⑤小儿皮肤准备:一般不剃毛,只做清洁处理。

(2)操作方法:①先向患者讲解皮肤准备的目的和意义,以取得理解和配合。②将患者接到换药室或者处置室,若在病室内备皮,应用屏风遮挡,注意保暖及照明。③铺橡胶单及治疗巾,暴露各皮部位。④用持物钳夹取肥皂液棉球,涂擦备皮区域,一手绷紧皮肤,一手持剃毛刀,分区剃净毛发,注意避免皮肤损伤。⑤清洗该区域皮肤,若为脐部,则用棉签清除污垢。

6.其他准备

(1)做好药物过敏试验,根据手术大小,必要时备血。

(2)填写手术协议书,让患者及其家属全面了解手术过程、存在的危险性,可能出现的并发症等。

7.手术日晨护理

(1)测量生命体征,若发现发热或其他生命体征波动明显,如女患者月经来潮,应报告医师是否延期手术或进行其他处理。

(2)逐一检查手术前各项准备工作是否完善,如皮肤准备、禁食、禁饮;特殊准备是否完善。

(3)遵医嘱灌肠,置胃肠减压管,排空膀胱或留置导尿管,术前半小时给予术前药等。

(4)帮助患者取下义齿、发夹、首饰、手表和眼镜等,将其贵重物品及钱物妥善保管。

(5)准备手术室中需要的物品,如病历、X 线片、CT 和 MRI 片、引流瓶、药品等,在用平车护送患者时,一并带至手术室。

(6)与手术室进行交接,必须按照床号、姓名、性别、住院号、手术名称等交接清楚。

(7)做好术后病房的准备,必要时,安排好监护室。

8.健康指导

应注意向患者及其家属介绍疾病及手术的有关知识,如术前用药、准备、麻醉及术后恢复的相关知识;指导患者进行体位训练、深呼吸练习、排痰方法、床上排便练习,以及床上活动等,有利于减少术后并发症的发生,促进机体尽快恢复。

(二)急症手术患者的术前护理

急诊手术是指病情危急,需在最短时间内迅速进行的手术。术前准备须争分夺秒,争取在短时间内,做好手术前必要的辅助检查。嘱患者禁食、禁饮;迅速做好备皮、备血、药物过敏试验;完成输液、应用抗菌药物、术前用药等必要准备。在可能的情况下,向患者家属简要介绍病情及治疗方案。

(初昌东)

第十节　手术中患者的护理

一、基本监测技术

(一)心电监护

心电监测是临床上应用最为广泛的病情监测参数,是指用心电监护仪对被监护者进行持续不间断的心电功能监测,通过心电监护仪反映心肌电活动的变化。早期,为了连续监测患者的心电,出现了由心电示波、心率计和心电记录器构成的最基本的心电监护仪。随着医学的发展,急危重症患者的监护水平不断提高,加之电子及计算机技术等在医疗仪器设备中的应用,又产生了多导心电、呼吸、温度、血压以及血氧饱和度等多参数的监护仪。目前,心电监测普遍采用了床旁监护仪发送的心电波形和数字形式获取相关信息。床旁监护系统是通过导联线与机体相关部位的电极片连接获取心电信号,再经电模块将其进行放大及有关处理。除心电信号外,床旁监护系统可配备其他模块,获取多种监测信息。

1.心电导联的连接

心电电极多采用一次性液柱型电极(银-氯化银电极嵌入含浸渍导申糊泡沫塑料的杯型合成树脂),于丙苯酮或乙醚混合液清洁皮肤后,贴于相应位置。目前,基本上采用 5 个电极,具体放置如下。①右上为红色(RA):胸骨右缘锁骨中线第 1 肋间;②右下为黑色(RL):右锁骨中线剑突水平处;③中间为褐色(C):胸骨左缘第 4 肋间;④左上为黄色(LA):胸骨左缘锁骨中线第 1 肋间;⑤左下为白色(LL):左锁骨中线剑突水平处。通过电极放置的位置可模拟心电图导联检查效果,以便对监测结果进行合理分析。如两侧锁骨下与两侧锁骨中线第 7 肋间可模拟标准导联;两侧锁骨下和胸骨中侧第 4 肋间可模拟 V_1 导联;两侧锁骨下和左锁骨中线第 5 肋间可模拟 V_5 导联。此外,临床上可根据不同情况只放置 3 个电极也可达到监测目的,如只放置 RA、RL、LA 电极。

2.心电监护指标及目的

心电监测的主要指标包括:心率和心律、QRS 波形、有无 P 波与 P 波形态、振幅及间期、P-R 间期、Q-T 间期、R-R 间期、T 波形态以及有无异常波形出现等。通过对上述指标的监测,要达到及时发现致命性与潜在致命性心律失常、可能影响血流动力学的过缓或心动过速以及心肌缺血的 ST 段和 T 波的改变的目的。致命性快速心律失常包括心室颤动、心室扑动、持续性室性心动过速,以及心房颤动且心室率超过 220 次/分钟者等,其常见病因包括呼吸疾病并发急性心肌梗死、冠心病心肌缺血急性发作及其他严重心脏病。致命性心律失常包括长时间心脏停顿或心室停顿及高血钾所致的严重缓慢心律失常等,其常见呼吸系统疾病的病因有呼吸衰竭、气道梗阻、肺动脉栓塞,以及其他心脏病患者如急性心肌梗死、心肌炎及心包压塞等。心肌缺血的监测常需要将心电电极模拟 V_5 导联位置,而无关电极分别放置于胸骨柄和右腋前线第 5 肋间。心肌缺血监测的目的为发现无症状性心肌缺血与确诊有症状的心肌缺血发作;监测持续心肌缺血状态发展动向;心肌缺血治疗效果监测等。

3.监测的原理

心电监护的基本过程是在导联线电极上获取的心电信息经心电模块将其放大及有关处理。心电模块主要包括导联选择、生物放大器、心率计、信号处理等部分组成。心电信号通过导联线上的电极获取。导联选择不同电极间的电位进行测量。而人体体表的心电信号幅度只有 1 mV 左右,必须将其放大 1 000 倍以上才能通过监视器显示和记录器记录出来,因此,心电放大器是一个高增益、高输入阻抗的放大器。

4.护理

(1)操作程序:使用心电监护仪必须掌握正确的操作流程,以确保监护仪的正常运转和使用寿命。目前临床上使用的综合心电监护仪的操作程序基本相似。具体要求如下。①准备物品:主要有心电监护仪机器及其配件,如导联线、血氧监测线与探头、电极贴、生理盐水棉球、配套血压测量袖带等。②患者准备:将患者取舒适体位,如平卧或半卧位,解释监护的需要与目的。擦拭清洁导联粘贴部位。③接通心电监护仪:连接电源,打开主机,等待机器自检结束后,调试仪器至功能监测状态并根据需要调试报警范围。④连接电极:贴电极片,连接心电导联线,如电极与导线连接为按扣式,应先将电极与导线连接后贴于相应部位。⑤连接袖带:将袖带绑至肘窝上 3~6 cm 处,松紧以插入两手指为宜。连接测量血压的导线。⑥监测指标并记录。

(2)注意事项:①心电监测的效果受多种因素的影响,其中最重要的是电极粘贴是否稳妥。为保证监测质量,对胸部皮肤须进行剃毛处理或用细砂纸轻轻摩擦皮肤,再放置电极。一般60~72 h 更换电极片。②监测时要注意患者体位改变或活动会对监测结果的影响,心电示波可出现不规则曲线,呈现出伪心率或心律。因此,对监测结果要进行综合分析,必要时,听诊心音进行对比,以确定监测结果的真伪。③使用胸前心电监护导联时,若存在规则的心房活动,则应选择P 波显示较好的导联。QRS 振幅应>0.5 mV,以便能触发心率计数。如除颤时放置电极板,必须暴露出患者的心前区。心电监护只是为了监测心率、心律变化,若需分析 ST 段异常或更详细地观察心电图变化,应做常规 12 导联心电图。

(二)动脉血压监护

1.基本概念

(1)血压:血管内血液对血管壁的侧压力为血压。测压时是以大气压为准,用血压高于大气压的数值表示血压的高度,通常用 kPa(mmHg)为单位来表示。产生血压的重要因素是心血管系统内有血液充盈和心脏的射血力量。

(2)动脉压:动脉压是器官组织灌注的一个极好的生理和临床指标,适度有效的器官组织灌注对生存必不可少。动脉压取决于心排量和血管阻力。其相互间的关系可用公式表达:平均动脉压-中心静脉压=心排量×外周血管阻力。动脉压在一个心动周期中可能随着心室的收缩与舒张而发生规律性的波动。心室收缩时,动脉压升高,当达到最高值时称为收缩压;心室舒张时,动脉压下降,当降至最低时,为舒张压;收缩压与舒张压的差值称为脉压差;一个心动周期中每一瞬间动脉血压的平均值,被称为平均动脉压。但须注意平均动脉压不是收缩压与舒张压之和的一半,而是更接近于舒张压。

(3)正常值:正常人血压会受多方面因素的影响。WHO 将血压分为"理想血压""正常血压"
"正常高压"等(表 13-1)。血压的数值可随年龄、性别及其他生理情况而变化。年龄增高,动脉
血压逐年增高,收缩压的升高比舒张压的升高明显。男性比女性高,女性在更年期以后有明显的
升高。体力劳动或情绪激动时血压可暂时升高。

表 13-1　血压水平的定义和分类(WHO/ISH)

类别	收缩压/mmHg	舒张压/mmHg
理想血压	＜120	＜80
正常血压	＜130	＜85
正常高压	130～139	85～99
1 级高血压("轻度")	140～159	90～99
亚组:临界高血压	140～149	90～94
2 级高血压("中度")	160～179	100～109
3 级高血压("重度")	≥180	≥110
单纯收缩性高血压	≥140	＜90
亚组:临界收缩期高血压	140～149	＜90

注:当收缩压和舒张压分属于不同分级时,以较高的级别作为标准(1 kPa=7.5 mmHg)。

(4)动脉压波形:正常血压波形可分为二相,即收缩相和舒张相。收缩相是指主动脉瓣开放
和快速射血到主动脉时所形成的波形,此动脉波形为急剧上升至顶峰,随后血流经主动脉到周围
动脉,压力下降,主动脉瓣关闭,在动脉波下降支斜坡上出现切迹,称为重搏切迹。舒张相是从主
动脉瓣关闭直至下一次收缩开始。动脉压波形逐渐下降至基线。舒张相最低点是舒张压。

2.监测方法与原理

目前,临床常用的监测血压方法有两大类。一类是无创测量法,即指袖带式自动间接动脉血
压监测。其原理来自于传统的人工听诊气袖法,所不同的是在判别收缩压和舒张压时是通过检
测气带内气压的搏动实现的。另一类是有创测量法,即指在动脉内置管进行动脉血压连续监测
的直接动脉血压监测法。其原理是使用一般的弹簧压表,但仅能测出平均动脉压,而使用电子压
力换能器监测仪,则可测出动脉收缩压、舒张压,还可测得压力波形,且记录一次心动周期的压力
波形的变化。两类监测血压法各有其优点和不足。直接动脉压监测的主要优点是如下。

(1)可连续监测收缩压、舒张压和平均动脉压,并将其数值及波形实时显示在监护仪荧光屏
上,及时准确地反映患者血压动态变化。

(2)有助于根据动脉血压的变化判断体内血容量、心肌收缩力、外周阻力以及有无心包填塞
等病情变化。

(3)可以弥补由于袖带监测血压而导致血压测不出或测量不准确的弊端,直接反映动脉血压
的实际水平。

(4)可通过动脉置管采集各种动脉血标本,以免除因反复动脉穿刺给患者带来的痛苦。无创
血压监测法操作较有创监测法安全、简单、易于操作,可直接避免有创监测时置管所出现的血栓
形成或感染等危险。一般来说,在危重症患者的急救过程中多采用有创监测法,但随病情缓解应
尽早改为无创监测法,以减少各种并发症的发生。

3.影响因素

影响动脉血压的因素很多,如每搏输出量、心率、外周阻力、动脉管壁的弹性及循环血量等。这些因素相互关联、相互影响,如心率影响心室充盈和每搏输出量的某些变化,心排血量的改变必伴有血流速度和外周阻力的变化。另外,神经体液因素调节下的心排血量的变化往往会引起外周阻力的变化。临床实际中,遇到具体情况,必须结合患者的血流动力学指标的改变,综合各种因素全面分析和判断。

4.临床意义

动脉血压是衡量机体生理功能的一项重要指标,无论动脉血压过低或过高都可对机体各脏器功能的相对稳定产生十分不利的影响。通过对动脉血压的监测可推算其他心血管参数,如每搏输出量、心肌收缩力、全身循环阻力等。观察血压波形还可对患者的循环状况进行粗略估计。波形高尖见于高血压、动脉硬化及应用升压药和增强心肌收缩力的药物。波形低钝见于低心排综合征、低血压休克和心律失常以及药物影响等情况。

5.护理

无创血压监测法的护理较为简单,按常规血压测量法护理要求进行。下面重点对有创血压监测方法的护理加以论述。

(1)保持测压管通畅,防止血栓形成:①定时监测血压通畅情况,随时注意通路、连接管等各个环节是否折曲、受压,定时冲洗管路。②保持三通管正确的方向,测量时开通三通管,并以肝素盐水持续冲洗测压管。③抽取动脉血后或闭管前必须立即用肝素盐水进行快速正压封管,以防凝血阻管。④管路中如有阻塞,应及时抽出血凝块,切勿将血块推入,以防发生动脉血栓形成。⑤在病情平稳后应及时考虑拔出置管,改为无创血压监测,以防并发症出现。⑥保持各接头连接紧密,防止渗漏。

(2)防止感染:①严格无菌操作,每天消毒穿刺部位,并至少每 24 h 更换一次透明贴膜。②每次经测压管抽取动脉血标本时,均应以碘酒、乙醇消毒接头处。③各接头及整个管路应保持严格封闭及无菌状态。

(3)防止空气栓塞:在操作过程中,严格控制空气进入管路,防止空气栓塞。

(4)预防并发症:常见并发症可有远端肢体缺血、出血、感染和测压管脱出,具体护理如下。

远端肢体缺血:引起远端肢体缺血的主要原因是血栓形成、血管痉挛及局部长时间包扎过紧等。预防办法有:①置管前要判断肢端动脉是否有缺血症状。②穿刺血管时,动作要轻柔稳准,穿刺针选择要粗细得当,避免反复穿刺损伤血管。③固定肢体勿过紧,防止影响血液循环。

局部出血血肿:穿刺后要密切观察局部出血情况,对应用抗凝药或有出血倾向者要增加压迫止血的时间,5 min 以上。穿刺局部应用宽胶布加压覆盖,必要时加沙袋压迫止血。如有血液渗出要及时清除,以免影响对再次出血情况的观察。

感染:动脉置管可发生局部或全身感染。一旦发生全身感染多由血源性感染所致,后果严重。因此,置管期间严密观察体温变化,如出现高热、寒战,应及时查找原因;如发现穿刺部位出现红、肿或有分泌物形成,应加强换药,并取分泌物进行细菌培养,以协助诊断,合理选择抗生素。置管期间一旦发生感染应立即拔管,并将测压管末端无菌封闭送做细菌培养。

测压管脱出:置管期间,穿刺针及管路要固定稳妥,防止翻身等操作时将管拉出。对躁动患者要采取好保护措施,必要时将患者手包紧,防止患者不慎将管拔出,一旦发生管路脱出,切忌将管送回,以防感染。

(三)血氧饱和度监护

血氧饱和度(SaO_2)是指血氧含量与血红蛋白完全氧合的氧容量之比。即 SaO_2＝动脉血实际结合氧/动脉血氧结合饱和时含氧量×100％。临床上常用的 SaO_2 监测仪,是通过无创的红外线探头监测患者指(趾)端小动脉搏动时的氧合血红蛋白的百分数而获得经皮 SaO_2。SaO_2 正常范围为 94％～100％。

1.测定方法

经皮血氧饱和度的探头有两种。一种是指夹式,探头由夹子式构成,一面发射红光,一面接收,适用于成人及儿童。另一种是粘贴式,由两个薄片构成,可分别粘在患者指或趾两侧,适用于新生儿和早产儿,因儿童的指或趾较小且细嫩,用指夹式探头夹不住,即便夹住也容易压伤指或趾。

2.测定原理

(1)分光光度测定法:将红外线探头放置于患者指(趾)端等适当的位置,根据血红蛋白和氧合血红蛋白对光吸收特性不同的特点,利用发光二极管发射出红外光和红外线穿过身体适当部位的性质,用可以穿透血液的红光(波长 660 μm)和红外线(940 μm)分别照射组织(指或趾),并以光敏二极管接受照射后的光信号,为了排除动脉血以外其他组织的影响,只取搏动的信号,经计算机采样分析处理氧合血红蛋白占总血红蛋白的百分数,最终显示在监视器上。但如果无脉搏,则不能进行测量。

(2)容积测定法:正常生理情况下,毛细血管和静脉均无搏动,仅有小动脉有搏动。入射光线通过手指时,在心脏收缩期,手指血容量增多,光吸收量最大;反之,在心脏舒张期,光吸收量最小。因此,光吸收量的变化反映了组织血容量的变化。此种方法只测定搏动性血容量,而不受毛细血管和静脉影响,也与肤色和皮肤张力无关。

3.临床意义

(1)提供低氧血症的监测指标,指导氧疗:监测指尖 SpO_2 方法简单、便捷、安全,通过监测所得的 SpO_2 指标,可以及时发现危重症患者的低氧血症及其程度,指导选择和调节合理氧疗方式,改善低氧血症,避免或减少氧中毒的发生。

(2)提供应用机械通气治疗的依据,指导通气参数的调整:监测能帮助确定危重症患者实施机械通气治疗的时机,并在机械通气过程中,与其他指标相结合,对机械通气选择的通气模式、给氧浓度等参数进行调整,还可为撤机和拔除气管插管提供参考依据。

(3)提供心率监测:有些监护仪在测量血氧饱和度的同时还可以通过其血氧饱和度模块获取心率参数,其原理是通过末梢血管的脉动波计算出心率。此优点保证了心电图受干扰时心率测量的准确性,临床上应用较为方便。

4.影响因素

血氧饱和度的监测结果会受很多因素影响,如患者脉搏的强弱、血红蛋白的质和量、皮肤和指甲状态、患者血流动力学变化等。患者烦躁不安会导致测量结果不准,在使用时应固定好探头,尽量使患者安静,以免报警及不显示结果。因探头为红线及红外线,所以照蓝光的新生儿应将探头覆盖,避免直接照射,损伤探头。严重低血压、休克、体温过低或使用血管活性药物,以及血红蛋白水平较高时均可影响测量结果,应结合患者病情综合判断指标的准确性,防止影响病情的治疗和诊断。在极高的环境光照情况下也会影响测量结果,使用时应尽量避免。有研究表明,对于那些存在外周血管痉挛或因外界寒冷刺激诱导的外周低灌流时,采取额贴监测血氧饱和度比指尖的监测更有优势。

5.护理

(1)血氧饱和度的监测应排除各种干扰因素,尤其应注意人为因素的干扰,如探头放置位置、吸痰后的影响、肢端的温度等。

(2)要对监测探头进行维护和保养和防止导线断折。

(3)监测时,探头红外线射出面应直对手指(趾)甲床侧,指尖放置深度合适,以防检测结果不准确。

(4)发现监测结果持续下降低于94%时,应及时查找分析原因,排除非病情变化因素后,仍不缓解,应立即采取措施。不宜在测血压侧指尖监测血氧饱和度,以免影响监测结果。

(5)通过血氧饱和度监测结果可以粗略评估动脉血氧分压水平,以便及时判断病情变化。即:当$SaO_2 > 90\%$时,相当于$PaO_2 > 8.0$ kPa(60 mmHg);当SaO_2为$80\% \sim 90\%$时,相当于PaO_2 $5.3 \sim 8.0$ kPa($40 \sim 60$ mmHg);当$SaO_2 < 80\%$时,相当于$PaO_2 < 5.3$ kPa(40 mmHg)。

二、特殊监测技术

(一)中心静脉压监护

中心静脉压(CVP)是指右心房、上下腔静脉近右心房处的压力,主要反映右心的前负荷,正常值为$0.4 \sim 1.2$ kPa($4 \sim 12$ cmH$_2$O)。通过对中心静脉压的变化进行监测,有助于判断体内血容量、静脉回心血量、右心室充盈压或心功能状态,对指导临床静脉补液及利尿药的应用有着极其重要的意义,是重危患者的重要监测指标。

1.测量方法

CVP测量通常采用开放式测量方法。此法通过颈外静脉、颈内静脉或锁骨下动脉至上腔静脉,或者通过股静脉至下腔静脉,其中上腔静脉较下腔静脉测量准确。测量时,将测压管的一端保持与大气相通的状态。另外,还有一种方法为闭合式测量,即整个测量过程保持闭合状态,不与大气相通,而通过压力传感器与压力监测仪相连接测得。右心漂浮导管也可直接测得中心静脉压。开放式测压的具体要求如下。

(1)物品准备:监护仪、监测CVP的测压管件一套、三通管、刻度尺、肝素盐水、延长管以及无菌消毒用物。

(2)患者准备:向患者做好解释,以取得配合;取平卧位,上腔静脉测压时要将上肢外展30°～45°,定位零点为基准点,即平卧时,右心房在腋下的水平投影平面,一般定为平腋中线第4肋间处。

(3)监测压力:CVP监测分连续监测和间断监测。连续测量时需备综合监护仪与中心静脉压测压管一套。间断测量为每次连接测量后取下测压管。CVP监测有两种方法,一种是间断手动人工测量法,另一种是连续仪器测量方法。具体操作方法如下。

间断手动人工测量方法:①将生理盐水冲入一次性延长管,三通管与接中心静脉置管的输液器相连,排尽管道内气体后备用。②将三通管开向一次性延长管侧,开放一次性延长管远端,保持垂直位,观察延长管内生理盐水下降幅度,当水柱保持不动时,从基点起测量水柱高度,即为中心静脉压测量值。③测量后关闭三通管与延长管的连接,开放输液器端。

连续仪器测量方法:①经锁骨下静脉或颈内静脉将中心静脉导管置入上腔静脉靠近右心房处。②导管末端通过延长管接三通接头,与测压鼓、压力换能器和监护仪相连,三通接头的另一端开口连接输液器。③测压时,使压力换能器与患者的右心房同一水平(平卧位时,平腋中线水平),压力换能器校零。④关闭输液器,使中心静脉导管与压力换能器相通;监护仪上可自动显示压力波形和数值。⑤测压结束时;将压力的换能器端关闭,输液器端与中心静脉导管连通,开始输液。

2.影响因素与临床意义

中心静脉压力来源于4种压力成分:①静脉毛细血管压。②右心房充盈压。③作用静脉外壁的压力,即静脉收缩压和张力。④静脉内壁压,即静脉内血容量。

因此,中心静脉压的高低与血容量、静脉张力和右心功能有关。中心静脉压升高,见于右心及全心功能衰竭、房颤、肺栓塞、气管痉挛、输血补液过量、纵隔压迫、张力性气胸、各种慢性肺疾病、心包填塞、血胸、应用血管收缩药物和患者躁动等情况时。中心静脉压下降常见于失血或脱水引起的血容量不足;也可见于周围血管扩张,如应用扩张血管药物及麻醉过深等。机械通气的患者也可影响中心静脉压,但不同的通气模式对 CVP 的影响程度不同。平均气道压越高,对循环的影响越大,两者成正相关。近年来,相关研究已显示 PEEP、PEEP+PSV、SIMV、IPPV 等通气模式对 CVP 影响较大,尤其是在低血容量时影响更为显著。

3.护理

(1)防止测压管阻塞:测压通路需持续静脉滴注生理盐水,或测压后用肝素盐水正压封管。如停止生理连续点滴应定时进行常规封管,每天 3 次。发现测压通路内冲入较多血液,应随时进行再次封管,以防有血凝块阻塞。

(2)保持测压准确性:每次测压前均要重新校对测量零点,因患者可能随时发生体位的变动。测压时,应先排尽测压管中的气泡,防止气体进入静脉造成气栓或影响测量的准确性。测压应在患者平静状态下进行,患者咳嗽、腹胀、烦躁或机械通气应用 PEEP 均可影响测量结果的准确性。因此,如有上述症状,可先给予处理,待平静经 10～15 min 再行测压。如应用呼吸机治疗时,当测压管中水柱下降至基本静止状态时,可暂时断开气管插管与呼吸机的连接,观察水柱再次静止时,即为静脉压。但对于无自主呼吸的患者要慎重行事。

(3)排除干扰因素:测压过程中,测压管中的液面波动最初可快速下降,当接近静脉压时,水柱液面可随呼吸上下波动,且越来越微弱,下降速度也会越来越缓慢,直到静止不动即为静脉压高度。但须注意此时应首先排除测压管阻塞或不够通畅因素,原因可能为静脉导管堵塞、受压或尖端顶于血管壁或管道漏液等,应给予及时处理,以排除干扰。测压时,应禁止同时输入药物,特别是血管活性药物,防止药液输入快,发生意外。

(4)严格无菌操作:每天消毒穿刺点、更换透明敷贴,每天更换输液管和测压管。测压或换管时必须严格消毒各个连接部位。一旦发现感染征象或排除其他原因的高热不退,应及时拔出导管,并剪下导管近心端 2～3 cm,行细菌培养。如穿刺部位出现发红等感染情况,应禁止用透明胶布,改用棉质纱布,以透气、干燥创面,并增加换药次数。

(5)按需测量:测量中心静脉压的频次应随病情而定,切忌过于频繁。测量后准确记录,异常改变要随时报告医师给予处理。

(6)确保机械通气状态下测量数值的准确性:在机械通气过程中,为避免气道压力、循环血容量、通气模式及测量过程脱机等因素对 CVP 的影响,可对机械通气时需测量 CVP 的患者应用回归方程进行计算,所测得的值与患者实际 CVP 无显著差异,且方法安全、简便。但对肺顺应性差的患者,在用此回归方程时所得脱机后的 CVP 值比实际脱机所测的 CVP 稍低。其回归方程为: $y=0.98x-1.27$ 和 $y=0.86x-1.33$(y 和 x 分别为脱机前后的 CVP 值),只要将测得的患者上机时的 CVP 代入上述回归方程,即可计算出脱机后的 CVP 值。

(7)妥善固定管道:除静脉穿刺点及管道须用透明胶布固定外,还应在距穿刺点 5 cm 处,加固胶布。固定部位应避免关节及凹陷处。对清醒患者做好解释,取得配合;对躁动患者应给予适当束缚,防止牵拉或误拔导管。在保证测压管道系统密闭及通畅的同时,还应防止管道受压、扭曲,接头松动或脱落。

(二)肺循环血流动力学监护

肺循环指血液由右心室开始,经肺动脉、肺毛细血管、肺静脉,最终到达左心房的循环过程。肺循环血流动力学是研究肺循环的压力、流量、阻力及其他相关问题,是了解肺循环功能的重要方法。许多呼吸系统疾病均直接导致肺循环的异常,因此,监测肺循环功能的变化对呼吸系统疾病的诊治具有十分重要的意义。目前,肺循环血流动力学的监测方法已广泛应用于临床,尤其是应用于危重患者的救治中。

1.肺循环压力测定

肺循环压力的测定技术分为创伤性和无创性两类。前者主要为右心漂浮导管检查技术,后者包括超声法、胸部 X 线检查技术、肺阻抗血流图技术、磁共振成像技术、血气分析、心电图技术等。创伤性技术测定结果虽然准确,但对患者具有一定的损伤,检查所需的费用较为昂贵,检查所用的仪器设备较为复杂,在临床应用也较为局限,且不宜于重复随诊检查,患者多难以接受。无创检查方便、无创伤、价格便宜,适用于多次反复检查,但检查的准确性与有创检查相比不够确切。

目前,肺循环压力测定最直接的检查方法为右心漂浮导管检查测压法。此法被认为是评价各种无创检查性测压法准确性的“金标准”。右心漂浮导管检查除了可获取肺动脉压(PAP)、肺毛细血管楔压(PAWP)、右心房压力(CVP)的参数外,还可进行心排血量的测定,并可采取混合静脉血标本以测定混合静脉血血气指标。检查所用的主要设备与仪器包括右心漂浮导管(Swan-Ganz 导管)或血流引导管(flow-dirted catheter)、压力传感器、生理记录仪、穿刺针、扩张套管等其他无菌手术器材与敷料等。检查时需在严格无菌条件下,经肘前静脉、锁骨下静脉、颈静脉或股静脉穿刺插入漂浮导管进行测定。其原理是通过导管腔内的盐水柱将血管或心腔内压力信号传递到压力换能器上,同步连续示波显示压力曲线及测定的数据,并记录下曲线图形。操作者可以通过压力曲线形态判断导管前端所处的具体位置。

测定肺动脉压力时,应注意以下各点以确保测量的准确性:①先调定零点,然后使换能器上与大气相通的三通口与患者心房呈同一水平,再校正监护仪零点。②挤压注水器冲洗肺动脉管腔,确认其通畅。③将换能器与通向肺动脉管腔相通测得肺动脉压力。④记录呼气末肺动脉压值,但需注意肺动脉压力可能受其他因素的影响,如呼吸和应用机械通气的患者。

有自主呼吸时,吸气相胸腔呈负压,肺动脉压会明显高于呼气相的压力。相反,间歇正压机械通气时,吸气相呈正压,此时的肺动脉压会明显低于呼气相时的压力。因此,无论何种状态,肺动脉压均应以呼气末数值为准。肺动脉嵌顿压的测定与测定肺动脉压的方法基本相似,不同的是要在测定肺动脉压基础上,使导管气囊充气,导管漂入肺毛细血管测得的结果同样应以呼气末时的压力为准。

测量各种压力时,应确保导管气囊嵌顿的满意效果。具体方法为:先用 0.01% 肝素生理盐水冲洗肺动脉管腔,以排除因血块阻塞造成的假性肺动脉楔压,缓慢充气 1~1.5 mL 至肺动脉波形变化为相当于或低于肺动脉舒张压的细小波形,放气后出现典型的肺动脉波形,即为导管气囊嵌顿满意,也是导管的满意位置。如有测不到肺动脉楔压的情况,应考虑可能为导管退出肺动脉或气囊破裂。如需拔出右心漂浮导管时,应先核实气囊确实已放气,再缓慢地将漂浮导管拔出,扩张导管外管后应压迫止血至穿刺部位不再渗血为止。右心漂浮导管持续应用时间过长可出现多种并发症,需要密切观察相关的症状和体征。常见并发症有心律失常、感染、肺栓塞及肺动脉破裂、导管气囊破裂、血栓形成与栓塞、导管在心房或心室内扭曲或打结等,更严重时,可以出现导管折于静脉内,甚至于心搏骤停。

2.心排血量测定

心排血量又称心排血量。它反映整个循环状态,受静脉回流量、外周血管阻力、外周组织需氧量、血容量、体位、呼吸、心率和心肌收缩力的影响。目前,临床上常用 Fick 法(包括直接与间接 Fick 法)和热稀释法(亦为间接 Fick 法),其中后者方法较为简单,应用较为普遍。另外,还有一种方法为心阻抗图,是 20 世纪 60 年代起出现的应用生物电阻抗原理以测定心排血量的技术。此种技术具有无创伤、价廉、检查迅速等优点,已为学术界所重视。

(1)Fick 法测定:心排血量(L/min)＝耗氧率(mL/min)/[动脉-混合血静脉血氧含量差(mL/dL)×10]。其中氧耗量可直接测得。动静脉血管含量差测定可分别抽取动脉血和混合静脉血(经右心管抽取),经血气分析仪直接测得。但是,由于此法中混合动脉血采集较为困难,因此其在临床上的应用受到限制。

(2)热稀释法:将 0 ℃的冷生理盐水作为指示剂,经 Swan-Ganz 导管注入右心房,随血液进入肺动脉,由温度传感器连续测定流过指示剂在右心房和肺动脉内的温度变化,并记录温度/时间稀释曲线。经心排血量时计算仪描记曲线的面积,按公式算出心排血量,并显示、记录其值。此法的优点是指示剂无害,可多次测量,无须抽血检验,机器可自动计算出结果,且测量时无需穿刺动脉。

(3)心阻抗图:应用生物电阻抗原理,通过测定心动周期中胸腔生物电阻抗的变化,间接推算心搏量(SV),再乘以心率即得心排血量 CO。其公式为:$SV＝\rho\times(L/Z_0)^2\times B\text{-}X$ 间期×C。式中:SV 为心搏量(mL);ρ 为血液电阻率,为常数 135;L 为两电极之间的距离(cm);Z_0 为胸腔基础阻抗(Ω);B-X 间期为心阻抗血流图的微力图上由 B 点至 X 点的时间间期(s);C 为心阻抗血流图的微分图上收缩波的最大波幅(Ω/s)。

影响测定准确性的因素很多。心排血量过低时,心肌等组织与血液间的热交换可使测得值高于实际值。心排血量过高(>10 L/min)时测定结果亦不准确。其他如血液温度在呼吸和循环周期中的波动、呼吸不规则、低温液体在进入心室前温度升高等因素,均可影响测量结果。在临床实际中,心排血量测定是通过心排血量测定仪计算,能迅速显示数据。

3.护理

导管的正确使用及有效的护理对血流动力学监测数值的准确性具有重要意义。

(1)测量准备。①患者准备:操作前要向患者介绍有关检查的重要性和必要性,消除患者紧张情绪,取得患者配合。体位即要适合监测的需要,又保持患者舒适。尤其是枕头的位置非常重要,其摆放一定要使患者满意。②呼吸道准备:术前尽量清除呼吸道痰液,给予及时的翻身、叩背,刺激咳嗽,必要时给予吸痰。手术当天,给予支气管扩张剂扩张支气管,减轻气道反应性,避免术中咳嗽影响检查结果。

(2)掌握操作要点:护士应熟悉导管的放置和测量操作程序,熟悉导管所在部位的压力及正常值,了解并发症及预防措施。置管时要密切观察屏幕上压力波形及心率和心律的变化。放置导管的位置不一,如肘正中静脉、右锁骨下静脉、股静脉、左锁骨下静脉和右颈内静脉。所有这些穿刺点都有优缺点。穿刺部位一般选择右侧颈内静脉,这是漂浮导管操作的最佳途径,导管可以直达右心房,从皮肤到右心房的距离最短,并发症少,容易成功。而经锁骨下静脉穿刺固定稳妥、便于护理。经股静脉插入导管达右心房的距离较远,经导管感染的机会多。置管前,导管的肺A腔及右心房腔以肝素盐水溶液冲洗,并检查气囊有无漏气。患者取 $10°\sim20°$ 体位,头转向左侧远离穿刺点,要严格执行无菌操作。密切观察心电监测,注意患者的生命体征变化,认真记录,发现异常及时报告处理。通过监视器上典型压力波形的变化就可知导管在心腔中的位置。

导管放置成功后准确记录导管位于穿刺点的刻度,测量时换能器应置于心脏水平,每次测量前应调整到零点,特别是体位变动后更要注意,否则所测压力值不准。重新校对零点,确定侧压部位后再进行测量并记录。

中心静脉导管做输液通路时,不要输入血液制品、清蛋白、脂肪乳液、高渗液体,因其容易堵塞和污染液体。气囊要用气体充气,而不能用液体,因为液体不能压缩,容易对心脏或肺动脉内膜造成损伤。用空气充气时如气囊破裂容易造成空气栓塞。利用漂浮导管进行血流动力学监测是危重症监测室的一个重要监护技术。

(3)避免和及时纠正影响压力测定的因素:检测压力最好选在患者平静呼吸的呼气末,且避免测压时患者产生剧烈咳嗽。如患者接受机械通气治疗,测量肺毛细血管楔压时,必须暂停呼吸机通气,否则测量结果为肺泡内压。测压系统中大气泡未排净,可使测压衰减,压力值偏低。导管检查过程中如有微小的气泡不会引起严重的后果,但进入较多气泡时,则情况较严重,文献报道病死率为 50%。防止气泡进入监测系统,发现气泡要用注射器及时抽出。测压系统中有小气泡,压力值偏高。测量时换能器应置于心脏水平,每次测量前应调整零点,特别是体位变动后,要重新校对零点,因此,测压时,应排除上述原因,才能准确评估血流动力学,估计左心功能。总之,当出现问题时,要观察屏幕正上方的提示。

(4)并发症的预防与护理。①测压管道堵塞:管道堵塞时,压力波形消失或波形低钝,用生理盐水 500 mL 加入 3200 U 肝素以 3 mL/h 的速率泵入测压管内或以 $2\sim3$ mL/h(4~6 U/mL)间断推注以防止堵塞。留管时间稍长后会出现压力波形低钝、脉压差变小,但冲洗回抽均通畅,考虑为导管顶端有活瓣样的血栓形成所致。护士要注意肺动脉压力值及波形的变化。一旦管腔堵塞,无回血,不宜勉强向里推注。②气囊破裂、空气栓塞:气囊充气最好用 CO_2 气充,充气速度不宜过快,充气量不超过 1.5 mL,气囊充气时间不可过长,一般为 $10\sim30$ 个心动周期(10~20 s),获得肺动脉楔压波形后,立即放气。PCWP 不能连续监测,最多不超过 20 s,监测中要高度警惕导管气囊破裂,如发现导管气囊破裂,应立即抽出气体,做好标记并交班,以免引起气栓。气囊充气测肺楔压是将针筒与导管充气口保持锁定状态,放气时针芯自动回弹,容积与先前充气体积相等,否则说明气囊已破裂,勿再充气测肺楔压,并尽早拔管防止气囊碎片脱落。PCWP 测定后要放松气囊并退出部分导管,防止肺栓塞和肺破裂。尽量排尽测压管和压力传感器内的气泡。③血栓形成和肺栓塞:导管留置时间过长使血中的纤维蛋白黏附于导管周围,导管尖端位置过深近于嵌入状态时血流减慢,管腔长时间不冲洗以及休克和低血压患者处于高凝状态等情况,均易形成血栓。血栓形成后出现静脉堵塞症状如上肢水肿、颈部疼痛、静脉扩张。④肺动脉破裂和肺出血:肺动脉破裂和肺出血是最严重的并发症,Paulson 等统计 19 例肺动脉破裂患者,11 例发生死亡。肺动脉破裂的发生率占 0.2%。常见于气囊充气过快或导管长期压迫肺动脉分支。肺出血临床可表现为突发的咳嗽、咯血、呼吸困难,甚至休克,双肺可闻及水泡音。肺小动脉破裂的症状为胸痛、咯血、气急;发生肺动脉破裂时,病情迅速恶化,应使患肺保持低位(一般为右肺),必要时行纤维支气管镜检查或手术治疗。多见于老年患者,肺动脉高压和心脏瓣膜病。⑤导管扭曲、打结、折断:出现导管扭曲应退出和调换。退管困难时注入冷生理盐水10 mL。打结时可在 X 线透视下,放松气囊后退出。导管在心内打结多发生于右心室,由于导管软、管腔较小,插入过快或用力过大,可使导管扭曲打结;测压时可见导管从右心房或右心室推进 15 cm 后仍只记录到右心室或肺动脉压,X 线片即可证实。此时应将导管退出,重新插入。⑥心律失常:严密监侧变化,心律失常以房性和室性早搏最常见,也有束支传导阻滞,测压时导管经三尖瓣入右心室及导管顶端触及室壁时极易诱发室性早搏。如发现室性早搏、阵发性室速要及时报告医师。一般停止前送导管,早搏即可消失,或静脉注射利多卡因控制。测压时要熟练掌握操作技术,减少导管对室壁的刺激。严重的室速、室颤立即报告医师,并及时除颤。⑦缩短置管时间预防感染:留置导管一般在 3～5 d,以不超过 7 d 为宜,穿刺部位每天消毒后用透明膜覆盖,便于观察有无渗血,保持清洁、干燥,如患者出现高热、寒战等症为感染所致,应立即拔管。感染可发生在局部穿刺点和切口处,也能引起细菌性心内膜炎。怀疑感染的病例应做导管尖端细菌培养,同时应用有效的抗生素。在血流动力学稳定后拔除导管,拔管时须按压穿刺点防止局部出血。

(三)血气监护

血液、气体和酸碱平衡正常是体液内环境稳定、机体赖以健康生存的一个重要方面。

1.血气分析指标

(1)动脉血氧分压(PaO_2):PaO_2 是血液中物理溶解的氧分子所产生的压力。PaO_2 正常范围 10.7～13.3 kPa(80～100 mmHg),正常值随年龄增加而下降,PaO_2 的年龄预计值=[13.75 kPa－年龄(岁)×0.057]±0.5 kPa 或[13.5 mmHg－年龄(岁)×0.42]±4 mmHg,PaO_2,低于同龄人正常范围下限者,称为低氧血症。PaO_2 降至 8.0 kPa(60 mmHg)以下时,是诊断呼吸衰竭的标准。

(2)动脉血氧饱和度(SaO_2):SaO_2 指血红蛋白实际结合的氧含量与全部血红蛋白能够结合的氧含量比值的百分率。其计算公式:SaO_2=氧合血红蛋白/全部血红蛋白×100%,正常范围为 95%～98%。动脉血氧分压与 SaO_2 的关系是氧离曲线。

(3)氧合指数:氧合指数=PaO_2/FiO_2,正常值为 53.1～66.7 kPa(400～500 mmHg)。ALI 时存在严重肺内分流,PaO_2 降低明显,提示高吸氧浓度并不能提高 PaO_2 或提高 PaO_2 不明显,故氧合指数常＜40.0 kPa(300 mmHg)。

(4)肺泡-动脉血氧分压差[$P(A-a)O_2$]:在正常生理情况下,吸入空气时 $P(A-a)O_2$ 为 1.3 kPa(10 mmHg)左右。吸纯氧时 $P(A-a)O_2$ 正常不超过 8.0 kPa(60 mmHg),ARDS 时 $P(A-a)O_2$ 增大,吸空气时常可增至 6.0 kPa(50 mmHg);而吸纯氧时 $P(A-a)O_2$ 常可超过 13.3 kPa(100 mmHg)。但该指标为计算值,结果仅供临床参考。

(5)肺内分流量(Qs/Qt):正常人可存在小量解剖分流,一般不大于 3%。ARDS 时,由于 V/Q 严重降低,Qs/Qt 可明显增加,达 10% 以上,严重者可达 20%～30%。

以上 5 个指标常作为临床判断低氧血症的参数。

(6)动脉血二氧化碳分压($PaCO_2$):$PaCO_2$ 是动脉血中物理溶解的 CO_2 分子所产生的压力。正常范围为 4.7～6.0 kPa(35～45 mmHg)。测定 $PaCO_2$ 是结合 PaO_2 判断呼吸衰竭的类型与程度,是反映酸碱平衡呼吸因素的唯一指标。当 $PaCO_2$＞6.0 kPa(45 mmHg)时,应考虑为呼吸性酸中毒或代谢性碱中毒的呼吸代偿;当 $PaCO_2$＜4.7 kPa(35 mmHg)时,应考虑为呼吸性碱中毒或代谢性酸中毒的呼吸代偿。

$PaO_2 < 8.0$ kPa(60 mmHg)、$PaCO_2 < 6.7$ kPa(50 mmHg)或在正常范围,为 I 型呼吸衰竭。

$PaO_2 < 8.0$ kPa(60 mmHg)、$PaCO_2 > 6.7$ kPa(50 mmHg),为 II 型呼吸衰竭。

肺性脑病时,$PaCO_2$ 一般应> 9.3 kPa(70 mmHg);当 $PaO_2 < 5.3$ kPa(40 mmHg)时,$PaCO_2$ 在急性病> 8.0 kPa(60 mmHg),慢性病例> 10.7 kPa(80 mmHg),且有明显的临床症状时提示病情严重。

吸氧条件下,计算氧合指数< 40.0 kPa(300 mmHg),提示呼吸衰竭。

(7)碳酸氢盐(HCO_3^-):HCO_3^- 是反映机体酸碱代谢状况的指标。HCO_3^- 包括实际碳酸氢盐(AB)和标准碳酸氢盐(SB)。SB 和 AB 的正常范围均为 $22 \sim 27$ mmol/L,平均为 24 mmol/L。AB 是指隔离空气的血液标本在实验条件下所测得的血浆 HCO_3^- 值,是反映酸碱平衡代谢因素的指标,当< 22 mmol/L 时,可见于代谢性酸中毒或呼吸性碱中毒代偿;大于 27 mmol/L 时,可见于代谢性碱中毒或呼吸性酸中毒代偿。SB 是指在标准条件下[即 $PaCO_2 = 5.3$ kPa(40 mmHg)、Hb 完全饱和、温度 37 ℃]测得的 HCO_3^- 值。它是反映酸碱平衡代谢因素的指标。正常情况下,AB=SB;AB↑>SB↑,见于代谢性碱中毒或呼吸性酸中毒代偿;AB↓<SB↓,见于代谢性酸中毒或呼吸性碱中毒代偿。

(8)pH:pH 是表示体液氢离子浓度的指标或酸碱度,由于细胞内和与细胞直接接触的内环境的 pH 测定技术上的困难,故常由血液 pH 测定来间接了解 $pH = 1/H^+$,它是反映体液总酸度的指标,受呼吸和代谢因素的影响。正常范围:动脉血为 $7.35 \sim 7.45$;混合静脉血比动脉血低 $0.03 \sim 0.05$。$pH < 7.35$ 为失代偿的酸中毒[呼吸性和/或代谢性],$pH > 7.45$ 为失代偿的碱中毒[呼吸性和/或代谢性]。

(9)缓冲碱(BB):BB 是血液(全血或血浆)中一切具有缓冲作用的碱(负离子)的总和,包括 HCO_3^-、血红蛋白、血浆蛋白和 HPO_4^{2-},正常范围为 $45 \sim 55$ mmol/L,平均 50 mmol/L。仅 BB 一项降低时,应考虑为贫血。

(10)剩余碱(BE):BE 是在 38 ℃、$PaCO_2$ 5.3 kPa(40 mmHg)、SaO_2 100%条件下,将血液标本滴定至 pH 7.40 时所消耗酸或碱的量,表示全血或血浆中碱储备增加或减少的情况。正常范围为 ± 3 mmol/L,平均为 0。其正值时表示缓冲碱量增加;负值时表示缓冲碱减少或缺失。

(11)总 CO_2 量(TCO_2):它反映化学结合的 CO_2 量(24 mmol/L)和物理溶解的 O_2 量(1.2 mmol/L)。正常值=24+1.2=25.2 mmol/L。

(12)CO_2-CP:CO_2-CP 是血浆中呈化合状态的 CO_2 量,理论上应与 HCO_3^- 大致相同,但因有 $NaHCO_3$ 等因素干扰,比 HCO_3^- 偏高。

2.酸碱平衡的调节

人的酸碱平衡是由 3 套完整调节系统进行调节的,即缓冲系统、肺和肾的调节。人体正是由于有了这些完善的酸碱平衡调节机制,才确保了机体处于一个稳定的内环境的平衡状态。机体每天产生固定酸 $120 \sim 160$ mmol($60 \sim 80$ mEq)和挥发酸 15 000 mmol(15 000 mEq),但体液能允许的 H^+ 浓度变动范围很小,正常时 pH 在 $7.35 \sim 7.45$ 内波动,以保证人体组织细胞赖以生存的内环境稳定。这正是由于体内有一系列复杂的酸碱平衡调节。

(1)缓冲系统:人体缓冲系统主要有 4 组缓冲对,即碳酸-碳酸氢盐(H_2CO_3-HCO_3^-)、磷酸二氢钠-磷酸氢二钠系统(NaH_2PO_4-NaH_2PO_4)、血浆蛋白系统和血红蛋白系统。这 4 组缓冲对构成了人体对酸碱失衡的第一道防线,它能使强酸变成弱酸,强碱变成弱碱,或变成中性盐。但是,由于缓冲系统容量有限,缓冲系统调节酸碱失衡的作用也是有限的。碳酸-碳酸氢盐是人体中缓冲容量最大的缓冲对,在细胞内外液中起重要作用,占全血缓冲能力的53%,其中血浆占35%,红细胞占18%。磷酸二氢钠-磷酸氢二钠在细胞外液中含量不多,缓冲作用小,只占全血缓冲能力的3%,主要在肾脏排 H^+ 过程中起较大的作用。血浆蛋白系统主要在血液中起缓冲作用,占全血缓冲能力的7%,血红蛋白系统可分为氧合血红蛋白缓冲对($HHbO_2$-HbO_2^-)和还原血红蛋白缓冲对(HHb-Hb^-),占全血缓冲能力的35%。

(2)肺的调节:肺在酸碱平衡中的作用是通过增加或减少肺泡通气量、控制排出 CO_2 量使血浆中 HCO_3^-/H_2CO_3 比值维持在20:1水平。正常情况下,当体内产生酸增加,H^+ 升高,肺代偿性过度通气,CO_2 排出增多,使 pH 维持在正常范围;当体内碱过多时,H^+ 降低,则呼吸浅慢,CO_2 排出减少,使 pH 维持在正常范围。但是当增高>10.7 kPa(80 mmHg)时,呼吸中枢反而受到抑制,这是由呼吸中枢产生 CO_2 麻醉状态而造成的结果。肺脏调节的特点是作用发生快,但调节的范围小,当机体出现代谢性酸碱失衡时,肺在数分钟内即可代偿性增快或减慢呼吸频率或幅度,以增加或减少 CO_2 排出。

(3)肾脏调节:肾脏在酸碱平衡调节中是通过改变排酸或保碱量来发挥作用的。其主要调节方式是排出 H^+ 和重吸收肾小球滤出液中的 HCO_3^-,以维持血浆中 HCO_3^- 浓度在正常范围内,使血浆中的 pH 保持不变。肾脏排 H^+ 保 HCO_3^- 的途径有3条,即 HCO_3^- 重吸收、尿液酸化和远端肾小管泌氨与 NH_4^+ 生成。与肺脏的调节方式相比,肾脏的调节酸碱平衡的特点是功能完善但作用缓慢,常需72 h才能完成;其次是肾调节酸的能力大于调节碱的能力。

3.血气监护

血气监护是利用血气监护仪,即一种将传感器放置在患者血管内或血管外不伴液体损失的仪器,间断或连续监测 pH、PCO_2、PO_2。目前市售的血气监护仪一般包括传感器显示器、定标器三大部分。血管内与血管外血气监护仪的差别在于血管内血气监护仪的传感器置于动脉导管内的光缆顶端,而血管外血气监护仪的传感器则置于便携式传感器盒内,这标志着血气监护技术的新进展。

总之,无论选择哪种方式进行血气分析或血气监护,护士均需从以下几个方面加强护理。

(1)熟练掌握动脉采血方法或血气监护仪:操作规程(参照生产厂家仪器使用说明)临床上,凡是需要连续观察血气及酸碱变化的患者均可进行血气监护。但要求每天须进行4~6次者,方可考虑应用血气监护仪进行连续监护。

(2)严格掌握动脉采血或血气监护时机:一般情况下,需在患者平静状态下采集动脉血标本。当患者吸氧或机械通气时,需标明吸入氧浓度、吸氧或机械通气时间、监护仪显示的指尖脉氧值和患者体温。尽量避免在患者剧烈咳嗽、躁动不安,或翻身、叩背、吸痰等强刺激后进行血气分析。

(3)耐心做好解释:动脉采血不同于静脉采血,较为少见,患者易产生恐惧和紧张的心理。操作前护士需向患者详细说明采血的意义、方法和注意事项,使患者有充分的心理准备,密切配合,增加一次采血成功率。

(4)避免影响因素。可能影响血气分析结果的常见因素包括:①肝素浓度不当,一般肝素浓度应为1 000 U/mL。②采血时肝素湿润注射器管壁未排尽,剩余过量可造成 pH 下降和 PO_2 升高。③标本放置过久,可导致 PO_2 和 pH 下降。④未对体温进行校正,pH 与温度成负相关,PCO_2 和 PO_2 与温度成正相关。⑤标本中进入气泡,抽取标本时未排尽标本中的气泡,对低氧血症者影响较大。⑥误抽静脉血,一旦误抽静脉血,须及时发现,正确判断,以免影响医师对检查结果的判定。对上述影响因素,要尽量避免,如选择一次性血气分析专用注射器,标本现抽现送,立即检查。

(初昌东)

第十一节　手术后患者的护理

从患者手术结束返回病房到基本康复出院阶段的护理,称手术后护理。

一、护理评估

(一)手术及麻醉情况

了解手术和麻醉的种类和性质、手术时间及过程;查阅麻醉及手术记录,了解术中出血、输血、输液的情况,手术中病情变化和引流管放置情况。

(二)身体状况

1.生命体征

局部麻醉及小手术术后,可每 4 h 测量并记录 1 次。有影响机体生理功能的疾病、麻醉、手术等因素存在时,应密切观察。每 15～30 min 测量并记录 1 次,病情平稳后,每 1～2 h 记录 1 次,或遵医嘱执行。

(1)体温:术后,由于机体对手术后组织损伤的分解产物和渗血、渗液的吸收,可引起低热或中度热,一般是在 38.0 ℃,临床上称外科手术热(吸收热),于术后 2～3 d 逐渐恢复正常,不需要特殊处理。若体温升高幅度过大、时间超过 3 d 或体温恢复后又再次升高,应注意监测体温,并寻找发热原因。

(2)血压:连续测量血压,若较长时间患者的收缩压＜10.7 kPa(80 mmHg)或患者的血压持续下降 0.7～1.3 kPa(5～10 mmHg)时,表示有异常情况,应通知医师,并分析原因,遵医嘱及时处理。

(3)脉搏:术后脉搏可稍快于正常,一般在 90 次/分钟以内。若脉搏过慢或过快,均不正常,应及时告知医师,协作处理。

(4)呼吸:术后,可能由于舌后坠、痰液黏稠等原因,引起呼吸不畅;也可因麻醉、休克、酸中毒等原因,出现呼吸节律异常。

2.意识

及时评估患者术后意识情况,并根据患者意识恢复的状况安排体位、陪护和其他护理工作。

3.记录液体出入量

术后,护士应观察并记录液体出入量,重点评估失血量、尿量和各种引流量,进而推算出入量是否平衡。

4.切口及引流情况

(1)切口情况:应注意切口有无出血、渗血、渗液、感染、敷料脱落及切口愈合等情况。

(2)引流情况:观察并记录引流液的性状、量和颜色;注意引流管是否通畅,有无扭曲、折叠或脱落等。

5.营养状况

术后,机体处于高代谢状态,且部分患者又需要禁食,应重点评估患者营养摄入,是否能够满足术后的需要,以便进行适当的营养支持,促进患者尽快痊愈和康复。

(三)心理-社会状况

手术结束,麻醉作用消失,度过危险期后,患者心理上有一定程度焦虑或解脱感。随后又可出现较多的心理反应,如术后不适或并发症的发生,可引起患者的焦虑、不安等不良心理反应;若手术导致功能障碍或身体形象的改变,患者可能产生自我形象紊乱的问题;家属的态度及家庭经济情况,也可影响患者的心理。

二、护理诊断及合作性问题

(一)疼痛

疼痛与手术切口、创伤有关。

(二)体液不足

体液不足与术中出血、失液或术后禁食、呕吐、引流和发热等有关。

(三)营养失调

低于机体需要量,与分解代谢增高、禁食有关。

(四)生活自理能力低下

生活自理能力低下与手术创伤、术后强迫体位、切口疼痛有关。

(五)知识缺乏

常缺乏有关康复锻炼的知识。

(六)舒适的改变

舒适的改变与术后疼痛、腹胀、便秘和尿潴留等有关。

(七)潜在并发症

如出血、感染、切口裂开和深静脉血栓形成等。

三、护理措施

(一)一般护理

1.体位

应根据麻醉情况、术式和疾病性质等安置患者体位。①全麻手术:麻醉未清醒者,采取去枕平卧位,头偏向一侧,防止口腔分泌物或呕吐物误吸;麻醉清醒后,可根据情况调整体位。②蛛网膜下腔麻醉术:去枕平卧6~8 h,防止术后头痛。③硬膜外麻醉术:应平卧4~6 h。④按手术部位不同安置体位:颅脑手术后,若无休克或昏迷,可取15°~30°头高足低斜坡卧位;颈、胸部手术后多取高半坐卧位,以利于血液循环,增加肺通气量;腹部手术后,多取低半坐卧位或斜坡卧位,以利于引流,防止发生膈下脓肿,并降低腹壁张力,减轻疼痛;脊柱或臀部手术后,可取俯卧或仰卧位。

2.饮食

术后饮食应按医嘱执行,开始进食的时间与麻醉方式、手术范围及是否涉及胃肠道有关。能正常饮食的患者进食后,应鼓励患者进食高蛋白、高热量和高维生素饮食;禁食患者暂采取胃肠外营养支持。①非消化道手术:局麻或小手术后,饮食不必严格限制;椎管内麻醉术后,若无恶心、呕吐,4～6 h给予饮水或少量流质,以后酌情给半流或普食;全身麻醉术后可于次日给予流质饮食,以后逐渐给半流质或普通饮食。②消化道手术:一般是在术后2～3 d内禁食,待肠道功能恢复、肛门排气后开始进流质饮食,应少食多餐,后逐渐给半流质及普通饮食。开始进食时,早期应避免食用牛奶、豆类等产气食物。

3.切口护理

术后常规换药,一般隔天一次,感染或污染严重的切口应每天一次;若敷料被渗湿、脱落或被大小便污染,应及时更换;若无菌切口出现明显疼痛,且有感染迹象,应及时通知医师,尽早处理。

4.引流护理

术后有效的引流,是防止术后发生感染的重要措施。应注意:①正确接管、妥善固定,防止松脱。②保持引流通畅,避免引流管扭曲、受压或阻塞。③观察并记录引流液的量、性状和颜色。④更换引流袋或引流瓶时,应注意无菌操作。⑤掌握各类引流管的拔管指征及拔除引流管时间。较浅表部位的乳胶引流片,一般于术后1～2 d拔除;单腔或双腔引流管,多用于渗液、脓液较多的患者,多于术后2～3 d拔除;胃肠减压管一般在肠道功能恢复、肛门排气后拔除;导尿管可留置1～2 d。具体拔管时间应遵医嘱执行。

5.术后活动

指导患者尽可能地进行早期活动。①术后早期活动的意义:增加肺活量,有利于肺的扩张和分泌物的排出,预防肺部并发症。促进血液循环,有利于切口愈合,预防压疮和下肢静脉血栓形成。促进胃肠道蠕动,防止腹胀、便秘和肠粘连。促进膀胱功能恢复,防止尿潴留。②活动方法:一般手术无禁忌的患者,当天麻醉作用消失后即可鼓励患者在床上活动,包括深呼吸、活动四肢及翻身;术后1～2 d可试行离床活动,先让患者坐于床沿,双腿下垂,然后让其下床站立,稍做走动,以后可根据患者的情况、能力,逐渐增加活动范围和时间;病情危重、体质衰弱的患者,如休克、内出血、剖胸手术后、颅脑手术后,仅协助患者做双上、下肢活动,促进肢体血液循环;限制活动的患者如脊柱手术、疝修补术、四肢关节手术后,活动范围受到限制,协助患者进行局部肢体被动活动。③注意事项:在患者活动时,应注意随时观察患者,不可随便离开患者;活动时,注意保暖;每次活动不能过量;患者活动时,若出现心悸、脉速、出冷汗等,应立即辅助患者平卧休息。

(二)心理护理

患者术后往往有自我形象紊乱、担心预后等心理顾虑,应根据具体情况做好心理护理工作。为患者创造良好的环境,避免各种不良的刺激。

(三)术后常见不适的护理

1.发热

手术热一般不超过38.5 ℃,可暂不做处理;若体温升高幅度过大、时间超过3 d或体温恢复后又再次升高,应注意监测体温,并寻找原因。若体温超过39 ℃者,可给予物理降温,如冰袋降温、酒精擦浴等。必要时,可应用解热镇痛药物。发热期间应注意维护正常体液平衡,及时更换潮湿的床单或衣裤,以防感冒。

2.切口疼痛

麻醉作用消失后,可出现切口疼痛。一般术后24 h内疼痛较为剧烈,2～3 d后逐渐缓解。护士应明确疼痛原因,并对症护理。引流管移动所致的切口牵拉痛,应妥善固定引流管;切口张力增加或震动引起的疼痛,应在患者翻身、深呼吸、咳嗽时,用手保护切口部位;较大创面的换药前,适量应用止痛剂;大手术后24 h内的切口疼痛,遵医嘱肌内注射阿片类镇痛剂。必要时,可

4~6 h重复使用或术后使用镇痛泵。

3.恶心、呕吐

多为麻醉后的胃肠道功能紊乱的反应,一般于麻醉作用消失后自然消失。腹部手术后频繁呕吐,应考虑急性胃扩张或肠梗阻。护士应观察并记录恶心、呕吐发生的时间及呕吐物的量、颜色和性质;协助其取合适体位,头偏向一侧,防止发生误吸。吐后,给予口腔清洁护理及整理床单;可遵医嘱使用镇吐药物。

4.腹胀

术后因胃肠道功能未恢复,肠腔内积气过多,可引起腹胀,多于术后2~3 d,胃肠蠕动功能恢复、肛门排气后自行缓解,无须特殊处理。严重腹胀需要及时处理:①遵医嘱禁食、持续性胃肠减压或肛管排气。②鼓励患者早期下床活动。③针刺足三里、气海、天枢等穴位;非胃肠道手术的患者,可口服促进胃肠道蠕动的中药。肠梗阻、低血钾、腹膜炎等原因引起腹胀的患者,应及时遵医嘱给予相应处理。

5.呃逆

神经中枢或膈肌受刺激时,可出现呃逆,多为暂时性的。术后早期发生暂时性呃逆者,可经压迫眶上缘、短时间吸入二氧化碳、抽吸胃内积气和积液、给予镇静或解痉药物等处理后缓解。若上腹部手术后出现顽固性呃逆,应警惕膈下感染,及时告知医师处理。

6.尿潴留

多发生在腹部和肛门、会阴部手术后,主要由于麻醉后排尿反射受抑制、膀胱和后尿道括约肌反射性痉挛以及患者不适应床上排尿等引起。若患者术后6~8 h尚未排尿或虽有排尿但尿量少,应作耻骨上区叩诊。若叩诊有浊音区,应考虑尿潴留。对尿潴留者应及时采取有效措施,缓解症状。护士应稳定患者的情绪,在无禁忌证的情况下,可协助其坐于床沿或站立排尿。诱导患者建立排尿反射,如听流水声、下腹部热敷、按摩,应用镇静或止痛药,解除疼痛或用氯贝胆碱等药物刺激膀胱逼尿肌收缩。若上述措施均无效,可在严格无菌技术下导尿。若导尿量超过500 mL,或有骶前神经损伤、前列腺增生,应留置导尿。留置导尿期间,应注意导尿管护理及膀胱功能训练。

(四)并发症的观察及处理

1.出血

(1)病情观察:一般是在术后24 h内发生。出血量小,仅有切口敷料浸血,或引流管内有少量出血;若出血量大,则术后早期即出现失血性休克。特别是在输给足够液体和血液后,休克征象或试验室指标未得到改善、甚至加重或一度好转后又恶化,都提示有术后活动性出血。

(2)预防及处理:术后出血,应以预防为主,包括手术时,严密止血,切口关闭前严格检查有无出血点;有凝血机制障碍者,应在术前纠正凝血障碍。出血量小(切口内少量出血)的患者,更换切口敷料,加压包扎;遵医嘱应用止血药物止血;出血量大或有活动性出血的患者,应迅速加快输液、输血,以补充血容量,并迅速查明出血原因,及时通如医师,完善术前准备,准备进行手术止血。

2.切口感染

(1)病情观察:指清洁切口和沾染切口并发感染,常发生于术后3~4 d。表现为切口疼痛加重或减轻后又加重,局部常有红、肿、热、痛或触及波动感,甚至出现脓性分泌物。全身表现有体温升高、脉搏加速、血白细胞计数和中性粒细胞比例增高等。

(2)预防及处理:严格遵守无菌技术原则;注意手术操作技巧,防止残留无效腔、血肿、切口内余留的线过多、过长等;加强手术前后处理,术前做好皮肤准备,术后保持切口敷料的清洁、干燥和无污染;改善患者营养状况,增强抗感染能力。一旦发现切口感染,早期应勤换敷料、局部理疗、遵医嘱使用抗菌药物。若已形成脓肿,应拆除部分缝线,敞开切口,通畅引流,创面清洁后,考虑做二期缝合,以缩短愈合时间。

3.切口裂开

(1)病情观察:多见于腹部手术后,时间上多在术后1周左右。主要原因常有营养不良、缝合技术存在缺点、腹腔内压力突然增高和切口感染等。一种是完全裂开,一种是不完全裂开。完全裂开往往发生在腹内压突然增加时,患者自觉切口剧疼和突然松开,有大量淡红色液体自切口溢出,可有肠管和网膜脱出;不完全性切口裂开,是指除皮肤缝线完整,深层组织裂开,线结处有血性液体渗出。

(2)预防:手术前纠正营养不良状况;手术时,避免强行缝合,采用减张缝合,术后适当延缓拆线时间;手术后切口处用腹带包扎;咳嗽时,注意保护切口,并积极处理其他原因引起的腹内压增高;预防切口感染。

(3)处理:一旦发现切口裂开,应及时处理:完全性切口裂开时,应立即安慰患者,消除恐惧情绪,让患者平卧,立即用无菌等渗盐水纱布覆盖切口,并用腹带包扎,通知医师,护送患者进手术室重新缝接;若有内脏脱出,切忌在床旁还纳内脏,以免造成腹腔内感染。切口部分裂开或裂开较小时,可暂不手术,待病情好转后择期进行切口疝修补术。

4.肺不张及肺部感染

(1)病情观察:常发生在胸、腹部大手术后,多见于慢性肺气肿或肺纤维化的患者,长期吸烟更易发生。这些患者因肺弹性减弱,术后呼吸活动受限,分泌物不易咳出,易堵塞支气管,造成肺部感染及肺不张。开始表现为发热、呼吸和心率加快,持续时间长,可出现呼吸困难和呼吸抑制。体检时,肺不张部位叩诊呈浊音或实音,听诊呼吸音减弱、消失或为管样呼吸音。血气分析示PaO_2下降和$PaCO_2$升高,继发感染时,血白细胞计数和中性粒细胞比例增加。

(2)预防:术前做好呼吸锻炼,胸部手术者加强腹式深呼吸训练,腹部手术者加强胸式深呼吸训练。手术前2周停止吸烟,有呼吸道感染、口腔炎症等情况者,待炎症控制后再手术。全麻手术拔管前,吸净气管内分泌物,术后鼓励患者深呼吸、有效咳嗽,同时可应用体位引流或给予雾化吸入。

(3)处理:若发生肺不张,做如下处理。遵医嘱给予有效抗菌药物预防和控制炎症。应鼓励患者深吸气,有效咳嗽、咳痰,帮助患者翻身拍背,协助痰液排出。无力咳嗽排痰的患者,用导管插入气管或支气管吸痰,痰液黏稠应用雾化吸入稀释。有呼吸道梗阻症状、神志不清、呼吸困难者,做气管切开。

5.尿路感染

(1)病情观察:手术后尿路感染与导尿管的插入和留置密切相关,尿潴留是基本原因。分为下尿路和上尿路感染。下尿路感染主要是急性膀胱炎,常伴尿道炎和前列腺炎,主要表现为尿频、尿急、尿痛和排尿困难,一般无全身症状。尿常规检查有较多红细胞和脓细胞。上尿路感染主要是肾盂肾炎,多见于女性,主要表现为畏寒、发热和肾区疼痛,血常规检查白细胞计数增高。中段尿镜检有大量白细胞和脓细胞,做尿液培养可明确菌种,为选择抗菌药物提供依据。

(2)预防与处理:及时处理尿潴留,是预防尿路感染的主要措施。鼓励患者多饮水,保持每天尿量在1 500 mL以上,并保持排尿通畅。根据细菌培养和药敏实验验选择有效抗菌药物治疗,残余尿在50 mL以上者,应留置导尿,放置导尿管时,应严格遵守无菌操作原则。遵医嘱给患者服用碳酸氢钠,以碱化尿液,减轻膀胱刺激症状。

6.深静脉血栓形成和血栓性静脉炎

(1)病情观察:多发生于术后长期卧床、活动少或肥胖患者,以下肢多见。患者感觉小腿疼痛。检查肢体肿胀、充血,有时可触及索状物,继之出现凹陷性水肿,腓肠肌挤压试验或足背屈曲试验阳性。常伴体温升高。

(2)预防与处理:强调早期起床活动。若不能起床活动的患者,指导患者学会做踝关节伸屈活动的方法,或采用电刺激、充气袖带挤压腓肠肌以及被动按摩腿部肌肉等方法,加速静脉血回流。术前,可使用小剂量肝素皮下注射,连续使用5～7 d,有效防止血液高凝状态。一旦发生深静脉血栓或血栓性静脉炎,应抬高、制动患肢,严禁局部按摩及经患肢输液,同时遵医嘱使用抗凝剂、溶栓剂或复方丹参液滴注。必要时,手术取出血栓。

(五)健康指导

(1)心理保健:某些患者因手术致残,形象改变,从而使心态也发生改变。要指导患者学会自我调节、自我控制,提高心理适应能力和社会活动能力。

(2)康复知识:指导患者进行术后功能锻炼,教会患者自我保护、保健知识。教会患者缓解不适及预防术后并发症的简单方法。

(3)营养与饮食:指导患者建立良好的饮食卫生习惯,合理的营养摄入,促进康复。

(4)合理用药:指导患者按医师开具的出院带药,按时按量服用、讲解服药后的毒副反应及特殊用药的注意事项。

(5)按时随访。

(初昌东)

第十四章 传染病的预防与控制

第一节 急性传染病的管理

传染病一直是威胁人类生命与健康的严重疾病。随着社会经济的发展,传染病不再是单纯的卫生和健康问题,而是成为一个与政治、经济、安全、稳定等密切相关的重大社会问题。

自 2003 年传染性非典型肺炎(严重急性呼吸综合征,SARS)暴发以后,国家逐步建立了公共卫生事件应急机制及传染病防控和救治体系。但由于全球化步伐的加快、人类生存环境的破坏、人们生活观念和行为方式的改变,使传染病变得越来越复杂化,危害性越来越大。同时,我国目前按人口计算经济水平较低,传染病各项监控制度尚不健全,群众防治意识仍有待提高,这些都给我国传染病的防控带来诸多困难。

为加强我国新形势下传染病防控工作,我国人大修订了《中华人民共和国传染病防治法》,2004 年 12 月 1 日正式实施。新传染病防治法着重突出以下六个方面:①突出传染病的预防和预警。②完善传染病疫情报告、通报和公布制度。③进一步完善传染病暴发、流行时的控制措施。④设专章规定传染病救治工作制度。⑤加强传染病防治保障制度建设。⑥做到保护公民个人权利与维护社会公众利益的平衡。

针对急性呼吸道传染病,于 2007 年 5 月制定并开始实施《全国不明原因肺炎病例监测、排查和管理方案》,并于 2013 年进行修订,在全国范围内进行急性呼吸道传染病的排查和管理,并应用于随后发生的人感染 H7N9 禽流感病毒以及中东呼吸综合征新型冠状病毒感染的管理。

通过立法和宣传,提高全社会对传染病严重性的认识,加大防治宣传力度,加强传染病的依法管理、科学管理和严格管理,对保障社会稳定与建设的顺利进行具有重大的现实意义。

一、认真落实《中华人民共和国传染病防治法》,建立和完善各项规章制度

2003 年非典(SARS)的暴发,暴露了我国公共卫生基础建设和突发公共卫生应急系统建设与管理中的许多不足。党和国家对此高度重视,及时总结了抗击 SARS 和人感染高致病性禽流感(avian influenza,简称禽流感)疫情的经验教训,先后颁布、修改了《突发公共卫生事件应急条例》和《传染病防治法》等一系列法律、法规,为传染病的现代化管理提供了法律依据。各级相关

部门应该加强监管,同时完善一些相关制度,加强执行力。

二、大力加强传染病防治宣传

由于我国地区发展水平不平衡,受教育程度参差不齐,对传染病的危害认识不足。大多数农村地处偏远地区,经济落后,缺乏传染病防控技术和设备,专业人员和资金短缺,群众防治知识和意识薄弱。因此,应加大传染病防治宣传力度,提高群众对传染病的防范意识,增加防治知识,改变不良生活习惯和行为,提高素质,创建全民参与防治传染病的良好社会氛围。传染病防治的经验和实践表明,防控传染性疾病全社会都有责任,只有人人参与,才能合力防控传染病。

三、加强国内外的交流与合作

经济全球化同时也使传染病全球化,使得传染病可在全球范围内迅速传播。因此,对传染病,特别是有全球大流行潜在威胁的传染病的监控和预防,不是一个地区和国家能够承担的,需要国际、国内各个层次和领域之间的通力合作,SARS 和禽流感的防治经验就充分证明了这一点。加强各个层次和领域之间的交流与合作,首先是需要加强国际间的交流与合作,特别是对有全球流行趋势的传染病的防治管理。其次是需要国内各个层次和领域之间的交流与合作。如卫生、农业、科学、交通口岸、制药业等部门的大力协作,以及社会和公众的配合。只有这样才能达到迅速、全面控制传染病流行的目的。

四、采取有效传染病预防措施

(一)控制和管理传染源

对患者、病原携带者应早期发现,早期诊断,及时隔离,尽早治疗。对传染病的接触者进行检疫和处理,对感染和携带病原体动物及时处理。应加强传染病患者、病原携带者的管理,严格执行法律、法规、规章,认真落实各种常规和技术规范,在规定时间内进行准确网络上报。

卫生部颁布的《突发公共卫生事件与传染病疫情监测信息报告管理办法》要求:对突发公共卫生事件和传染病要实行属地化管理,当地疾病预防控制机构负责对突发公共卫生事件和传染病进行信息监督报告和管理,并建立流行病学调查队伍和实验室,负责公共卫生信息网络维护和管理、疫情资料报告等工作。卫生部要求各级疾病预防控制机构要按照国家公共卫生监测体系网络系统平台的要求,充分利用报告的信息资料,建立突发公共卫生事件和传染病疫情定期分析通报制度,常规监测时每个月不少于 3 次疫情分析与通报,紧急情况下每天进行疫情分析与通报。对突发公共卫生事件和传染病疫情,卫生部将如实通报公布。

对传染病患者和病原携带者按照"强制管理、严格管理、分类管理、监测管理"的原则,进行综合防控,对各类传染病患者统一由传染病专科医院收治,严禁进入食品、饮水等行业。加强对高危人群的监控,定期进行查体、监测,以防患于未然。尽可能减少传染病对人民群众健康和生命的危害。传染病的管理也应该与时俱进,不同时期,管理的侧重点也有所不同。目前阶段,应关注以下几方面。

1.加强对农民工等流动人员的传染病管理

随着市场经济的发展,大量的农民工进入城市,由于从一个相对封闭的区域进入开放地区,使农民工成为传染病的高危人群。同时,由于其流动性和聚居性,也成为了传染病流行的重要途径。因此加强对农民工等流动人口的教育和管理,为他们提供必要的医疗保障,是传染病防治管理工作中的重要环节。

2.加强对传染源动物的防治措施

很多急性传染病通过动物可引起更大范围的传播和流行。除了鼠疫、肾综合征出血热、钩体病、狂犬病等经典传染病外，一些新发传染病如禽流感、人感染猪链球菌病等也被明确与某些动物传播散有关。因此，必须对可疑动物采取捕杀、隔离治疗、检疫等相关措施，以利于疫情的控制、疾病的预防。

3.加强医院感染管理，防止医源性感染

医院是各种患者的聚居处，人员流动大，病种情况复杂，如缺乏对传染病的高度警惕，很可能成为传染病传播的源头。SARS 流行期间，我国有惨痛的教训。因此，应大力加强医院管理，按照"布局科学、结构合理、设施先进、功能齐全"的原则，严格按照国家的有关标准进行。综合医院应坚持开设不同出、入口的肠道门诊和发热门诊，防止交叉感染做好疫源检查。严格消毒隔离工作，控制好传染病源头。积极对医务人员进行传染病防治教育，及时更新传染病防治知识，强化法制观念，认真执行疫情报告制度。

加强一次性医疗用品和医疗废物的管理：按照《医院感染管理办法》要求，医院应对购进的消毒药械、一次性使用医疗器械、器具的相关证明进行审核，必须各种证件齐全，才能进入医院，要求临床科室在使用一次性无菌医疗用品前认真检查，凡有质量问题或过期产品严禁使用，并及时反馈。医疗废物严格分类收集，感染性废弃物、病理性废弃物、损伤性废弃物、药物性废弃物及化学性废弃物等不得混合收集，做到分类放置、专人回收。

4.公共卫生系统的快速反应和隔离观察的管理

SARS 和禽流感之后，卫生系统认真总结了经验和教训，建议了一系列公共卫生事件的应急措施和快速反应的管理流程。不仅要求对急性期患者进行网络上报、积极治疗及隔离，同时基于完善的登记制度，对所有与传染源有密切接触、可能受染的易感者进行管理，不仅接种相应的疫苗和特异性免疫球蛋白以及药物的预防，同时应对接触者进行严格的医学观察、卫生处理以及检疫。

(二)切断传播途径

各种传染病通过不同的传播途径进行传播和流行。对于新发传染病，一定要尽快研究确定传染源和传播途径，才能消除公众恐慌并进行有效的疫情控制。根据《中华人民共和国传染病防治法》《医院感染管理办法》及《消毒管理办法》制定了《医院隔离技术规范》标准。规定了医院隔离的管理要求、建筑布局与隔离要求、医务人员防护用品的使用和不同传播途径疾病的隔离与预防。其中明确了一些相关定义。

标准预防：针对医院所有患者和医务人员采取的一组预防感染措施。包括手卫生，根据预期可能的暴露部位选用手套、隔离衣、口罩、护目镜或防护面屏，以及安全注射。也包括穿戴合适的防护用品处理患者环境中污染的物品与医疗器械。标准预防基于患者的血液、体液、分泌物(不包括汗液)、非完整皮肤和黏膜均可能含有感染性因子的原则，进行相应的预防。

空气传播：带有病原微生物的微粒子(直径≤5 μm)通过空气流动导致的疾病传播。

飞沫传播：带有病原微生物的飞沫核(直径>5 μm)，在空气中短距离(1 m 内)移动到易感人群的口、鼻黏膜或眼结膜等导致的传播。

接触传播：病原体通过手、媒介物直接或间接接触导致的传播。

不同的传染病，传播途径不同。应根据实际情况，做以下隔离消毒。

1.呼吸道隔离

主要措施有:①患同种疾病的病员安置一室,有条件的医院应使此种病员远离其他病区。病室通向走廊的门窗须关闭,出入应随手关门,以防病原体随空气向外传播,接触病员须戴口罩、帽子及穿隔离衣。②病室内每天用紫外线进行空气消毒一次。③病员的口鼻分泌物及痰需用等量的 20% 含氯石灰(漂白粉)溶液或生石灰混合搅拌后静置 2 h 才能倒掉。也可将痰液煮沸15～30 min。

2.消化道隔离

主要措施有:①不同病种最好能分室居住,如条件不许可,也可同居一室,但必须做好床边隔离,每一病床应加隔离标记,病员不准互相接触,以防交叉感染。②每一病员应有自己的食具和便器(消毒后方可给他人使用),其排泄物、呕吐物、剩余食物均须消毒。③护理人员在接触病员时,须按病种分别穿隔离衣,并消毒双手。④病室应有防蝇设备,保持无蝇,无蟑螂。

3.洗手

要符合卫生部颁发的医务人员手卫生规范标准(WS/T 313)。大力宣传六步洗手法。

4.环境、食品、水卫生的管理和监督

大多数传染病与环境卫生、食品卫生不良以及水污染相关。因此,加强环境、食品以及水源的卫生管理和监督至关重要。

(三)保护易感人群

积极开展预防接种,提高人群的免疫力、降低易感性是十分重要的措施。继乙型肝炎疫苗纳入计划免疫后,已取得了喜人成绩,我国 1～59 岁人群 HBsAg 流行率已由 1992 年的 9.75% 降至 2006 年的 7.18%。此外,天花的消灭、脊髓灰质炎的控制,均与接种疫苗有关。因此,继续坚持有效的预防接种,对传染病的预防可起到关键作用。此外,还应注意生活规律,加强身体锻炼,提高体质。

(四)检疫

对有全球流行趋势的传染病的防治管理中,检疫起到非常重要的作用。分为国境卫生检疫和疫区检疫。

1.国境卫生检疫

为控制传染病由国外传入或由国内传出,在海关、边境、口岸等国境对人员、行李、货物以及交通工具实施医学、卫生检查和处理。根据不同疾病的潜伏期制定检疫期并按规定进行预防接种或医学观察。

2.疫区检疫

疫区检疫包括:国内不同流行区(疫区)或疫区与非疫区之间限制往来;对传染源进行隔离治疗;对疫区进行消毒、杀虫、带菌动物处理;对接触者进行医学观察、隔离治疗;对易感者进行预防接种、被动免疫或药物预防等。

虽然我国传染病的防治和管理工作取得了可喜的成绩,但由于新的传染病不断出现、旧的传染病的重新肆虐,其防治和管理工作仍任重而道远。我们要认真贯彻落实《中华人民共和国传染病防治法》等法律、法规和规章,努力把传染病纳入法制化、科学化和规范化管理的轨道,为人类最终消灭传染病做出应有的贡献。

(张　静)

第二节 传染病科预防医院感染的管理

一、科室设立

近年来,不断出现的传染病疫情严重威胁人民群众的生命健康,原已被控制的传染病死灰复燃,新的传染病陆续出现,突发性传染病暴发流行时有发生。另外,由于各种原因导致的耐药菌株不断增加,使传染病发病率上升,治疗难度加大,传染病对人民群众身体健康和生命安全具有潜在的严重威胁。为提高二级以上综合医院对传染病的筛查、预警和防控能力及传染病的诊疗水平,实现对传染病的早发现、早报告、早治疗,及时控制传染病的传播,有效救治传染病,保护人民群众身体健康,2004年卫生部下发文件,要求二级以上综合医院在2004年10月底前建立传染病科,没有设立传染病科的医疗机构应当设立传染病分诊点。

传染病科的设置要相对独立,内部结构做到布局合理,分区清楚,便于患者就诊,并符合医院感染预防与控制要求。为了合理使用有限的资源,可将发热门诊、肠道门诊等整合为传染病门诊。传染病科门诊应设置在医疗机构内的独立区域,与普通门(急)诊相隔离。二级综合医院传染病科门诊应设置独立的挂号收费室、呼吸道(发热)和肠道疾病患者的各自候诊区和诊室、治疗室、隔离观察室、检验室、放射检查室、药房(或药柜)、专用卫生间;三级综合医院传染病科门诊还应设置处置室和抢救室等。传染病科门诊应配备必要的医疗、防护设备和设施。设有传染病病房的,其建筑规范、医疗设备和设施应符合国家有关规定。

二、人员要求

(1)定期对科室工作人员进行有关传染病防治知识的培训,培训内容包括传染病防治的法律、法规及专业知识,如疾病流行动态、诊断、治疗、预防、职业暴露的预防和处理等。

(2)对科室工作人员定期考核,考核合格后方可上岗。

(3)工作中做好个人防护,尽量防止和避免职业暴露,一旦发生职业暴露,应立即采取补救措施。

(4)医护人员应接受必要的疫苗预防接种。

(5)养成良好的卫生习惯,不得留长指甲、不佩戴首饰,进入病房时应按防护规程穿戴好工作帽、工作服、必要时穿隔离衣及鞋套等,私人物品不得带入传染病区。

(6)医务人员必须了解、掌握传染病病种及分类、不同传染病的报告时限和内容要求,及时、准确报告传染病。

(7)工作人员职责。

医师职责:①认真履行医师的义务,在诊疗工作中规范执业。尊重患者的知情权和选择权,注意保护患者隐私。②遵守医院各项规章制度,并能熟练掌握传染病防治的法律、法规、规章和规定。③及时筛查传染病患者,正确诊疗和转诊传染病患者。④认真填写传染病报告卡,并按规定的时限和内容及时、准确报告传染病。⑤严格执行消毒隔离制度,在做好自身防护工作的同时,配合护士做好消毒隔离工作。⑥对就诊患者进行传染病的健康教育。

护士职责:①认真履行护士的义务,在护理工作中规范执业。尊重患者的知情权和选择权,注意保护患者隐私。②遵守医院各项规章制度,熟练掌握传染病护理知识、技能和传染病防治的法律、法规。③负责就诊患者的登记工作。④帮助、指导呼吸道发热患者戴口罩,并引导患者到指定地点候诊。⑤认真做好消毒隔离工作,熟练掌握常用消毒液的配制、使用方法和注意事项,并监督消毒隔离措施落实到位。⑥按《医疗废物管理条例》做好医疗废物管理工作。⑦对就诊患者进行传染病的卫生宣传教育。

卫生员职责:①遵守各项规章制度。②在护士的指导下,进行清洁、消毒工作,所用器械、工具分区使用。③严格遵守医疗废物管理规定,及时按分类清运各种医疗废物。④认真做好清洁、消毒工作并做好工作记录。

三、建筑布局与隔离要求

(一)传染病科门诊的要求

患者通道和医务人员通道分开;发热门诊患者通道应与肠道门诊患者通道分开。

门诊内应明确划分污染、半污染和清洁区,三区应相互无交叉,并有醒目标志。清洁区包括医务人员专用通道、值班室、更衣间、休息室与库房;半污染区为治疗室、药房(或药柜)、医护人员穿脱个人防护装备区等;污染区为挂号收费室、候诊区、诊室、隔离观察室、检验室、放射检查室、患者专用卫生间等。

各诊室的部分功能可以合理合并,如挂号收费、配药、化验等,医护人员可以共用,而患者不能交叉,必须有不同的窗口为患者提供服务;公用区域内的医护人员应做好个人防护与手卫生。

实行挂号、诊疗、收费、配药、化验与隔离观察等"一条龙"服务模式。对受场地限制,暂不能实现"一条龙"服务模式的单位,可配备专人为患者送标本、配药、交费等。

发热门诊、肠道门诊均应设立临床疑似病例的专用单人隔离观察室。发热患者隔离观察室及有条件的单位的肠道门诊隔离室外建议设立缓冲间,为进出人员提供穿脱个人防护装备的场地与手卫生设施,同时阻隔与其他区域的空气直接对流。

专区必须达到四固定、六分开,四固定指"人员固定、诊室固定、医疗器械设备固定、门诊时间固定"。六分开指"挂号分开、候诊分开、检验分开、收费分开、取药分开、厕所分开"。

肠道门诊空气气流必须与发热门诊完全分隔,互不相通,具有通风、排风设施。

各门诊应独立设立患者专用卫生间,污水纳入医院污水处理系统。

(二)传染病病区的要求

应设在医院相对独立的区域,远离儿科病房、重症监护室和生活区。设单独入、出口和入、出院处理室。

中小型医院可在建筑物的一端设立传染病病区。应分区明确,标识清楚。不同种类的传染病患者应分室安置;每间病室不应超过 4 人,病床间距不应少于 1.1 m。病房应通风良好,自然通风或安装通风设施,以保证病房内空气清新。应配备适量非手触式开关的流动水洗手设施。

(三)传染病患者的就诊流程

传染病患者的就诊流程见图 14-1。

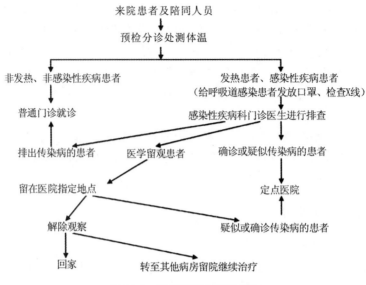

图 14-1　传染病患者就诊流程

四、个人防护

(1)工作人员在工作区域应按照隔离技术规范的要求,采取标准预防措施。

(2)工作人员进入污染区域工作,必须更换衣服、鞋袜,除去手表、戒指、耳环等,剪短指甲,戴帽子、医用口罩。进入清洁区前,须先在缓冲区摘下工作帽、口罩,脱去工作衣、隔离衣及鞋。

(3)手部皮肤有损伤者,接触患者时应戴手套。

(4)医护人员每次诊疗操作前均应认真洗手或应用快速手消毒剂搓擦消毒双手,使用专用毛巾或一次性纸巾。

(5)工作人员出入呼吸道传染病室时,要随手关门,防止病室中微生物污染中间环境及其他病室。

(6)进入污染区的工作人员,不经手部卫生处理不可接听电话或签收文件,可由未污染工作人员代理或传达。

(7)工作人员在污染区域内禁止吸烟、进食。

(8)工作期间医务人员应尽量避免患者对着自己的面部咳嗽或打喷嚏,如果因此污染,须立即清洗消毒。

(9)患者和患者污染的物品,未经消毒不得进入清洁区。

(10)工作人员不得穿污染工作服、隔离衣进入清洁区。

五、消毒隔离措施

(1)严格按照《医院感染管理办法》《医院消毒卫生标准》《消毒技术规范》对传染病科门诊的设施、设备、医用物品等进行消毒。

(2)按规范要求定期对消毒效果进行监测,必要时随时监测。

(3)诊室应定时通风,诊桌、诊椅、诊查床等应每天清洁,被血液、体液污染后及时消毒处理。

(4)与患者皮肤直接接触的诊查床(罩)、诊垫(巾)要一人一用一清洁或消毒。听诊器每天清洁或消毒、血压计袖带每周清洁或消毒,遇污染时随时消毒。

(5)重视日常清洁工作。保持诊室、病房的地面整洁、干净,人流量多时加强清洁次数。重视厕所的清洁卫生。室内桌、椅、门把每天 2 次用有效氯 250～500 mg/L 含氯消毒液或其他适宜的消毒剂擦拭消毒。

(6)用过的一般诊疗器械可使用有效氯 500 mg/L 的含氯消毒液中浸泡消毒或采用其他适宜的消毒方法消毒。

(7)每天下班前地面用有效氯 250 mg/L 的含氯消毒液拖擦。不要以消毒为目的在门诊出入口放置踏脚垫,也不要在门把手上缠绕织物。研究表明,这些措施不能有效降低环境微生物的浓度,反而增加微生物污染的潜在危险。

(8)接诊可疑霍乱患者后,应立即更换隔离衣和床单、被污染的物品置于有效氯 500 mg/L 的含氯消毒液浸泡 1 h。如医院安装了统一的污水处理系统且检测合格,患者的呕吐物及排泄物可直接倒入下水道处理;如无统一的污水处理系统,可加含氯消毒液或含氯石灰(漂白粉)混合静置 2 h 后倒入下水道。可复用便器、痰盂等用有效氯 500 mg/L 的含氯消毒液浸泡 2 h。留观的肠道传染病患者转诊后,应进行终末消毒,必要时进行空气消毒;布类和器械密闭包装做好标识后送洗衣房或消毒供应中心统一处理。

六、物资与设备配备

(1)肠道门诊需配备有 2 张以上孔床、3 张以上观察床;发热门诊至少 2 间诊室。

(2)传染病科内应为医护人员、患者和陪同就医者提供方便、有效的手卫生设施与相关用品,如流动水、非手接触式水龙头、洗手液、速干手消毒剂、干手设施等。

(3)传染病科内必须配备足够的个人防护设备,如外科口罩、N95 口罩、防护服、隔离服、手套等。

(4)门诊人员出入口、窗户等处应设立防蝇等设备。

(5)传染病科门诊内必须配备消毒药品和器械,如含氯消毒剂、漂白粉、喷雾器等。

(6)传染病科内的化验室应严格按照实验室生物安全进行管理,配备普通冰箱、温箱、暗视野显微镜等必须设备。

(7)诊疗区域内至少配备一台能够上网的电脑和一台传真机。

七、医疗废物管理

(1)传染病科门诊患者产生的生活垃圾应按医疗废物处理。

(2)严格执行《医疗废物管理条例》,认真做好医疗废物的分类收集、登记、转运、处理等工作。

(3)诊疗区域内的医疗废物集中暂存场所应有明显标志,每天至少清运一次,必要时随时清理;保持场所的清洁卫生,无污物遗撒、液体污物溢出现象。

(张　静)

第三节 医院内感染

一、定义

医院内感染又称医院获得性感染。

(一)广义的定义

凡患者、陪护人员和医院工作人员因医疗、护理工作而被感染所引起的任何有临床症状的微生物性疾病,不管受害对象在住院期间是否出现症状,均视为医院内感染。简言之,即任何人员在医院内发生的、与医院有关的一切感染均可称医院内感染。

(二)狭义的定义

医院内感染是指住院患者在医院内获得的感染,包括在住院期间发生的感染和在医院内获得出院后发生的感染,但不包括入院前已开始或者入院时已处于潜伏期的感染。医院工作人员在医院内获得的感染也属医院内感染。

二、类型

根据病原体的来源,将医院内感染分为外源性感染和内源性感染(表 14-1)。

表 14-1 外源性感染和内源性感染

项目	外源性感染(交叉感染)	内源性感染(自身感染)
病原体来源	患者体外	患者体内或体表
感染途径	直接感染与间接感染	免疫功能受损、正常菌群移位、正常菌群失调
预防	用消毒、灭菌、隔离等技术,基本能有效预防	难预防。提高患者免疫力、合理使用抗生素能起到一定的预防作用

三、形成

医院内感染的形成必须具备 3 个基本条件,即感染源、传播途径和易感人群,三者组成感染链(图 14-2),当这 3 个基本条件同时存在并相互联系便导致感染。只要阻断或控制其中某一环节,就能终止医院内感染的传播。

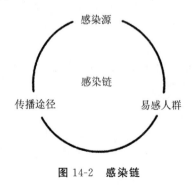

图 14-2 感染链

(一)感染源

感染源是导致感染的来源,指病原体自然生存、繁殖及排出的场所或宿主(包括人和动物)。

1.周围已感染者及病原携带者

已感染者排出的病原体数量多、毒力强,且多具有耐药性,是最重要的感染源。病原携带者体内的病原体不断生长繁殖、排出体外,但自身无明显症状而不受重视,也是主要的感染源。这种感染源主要是指到医院就诊的患者,也包括已感染或携带病原体的医务人员、患者家属和探视者。

2.自身正常菌群

人体的特定部位如肠道、呼吸道、皮肤、泌尿生殖道、口腔黏膜等,在正常情况下均寄居有无致病性的菌群,在侵入性操作或其他原因促使它们在新的部位定植时,可以引起感染性疾病。

3.动物感染源

动物感染源包括鼠类、苍蝇、蟑螂、蚊子、臭虫、跳蚤等。

4.医院环境

医院特殊的潮湿环境与液体也是不容忽视的感染源"储存库",如洗手池、洗手皂、空调系统等。

(二)传播途径

传播途径是指病原体从感染源传播到易感人群的途径与方式。不同的病原体可经不同的传播方式从感染源传播到易感人群。常见的传播方式有接触传播、飞沫传播、空气传播、共同媒介传播、生物媒介传播,以前 3 种最为常见。

1.接触传播

接触传播指病原体通过与手、媒介直接或间接接触导致的传播,是医院内感染最常见和重要的传播方式。接触传播可分为直接接触传播和间接接触传播。直接接触传播指感染源与易感人群之间有身体的直接接触,如母婴传播;间接接触传播通过媒介传递,最常见的传播媒介是医务人员的手,其次是共用的医疗器械与用具。

2.飞沫传播

带有病原体的飞沫核(直径$>5\ \mu m$),在空气中短距离(1 m 内)移动到易感人群的口、鼻黏膜或眼结膜等导致的传播。其本质属于特殊的接触传播。

3.空气传播

空气传播是指带有病原体的微粒子(直径$\leqslant 5\ \mu m$)通过空气流动导致的疾病传播。飞沫核传播能长时间、远距离传播,常引起多人感染,甚至导致医院内感染暴发流行,如肺结核、流感、麻疹、腮腺炎等。菌尘传播是通过吸入菌尘或接触降落的菌尘引起感染,易感人群往往没有与患者直接接触。

4.共同媒介传播

共同媒介传播也称共同途径传播,如通过污染的饮水、饮食传播,或通过污染的药液、血制品、医疗器械与设备传播。共同媒介传播常可导致医院内感染暴发流行,在医院内感染中具有重要意义。

5.生物媒介传播

生物媒介传播指动物或昆虫携带病原体传播。

（三）易感人群

易感人群是指对感染性疾病缺乏免疫力而易感染的人。属于易感人群的有以下几种。

（1）患有严重影响或损伤机体免疫功能疾病的患者，如患癌症、系统性红斑狼疮、艾滋病等免疫系统疾病者，烧伤、创伤等皮肤黏膜屏障作用损害者，患糖尿病、肾病、慢性阻塞性肺部疾病等慢性病者，患白血病等影响白细胞杀菌功能者。

（2）接受介入性检查、治疗和植入物者。

（3）长期接受免疫、放射、皮质类固醇类药物治疗者。

（4）长期使用大量抗生素尤其是广谱抗生素者。

（5）其他：如休克、昏迷、术后患者，老年人，婴幼儿，产妇等。

四、预防和控制

控制医院内感染是贯彻预防为主的方针，提高医疗、护理质量的一项主要工作。建立健全医院内感染管理组织，制定针对性强的预防与控制规范，并保证各项措施付诸实践，是预防与控制医院内感染的基本途径。

（一）根据医院规模，建立医院内感染管理责任制

住院床位总数在 100 张以上的医院应当建立以医院内感染管理委员会为主体的三级监控体系（图 14-3）和独立的医院内感染管理部门。住院床位总数在 100 张以下的医院应当指定分管医院内感染管理工作的部门。其他医疗机构应当有医院内感染管理专（兼）职人员。

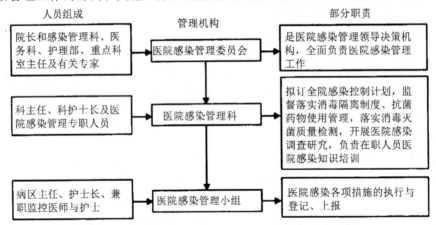

图 14-3 医院内感染三级管理体系的组织机构与任务

（二）健全医院内感染管理规章制度

医院内感染管理制度必须依照国家有关卫生行政部门的法律法规来制定，如《中华人民共和国传染病防治法》《消毒管理办法》等。

1.管理制度

清洁卫生制度、消毒灭菌制度、隔离制度、医务人员医院内感染知识培训制度、医院内感染管理报告制度等。

2.监测制度

消毒灭菌效果检测制度；对手术室、供应室、换药室、导管室、监护室、新生儿室、血液病室、肿瘤病室、分娩室、器官移植室等感染高发科室的消毒卫生标准的监测；一次性医疗器材及门诊、急

诊常用器械的检测。

3.消毒质控标准

如《医院消毒卫生标准》规定了从事医疗活动环境的空气、物体表面、医护人员手、医疗用品、消毒剂、污水、污物处理卫生标准。

(三)落实医院内感染管理措施

预防与控制医院内感染必须切实做到控制感染源、切断传播途径、保护易感人群。具体措施包括以下几点。

(1)医院环境布局合理。

(2)清洁、消毒、灭菌及其效果检测。

(3)正确处理医院的污水、污物。

(4)严格执行无菌、隔离、洗手技术。

(5)合理使用抗生素,加强患者及医务工作者的感染检测等。

(四)加强医院内感染教育

对全体医务人员加强医院内感染教育,以明确医务人员在医院内感染管理中的职责,增强预防与控制医院内感染的自觉性及自我防护意识。

(张 静)

第四节 隔 离 技 术

一、基本知识

(一)基本定义

隔离是指采用各种方法、技术,防止病原体从患者及携带者传播给他人的措施。凡是为了达到管理感染源、切断传播途径、保护易感人群等目的而采取的措施,包括医院的建筑布局、隔离设施、穿戴防护用品、探视陪伴制度、隔离防护的知识教育、疫源地消毒和预防性消毒等,均属于隔离范畴。

根据隔离的目的与措施不同可分为感染源隔离和保护性隔离。感染源隔离是将感染患者与非感染患者分开安置,并对感染患者所污染的环境及时消毒处理,以防止疾病传播和不同病种的交叉感染;保护性隔离是将免疫功能低下的易感者置于基本无菌的环境中,使其免受他人传染。

(二)医院建筑分区

根据患者获得感染危险性的程度,可将医院建筑分为 4 个区域。同一等级分区的科室相对集中,高危险区的科室相对独立,且与普通病区和生活区分开,防止因人员流程、物品流程、通风系统交叉导致污染。

1.低危险区域

低危险区域包括行政管理区、教学区、图书馆、生活服务区等。

2.中等危险区域

中等危险区域包括普通门诊、普通病房等。

469

3.高危险区域

高危险区域包括感染性疾病科(门诊、病房)等。

4.极高危区域

极高危区域包括手术室、重症监护室(ICU)、器官移植病房等。

(三)不同病区的建筑布局与隔离要求

1.感染性疾病病区

感染性疾病病区适用于主要经接触传播疾病患者的隔离。应设在医院相对独立的区域,远离儿科病房、ICU 和生活区。设单独入、出口,单独的入院、出院处理室。中小型医院可在建筑物的一端设立感染性疾病病区。病区内分区明确,标志清楚。病房应通风良好,每间病房不应超过 4 人,病床间距应不少于 1.1 m。

(1)三区:即清洁区、潜在污染区和污染区。三区界限清楚,标志明显,区域间有实际隔离屏障。①清洁区:不易受到患者的血液、体液和病原体等物质污染及传染病患者不得进入的区域,包括医护人员的值班室、男女更衣室、浴室,以及储物间、配餐间等。②潜在污染区:介于清洁区与污染区之间,有可能被患者血液、体液和病原体等物质污染的区域。主要有医务人员的办公室,治疗室,护士站,消毒室,患者用后的物品、医疗器械等的处理室,内走廊等。③污染区:呼吸道传染病患者和疑似患者接受诊疗的区域,包括被其血液、体液、分泌物、排泄物污染物品的暂存和处理场所,如病房、处置室、污物间及患者出入院处理处。

(2)两通道:即医务人员通道、患者通道。医务人员通道设在清洁区一端,患者通道设在污染区另一端。

(3)两缓冲:为清洁区与潜在污染区之间、潜在污染区与污染区之间专门设立的区域。缓冲间两侧均有门,出入时应关闭一侧门后再开启另一侧门,两侧门不应同时开启,以减少区域间的空气流通。有条件的医院尽量采用感应自控门。

"三区"的区域流程:工作人员穿好隔离衣、隔离鞋,必要时戴口罩、帽子、手套等防护用具,才能进入污染区;接触患者后须先在缓冲间脱去隔离衣、隔离鞋或鞋套,消毒手,方可进入清洁区。患者及患者接触过的物品未经消毒处理不得带出污染区,更不能进入清洁区。患者或工作人员通过潜在污染区时,不得接触潜在污染区的墙壁、家具等。

2.普通病区的建筑布局与隔离要求

在普通病区的末端,应设一间或多间隔离病房,以将感染性疾病患者与非感染性疾病患者分室安置。受条件限制的医院,同种感染性疾病、同种病原体感染患者可安置于一室,病床间距应至少大于 0.8 m。

二、隔离原则

(一)隔离设施齐全

1.隔离标志

隔离病区、病房门前或床头应悬挂隔离标志,通常空气传播的隔离标志为黄色,飞沫传播的隔离标志为粉色,接触传播的隔离标志为蓝色。

2.防护设施

设立专用隔离衣、隔离衣悬挂架(柜或壁橱),安装适量的非手触式开关的流动水洗手设施。

3.通风系统

加强自然通风或安装通风设施,隔离病区应使用独立空调设备。保护性隔离室可采用正压通风,呼吸道隔离室要采用负压通风。

(二)严格隔离分室标准

感染患者与非感染患者分开安置,不同种类的感染患者分开安置,同类感染患者可同住一室。凡一种疾病有多种传播途径,未确诊的疑似患者具有高度传染性、特殊感染、混合感染、高度耐药菌感染,或其他需要隔离者(包括保护性隔离),应住单人隔离室,每位患者有单独的生活环境和用具。

(三)隔离实施

隔离实施应遵循"标准预防"和"基于疾病传播途径的预防"的原则。即在标准预防的基础上,根据疾病的传播途径、结合医院的实际条件采取相应的隔离措施。隔离室应限制人员的出入,被隔离的患者应限制其活动范围。如病情需要转运时,应采取有效措施,以减少对其他患者、医务人员和环境表面的污染。

(四)尽量集中操作,操作前备齐用物

工作人员进入、离开隔离区应按照规定穿脱防护用品。穿戴防护用品后只能在规定范围内活动,因此各项护理操作应有计划并尽量集中执行,操作前将所需的物品备齐,以减少穿脱防护用品的次数和手卫生的频率。

(五)加强健康宣教与心理护理,严格执行探视、陪伴制度

隔离期间,甲类传染病患者禁止探视和陪伴,其他传染病患者可在指定的时间、地点隔栏探视或电视探视。应加强心理护理,以尽量减轻患者因隔离而产生的恐惧、孤独、自卑等心理反应,取得家属的理解与配合。当患者度过隔离期,应遵医嘱及时解除隔离。

(六)严格做好消毒工作

根据有无感染源的存在,消毒可分预防性消毒和疫源地消毒。

1.预防性消毒

预防性消毒指未发现感染源的情况下,对可能受到病原微生物污染的物品和场所进行的消毒。

2.疫源地消毒

疫源地消毒指对存在或曾经存在感染源的场所进行的消毒。

(1)随时消毒:指疫源地内有感染源存在时进行的消毒,其目的是及时杀灭或清除患者排出的病原微生物。凡是患者接触过的物品或落地的物品均视为污染物,隔离病区产生的生活垃圾均视为医疗废物,应严格按照国家《医疗废物管理条例》,做好分类收集、密闭转运、无害化处理和交接、登记等工作。

(2)终末消毒:指感染源离开疫源地后进行的彻底消毒。包括对患者(或尸体)及其所住病房、用物、医疗器械等进行的消毒处理。①患者或尸体:患者出院或转科前应沐浴,换上清洁衣服,个人用物须消毒后一并带出。如患者死亡,一般患者尸体以清水擦洗即可;肝炎、结核、艾滋病等一般传染病患者尸体,以 1 500 mg/L 含氯消毒剂擦拭或 0.2%~0.5%过氧乙酸溶液喷洒;炭疽、霍乱、鼠疫等烈性传染病患者尸体应立即消毒,以浸有 2 000~3 000 mg/L 有效氯的含氯消毒剂或 0.5%过氧乙酸的棉球填塞口、鼻、耳、阴道、肛门等孔道,并以浸有上述浓度消毒剂的被单包裹尸体后装入不透水的塑料袋内,密封就近焚烧。感染朊病毒的患者尸体以同样方法处理,但消毒剂改用 1 mol/L 的氢氧化钠液。②病房及用物：关闭病房门窗、打开室内家具柜门、摊开棉被、竖起床垫，用消毒液熏蒸或用紫外线照射；然后打开门窗，擦拭家具、地面；体温计用消毒液浸泡；血压计及听诊器送熏蒸箱消毒；被服类袋装标记集中处理；床垫、棉被和枕芯可用日光暴晒或用病床消毒器消毒。

三、标准预防

(一)手卫生

1.相关概念

(1)手卫生：医务人员洗手、卫生手消毒和外科手消毒的总称。因外科手消毒属于外科护理教学内容，本书中"手卫生"仅指洗手、卫生手消毒。

(2)洗手：医务人员用肥皂(皂液)和流动水洗手，去除手部皮肤污垢、碎屑和部分致病菌的过程。

(3)卫生手消毒：是指医务人员用速干手消毒剂揉搓双手，以减少手部暂居菌的过程。

(4)速干手消毒剂：用于手部皮肤消毒，以减少手部皮肤细菌的消毒剂称手消毒剂，如乙醇、异丙醇、氯己定、碘伏等。其中含有醇类和护肤成分的手消毒剂称速干手消毒剂，有水剂、凝胶和泡沫型。

2.原则

(1)洗手或卫生手消毒：当没有直接接触患者的血液、体液和分泌物及被传染性致病微生物污染的物品，手部没有肉眼可见的污染时，使用肥皂(皂液)和流动水洗手即可。在连续操作过程中，也可使用速干手消毒剂消毒双手代替洗手，以减少操作时间。

(2)洗手和卫生手消毒：当接触患者的血液、体液和分泌物及被传染性致病微生物污染的物品后，或者直接为传染病患者进行检查、治疗、护理之后，手部有肉眼可见的污染时，应先用肥皂(皂液)和流动水洗手，然后进行卫生手消毒。

3.指征

(1)直接接触每个患者前后，从同一患者身体的污染部位移动到清洁部位时。

(2)接触患者的黏膜、破损皮肤或伤口前后，接触患者的血液、体液、分泌物、排泄物、伤口敷料等之后。

(3)穿脱隔离衣前后，摘手套后。

(4)进行无菌操作、接触清洁或无菌物品之前。

(5)接触患者周围环境及物品后。

(6)处理药物或配餐前。

(二)个人防护用品

个人防护用品是用于保护医务人员避免接触感染性因子的各种屏障用品。包括口罩、手套、护目镜、防护面罩、防水围裙、隔离衣、防护服等。防护用品应符合国家相关标准，在有效期内使用。

1.口罩

目前临床常用的口罩有外科口罩、纱布口罩、医用防护口罩。

(1)不同口罩的功能与用途：见表14-2。

(2)口罩的使用：外科口罩只能一次性使用，连续使用不超过 4 h。纱布口罩应保持清洁，一般使用4~8 h应更换、清洁与消毒。纱布口罩暂时不戴时，应用双手取下，将紧贴口鼻的一面向里对折后,放入胸前小口袋或存放在小塑料袋内,不能挂在脖子上。不管何种口罩,当口罩潮湿或受到患者血液、体液污染时,均应及时更换。

表 14-2　不同口罩的功能与用途

种类	功能	用途
纱布口罩	保护呼吸道免受有害粉尘、气溶胶、微生物及灰尘伤害	为普通患者进行生活护理等一般诊疗活动时
外科口罩	能阻止血液、体液和飞溅物	手术室工作,或护理免疫功能低下的患者,或进行体腔穿刺等有创操作时
医用防护口罩	能阻止经空气传播的直径≤5 μm 的感染因子	接触经空气传播或近距离接触经飞沫传播的呼吸道传染病患者时

2.隔离衣

隔离衣是用于保护医务人员避免受到血液、体液和其他感染性物质污染,保护特殊易感人群免受感染的防护用品。隔离衣多为布制,后开口,衣长超过工作服,无破洞。隔离衣应保持干燥,如潮湿或被污染,经清洗消毒后可重复使用。

穿隔离衣的指征:①接触经接触传播的感染性疾病患者时,如传染病患者、多重耐药菌感染患者。②对患者实行保护性隔离时,如对大面积烧伤、骨髓移植等患者进行诊疗、护理时。③有可能受到患者的血液、体液、分泌物、排泄物喷溅时。

3.其他防护用品

(1)一次性手套:目的是当接触患者的血液、体液、分泌物、排泄物、呕吐物及污染物品时,或操作者皮肤有破损时,戴一次性手套对医务人员可起到一定的保护作用,并可防止病原体通过医务人员的手传播。使用注意事项:①戴手套不能替代洗手,操作完毕脱去手套后,必须按规定程序与方法洗手,必要时消毒手。②诊疗护理不同的患者,从同一患者的污染部位移到清洁部位时,必须更换手套。③操作中手套有破损时,应立即更换。④医务人员皮肤有破损而要接触患者的血液、体液、分泌物、排泄物、呕吐物时,应戴双层手套。⑤一次性手套避免重复使用,如重复使用,应确保手套的完整性和清除微生物。

(2)避污纸:目的是做简单隔离操作时保持双手或物品不被污染,以省略消毒手续。方法:从页面抓取,不可掀页撕取(图 14-4)。用后弃在污物桶内,定时焚烧。在使用过程中,注意保持避污纸清洁,以防交叉感染。

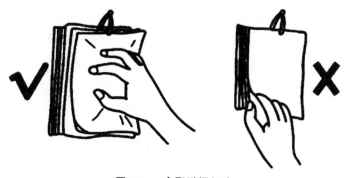

图 14-4　拿取避污织法

（3）防护镜、防护面罩：在进行可能发生患者的血液、体液、分泌物等喷溅的诊疗、护理操作时或近距离接触经飞沫传播的传染病患者时，操作者应戴防护镜或防护面罩，以防止患者的血液、体液等具有感染性的物质溅入眼部或面部。佩戴前应仔细检查防护镜是否破损，佩戴装置是否松懈。用后及时消毒与清洁。

四、隔离技术操作

（一）医务人员手卫生

1.目的

除去手上的污垢或沾染的病原体，切断以手为媒介的疾病传播途径，减少医院内感染的发生。

2.评估

（1）手的污染程度，有无可见污染物，洗手后是否需要手消毒。

（2）手卫生设施是否齐全、便捷、有效。①洗手用水：应用流动水，有条件的医疗机构宜配备非手触式水龙头，如脚踏式、肘碰式、感应式开关。②清洁剂：液体皂的盛放容器应每周清洁与消毒，或使用小瓶装，当皂液有混浊或变色时及时更换，并清洁、消毒容器。③干手设备：使用合格的一次性纸巾或毛巾干手，避免二次污染。④速干手消毒剂：尽量选用无异味、无刺激性的手消毒剂。

3.计划

（1）操作前洗手的准备：操作者行为规范：工作时手上不戴饰物，不戴甲饰，不涂指甲油，天然指甲及时剪短。必要时取下手表，卷高衣袖。规划好操作项目与顺序，备齐操作所需用物，以尽量减少洗手次数。

（2）操作中或操作后洗手的准备：操作前应估计操作中手污染的可能性，酌情好手套或手消毒剂。

4.实施

手卫生的步骤见表14-3。

表 14-3　手卫生的实施

流程	步骤详解	要点与注意事项
1.洗手		
（1）湿手	打开水龙头	◇若手上有可见污染，而又无非手触式水龙头时，应使用避污纸包裹水龙头开关，不可用污手直接接触水龙头
	在流动水下充分淋湿双手	◇身体勿靠近水池，水流勿过大过急，避免溅湿工作服
（2）取液	取适量肥皂或皂液，均匀涂抹至整个手掌、手背、手指和指缝	
（3）揉搓	按以下步骤认真揉搓双手，至少15 s（图14-5）	◇揉搓快速有力，使泡沫丰富。每个步骤至少五次
	①掌心相对，手指并拢，相互揉搓	◇交替进行

续表

流程	步骤详解	要点与注意事项
	②手心对手背沿指缝相互揉搓	◇交替进行
	③掌心相对,双手交叉指缝相互揉搓	◇交替进行
	④弯曲手指使关节在另一手掌心旋转揉搓	◇交替进行
	⑤右手握住左手大拇指旋转揉搓	◇交替进行
	⑥将五个手指尖并拢放在另一手掌心旋转揉搓	◇交替进行
	⑦必要时增加对手腕的清洗,一手手指的掌面及手掌包绕另一手的腕部转动搓擦	◇交替进行,范围为腕上10 cm
(4)冲洗	用流动水彻底冲净双手	◇若为操作前洗手,冲洗时指尖朝上,使水由指尖流向手腕;操作后洗手反之
(5)干燥	使用合格的一次性纸巾或毛巾擦干手	◇避免二次污染
(6)护肤	取适量护手液护肤	
2.消毒手		
(1)取液	取适量的速干手消毒剂于掌心	
(2)揉搓	严格按照洗手方法揉搓的步骤进行揉搓,直至手部干燥	◇揉搓时保证手消毒剂完全覆盖手部皮肤

5.评价

(1)双手所有皮肤都得到了有效的清洗,包括指背、指尖和指缝。

(2)卫生手消毒的效果应达到监测的细菌菌落总数≤10 cfu/cm² 。

(3)洗手时未溅湿工作服,未污染水池(图14-5)。

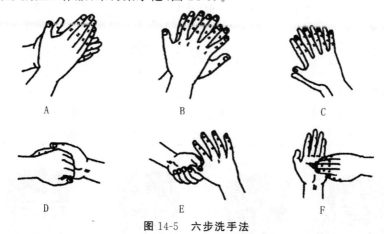

图 14-5　六步洗手法

A:揉搓掌心;B:揉搓手背;C:揉搓手指掌面和指缝;D:揉搓手指背面;E:揉搓大拇指;F:洗指尖

(二)戴外科口罩法

1.目的

(1)预防经空气、飞沫传播的疾病,保护环境和他人不受污染或传染。

(2)减少患者的体液、血液等传染性物质溅入医务人员的口及鼻腔黏膜的风险。

2.评估

(1)患者病情,是否经空气传播或经飞沫传播的呼吸道传染病患者,是否需要保护性隔离的患者。

(2)将要执行的操作的目的,是否属于有创操作,是否需要无菌操作。

(3)操作有无血液或体液飞溅的风险。

3.计划

(1)选用合适的口罩。

(2)戴口罩前要洗手。

4.实施

戴外科口罩步骤见表 14-4、图 14-6、图 14-7。

5.评价

佩戴方法正确,达到防护效果。

表 14-4　戴外科口罩

流程	步骤详解	要点与注意事项
1.戴口罩	见图 14-6	◇外科口罩可分 3 层,由外至内依次为阻水层、过滤层、吸湿层,佩戴时不可两面交替佩戴
(1)辨正反	区分口罩的正反面	◇有色口罩通常以无色或浅色的一面为内侧
(2)分上下	将鼻夹的一侧对准鼻翼上方	◇鼻夹为硬质可塑性材料,作用是使口罩的鼻梁部分更贴合面部
(3)罩口罩	将口罩内侧朝向面部,将口罩罩住鼻、口及下巴	
(4)系带	将口罩下方带系于颈后,上方带系于头顶中部	◇使口罩紧贴面部,与面部有较好的密合性
(5)塑形	将双手指尖放在中间位置的鼻夹上,向内按鼻夹,并分别逐步向两侧移动,根据鼻梁形状塑造鼻夹	◇不要用一只手捏鼻夹,防止口罩鼻夹处形成死角漏气,降低防护效果
(6)调松紧	调整系带的松紧度	◇使更舒适
2.摘口罩	见图 14-7	
(1)洗手	操作毕洗手	
(2)解带	先解开下面的系带,再解开上面的系带	◇口罩外面为污染面,手不要接触,以免污染
(3)废弃	用手仅捏住口罩的系带丢至医疗废物容器内	◇医用外科口罩只能一次性使用

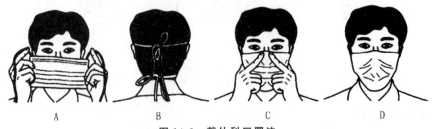

图 14-6　戴外科口罩法

A.罩口罩;B.绑头带;C.将鼻夹塑形;D.口罩覆盖鼻至下巴,紧贴面部

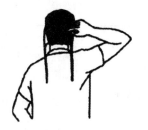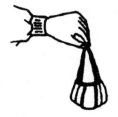

图 14-7　摘口罩法

(三)穿、脱已使用的隔离衣法

1.目的

保护患者和医务人员免受感染;防止病原体传播,避免交叉感染。

2.评估

(1)患者病情、隔离种类及将要操作的项目:以判断是否具有穿隔离衣的指征,是否需要同时备手套、口罩、隔离裤、隔离鞋等其他防护用品。

(2)操作者:双手皮肤黏膜是否完整。

(3)隔离衣:大小是否符合要求,有无破洞。已穿过的隔离衣是否有潮湿或肉眼可见的污染。

(4)环境:穿、脱隔离衣所在的区域是属于潜在污染区还是污染区,有无齐全适用的隔离设施,如手卫生设施、避污纸等。

3.计划

(1)规划好操作项目与顺序,备齐操作所需用物,以尽量减少穿脱隔离衣的次数。

(2)穿隔离衣前要洗手。必要时戴口罩,穿隔离裤、隔离鞋,备手套。

4.实施

穿、脱已使用的隔离衣步骤见表 14-5、图 14-8、图 14-9。

表 14-5　穿、脱已使用的隔离衣

流程	步骤详解	要点与注意事项
1.穿衣	见图 14-8	
(1)提领取衣	手持衣领取下隔离衣,清洁面面向自己,将衣领两端向外折齐,露出袖笼	◇衣领及隔离衣内面为清洁面,穿、脱时注意避免污染
(2)穿袖露手	右手提衣领,左手伸入袖内,右手将衣领向上拉,露出左手	◇外面除衣领以外的部分为污染面。注意勿使衣袖触及面部、衣领、帽子及口罩
	换左手持衣领,右手伸入袖内,露出右手双手上举轻抖至充分暴露双手	◇以方便扣领扣;抖动勿过剧
(3)扣领扣	两手持衣领,由领子中央顺着边缘至领后,扣好领扣	◇头勿过度低垂,以免污染下巴和颈部
(4)扣袖扣	扎好袖口	◇此时手已被污染
(5)对衣襟	①捏住隔离衣一边侧缝(约在腰下 5 cm 处)渐向前拉,见到后侧衣襟边缘捏住②同法捏住另一侧边缘	◇手不可触及隔离衣内面,也不可触及隔离衣里面的工作服
(6)系腰带	双手在背后将衣边对齐,向一侧折叠,一手按住折叠处,另一手将腰带拉至背后折叠处,使腰带在背后交叉,回到前面系一活结	◇隔离衣应能遮盖背面的工作服,勿使折叠处松散

流程	步骤详解	要点与注意事项
2.脱衣	见图 14-9	◇离开隔离区域前需脱下隔离衣
(1)松腰带	解开腰带,在前面打一活结	◇如操作时戴有手套,脱隔离衣前先脱去手套
(2)解袖扣	解开袖扣,在肘部将部分衣袖塞入工作服袖下,充分暴露双手	◇污染的手及衣袖外面勿接触衣袖内
(3)手卫生	根据手污染情况实施手卫生	◇若用流动水洗手,注意身体与水池保持一定距离,勿污染水池,也不能溅湿隔离衣
(4)解领扣	解开颈后领扣	◇洗手后手是清洁的,可接触清洁的衣领
(5)脱衣袖	①右手伸入左袖内,拉下袖子过手 ②用衣袖遮盖左手,握住右手隔离衣袖子的外面,拉下右侧袖子 ③两手从袖管中轮换拉ধ,逐渐退至衣肩面	◇已清洁的双手勿触及隔离衣外面
(6)挂衣钩	左手握住衣领,右手将隔离衣两边对齐,挂在衣钩上	◇挂在潜在污染区,清洁面向外;挂在污染区,污染面向外
3.换衣		◇当隔离衣污染、受潮或需更换时
(1)脱衣	同脱隔离衣步骤的(1)~(4)	
(2)翻转法脱袖	双手持领带或领边将隔离衣从胸前向下拉。右手捏住左衣领内侧清洁面脱去左袖,左手握住右侧衣领内侧下拉脱下右袖	◇已清洁的双手勿触及隔离衣外面
(3)卷衣	将隔离衣污染面、衣领及衣边卷至中央,呈包裹状	◇勿露出污染面
(4)送洗	放入污衣袋,送清洗消毒后备用	◇污衣袋外应有隔离标志

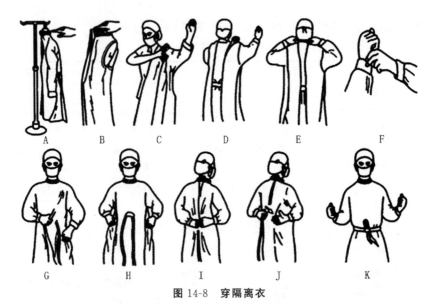

图 14-8　穿隔离衣

A.提领取衣;B.清洁面朝自己;C.穿左袖;D.穿右袖;E.扣领扣;F.扣衣袖;

G.捏一侧衣边;H.捏另侧衣边;I.对齐衣边;J.向一侧折叠;K.系好腰带

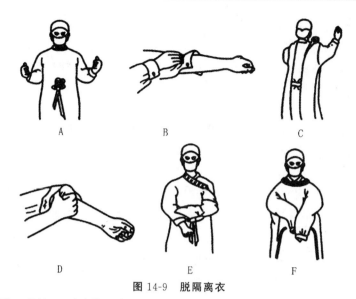

图 14-9 脱隔离衣

A.解腰带;B.接袖口;C.解领扣;D.拉下左袖;E.用遮盖着的左手从右袖外拉下右袖;F.轮换拉袖

5.其他注意事项

(1)隔离衣只限在规定区域内穿、脱,穿隔离衣后只限在规定区域内进行操作活动。

(2)护理不同种隔离患者不能共穿一件隔离衣。

(3)隔离衣应每天更换,若有潮湿或污染,应立即更换。

五、基于传播途径的隔离预防

不同感染性疾病有不同的传播途径,一种疾病也可能同时有多重传播途径。在标准预防的基础上,还需根据疾病的传播途径采取相应的隔离与预防措施。

(一)接触传播的隔离与预防

需要接触隔离的有肠道感染、多重耐药菌感染、皮肤感染的患者。

1.患者的隔离

限制活动范围,减少转运。

2.医务人员的防护

(1)戴手套:接触患者的血液、体液、分泌物、排泄物等物质时,应戴手套;离开隔离室前、接触污染物品后,应摘除手套,再进行洗手和/或手消毒。手上有伤口时应戴双层手套。

(2)穿、脱隔离衣或防护服:进入隔离室从事可能污染工作服的操作时,应穿隔离衣。接触甲类传染病应按要求穿、脱防护服。

(二)空气传播的隔离与预防

1.患者的隔离

限制患者的活动范围在呼吸道传染病病区内,医院无条件收治时,应尽快转送至有条件的医疗机构进行收治;病情容许时,患者应戴外科口罩并定期更换;严格空气消毒。

2.医务人员的防护

当进入确诊或可疑传染病患者房间时,应戴帽子、医用防护口罩;进行可能产生喷溅的诊疗操作时,应戴防护镜或防护面罩,穿防护服,当接触患者及其血液、体液、分泌物、排泄物等物质时应戴手套。

(三)飞沫传播的隔离与预防

需要隔离的飞沫传播疾病有百日咳、白喉、流行性感冒、病毒性腮腺炎、流行性脑脊髓膜炎等。

1.患者的隔离

应限制患者的活动范围,减少转运;病情容许时应戴外科口罩;患者之间、患者与探视者之间相隔距离在1 m以上,探视者应戴外科口罩;加强通风或进行空气消毒。

2.医务人员的防护

与患者近距离(1 m以内)接触时,应戴帽子、医用防护口罩;进行可能产生喷溅的诊疗操作时,应戴防护镜或防护面罩,穿防护服;当接触患者及其血液、体液、分泌物、排泄物等物质时应戴手套。

(四)其他传播途径疾病的隔离与预防

其他传播途径疾病应根据疾病的特性,采取相应的隔离与防护措施。

(张　静)

第五节　清洁、消毒、灭菌

一、定义

(一)清洁

清洁是指去除医疗器械、器具和物品上污物的过程。去除污物的同时可以去除和减少物品表面的微生物,但并非杀灭微生物。去除污物可增加物品接触的安全性,并使物品在消毒、灭菌过程中能有效地与消毒、灭菌剂接触,防止有机物等理化因素影响消毒、灭菌效果。

(二)消毒

消毒是指用化学、物理、生物的方法杀灭或消除环境中的病原体,使经消毒的物品接触正常的皮肤黏膜时,达到无害化程度。

(三)灭菌

灭菌是指杀灭或者消除传播媒介上的一切微生物,包括致病微生物和非致病微生物,也包括细菌芽孢和真菌孢子。凡是进入人体组织、无菌器官的医疗器械、器具和物品必须达到灭菌水平。

二、清洁法

清洁常用于地面、家具、墙壁等物体表面的处理,以及物品消毒、灭菌前的处理。其中医疗器械、器具和物品清洗的流程包括:使用流动水冲洗;使用含化学清洗剂的清洗用水洗涤;用流动水漂洗;再用软水、纯化水或蒸馏水进行终末漂洗,以去除洗涤后物品上的残留物。清洗方法有机械清洗、手工清洗。大部分常规器械可采用机械清洗;无机器清洗设备,或复杂器械、有特殊要求的精密器械、有机物污染较重器械的初步处理等,可采用手工清洗。清洗时被清洗的器械、器具和物品应充分接触水流,轴节应充分打开,可拆卸的零部件应拆开,管腔类器械应用压力水枪或专用清洗架清洗。

三、物理消毒灭菌法

物理消毒灭菌法是利用物理因素作用于病原体,将之杀灭或清除。物理消毒灭菌法包括热力、光照、辐射、微波、过滤等方法。

(一)热力消毒灭菌法

热力消毒灭菌法是应用最早、效果可靠、使用最广泛的消毒灭菌方法。通过利用热力破坏微生物的蛋白质、核酸、细胞壁和细胞膜,从而导致其死亡。

根据消毒灭菌时相对湿度的高低,热力消毒灭菌法可分干热法和湿热法。干热法有燃烧法、干烤法等,湿热法有煮沸法、高压蒸汽灭菌法、低温蒸汽消毒法、流通蒸汽消毒法等。由于湿热通过水导热,传热快而穿透力强,干热通过空气导热,传热慢而穿透力弱,且湿热所含的蒸汽释放的潜热能迅速提高被灭菌物品的温度,加之蛋白质在含水量多时比含水量少时凝固所需温度低,故湿热比干热杀菌力强而所需温度较低。

1.燃烧法

燃烧法是一种简单、迅速、彻底的灭菌方法。

(1)适用范围与方法:无保留价值的污染物品可在焚化炉内直接焚毁(如污染的废弃物、病理标本、带脓性分泌物的敷料和纸张等);微生物实验室接种环、某些金属器械、搪瓷类物品可在火焰上烧灼 20 s;金属容器内可倒入 95% 乙醇并使分布均匀,然后点火燃烧至熄灭。

(2)注意事项:①锐利刀剪一般不用此法,以免锋刃变钝。②注意安全,远离易燃易爆物品,燃烧过程中不能添加燃料。

2.干烤法

干烤法是使用特制的电热或红外线烤箱高热烘烤进行灭菌。

(1)所需温度和时间:一般箱温 160 ℃ 作用 120~150 min,170 ℃ 作用 60~90 min,或180 ℃ 作用 30~40 min 获灭菌效果。

(2)适用范围:适用于耐热、不耐湿、蒸汽或气体不能穿透的物品的灭菌,如油剂、粉剂、玻璃器皿和金属制品等。不可用于纤维织物、塑料制品灭菌。

(3)注意事项:①待灭菌的物品在干烤前应洗净,以防附着在表面的污物炭化。②物品包装体积不应超过 10 cm×10 cm×20 cm,油剂、粉剂的厚度不应超过 0.6 cm,凡士林纱布条厚度不应超过 1.3 cm。装载时,物品不应与灭菌器内腔底部及四壁接触,高度不应超过灭菌器内腔高度的 2/3,物品间应留有充分的空间。③根据所消毒灭菌的物品性质选择合适的箱温。有机物品灭菌时,温度应≤170 ℃。④烤箱工作中不可开箱,玻璃类物品消毒后待箱内温度下降至40 ℃ 以下方可开箱取物。

3.煮沸消毒法

煮沸消毒是应用最早,且经济、简便、有效的消毒方法。

(1)使用方法:将待消毒物品完全浸没水中,加热至水沸腾 15 min 以上即可达到消毒目的。

(2)适用范围:煮沸消毒的杀菌能力较强,可杀灭细菌繁殖体、真菌、立克次体、螺旋体和病毒,但需数小时才能杀灭芽孢。适用于耐湿且耐热的物品,如餐饮具、食物、金属、玻璃制品、衣物和被褥的消毒。

（3）注意事项：①煮沸消毒用水及被消毒物品应尽量保持清洁。水中若加入碳酸氢钠，配成1％～2％的浓度，可提高沸点达105 ℃，增强杀菌作用，且能去污除锈。②被消毒物品应完全浸没于水中，大小相同的碗、盆不能重叠；有轴节的器械将轴节打开，可拆卸物品应充分拆开，空腔导管须先在腔内灌水，不透水的物品应垂直放入，以保证物品各面都与水相接触。③消毒锅装载物品不超过容器容量的3/4。④玻璃器皿于冷水时放入，橡胶制品水沸后放入。⑤消毒时间从水沸开始计时，中途加入物品需重新计时，海拔每增高300 m消毒时间应延长2 min。⑥物品消毒后应及时取出。

4.压力蒸汽灭菌

压力蒸汽灭菌是目前使用最广泛、效果最可靠的热力消毒灭菌法，兼具作用快速、无残余毒性、灭菌成本相对廉价等优点。

（1）灭菌原理：利用高温及饱和蒸汽所释放的潜热使物品加热，破坏微生物的蛋白质、核酸、细胞壁和细胞膜，从而导致其死亡而达到灭菌效果。根据灭菌器排放冷空气的方式和程度不同，分为下排气式压力蒸汽灭菌器和预真空压力蒸汽灭菌器两大类。下排气式压力蒸汽灭菌器（图14-10）是利用重力置换原理，从灭菌器的上方导入热蒸汽，同时由下排气孔排出冷空气，排出的冷空气逐渐由饱和蒸汽取代；预真空压力蒸汽灭菌器（图14-11）是先利用机械排气的方法，待灭菌柜内形成负压再导入蒸汽，使蒸汽得以迅速穿透到物品内部，提高灭菌效果，缩短灭菌周期。

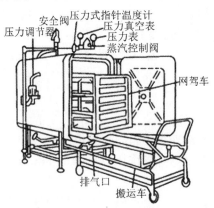

图 14-10　下排气式压力蒸汽灭菌器

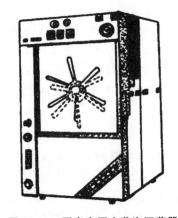

图 14-11　预真空压力蒸汽灭菌器

（2）适用范围：适用于耐热、耐湿的物品的灭菌，如各类器械、敷料、搪瓷、玻璃制品及溶液等（预真空压力蒸汽灭菌法不适用于液体灭菌），但不能用于油类及粉剂的灭菌。本法可加速橡胶的老化，锐利器械的钝化，降低内镜等光学仪器的透光能力。

（3）灭菌所需温度与时间：见表14-6。

表 14-6 压力蒸汽灭菌参数

设备类别	物品类别	温度/℃	所需最短时间/min	压力/kPa
下排气式	敷料	121	30	102.9
	器械	121	20	102.9
预真空式	器械、敷料	132～134	4	205.8

（4）操作程序：包括灭菌前准备、灭菌物品装载、灭菌操作、无菌物品卸载和灭菌效果的监测等步骤。

（5）注意事项如下。

灭菌前：①每天设备运行前应进行安全检查，进行灭菌器的预热，预真空灭菌器应在每天灭菌工作前空载进行 B-D 试验[使用 B-D 试纸（图 14-12）测试]，试验合格后灭菌器方可使用。②器械或物品必须清洗干净并擦干或晾干才可包装。③包装不宜过大、过紧，下排气式压力蒸汽灭菌法不超过 30 cm×30 cm×25 cm，预真空压力蒸汽灭菌法不超过 30 cm×30 cm×50 cm。捆扎不宜过紧，灭菌包外用化学指示胶带贴封，内置化学指示剂。启闭式筛孔容器，应将筛孔的盖打开以利蒸汽进入。

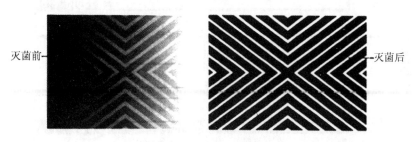

灭菌前———　　　　　　　　　　———灭菌后

图 14-12　B-D 试纸

装载灭菌物品时：①应使用专用灭菌架或篮筐装载灭菌物品，灭菌包之间应留间隙，利于灭菌介质的穿透。②同类材质的器械、器具和物品宜置于同一批次进行灭菌，材质不相同时，纺织物品应放置于上层，金属器械类放置于下层。③难于灭菌的大包放上层，易于灭菌的小包放下层。④适量装载，下排气式的装载量小于柜室容积 80%，预真空式的以装载柜室容积的 10%～90% 为宜。

灭菌过程中注意安全，随时观察压力及温度情况，控制加热速度，充分排除冷空气。

卸载无菌物品时：①从灭菌器卸载取出的物品，待温度降至室温时方可移动，冷却时间应>30 min。②确认灭菌过程合格，包外、包内化学指示物合格，无湿包现象。③无菌包掉落地上或误放到不洁处应视为被污染。

灭菌效果的监测：①物理监测法，每次灭菌应连续监测并记录灭菌时的温度、压力和时间等灭菌参数，结果应符合灭菌的要求。②化学监测法，将化学指示胶贴（图 14-13）粘贴于每一待灭菌物品包外，高度危险物品包内应放置化学指示卡（图 14-14），经一个灭菌周期后，根据其颜色改变判断是否达到灭菌条件。③生物监测法,将利用耐热的嗜热脂肪杆菌芽孢做成指示剂的菌片装入灭菌小纸袋内,置于标准试验包中心部位,放在灭菌柜室内排气口上方,并设阳性对照和阴性对照;经一个灭菌周期后,在无菌条件下取出指示菌片,放入培养基中经 56 ℃培养 7 d,若阳性对照组培养阳性,阴性对照组培养阴性,试验组培养阴性,判定为灭菌合格。使用中的灭菌器应每周检测一次,新灭菌器使用前必须先进行生物检测。

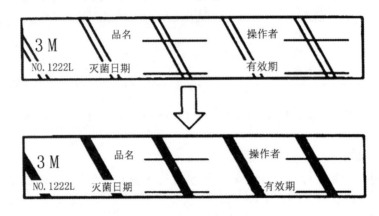

图 14-13 化学指示胶贴

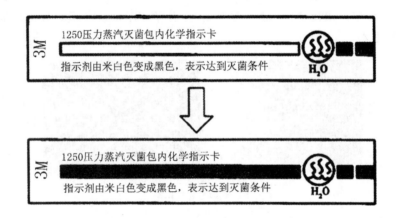

图 14-14 化学指示卡

5.低温蒸汽消毒法

低温蒸汽消毒法主要用于不耐高热的物品如内镜、塑料制品、橡胶制品等的消毒。将蒸汽输入预先抽空的压力蒸汽灭菌锅内,并控制其温度在 73.8 ℃,持续 10～15 min,可杀灭大多数致病微生物。

6.流通蒸汽消毒法

通过蒸笼、流通蒸汽消毒器等,在常压下用 100 ℃左右的水蒸气作用 15～30 min,常用于餐饮具和部分卫生用品等一些耐热耐湿物品的消毒。

(二)光照消毒法

1.紫外线消毒法

紫外线是一种低能的电磁辐射,消毒用的是 C 波紫外线,杀菌作用最强的波段是 250～

270 min。

(1)主要杀菌机制:①破坏菌体蛋白质中的氨基酸,使菌体蛋白光解变性。②作用于微生物的 DNA,使菌体 DNA 失去转换能力而死亡。③降低体内氧化酶的活性。④使空气中的氧电离产生具有极强氧化作用的臭氧。

(2)杀菌特点:①紫外线可以杀灭包括细菌繁殖体、芽孢、分枝杆菌、病毒、真菌、立克次体和支原体等各种微生物,但不同微生物对紫外线的敏感性不同,其中细菌繁殖体敏感,芽孢不敏感,病毒介于细菌和芽孢之间;真菌孢子的抵抗力比细菌芽孢更强,HIV 对紫外线耐受力强。②紫外线照射强度低,穿透力弱,杀菌效果受有机物和物体表面光滑程度的影响较大。

(3)适用范围与消毒方法:广泛用于室内空气、物体表面和水及其他液体的消毒。①对物品表面的消毒:使用便携式紫外线消毒器近距离移动照射,也可采取紫外线灯悬吊式照射,小件物品可放于紫外线消毒箱内照射。有效距离为 25~60 cm,消毒时间为 20~30 min。被消毒物品应摊开或悬挂并定时翻动,使其表面受到直接照射。对纸张、织物等粗糙、反光差的表面,应适当延长照射时间。②对室内空气的消毒:紫外线消毒空气前关闭门窗,保持环境清洁、干燥。悬吊式或移动式紫外线灯用于无人环境,紫外线消毒灯的安装数量为平均每立方米空间不少于 1.5 W,照射后须通风换气;有人活动的环境首选低臭氧高强度紫外线循环风空气消毒器。一般 30 min 可达消毒目的。

(4)注意事项:防止影响紫外线穿透的因素:保持紫外线灯管表面清洁,至少每 2 周用无水乙醇棉球擦拭一次,有灰尘、油污时应随时擦拭。室内应保持清洁干燥,停止人员走动;适宜相对湿度为 40%~60%,相对湿度大于 60% 时应适当延长照射时间;使用紫外线循环风空气消毒机时,应保持进风口和出风口的通畅。消毒物品表面时应直接照射物体表面,照射剂量足够,被消毒物品表面无油脂、血迹等有机物,表面粗糙或有有机物时,应适当延长照射时间。

消毒空气的适宜室温为 20 ℃~40 ℃,超出该范围可适当延长消毒时间。不得使紫外线光直接照射到人,以免引起损伤。照射时人应离开房间,必要时戴防护镜、穿防护衣。消毒时间从灯亮 7 min 后开始计时,关灯后如需再开启,应间歇 3~4 min,以延长使用寿命。紫外线灯使用过程中其照射强度逐渐降低,故应经常监测紫外线辐射强度并检测消毒效果。严禁在易燃易爆的场所使用紫外线消毒。

(5)紫外线消毒效果的监测。①紫外线灯管照射强度的测定:测试前应先用乙醇棉球擦除灯管上的灰尘和油垢,测试时电压稳定在(220±5)V,环境温度为 20 ℃~25 ℃,相对湿度<60%。开启紫外线灯 5 min 后,将紫外线照射计探头置于被检紫外线灯下垂直距离 1 m 的中央处,待仪表稳定后读出所示数据;或将紫外线照射强度指示卡有图案一面朝上置于被检紫外线灯下垂直距离 1 m 的中央处照射 1 min,指示卡上光敏色块由乳白色变成不同程度的淡紫色(图 14-15),将其与标准色块比较,读出照射强度。合格标准:普通 30 W 新灯(不加反光罩)照射强度≥90 $\mu W/cm^2$,使用中灯管照射强度≥70 $\mu W/cm^2$,30 W 高强度紫外线新灯的照射强度≥180 $\mu W/cm^2$。②生物监测:消毒后的空气和物品表面消毒效果监测达到消毒标准。

2.日光暴晒法

日光暴晒法利用日光中的紫外线、热及干燥杀菌。常用于床垫、毛毯、衣服、书籍等物品的消毒。将物品放在直射阳光下暴晒 6 h,定时翻动,使物品各面均能受到日光照射。

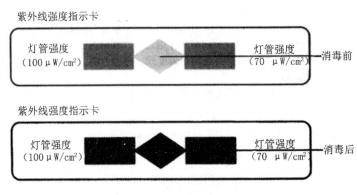

图 14-15　紫外线强度指示卡

3.臭氧灭菌灯消毒法

臭氧灭菌灯内装有臭氧发生管,在电场的作用下,将空气中的氧气转化成高纯臭氧。臭氧是一种强氧化剂,在常温下可自行分解,其强大的氧化作用可杀灭细菌繁殖体和芽孢、病毒、真菌等,并可破坏肉毒杆菌毒素。主要用于医院污水和诊疗用水的消毒,饮食用具、理发工具、食品加工用具、衣物等物品表面消毒,封闭空间及无人室内空气的消毒。因臭氧对人有毒,空气消毒结束后通风 30 min 以上方可进入室内。

(三)电离辐射灭菌法

电离辐射灭菌法利用放射性核素^{60}Co 发射高能 γ 射线或电子加速器产生的高能电子束杀死一切微生物的方法。由于其穿透力强,广谱灭菌而不使物品升温,故又称冷灭菌。适用于不耐热物品的灭菌,如精密医疗器械、一次性医疗用品(注射器、输液器、输血器)、药物、食品、工业产品、生物医学制品等。

(四)微波消毒

微波是一种频率高、波长短、穿透性强的电磁波。它以类似于光的速度直线传播,当遇到物品阻挡时就会产生反射、穿透或吸收,频繁地改变方向、互相摩擦,使温度迅速升高。可以杀灭各种微生物,包括细菌繁殖体、真菌、病毒和细菌芽孢、真菌孢子等。可用于食物、餐饮具、医疗药品的消毒,以及纸张、接触镜(隐形眼镜)、口腔器材等不耐高温的物品消毒。金属物品采用微波消毒时需用湿布包裹。

(五)过滤除菌

过滤除菌是以物理阻留、静电吸附的原理,将欲消毒的气体或液体通过致密的过滤材料,去除其中的微生物,以达到净化的目的。其机械阻隔效果与过滤材质的最小孔径有关,高效过滤可以滤除介质中99.6%以上直径≥0.3 μm 粒子。过滤除菌并非将微生物杀灭,不破坏介质,也无残留毒性,主要用于血清、毒素、抗生素等不耐热生物制品及无菌手术室、器官移植室和 ICU 等无菌护理室的空气除菌。

四、化学消毒灭菌法

化学消毒灭菌法是利用化学制剂抑制微生物的生长繁殖或杀死微生物的方法,所采用的化学制剂称化学消毒剂。凡不适用于热力消毒灭菌且耐潮湿的物品,如皮肤、黏膜、某些塑料制品、患者的排泄物及周围环境、锐利器械和光学仪器等,均可采用化学消毒灭菌法。

（一）杀菌原理

化学消毒剂使菌体蛋白凝固变性,酶蛋白失去活性,抑制细菌代谢和生长,或破坏细菌细胞膜的结构,改变其通透性,使细胞破裂、溶解,从而达到消毒灭菌的作用。

（二）化学消毒剂的分类

按照化学消毒剂的作用水平,将其分为4类。

1.灭菌剂

灭菌剂可杀灭一切微生物(包括细菌芽孢),达到灭菌要求的制剂。

2.高效消毒剂

高效消毒剂可杀灭一切细菌繁殖体(包括分枝杆菌)、病毒、真菌及其孢子等,对细菌芽孢(致病性芽孢菌)也有一定的杀灭作用,达到高水平消毒要求的制剂。

3.中效消毒剂

中效消毒剂可以杀灭分枝杆菌、真菌、病毒及细菌繁殖体等微生物,达到中水平消毒要求的制剂。

4.低效消毒剂

低效消毒剂仅可杀灭细菌繁殖体和亲脂病毒,达到低水平消毒要求的制剂。

（三）化学消毒剂的使用原则

（1）根据待消毒对象性能、各种病原体的特性、要达到的消毒水平及可能影响消毒效果的因素,选择最适宜、最有效的消毒剂。

（2）待消毒的物品必须先洗净、擦干。

（3）严格掌握消毒剂的有效浓度、消毒时间及使用方法。

（4）消毒剂应定期更换,易挥发的要加盖,并定期检测,调整浓度。

（5）消毒液中不能放置纱布、棉花等物,以免吸附消毒剂降低消毒效力。

（6）消毒后的物品在使用前用0.9%氯化钠注射液冲净,以避免残留的消毒剂刺激人体组织。

（四）化学消毒剂的使用方法

1.浸泡法

浸泡法选用杀菌谱广、腐蚀性弱、水溶性消毒剂,将物品完全浸没于消毒剂内,在标准的浓度和时间内,达到消毒灭菌目的。注意物品浸泡前须打开轴节与套盖,有管腔的物品须将腔道内注满消毒液。

2.擦拭法

擦拭法选用易溶于水、穿透性强、无显著刺激的消毒剂,擦拭物品表面或皮肤,在标准的浓度和时间里达到消毒灭菌目的。

3.喷雾法

喷雾法借助普通喷雾器或气溶胶喷雾器,使消毒剂产生微粒气雾,均匀地弥散在空气中,或涂布于物品表面进行消毒。

4.熏蒸法

熏蒸法将稍毒剂加热或加入氧化剂,使消毒剂呈气体,在标准的浓度和时间里达到消毒灭菌目的。该法适用于室内空气消毒,或精密贵重仪器和不能蒸、煮、浸泡的物品(血压计、听诊器及传染病患者用过的票据等)的消毒。

（1）空气消毒:关闭门窗,将消毒剂加热或加入氧化剂,熏蒸经30～120 min开窗通风。常用的消毒剂有:2%过氧乙酸 8 mL/m³;纯乳酸 0.12 mL/m³,加等量水;食醋 5~10 mL/m³,加热水 1~2 倍。

(2)物品消毒:将物品放入特制的甲醛消毒箱密闭熏蒸。

(五)使用中的化学消毒剂的监测

1.消毒剂有效成分测定

常用的有消毒剂浓度试纸或测试卡,将试纸或测试卡在消毒剂中蘸湿,其中的化学试剂与消毒剂有效成分发生化学反应变色,在自然光下与标准色块比较而判断消毒剂的有效成分浓度。性质不稳定的消毒剂如含氯消毒剂、过氧乙酸等,应每天进行化学监测。

2.生物检测

生物检测包括消毒液染菌量检测和消毒物品消毒效果的检测。要求:消毒液染菌量 ≤100 cfu/mL(cfu 为菌落形成单位),不得检出致病性微生物;灭菌剂不得检出任何微生物;消毒后的每件内镜细菌总数≤20 cfu,且不能检出致病菌;灭菌后物品不能检出任何微生物。

五、选择消毒灭菌方法的原则

选择消毒灭菌方法时,在保证消毒灭菌效果的前提下,还要考虑所采取的措施对物品的损害程度、对环境的污染程度、操作人员的安全防护、消毒或灭菌后临床应用的安全性,以及是否经济实用。

(一)根据临床应用的危险性选择

医用物品对人体的危险性是指物品污染后造成危害的程度。

1.高度危险性物品必须达到灭菌水平

高度危险性物品是穿过皮肤或黏膜而进入无菌组织或器官内部,或与破损的组织、皮肤、黏膜密切接触的器材和用品,如手术器械、穿刺针、透析器、导尿管、膀胱镜、腹腔镜、脏器移植物和活体组织检查钳等。

2.中度危险性物品选用高水平消毒

这类物品仅和破损皮肤、黏膜相接触,而不进入无菌的组织内,如呼吸机管道、内镜、麻醉机管道、避孕环、压舌板、体温计等。有些中度危险性物品表面比较光滑,并对患者的危险性相对较小,可以采用中水平消毒,如温度计。

3.低度危险性物品选用低水平

消毒或清洁法这类物品和器材仅直接或间接地和健康无损的皮肤相接触。例如,生活卫生用品(毛巾、面盆、被褥等)、环境中的物品(地面、墙面、桌面等)、一般诊疗用品(听诊器、听筒、血压计等),一般情况下宜采用低水平消毒方法或做清洁处理;当受到致病菌污染时,必须针对污染微生物的种类选用有效的消毒方法。

(二)根据污染微生物的种类和数量选择

(1)对受到致病性芽孢、真菌孢子、分枝杆菌和经血传播病原体(乙型肝炎病毒、丙型肝炎病毒、HIV 等)污染的物品,应采用灭菌法或高水平消毒法。

(2)对受到细菌和真菌、亲水病毒、螺旋体、支原体、衣原体和病原微生物污染的物体,可选用高水平或中水平消毒法。

(3)对受到一般细菌和亲脂病毒污染的物品,可选用中水平或低水平消毒法。

(4)消毒物品上微生物污染特别严重或存在较多的有机物时,应加大消毒因子的使用剂量和/或延长消毒时间。

(三)根据消毒物品的性质选择消毒方法

(1)耐高温、耐湿物品和器材首选压力蒸汽灭菌,耐高温的玻璃器材、油剂和干粉类可选用干热灭菌。

(2)怕热、忌湿和贵重物品,应选择低温灭菌如过氧化氢等离子体灭菌、低温蒸汽甲醛气体消毒或环氧乙烷气体消毒灭菌。

(3)金属器械的浸泡灭菌,应选择对金属基本无腐蚀性的灭菌剂。

(4)消毒物体表面,应根据表面性质选择消毒方法:光滑表面应选择紫外线消毒器近距离照射或液体消毒剂擦拭,多孔材料表面可采用喷雾消毒法。

六、消毒灭菌工作中的个人防护

消毒因子大多数对人体有害,消毒工作人员应掌握自我防护知识,根据消毒与灭菌方法的不同,自觉采取适宜的自我防护措施,防止消毒事故和消毒操作方法不当对人造成伤害。

(一)防物理损伤

(1)干热灭菌时应防止燃烧;压力蒸汽灭菌应防止发生灼伤及爆炸事故;环氧乙烷气体灭菌时防止发生燃烧和爆炸事故。

(2)紫外线、微波消毒时应避免对人体的直接照射。辐射灭菌操作中注意使用器械传递物品。

(3)处理锐利器械和用具应避免对人体的刺、割等伤害。

(二)防化学损伤

气体化学消毒、灭菌剂应防止有毒有害消毒气体的泄漏,液体化学消毒、灭菌剂应防止过敏和可能对皮肤、黏膜的损伤。

(三)防医院内感染

在污染器械、器具和物品的回收、去污、清洗等过程中预防医院内感染。

(张 静)

第六节 环境因素对感染的影响

除病原体的致病性和机体的防御功能外,环境因素的影响也是决定感染发生、发展与转归的重要条件。自然环境因素包括气候、温度、湿度及其他因素。例如:寒冷能使呼吸道黏膜的抵抗力降低;空气中的污染粉尘或刺激性气体等也能损害呼吸道黏膜,降低屏障作用。环境中存在放射性物质或有毒物质,对免疫系统的影响也是显而易见的。社会环境因素包括经济条件、营养调配、体育锻炼、卫生习惯及卫生设施等,均会对感染过程产生重要影响。如果上述环境因素及机体防御功能完善良好,适度的病原体入侵后,均有可能被机械防御功能及化学性杀菌、溶菌能力及时消灭清除,病原体不能在特定部位有机地结合,更不会生长繁殖,感染不能成立。这种抵御、清除病原体的机制在呼吸道、消化道等处是随时经常发生的,但机体大都能保持健康而不被感染。一旦上述条件失去稳定平衡,寄生物得以侵犯或侵入机体的特定部位并定植下来生长繁殖,造成感染。如前所述,感染是一种病理概念,只有特殊的实验室检验才能证实,临床上是看不到的。以往所谓的"隐性感染"实际上大多是隐性染病,例如,灰髓炎病毒侵入消化道,仅引起轻微的损害及症状,或者完全无症状,但病毒并未能侵犯神经组织即被终止,从此获得持久的特异性免疫;又如肝炎病毒感染后,不少人并无自觉症状,但化验时,却会有生化的异常及病毒感染标志的出现,根据前述定义,这些均属已患病的范畴。把感染与隐性染病严格分开,有时是困难的。显性发病后,有些患者虽自我感觉良好,但在医师看来已有异常症状或体征者,可以称之为亚临床型发病。感染过程大致有以下表现形式或经过。

一、一过性感染

寄生物仅有少量定植,少量生长繁殖,其侵袭力及毒力不足以引起机体的病理生理改变,很快可被机体消灭清除。机体不一定能获得免疫力,即使用免疫学方法也难以证明机体已发生过该病原体的感染。

二、潜伏性感染

病原体侵犯或侵入机体,可在特定部位定植,可能仅有少量生长繁殖,故不会排出大量病原体。尚未被机体免疫系统所识别,也不足以引起病理生理反应,因而未能清除,和机体防御免疫功能处于暂时的平衡局面。一旦此种平衡被打破,便可能发病后清除病原体,或不发病而成为长期携带状态。

三、病原体携带状态

病原体侵犯或侵入机体特定部位定植,不断生长繁殖,可能经常排出病原体,局部可能有轻微损害,但并不足以引起机体的病理生理反应,也不足以被机体免疫系统所识别,因而未能获得免疫力。宿主大多较长时间仍保持健康,故有人称为健康携带者。一旦此种稳定平衡打破,有可能会发病。潜伏期带病原体及恢复期仍携带病原体者,均有其特殊的感染过程表现形式,也多有机体的免疫学识别应答,故不同于此类携带者。

四、隐性染病

可能由于机体原有部分免疫力,或是数量不多、毒力不强的病原体感染时,只能引起机体发生轻微的生物化学、病理生理异常反应。免疫学应答后,可获得特异性免疫力。隐性染病一般没有临床症状及体征,但与症状体征轻微而不易被察觉的亚临床型传染病,有时难以鉴别。在许多传染病中,隐性染病远远超过显性发病的病例数。

五、显性发病

当机体抵抗力降低时,病原体得以侵犯,不断增殖并释放有毒物质,引起宿主各种功能异常及组织学病变,在临床上出现特有的症状及体征者为显性发病。

感染过程的上述5种表现形式,在一定条件下可互相转化。在发病的过程中,病情的发展与转归也是很复杂的。病情开始缓解,体温尚未降至正常时,病情又见加重,体温再次升高者称再燃。此种情况大多由于病原体仅暂时受到抑制而未被消灭,得以恢复生长繁殖之故。病情已进入恢复期或痊愈初期,体温已降至正常时,症状重现,体温再次上升者为复发。此种情况可能由于第一批病原体已被消灭,而潜在的病原体开始活跃所致。再感染乃指同一种病原体一次痊愈后,又再次感染。同时感染乃指两种病原体同时感染而发病,很难分清病原体的主次地位,如乙型肝炎与丁型肝炎病毒等。叠加感染乃指两种病原体先后感染,常使病加剧。重复感染乃指同一病原体先一次未愈而再次感染,如血吸虫病等。先有病毒或细菌感染,又夹杂真菌感染,常称为双重感染或混合感染。

（张　静）

参考文献

[1] 彭旭玲.现代临床护理要点[M].长春:吉林科学技术出版社,2019.

[2] 周霞.护理教学与临床实践[M].北京:中国纺织出版社,2021.

[3] 张蕾.实用护理技术与专科护理常规[M].北京:科学技术文献出版社,2019.

[4] 任潇勤.临床实用护理技术与常见病护理.[M]昆明:云南科技出版社,2020.

[5] 孙丽博.现代临床护理精要[M].北京:中国纺织出版社,2020.

[6] 涂英.基础护理技能训练与应用[M].北京:科学出版社,2021.

[7] 王艳.常见病护理实践与操作常规[M].长春:吉林科学技术出版社,2020.

[8] 魏晓莉.医学护理技术与护理常规[M].长春:吉林科学技术出版社,2019.

[9] 吴小玲.临床护理基础及专科护理[M].长春:吉林科学技术出版社,2019.

[10] 吴旭友,王奋红,武烈.临床护理实践指引[M].济南:山东科学技术出版社,2021.

[11] 尹玉梅.实用临床常见疾病护理常规[M].青岛:中国海洋大学出版社,2020.

[12] 章志霞.现代临床常见疾病护理[M].北京:中国纺织出版社,2021.

[13] 赵静.新编临床护理基础与操作[M].开封:河南大学出版社,2021.

[14] 周秉霞.实用护理技术规范[M].长春:吉林科学技术出版社,2019.

[15] 白志芳.实用临床护理技术与操作规范[M].长沙:湖南科学技术出版社,2019.

[16] 蔡华娟,马小琴.护理基本技能[M].杭州:浙江大学出版社,2020.

[17] 管清芬.基础护理与护理实践[M].长春:吉林科学技术出版社,2020.

[18] 黄俊蕾,赵娜,李丽沙.新编实用临床与护理[M].青岛:中国海洋大学出版社,2019.

[19] 贾雪媛,王妙珍,李凤.临床护理教育与护理实践[M].长春:吉林科学技术出版社,2019.

[20] 张薇薇.基础护理技术与各科护理实践[M].开封:河南大学出版社,2021.

[21] 廖喜琳,刘武,周琦.护理综合实训指导[M].西安:西安交通大学出版社,2020.

[22] 刘爱杰,张芙蓉,景莉,等.实用常见疾病护理[M].青岛:中国海洋大学出版社,2021.

[23] 张文燕,冯英,柳国芳,等.护理临床实践[M].青岛:中国海洋大学出版社,2019.

[24] 王婷,王美灵,董红岩,等.实用临床护理技术与护理管理[M].北京:科学技术文献出版社,2020.

[25] 赵玉洁.常见疾病护理实践[M].北京:科学技术文献出版社,2019.

[26] 刘峥.临床专科疾病护理要点[M].开封:河南大学出版社,2021.

［27］陈素清.现代实用护理技术［M］.青岛:中国海洋大学出版社,2021.

［28］窦超.临床护理规范与护理管理［M］.北京:科学技术文献出版社,2020.

［29］潘洪燕,龚姝,刘清林,等.实用专科护理技能与应用［M］.北京:科学技术文献出版社,2020.

［30］王绍利.临床护理新进展［M］.长春:吉林科学技术出版社,2019.

［31］万霞.现代专科护理及护理实践［M］.开封:河南大学出版社,2020.

［32］艾翠翠.现代疾病护理要点［M］.长春:吉林科学技术出版社,2019.

［33］姜雪.基础护理技术操作［M］.西安:西北大学出版社,2021.

［34］李峰.护理综合实训教程［M］.济南:山东大学出版社,2021.

［35］王春雷.实用护理技术与护理教学［M］.长春:吉林科学技术出版社,2019.

［36］刘丽艳.预见性防范护理在原发性高血压患者中的效果和对住院时间的缩短分析［J］.中国医药指南,2021,19(22):224-225.

［37］薄玮.探讨优质护理在肺炎护理中的效果［J］.继续医学教育,2021,35(6):100-101.

［38］高庆.人性化护理在脑卒中护理中的临床应用探讨［J］.继续医学教育,2021,35(7):120-121.

［39］龚红涣.循证护理对急性颅脑损伤患者术后生活质量及护理安全性的临床研究［J］.山西医药杂志,2021,50(22):3203-3205.

［40］姜琳.人性化护理干预对卵巢肿瘤患者满意度的影响［J］.黑龙江中医药,2021,50(2):239-240.